自疗有方

中医拔罐
轻图典

臧俊岐◎主编

黑龙江科学技术出版社
HEILONGJIANG SCIENCE AND TECHNOLOGY PRESS

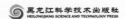

图书在版编目（CIP）数据

中医拔罐轻图典/臧俊岐主编. --哈尔滨:黑龙江科学技术出版社，2018.4
（自疗有方）
ISBN 978-7-5388-9522-3

Ⅰ. ①中… Ⅱ. ①臧… Ⅲ. ①拔罐疗法－图解 Ⅳ. ①R244.3-64

中国版本图书馆CIP数据核字(2018)第015768号

中医拔罐轻图典

ZHONGYI BAGUAN QING TUDIAN

主　　编　臧俊岐
责任编辑　徐　洋
摄影摄像　深圳市金版文化发展股份有限公司
策划编辑　深圳市金版文化发展股份有限公司
封面设计　深圳市金版文化发展股份有限公司
出　　版　黑龙江科学技术出版社
地址：哈尔滨市南岗区公安街70-2号　邮编：150007
电话：（0451）53642106　传真：（0451）53642143
网址：www.lkcbs.cn
发　　行　全国新华书店
印　　刷　深圳市雅佳图印刷有限公司
开　　本　685 mm×920 mm　1/16
印　　张　13
字　　数　120千字
版　　次　2018年4月第1版
印　　次　2018年4月第1次印刷
书　　号　ISBN 978-7-5388-9522-3
定　　价　39.80元

前言 PREFACE

拔罐疗法在中国有着悠久的历史，早在成书于西汉时期的帛书《五十二病方》中就有关于“角法”的记载，角法类似于后世的火罐疗法，现代科学研究从很多方面证实拔罐的临床效果极为显著。拔罐疗法简单、方便、廉价、效验，深受广大群众的欢迎。拔罐作为自然疗法的重要组成部分，以中医脏腑、经络、气血等理论为基础，采用“内病外治”的方法，达到防病治病的目的；拔罐疗法是基于民族文化和传统科学技术的宝贵遗产，历史悠久，源远流长，千百年来广泛流传于民间，是人类医学领域的瑰宝。

拔罐疗法通过拔罐对皮肤、毛孔、经络、穴位的吸拔作用，引导营卫之气运行输布，鼓动经脉气血濡养脏腑组织器官、温煦皮毛，同时使虚衰的脏腑功能得以振奋、经络得以畅通，机体的阴阳平衡及气血得以调整，从而达到健身祛病疗疾的目的。

本书用通俗易懂的语言讲解了拔罐疗法的中医理论基础，如经络、穴位的基本知识，各种穴位的适应证，拔罐的理论基础，拔罐操作方法，常见疾病的拔罐方案，拔罐的注意事项及禁忌证等，让您简单识别常见疾病，轻松掌握拔罐疗法。在精确配图的同时，我们对每种疾病都配有一个二维码，动手扫描二维码立刻能看到对应的穴位及相关的治疗手法，让您一学就会、一用就灵。希望本书能够成为您和家人养生治病的好帮手！

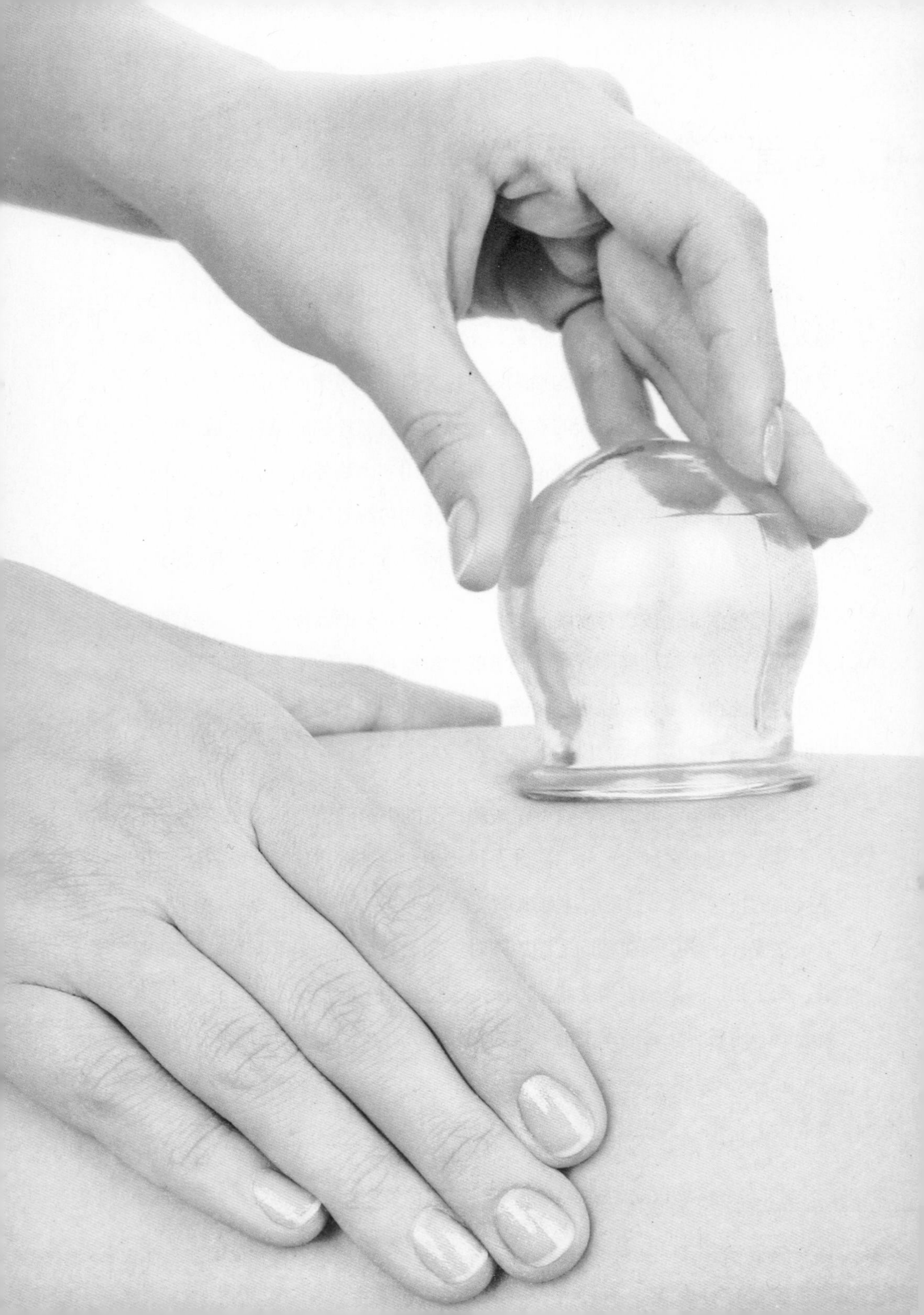

目录 CONTENTS

第1章 传统自然疗法——拔罐

目录 CONTENTS

第4章 "罐"疗慢性病

第5章 两性拔罐，祛除妇科男科隐疾

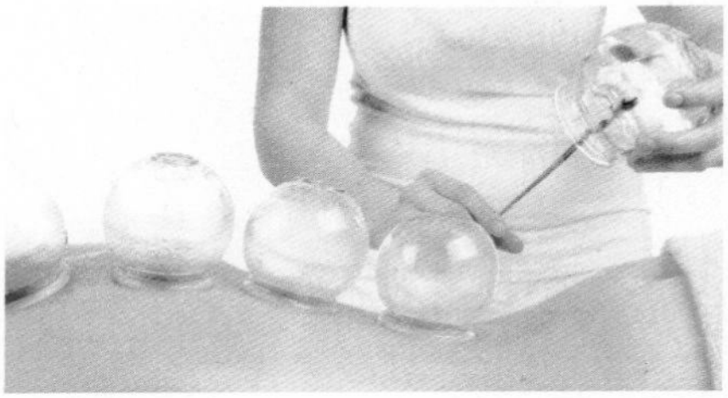

目录 CONTENTS

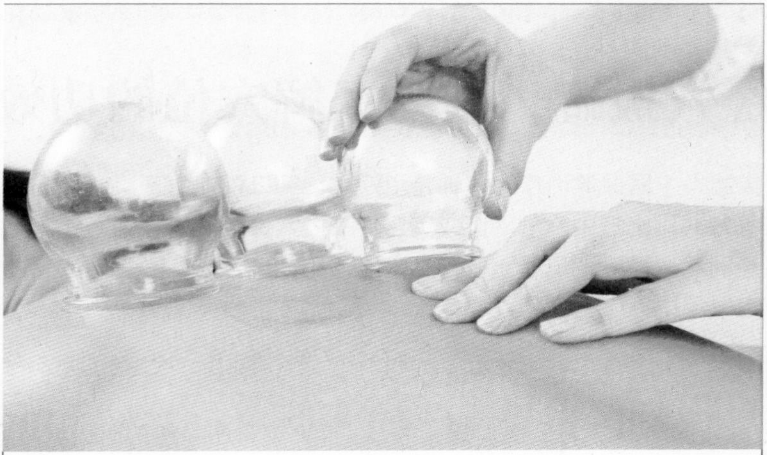

第1章

传统自然疗法——拔罐

在养生保健日益普及的今天，简单、安全、疗效显著的拔罐疗法越来越受现代人的青睐。很多家庭都会有一套拔罐器具,用以养生防病。拔罐时，如果找准穴位、操作方法得当，便可以取得不错的疗效。但如果运用不当，则会弄巧成拙。所以，在拔罐之前，一定要了解一些经络穴位及拔罐的常识。

经穴拔罐，应先了解穴位的功效

拔罐是中医保健治疗的一种特色疗法。它以杯罐为工具，通过热力、抽吸等方式排出罐中空气，造成负压，吸拔穴位区域而起到治疗作用。早在晋唐时期，拔罐就已经流行，凡是能够用针灸、推拿治疗的疾病，大部分都可以用拔罐疗法。

当人体受风、寒、暑、湿、燥、火（六邪）等外界侵袭或跌打损伤之后，脏腑的正常生理功能便被扰乱，这些致病因子通过人体经络走窜于全身，打乱了气血的运行，致使气血凝滞。拔罐时，负压牵拉了神经、肌肉、血管以及皮下的腺体，可引起一系列神经和内分泌系统反应，调节血管舒缩功能和血管壁的通透性，从而改善全身血液循环。温热刺激能使血管扩张，促进局部血液循环，改善充血状态，加强新陈代谢，使体内的废物、毒素加速排出，改变局部组织的营养状态，增强机体的局部耐受性和抵抗力，起到温经散寒、清热解毒等作用，从而促使病情好转。拔罐简单易学、风险性小，是治病养生保健的好方法。

拔罐疗法的生物作用

1.负压作用

国内外学者研究发现，人体在进行火罐负压吸拔的时候，皮肤表面会有大量气泡溢出，使局部组织的气体交换速度加快。通过检查，也观察到负压使局部的毛细血管通透性发生变化，毛细血管破裂，少量血液进入组织间隙，从而产生瘀血，红细胞受到破坏，血红蛋白释出，出现自身溶血现象，进而在机体自我调整中产生行气活血、舒筋活络、消肿止痛、祛风除湿等功效，起到一种良性刺激，促使机体恢复正常功能。

2.温热作用

拔罐对局部皮肤有温热刺激作用。温热刺激能使血管扩张，促进局部的血液循环，改善充血状态，加强新陈代谢，加速体内废物、毒素的排出，改变局部组织的营养状态，增强血管壁通透性及白细胞和网状细胞的活性，达到温经散寒、清热解毒的效果，进而提高和调节人体免疫力。

3.调节作用

拔罐法的调节作用是建立在负压

或温热作用的基础之上，对神经系统、血液微循环和淋巴循环的调节。对神经系统的调节作用是由于自身溶血等给予机体一系列良性刺激，作用于神经系统末梢感受器，经向心传导，达到大脑皮质，加之拔罐对局部皮肤的温热刺激，通过皮肤感受器和血管感受器的反射途径传到中枢神经系统，从而发生反射性兴奋，借以调节大脑皮质的兴奋与抑制过程，使之趋于平衡，并加强大脑皮质对身体各部分的调节功能，使病患部位相应的组织代谢旺盛，促使机体恢复，使阴阳失衡得以调整，疾病逐渐痊愈。微循环的主要功能是进行血液与组织间物质的交换，其功能的调节在生理、病理方面都有重要意义。淋巴循环加强，可使淋巴细胞的吞噬能力活跃。此外，由于拔罐后自身溶血现象，随即产生一种类组织胺的物质，随体液周流全身，刺激各个器官，增强其功能活力，这有助于机体功能的恢复。

拔罐疗法的治病原理

在火罐共性的基础上，不同的拔罐法各有其特殊的作用。如走罐具有与按摩疗法、保健刮痧疗法相似的效应，可以改善皮肤的呼吸和营养，有利于汗腺和皮脂腺的分泌；可增强关节、肌腱的弹性和活动性，促进周围血液循环；可增加肌肉的血流量，增强肌肉的工作能力和耐力，防止肌肉萎缩；可加深呼吸，增强胃肠蠕动，兴奋支配腹内器官的神经，提高胃肠等脏器的分泌功能；可加速静脉血管中血液回流的速度，降低血液大循环阻力，减轻心脏负担，调整肌肉与内脏血液流量及贮备的分布情况。缓慢而轻的手法对神经系统具有镇静作用；急速而重的手法对神经系统具有一定的兴奋作用。

循经走罐还能改善各经功能，有利于经络整体功能的调整。再如药罐法，在罐内负压和温热作用下，

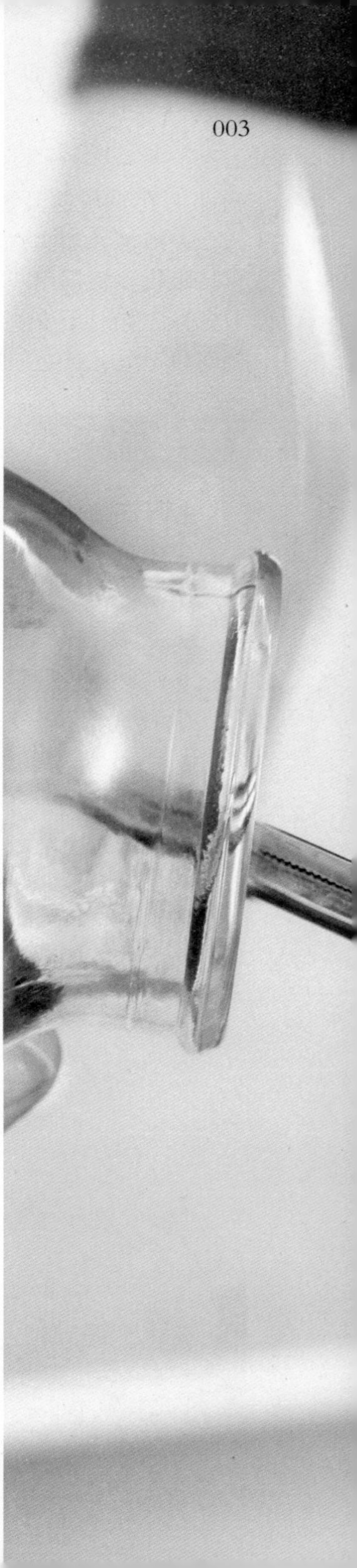

局部毛孔、汗腺开放，毛细血管扩张，血液循环加快，药物可更多地被直接吸收。根据用药不同，发挥的药效各异，如对于皮肤病，其药罐法的局部治疗作用就更为明显。

拔罐的 7 大功效

1.调节阴阳平衡

《素问·阴阳应象大论》说："阴胜则阳病，阳胜则阴病。阳胜则热，阴胜则寒。"拔罐对机体是一种良性刺激，通过皮肤神经感受器和血管感受器的反射途径传导到神经中枢，调节兴奋和抑制过程，使之阴阳趋于平衡，从而加强大脑皮质对身体各部分的调节和管制功能，使局部皮肤相对应的内脏及组织代谢旺盛，白细胞吞噬作用增强。实践证明，拔火罐所产生的局部神经温热刺激反射到大脑皮质，使其兴奋性增强，因而在一定程度上控制了病情；拔火罐的地方，血红蛋白和血细胞都有显著增加，从而促进了人体阴阳的相对平衡，代谢功能旺盛，促进机体恢复其功能而使疾病逐渐痊愈。

2.舒经活络

人体的经络，内达五脏六腑，外络肢节皮毛，纵横交错，贯通全身四肢百骸，通过气血的升降出入滋养全身。如果人体经络气血功能失调，引起气滞血瘀，就会导致疾病产生。通过拔罐疗法的"吸拔"作用，加上良性刺激下的神经反射作用，局部毛细血管扩张充血甚至破裂，使局部和相应脏腑组织的血流量加速而得以畅通，对经络腧穴产生良性的负压效应，这就是中医所说的"活血化瘀、舒经活络"功能。拔罐疗法还能促进周围血液循环，增加局部血流量，起到行气化瘀、疏通经络、调节脏腑的作用。

3.行气活血

《素问·调经论》说："血气

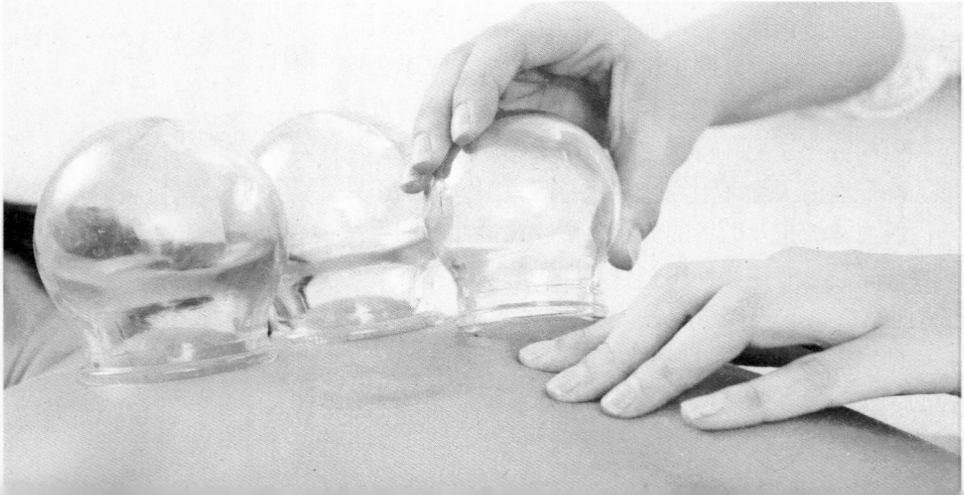

者，喜温而恶寒，寒则泣而不流，温则消而去之。”气者，血之帅也，气行则血行，气滞则血瘀。寒则气凝，瘀则气滞。由于寒、气、血的互为因果，从而形成了气滞血瘀之病变。拔罐的“温通”“吸拔”和良性刺激的神经反射作用，可以增加血液流量和促进循环，使人体气血畅通，从而达到行气活血的作用。

4.消肿止痛

拔罐疗法由于能祛除病邪，吸拔出有害物质，增加局部血流量，故可使邪去而肿消、络通而痛止，从而达到了“消肿止痛”的目的。

5.温经散寒

由于火罐吸着皮肤形成的温热刺激，通过经络传导给相应的内脏器官组织，使体内寒邪得以排出体外，从而达到温经散寒的治疗效果。

6.增强皮肤渗透性

通过拔罐，使表皮角层断裂，部分细胞间隔破坏，皮肤渗透性增强，从而大大提高了皮肤渗透作用。研究表明，拔罐后汗液排泄增加，可排出体内的代谢废物，如尿素、尿酸、乳酸、肌酐等，使疾病从外而解；同时可以改善皮肤的功能和营养，既有利于祛邪，又有利于局部皮肤用药。因为皮肤各级血管的扩张、渗出及细胞吞噬活动的增强，有助于拔毒排脓和伤口的愈合。

7.双向调节作用

拔罐疗法具有双向调节作用，如通过较大面积使用拔罐疗法，可使血管扩张，达到降温作用。因为皮肤的温度感受器接受到刺激，通过视丘下部的体温调节中枢，调节产热和散热，达到降温的目的。而阳虚病人的体温低于正常，拔罐后，随着组织崩解产物入血，或血细胞崩解产物的刺激，可使产热增加或代谢旺盛，使体温升高，这就是中医所说的温壮阳气的功能。

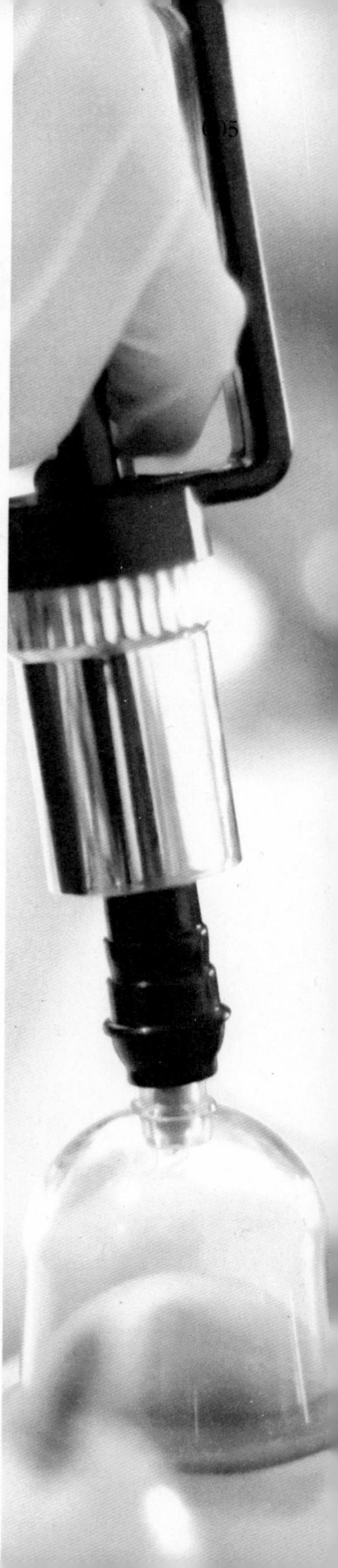

人体最重要的十四大经脉

十二经脉和奇经八脉中的任督二脉构成了人体的“十四经”，因其对人体生命活动的影响最大，故有的中医学者称之为“十四正经”。经络是中医养生保健的理论基础，了解各个经络的位置和主治对拔罐养生治病有重要的作用。

手太阴肺经

手太阴肺经腧穴分布在胸部外上方，上肢掌面桡侧和手掌及拇指桡侧。起于中府，止于少商，左右各11穴。

手阳明大肠经

手阳明大肠经腧穴分布在上肢前外侧面、肩部、锁骨上窝、颈部、面部。起于商阳，止于迎香，左右各20穴。

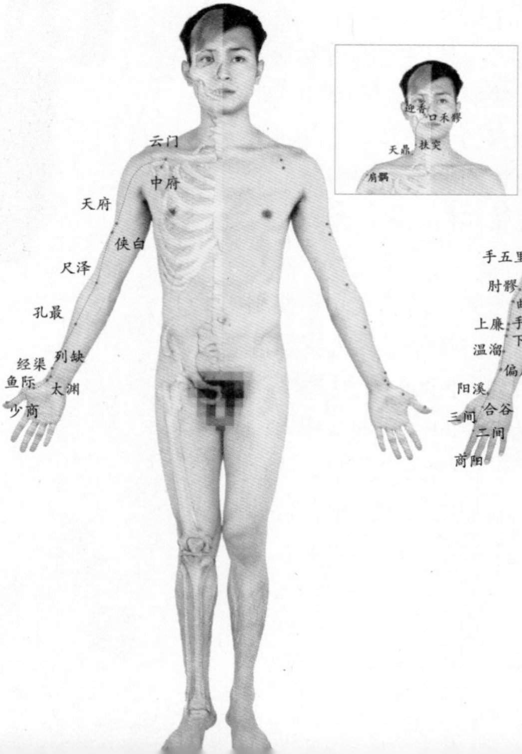

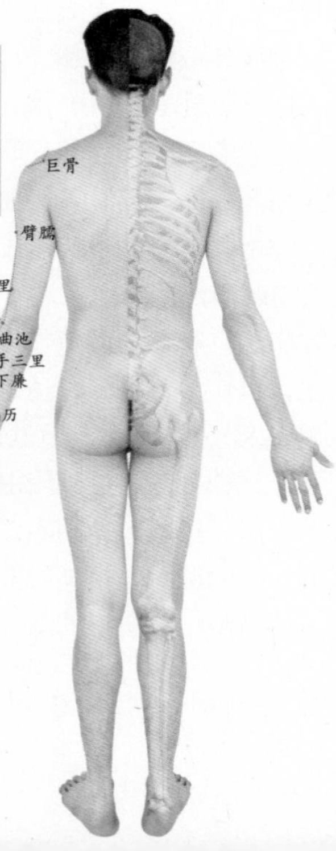

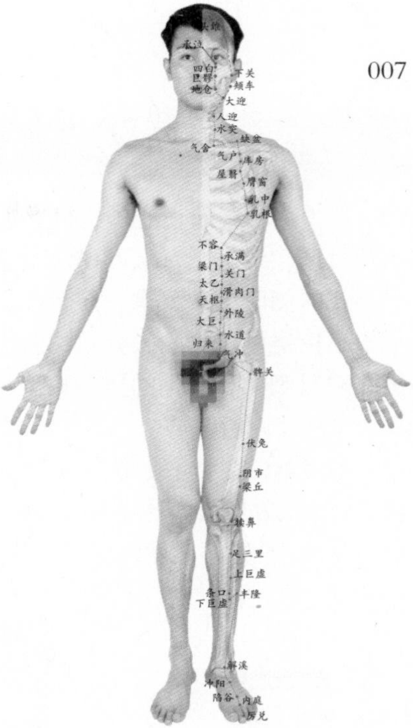

足阳明胃经

足阳明胃经起于鼻旁，上行鼻根，沿鼻外侧（承泣）下行，入上齿，环绕口唇，交汇承浆，循行过下颌、耳前，止于头角；主干线从颈下至胸，内行部分入缺盆；外行部分循行于胸腹第二侧线，抵腹股沟处，下循下肢外侧前缘，止于第2趾外侧端；分支从膝下3寸和足背分出，分别到足中趾和足大趾。腧穴循经分布，左右各45穴。

本经腧穴主治胃肠病、头面、目、鼻、口、齿痛、神志病，以及经脉循行部位的其他病症。如肠鸣腹胀、水肿、胃痛、呕吐或消谷善饥，口渴、咽喉肿痛，鼻出血，胸部及膝膑等本经循行部位疼痛，热病，发狂等病症。

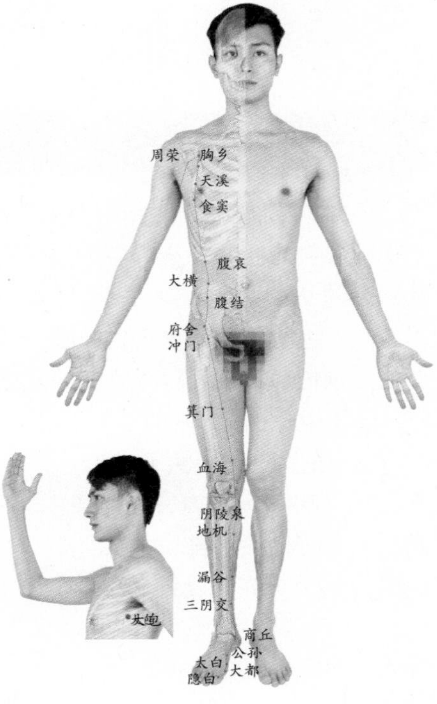

足太阴脾经

足太阴脾经起于足大趾，循行于小腿内侧的中间及前缘，经膝股部内侧前缘，入腹络胃，上膈经过咽部，止于舌；分支从胃注入心中；另有一条分布于胸腹部第三侧线，经锁骨下，止于腋下大包。腧穴循经分布。起于隐白，止于大包，左右各21穴。

本经腧穴主治脾胃病、妇科、前阴病，以及经脉循行部位的其他病症。如胃脘痛、食则呕、嗳气、腹胀便溏、黄疸、身重无力、舌根强痛、下肢内侧肿胀、厥冷等。

手少阴心经

手少阴心经起于心中，联系心系、肺、咽及目系，络小肠，从肺部浅出腋下，循行于上肢内侧后缘，至掌后腕骨部，入掌内，止于小指桡侧端。腧穴分布在腋下，上肢掌侧面的尺侧缘和小指的桡侧端。起于极泉，止于少冲，左右各9穴。

本经腧穴主治心、胸、神志病，以及经脉循行部位的其他病症。如心痛、咽干、口渴、目黄、胁痛、上臂内侧痛、手心发热等。

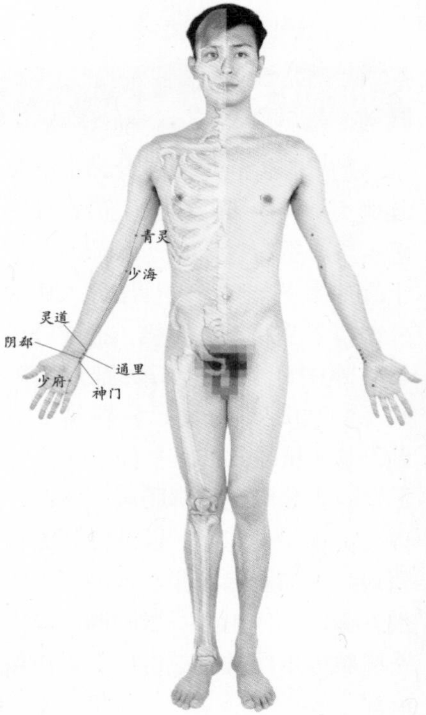

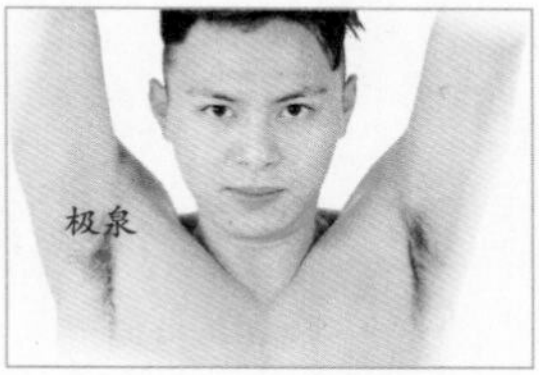

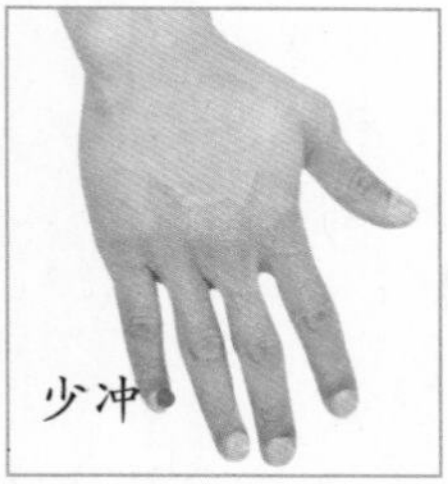

手太阳小肠经

手太阳小肠经起于小指尺侧端，循行于上肢外侧的后缘，绕行肩胛部，内行线从缺盆进入，下行络心，属小肠，联系胃、咽；上行线从缺盆至目外眦、耳，分支从面颊抵鼻，止于目内眦。腧穴循经分布，起于少泽，止于听宫，左右各19穴。

本经腧穴主治头、项、耳、目、咽喉病，热病，神经病，以及经脉循行部位的其他病症。如少腹痛、腰脊痛引睾丸、耳聋、目黄、颊肿、咽喉肿痛、肩臂外侧后缘痛等。

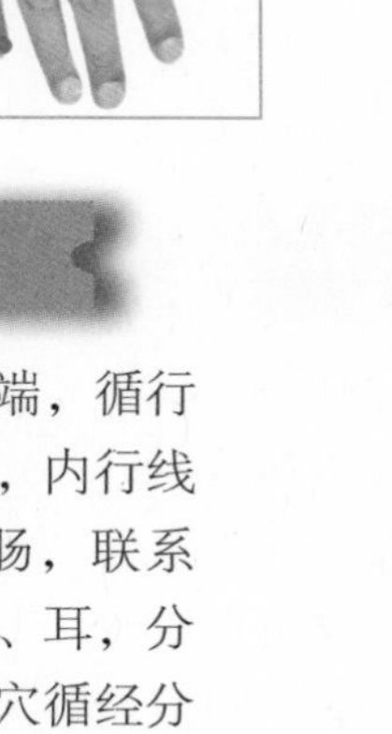

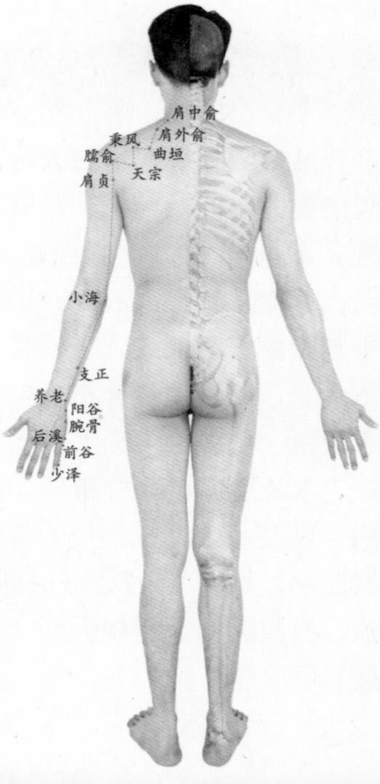

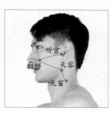

足太阳膀胱经

足太阳膀胱经腧穴分布在眼眶、头、项、背部及腰部的脊柱两侧，下肢后外侧及足小趾末端。起于睛明，止于至阴，左右各67穴。

本经腧穴主治头、项、目、背、腰、下肢部病症，以及神志病；背部第一侧线的腧穴及第二侧线相平的腧穴，主治与其相关的脏腑病症和有关的组织器官病症。如小便不通、遗尿、癫狂、疟疾、目痛、迎风流泪、鼻塞多涕、鼻出血、头痛、项、背、腰、臀部以及下肢后侧本经循行部位疼痛等。

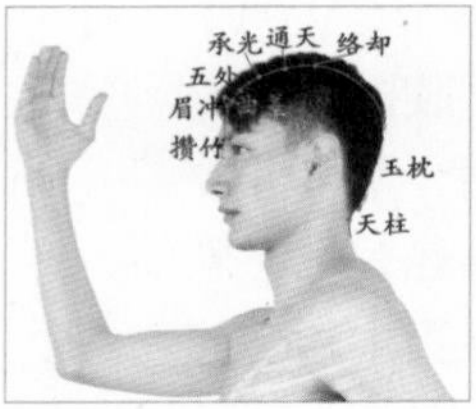

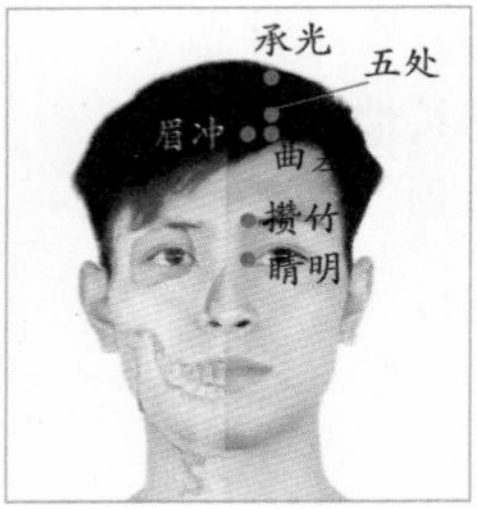

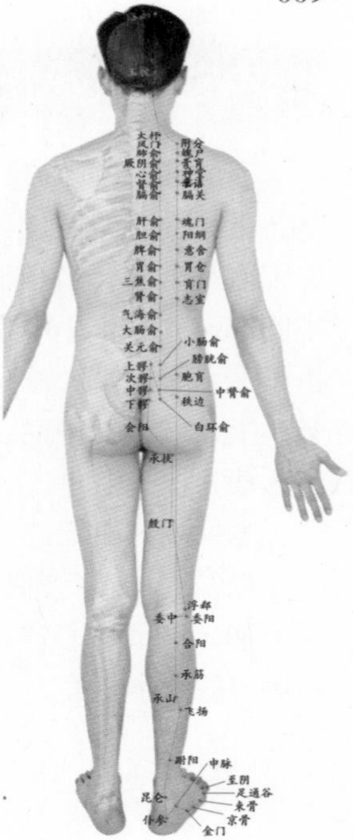

足少阴肾经

足少阴肾经起于足小趾之下，斜走足心，经内踝后侧，沿小腿、腘窝、大腿的内后侧上行；另有分支向上行于腹部前正中线旁0.5寸，胸部前正中线旁2寸，止于锁骨下缘；肾部直行向上穿过肝、膈，进入肺，沿喉咙上行，止于舌根两旁；肺部支脉，联络于心，流注胸中。腧穴循经分布，起于涌泉，止于俞府，左右各27穴。

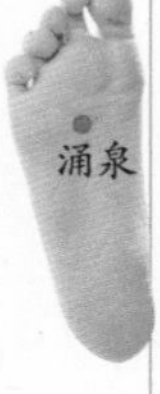

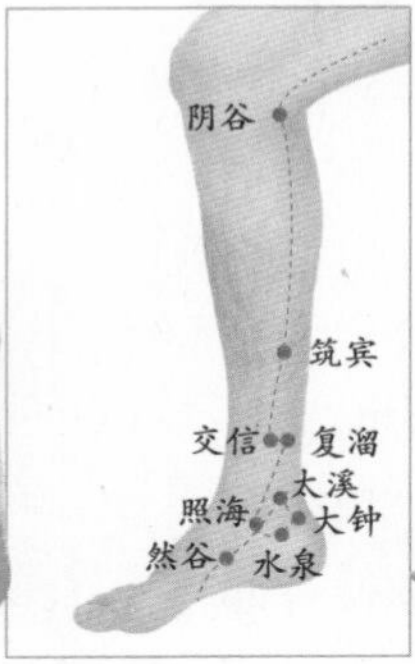

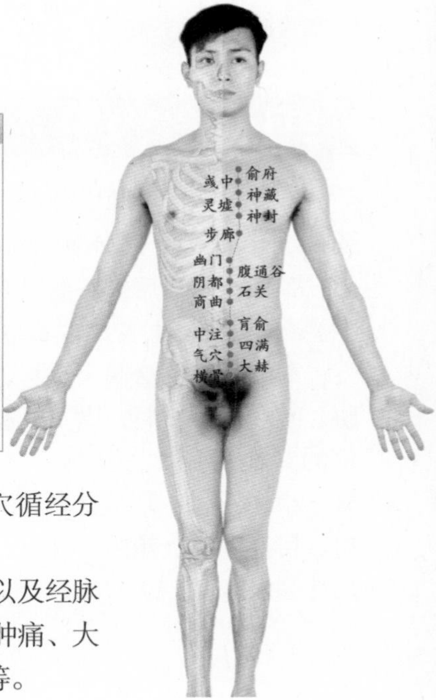

本经腧穴主治妇科，前阴病，肾、肺、咽喉病，以及经脉循行部位的其他病症。如：咯血、气喘、舌干、咽喉肿痛、大便秘结、泄泻、水肿、腰痛、脊股内后侧痛、足心热等。

手厥阴心包经

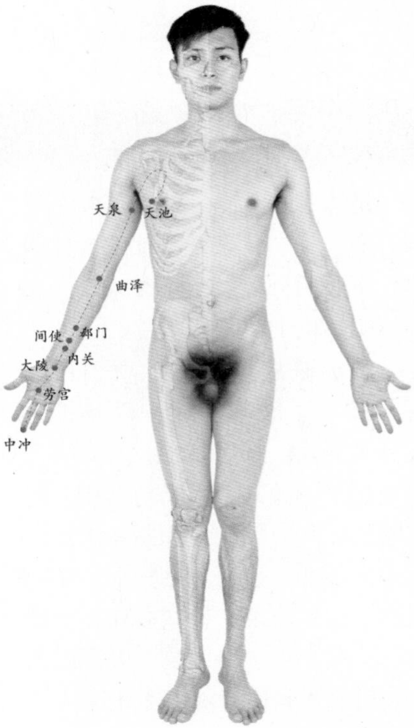

手厥阴心包经起于胸中，属心包，下膈，联络三焦；外行支从胸中出于侧胸上部，循行于上肢内侧面的中间部，入掌止于中指端；掌中分支止于无名指末端。腧穴循经分布在乳旁，上肢掌侧面中间及中指末端。起于天池，止于中冲，左右各9穴。

本经腧穴主治心、胸、胃、神志病，以及经脉循行部位的其他病症。如心痛、胸闷、心悸、心烦、癫狂、腋肿、肘臂挛急等。

手少阳三焦经

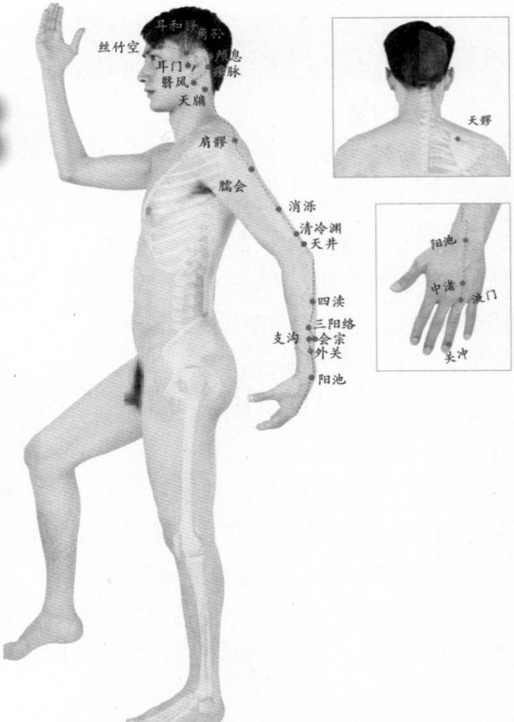

手少阳三焦经腧穴分布在无名指外侧，手背，上肢外侧面中间，肩部，颈部，耳翼后缘，眉毛外端。起于关冲，止于丝竹空，左右各23穴。

本经腧穴主治侧头、耳、目、胸胁、咽喉病，热病，以及经脉循行部位的其他病症。如腹胀、水肿、遗尿、小便不利、耳鸣、耳聋、咽喉肿痛、目赤肿痛、颊肿、耳后、肩臂肘部外侧疼痛等。

足少阳胆经

足少阳胆经腧穴分布在目外眦，颞部，耳后，肩部，胁肋，下肢外侧，膝外侧，外踝的前下方，足第四趾端等部位。起于瞳子髎，止于足窍阴，左右各44穴。

本经腧穴主治侧头、目、耳、咽喉病，神志病，热病及经脉循行部位的其他病症。如口苦、目眩、头痛等。

足厥阴肝经

足厥阴肝经腧穴分布在足背，内踝前，胫骨内侧面，大腿内侧，前阴，胁肋等。起于大敦，止于期门，左右各14穴。

本经腧穴主治肝病，妇科、前阴病及经脉循行部位的其他病症。如腰痛、胸满、呃逆、遗尿、小便不利、疝气、少腹肿等。

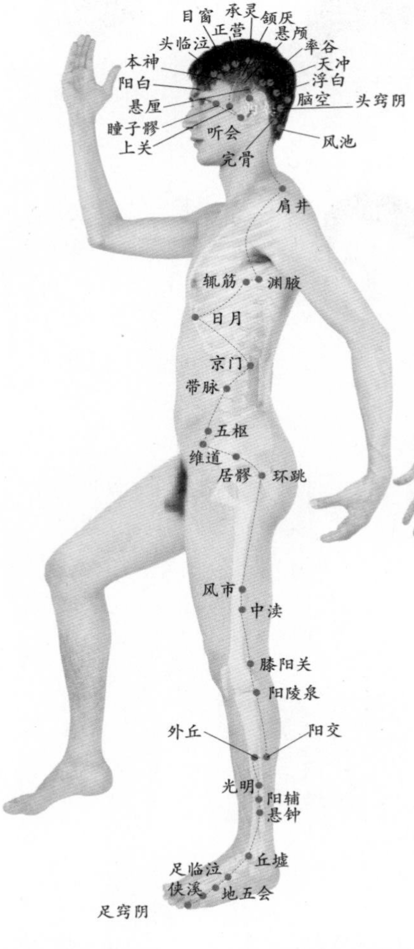

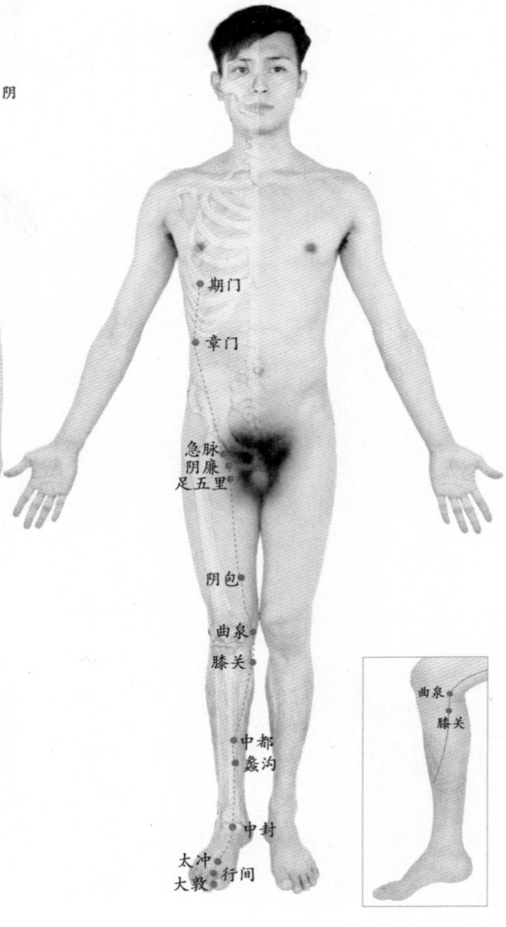

任脉

任脉腧穴分布在分布于面、颈、胸、腹之前正中线上。起于会阴，止于承浆，共24穴。本经腧穴主治少腹、脐腹、胃脘、胸、颈、咽喉、头面等局部病症和相应的内脏病症，部分腧穴有强壮作用，可治疗神志病。

督脉

督脉腧穴分布在分布于头、面、项、背、腰、骶部之后正中线上。起于长强，止于龈交，共29穴。本经腧穴主治神志病，热病，腰骶、背、头项局部病症及相应的内脏疾病。督脉一身之阳气，阳气衰弱都能找到穴位进行治疗。

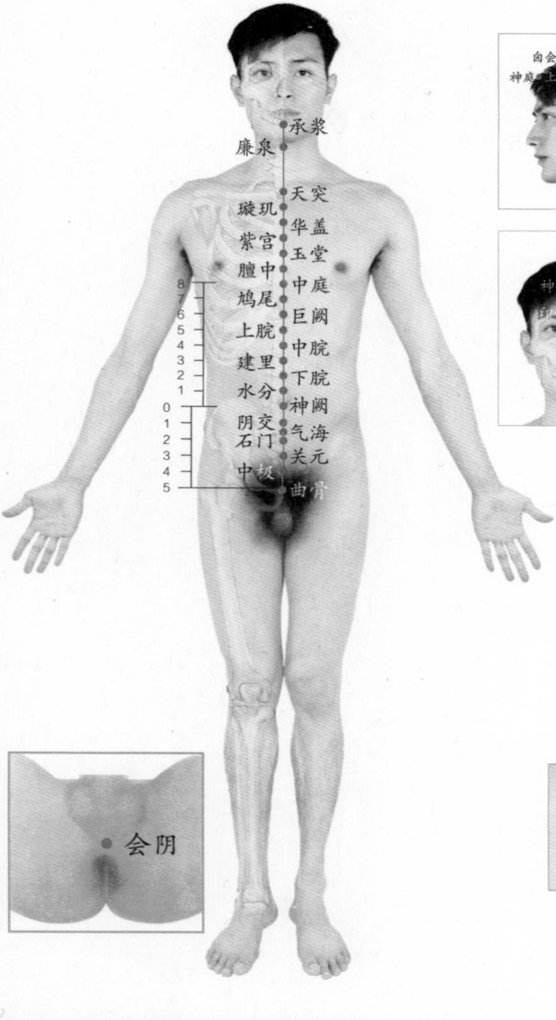

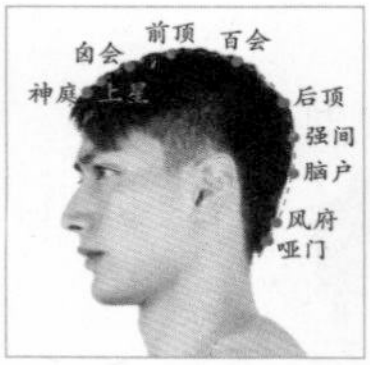

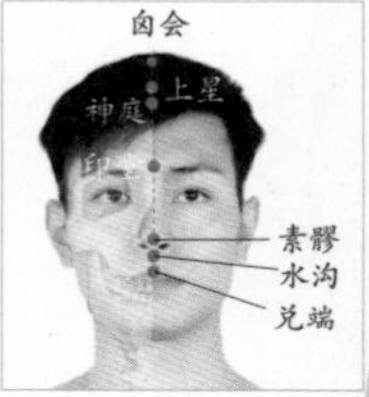

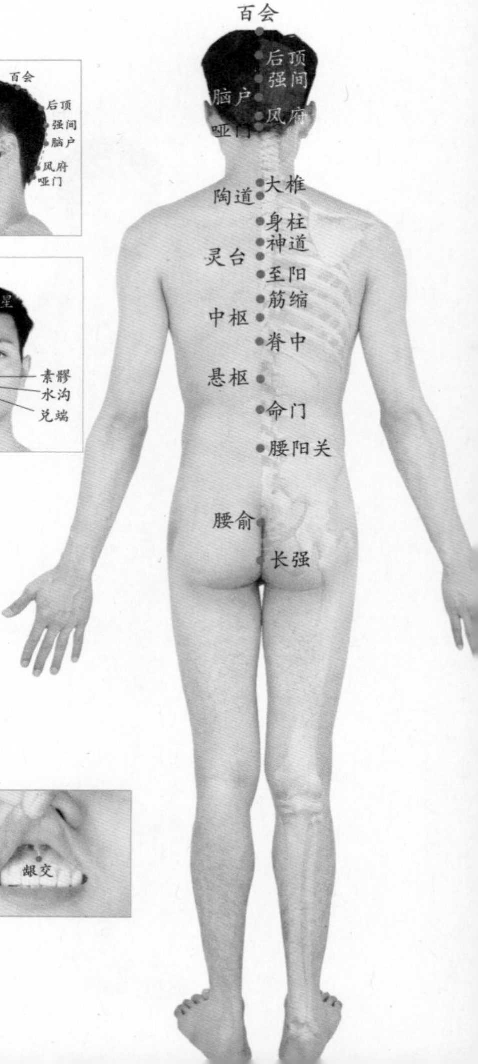

拔罐取穴——图解 5 种找穴技巧

拔罐疗法是通过刺激穴位和经络的功能、作用，以达到治病保健效果的疗法。在施行罐疗的时候，找准穴位是得到疗效的关键之一。在这里，我们介绍一些任何人都能够掌握使用的最简单的寻找穴位的诀窍。

手指同身寸度量法

手指同身寸度量取穴法是指以患者本人的手指为标准度量取穴的方法，是临床取穴定位常用的方法之一。这里所说的“寸”，与一般尺制度量单位的“寸”是有区别的，是用被取穴者的手指做尺子测量的。由于人有高矮胖瘦之分，不同的人用手指测量到的一寸也不等长。因此，测量穴位时要用被测量者的手指作为参照物，才能准确地找到穴位。

（1）拇指同身寸：拇指指间关节的横向宽度为 1 寸。

（2）中指同身寸：中指中节屈曲，内侧两端纹头之间作为 1 寸。

（3）横指同身寸：又称“一夫法”，指的是食指、中指、无名指、小指并拢，以中指近端指间关节横纹为准，四指横向宽度为 3 寸。

另外，食指和中指二指指腹横宽（又称“二横指”）为 1.5 寸。食指、中指和无名指三指指腹横宽（又称“三横指”）为 2 寸。

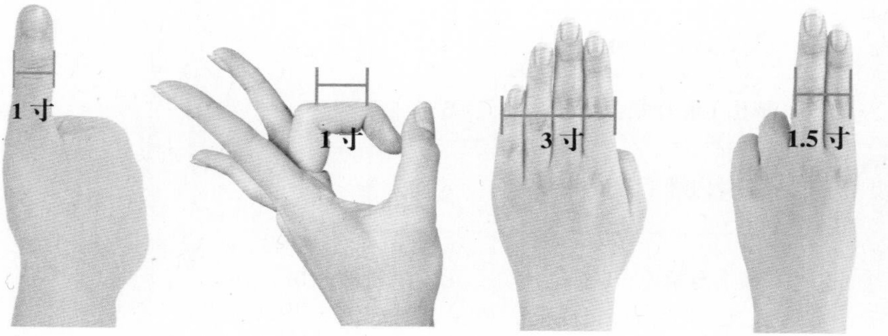

骨度分寸法

此法始见于《灵枢·骨度》篇，它是对人体的各部位分别规定其折算长度，作为量取腧穴的标准。

部位	起止点	折量寸
上肢部	腋前纹头到肘横纹	9 寸
	肘横纹到腕横纹	12 寸
下肢部	耻骨联合上缘到股骨内上髁	18 寸
	胫骨内侧髁下缘到内踝尖	13 寸
	股骨大粗隆（大转子）至膝中	19 寸
	膝中到外踝尖	16 寸
头部	前发际至后发际	12 寸
	前额两发角之间	9 寸
	耳后两乳突之间	9 寸
胸腹部	两乳头之间	8 寸
	胸骨体下缘至脐中	8 寸
	脐孔至耻骨联合上缘	5 寸
背腰部	肩胛骨内缘至背正中线	3 寸
侧胸部	腋下至第十一肋端	12 寸

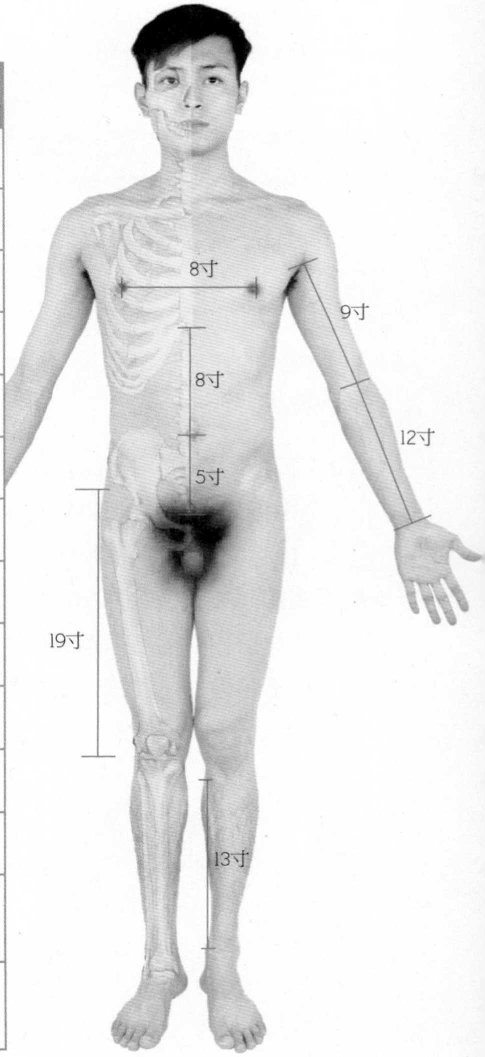

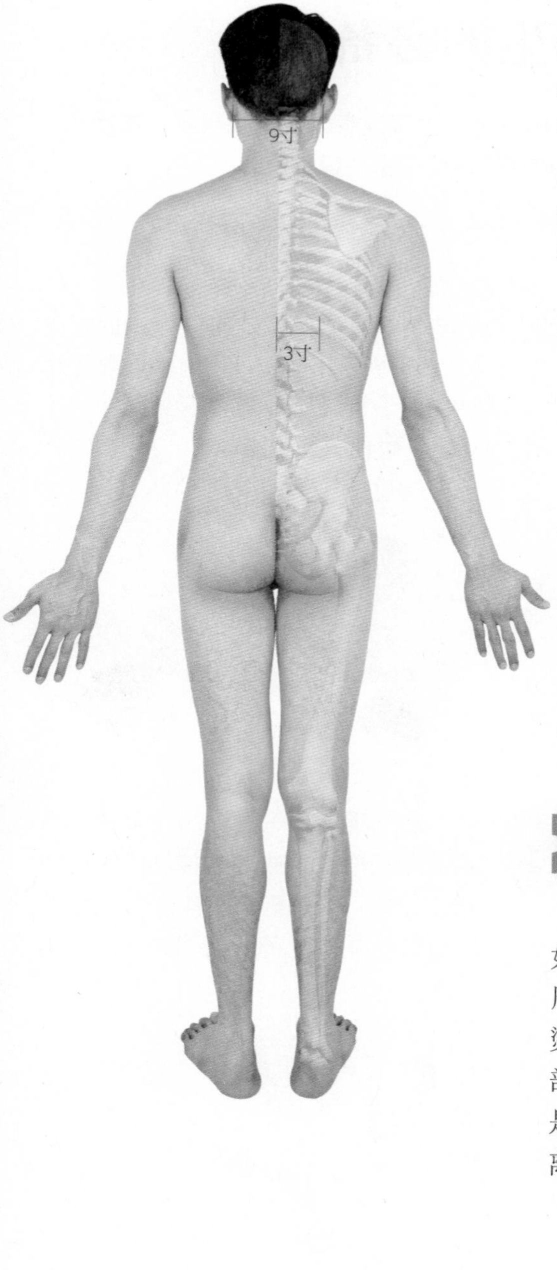

标志参照法

固定标志：常见判别穴位的标志有眉毛、乳头、指甲、趾甲、脚踝等。如神阙位于腹部脐中央；天突位于胸骨上窝中央。

动作标志：需要做出相应的动作、姿势才能显现出标志，如直立垂手时，中指指尖处即为风市。

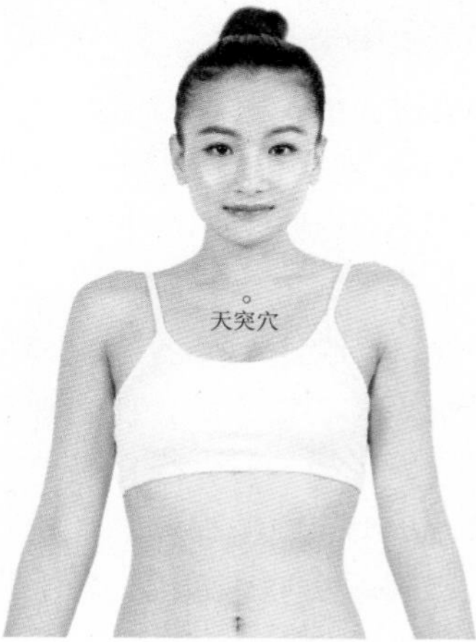

感知找穴法

身体感到异常，用手指压一压，如果有酸、麻、胀、痛等感觉，或与周围皮肤有温度差异，如发凉、发烫，或皮肤出现硬结、斑点，那么该部位就可以作为阿是穴进行治疗。阿是穴一般在病变部位附近，也可在距离病变部位较远的地方。

拔罐保健养生的必备器具

在家中由家人帮助进行拔罐，可以便捷地保健身体，排除毒素。选择恰当的拔罐器具和合适的介质，可以让您轻松在家“罐”疗。

常用罐具及特点

玻璃罐：玻璃罐是目前最常用的罐，各医药商店的器械柜台均有出售。它是由耐热硬质玻璃加工制成的。形似笆斗，肚大口小，罐口边缘略突向外，一般分为大、中、小3个型号。其优点是清晰透明，便于观察；罐口光滑，吸拔力好。操作时，用止血钳夹住95%的酒精棉球，点燃后伸入罐底旋转两圈迅速撤出，马上将火罐扣在应拔的部位上。

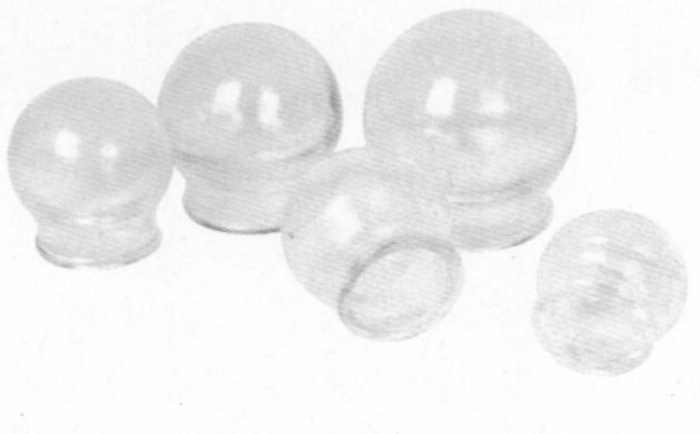

竹罐：南方常用，取直径3～5厘米的坚实成熟的竹，按节截断，一端开口，一端留节做底，罐口打磨光滑，周围削去老皮，做成中间略粗、两端稍细，形如腰鼓的竹罐。长度在8～10厘米，用前，可用温水浸泡几分钟，便于竹罐质地紧密不漏空气。其优点是轻便、廉价。

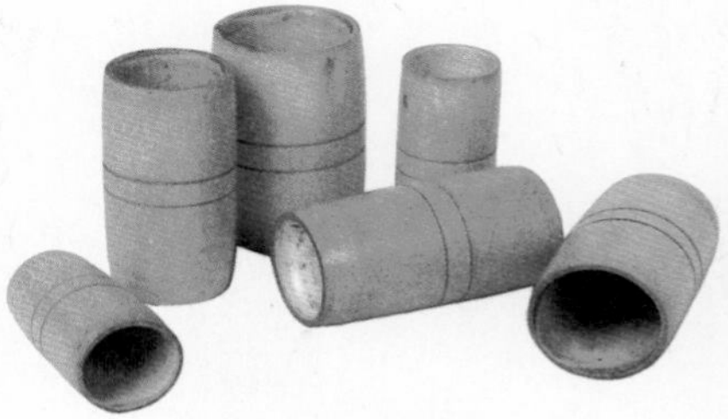

抽气罐：抽气罐可用青霉素、链霉素的药瓶，将瓶底磨掉制成平滑的罐口，瓶口处的橡皮塞应保持完整，留作抽气用。医药商店的器械柜台也

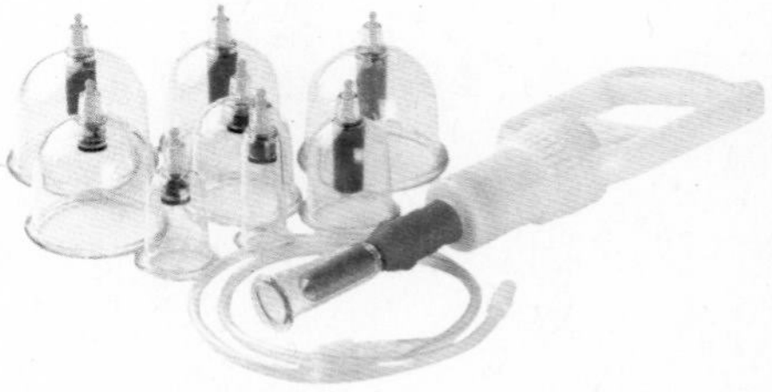

有出售成品真空枪抽气罐，它由有机玻璃或透明塑料制成，形如吊钟，上置活塞，便于抽气。其优点是不用点火，不会烫伤，使用安全，可随意调节罐内负压和吸力，便于观察等。它是家庭最适用的罐。

贮药罐：其操作方法有两种，一种是抽气罐内事先盛贮一定量的药液（约为罐子的1/2），快速紧扣于被拔部位，然后按抽气罐法，抽出罐内空气，即可吸拔于皮肤上。另一种是在玻璃罐内盛贮一定药液（约为罐子的1/2），然后按火罐法快速吸拔在皮肤上。常用的药液有辣椒水、生姜汁、风湿酒等。此法常用于风湿痛、感冒、胃病等。

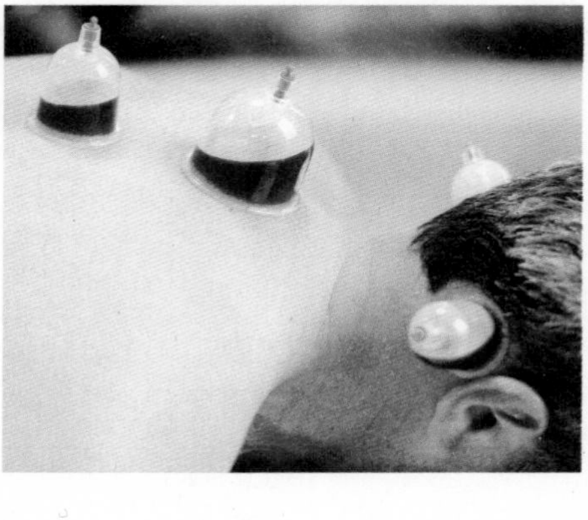

TIPS：选择正确的拔罐用具和辅助用品，可以使拔罐的过程更为轻松、安全和有效。

拔罐的辅助工具

燃料：酒精是拔罐过程中经常要用到的燃料。拔罐时，一般选用95%的酒精，如果身边没有酒精，可用高度数的白酒代替。

消毒清洁用品：拔罐前要准备一些消毒清洁用品对器具消毒，对拔罐部位清洁，如75%的酒精、脱脂棉球和湿毛巾等。

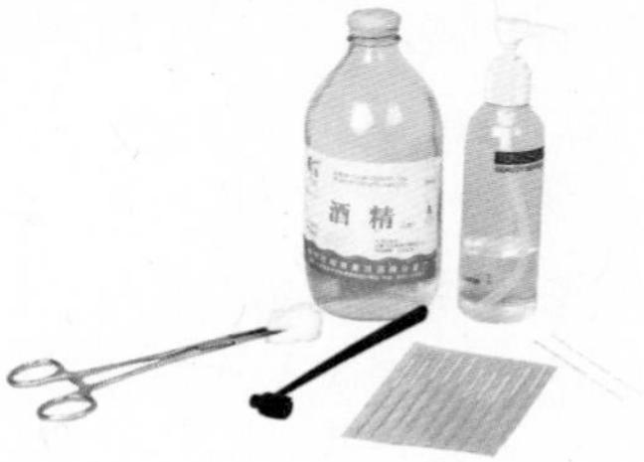

润滑剂：使用走罐法或转罐法时需要用到润滑介质，使手法流畅，增加舒适度，防止皮肤损伤。常用的润滑剂一般有凡士林、植物油、石蜡油等。还有一些润滑介质是具有药用疗效的，如红花油、松节油等，它们具有活血止痛、消毒杀菌等功效。

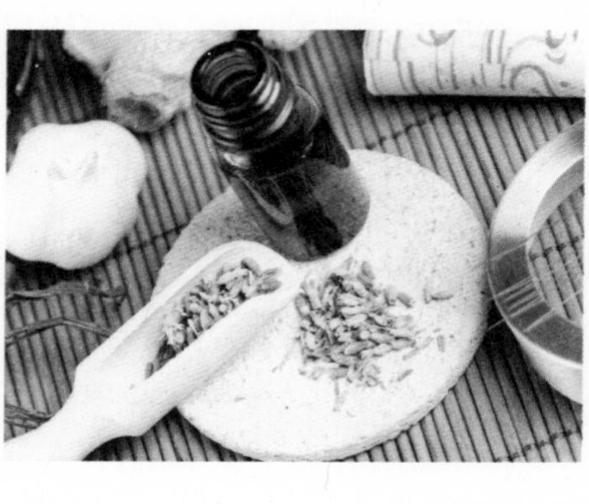

拔罐疗法的操作步骤

运用拔罐疗法具体该怎么操作？拔罐的时间与疗程怎么安排才能达到治疗目的，收到满意的治疗效果？下面为大家详细介绍。

准备

仔细检查患者，以确定是否适应该病症，有无禁忌。根据病情，确定取穴。检查应用的药品、器材是否齐备，然后一一擦净，按次序排置好。对患者说明拔罐过程，解除其恐惧心理，增强其治疗信心。

患者体位

病人的体位正确与否，关系着拔罐的效果。正确体位应使病人感到舒适，肌肉能够放松，施术部位可以充分暴露。一般采用的体位有以下几种：

仰卧位：患者自然平躺于床上，双上肢平放于身体两侧。此体位有利

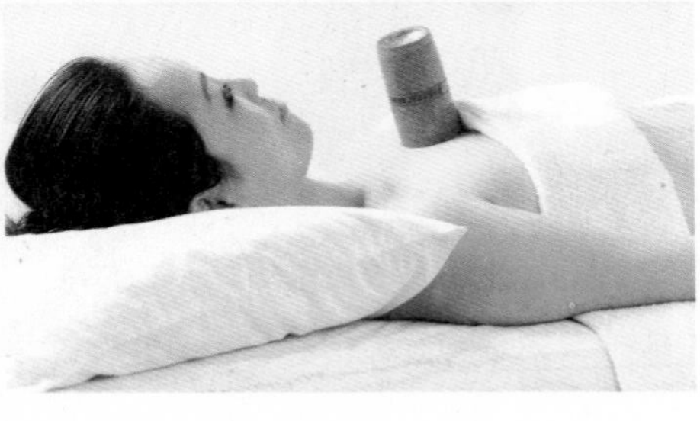

于拔治胸部、腹部、双侧上肢、双侧下肢前侧及头面部和胁肋部等处。

俯卧位：患者俯卧于床上，两臂平放于身体两侧，颌下垫一薄枕。此体位有利于拔治背部、腰部、臀部、双下肢后侧、颈项部等处。

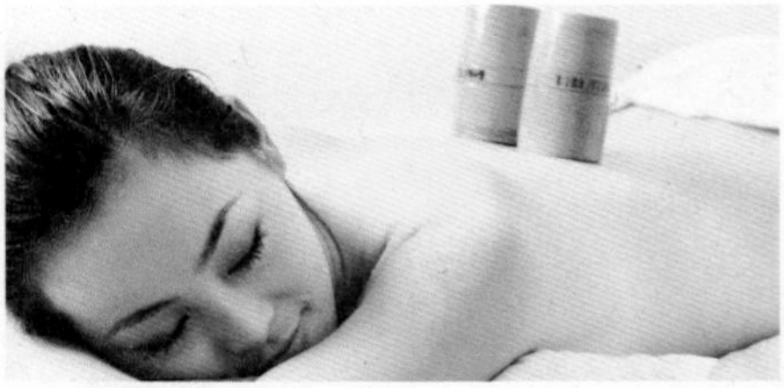

侧卧位：患者侧卧于床上，同侧的腿屈曲，对侧的腿自然伸直（如取左侧卧位，则左侧腿屈曲、右侧腿自然伸直），双手臂屈曲放于身体的前侧，此体位有利于拔治肩、臂、腿外侧等处。

坐位：患者倒骑于带靠背的椅子上，双臂自然重叠，抱于椅背上。此体位有利于拔治颈、肩、背、双臂和双腿等处。

选罐

根据拔罐部位的面积大小、患者体质强弱及病情而选用大小适宜的火罐、竹罐或其他罐具。

擦洗消毒

在选好的治疗部位上，先用毛巾浸开水洗净患部，再以干纱布擦干，为防止发生烫伤，一般不用酒精或碘酒消毒。如因治疗需要，必须在有毛发的地方或毛发附近拔罐时，为防止引火烧伤皮肤或造成感染，应剃毛后再拔罐。

温罐

冬季或深秋、初春，天气寒冷，拔罐前为避免患者有寒冷感，可预先将罐放在火上燎烤。温罐时要注意只烤烘底部，不可烤其口部，以防过热造成烫伤。温罐时间，以罐子不凉和皮肤温度相等，或稍高于体温为宜。

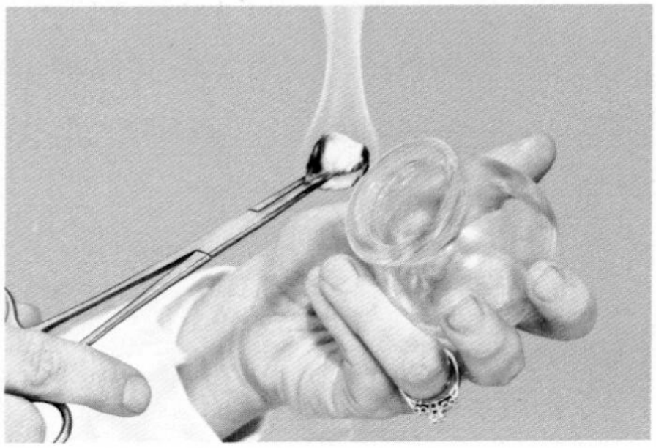

施术

将选好的部位显露出来，术者靠近患者身边，顺手（或左或右手）执罐按不同方法扣上。一般有两种排序。

1.密排法

罐与罐之间的距离不超过1寸。该法用于身体强壮且有疼痛症状者，有镇静、止痛、消炎之功，又称“刺激法”。

2.疏排法

罐与罐之间的距离相隔1～2寸。该法用于身体衰弱、肢体麻木、酸软无力者，又称“弱刺激法”。

询问

火罐拔上后，应不断询问患者有何感觉，如果罐的吸力过大，产生疼痛即应放入少量空气。方法是用左手拿住罐体稍倾斜，以右手指按压对侧的皮肤，使之形成一微小的空隙，使空气徐徐进入，到一定程度时停止放气，重新扣好。拔罐后病人如感到吸着无力，可起下来再拔1次。

拔罐时间

大罐吸力强，1次可拔5～10分钟，小罐吸力弱，1次可拔10～15分钟。此外还应根据患者的年龄、体质、病情、病程及拔罐的施术部位而灵活掌握。

点面结合，拔罐手法活学活用

每种拔罐疗法都有其各自的特点及适用范围，根据实际情况的需要，采取不同的拔罐疗法，改变罐体对身体的刺激量和范围，可以达到治疗有序、养身祛病的目的。下面为大家介绍各种拔罐疗法的操作和运用范围，让大家能够清晰直观地了解和运用。

单罐法与多罐法

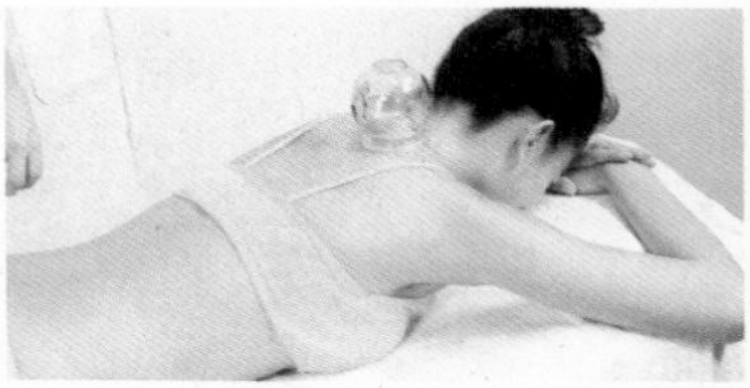

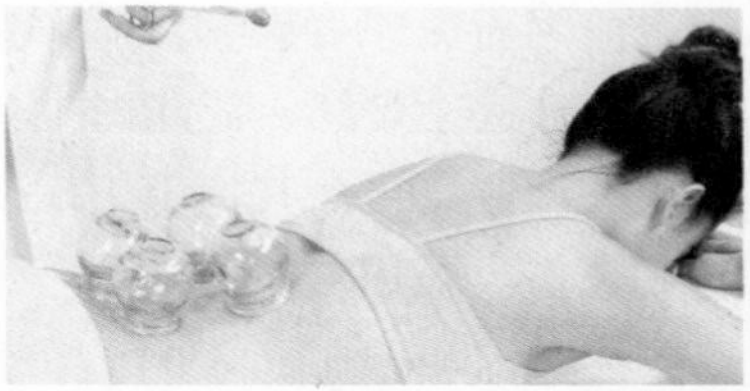

根据罐具使用的多少不同，分为单罐法和多罐法两种。

单罐：病变部位较小或压痛点为一点，可按病变或压痛范围选用适当口径的罐具单独拔罐。如患胃病，可在中脘穴拔罐，患冈上肌肌腱炎，可在肩髃穴拔罐等。

多罐：病变范围广泛、病情较复杂者，可按病变部位的解剖形态等情况，酌量拔取数个乃至十几个罐。如某一束肌肉劳损时，可按肌束的位置和走向成行排列吸拔多个火罐。

走罐法

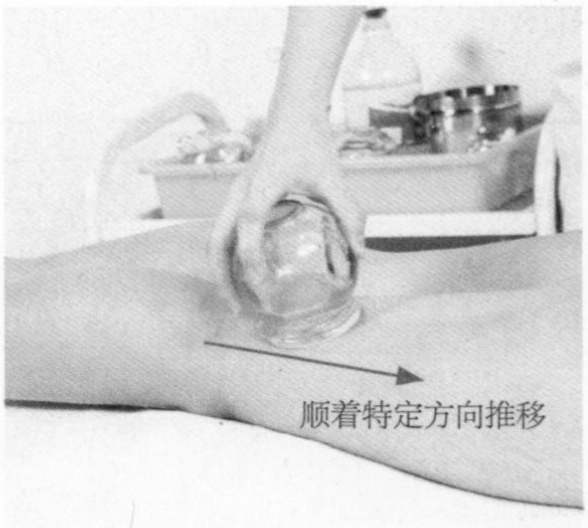

走罐法亦称推罐法、行罐法。拔罐时先在所拔部位的皮肤涂上一层凡士林等润滑油，再将罐拔住。然后右手握住罐底，稍倾斜，在罐口后半边着力，前半边略提起，循着特定方向推移，至走罐部位的皮肤红润、起痧，或者患者有痛感时停止。此法适用于面积较大、肌肉丰厚的部位，如肩背、腰臀、大腿等部位的酸痛、麻木、风湿痹痛等症状。走罐部位多以督脉、背腧穴、膀胱经为主，以激发阳气的温煦作用，祛除寒邪。采用走罐法宜选用口径较大的罐子，罐口要求圆、厚、平滑，最好使用玻璃罐。注意：皮肤有过敏、溃疡、水肿及大血管分布部位，不宜使用本法。年老体弱多病者，慎用本法。

闪罐法

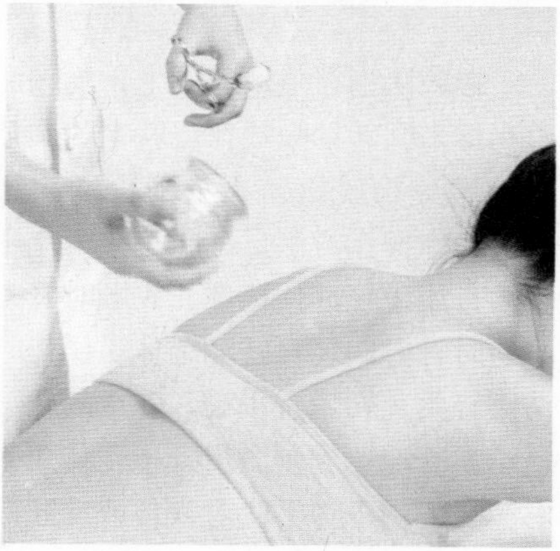

闪罐法一般多用于皮肤不太平整、容易掉罐的部位。具体操作方法是用镊子或止血钳夹住蘸有适量酒精的棉球，点燃后送入罐底，立即抽出，将罐拔于施术部位，然后将罐立即起下，按上法再次吸拔于施术部位，如此反复拔起多次至皮肤潮红为止。通过反复的拔、起，使皮肤反复的紧、松，反复地充血、不充血、再充血，形成物理刺激。这对神经和血管有一定的兴奋作用，可改善局部血液循环及营养供应，适用于治疗肌萎缩、局部皮肤麻木酸痛或一些较虚弱的病症。采用闪罐法注意操作时罐口应始终向下，棉球应送入罐底，棉球经过罐口时动作要快，避免罐口反复加热以致烫伤皮肤，操作者应随时掌握罐体温度，如感觉罐体过热，可更换另一个罐继续操作。

留罐法

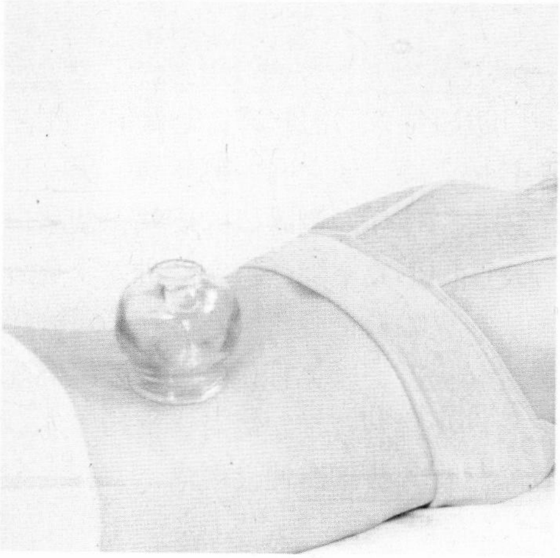

留罐法（又称坐罐法）是指将罐吸拔在应拔部位后留置一段时间的拔罐方法。本法主要用于以寒邪为主的疾患，脏腑病，久病不愈，病位局限、固定，较深痛者，多选用留罐法。如经络受邪（外邪）、气血瘀滞、外感表证、麻木、消化不良、神经衰弱、高血压等病症，用之均有良效。

治疗实证宜选用单罐口径大、吸拔

力度大的泻法；或用多罐密排、吸拔力度大的泻法。在患者吸气时拔罐，呼气时则起罐。

治疗虚证宜选用单罐口径小、吸拔力度小的补法；或用多罐疏排、吸拔力度小的补法。在患者呼气时拔罐，吸气时起罐。

留罐法可与走罐法或闪罐法配合使用，即先走罐或闪罐，后留罐。

转罐法

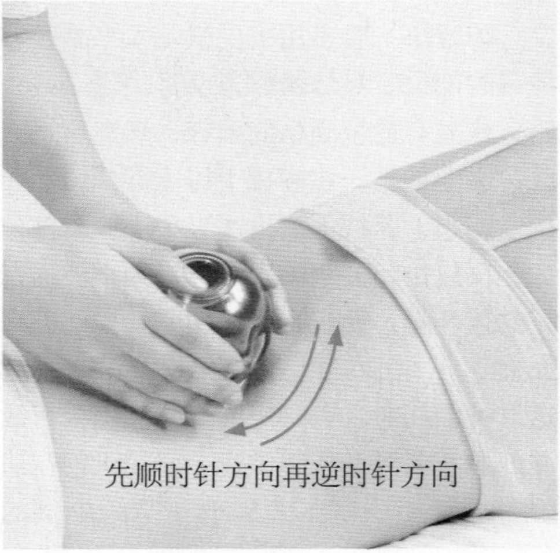
先顺时针方向再逆时针方向

转罐法指在坐罐基础上，均匀而有节奏地来回转动吸拔在皮肤上的罐体，使患者更为放松，有不同程度的舒适感。具体操作方法是，将罐拔于施术部位后，用手轻握住罐体，先顺时针方向再逆时针方向轻轻转动罐体。操作时手法宜轻柔，转罐宜平稳，转动的角度要适中，既能达到刺激量，也要使患者能够耐受。由于该手法对穴位或皮肤产生了更大的牵拉刺激，加强了局部血液循环，增强了治疗效果，所以多用于穴位治疗或局部病症的治疗。转罐法可与走罐法配合使用，在皮肤上涂抹适量的润滑介质可增加舒适度。

起罐的方法

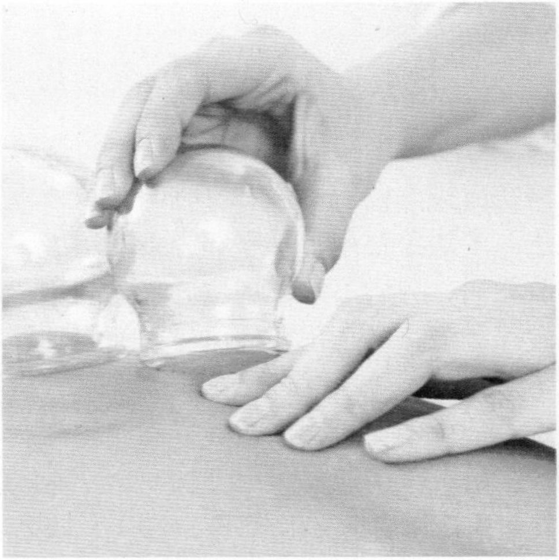

拔罐结束后需起罐，起罐时，用一手轻按火罐，使之向一侧倾斜，另一只手以食指按住对侧罐口的皮肤，使罐口与皮肤间形成空隙，待空气进入，负压消失，火罐自行脱落。起罐切不可硬拉或旋转火罐，以免损伤皮肤。拔罐器配有自动起罐装置，起罐时，提拉气芯，让空气进入拔罐器使之脱落。

拔罐征象——罐印代表的健康状况

当留罐一段时间或施用走罐、闪罐等手法后，皮肤的颜色与形态会发生变化，形成罐印。“见微知著”是中医学的诊疗原则之一，意思是看到微小的苗头，就知道可能会发生显著变化，体现了人体局部和整体的关系。罐印也能反映出每个人的体质和身体状况。

1.罐印颜色暗黑，一般表示体内有血瘀，多见于痛经或心脏供血不足。患部受寒较重，也会出现此种印迹。如印迹数天不退，通常表示病程已久，需要较长时间来调理。如走罐时出现大面积黑紫印，提示风寒所犯面积大，应祛寒。

2.罐印发紫伴有斑块，一般提示有局部寒凝血瘀，气血不畅通，以虚证为主，如在肾俞穴处呈现，则提示肾虚，如在脾俞穴则为气虚血瘀，同时此部位常伴有压痛。

3.罐印呈散在性的紫点，深浅不一，一般提示为气滞血瘀之证，如风湿性病症。

4.罐印鲜红而艳，提示阴虚或气阴两虚，阴虚火旺也会出现。这说明机体可能存在阳证、热证、实证、热毒炽盛、体质阴虚火旺等。

5.罐印呈鲜红散在点，通常在大面积走罐后出现，不高出皮肤，如在某穴及其附近集中，则提示与此穴所相关的脏腑异常或存在病情。

6.罐印红而暗，一般提示血液黏稠、血脂高、气血不足。

7.罐印有瘀斑或血泡灰白、色淡，一般提示体质虚寒或有湿邪。

8.罐印区皮肤微痒，一般提示有风邪、湿邪。

9.罐内附着有水珠者，一般提示寒湿较重。

10.拔罐出水疱是正常现象，说明体内湿气重。体内的痰、饮、水、湿等病理产物及水分在拔罐时产生的负压的作用下，透过皮下组织进入并停留在皮肤中，这样就形成了水疱。水疱的大小和数量在很大程度上反映了机体内痰饮水湿的情况。水疱比较明显，数量较多，色白，周围皮肤温度不高则为寒湿证；水疱不太明显，数量较少，色微黄，或者浑浊，周围皮肤温度较高则为湿热证。

拔罐时异常反应的预防与应急处理

拔罐疗法通过物理刺激和负压激活人体自身的气血功能，达到调理气血、增强人体免疫力的作用。了解了拔罐的基础知识后，我们应该怎样看待拔罐时和拔罐后出现的一些反应呢？下面将详细讲解。

拔罐时常出现的正常反应

不论采用何种方法将罐吸附于施治部位，由于罐内的负压吸拔作用，局部组织可隆起于罐口平面以上，病人觉得局部有牵拉发胀感，或感到发热、发紧、凉气外出、温暖、舒适等，这都是正常现象。起罐、走罐后，治疗部位出现潮红、紫红、紫红色疹点等，均属拔罐疗法的治疗效应，待一至数天后，可自行恢复，无需做任何处理。

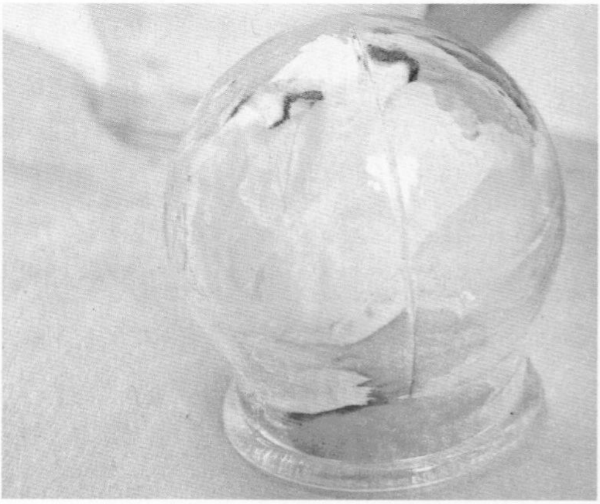

拔罐的异常反应及处理方法

拔罐时如果患者感到异常，如拔罐部位有烧灼感，则应立即拿掉火罐，并检查有无烫伤，患者是否过度紧张，术者手法是否有误，或罐子吸力是否过大等。此处不宜再行拔罐，可另选其他部位。拔罐过程中若出现面色苍白、出冷汗、头晕目眩、心慌心悸、恶心呕吐、四肢发冷、神昏仆倒等症状，此为晕罐，应立即停止拔罐，让患者平卧，取头低脚高体位，饮温开水或糖水，休息片刻，多能好转。晕罐严重者，应点掐百会、人中、内关、涌泉、足三里、中冲等穴位，或艾灸百会、气海、关元、涌泉等穴位，必要时及时送医治疗。

全方位答疑，拒绝拔罐误区

拔罐疗法在我国民间使用历史悠久。作为一种传统的医疗方法，拔罐疗法自有其奥妙之处，但人们对它的认识并不全面，往往会存在误区，而正确的养身保健需要走出这些误区，我们一起来了解一下吧。

拔罐后马上洗澡

很多人喜欢在拔完火罐后就立刻洗澡，他们认为在拔完火罐后洗个澡更加舒适，但是这样做是错误的。拔完火罐立刻洗澡是一大养生禁忌，因为拔罐后的皮肤处于一种被轻微损伤的状态，非常脆弱，此时洗澡很容易导致皮肤破裂、发炎。而如果洗冷水澡的话，由于皮肤毛孔处于张开的状态，很容易受凉。所以拔罐后一定不能马上洗澡。

留罐时间越长越好

不少人认为拔火罐的时间越长，效果就更加显著，甚至还有人认为，要拔出水疱才能体现出拔火罐的效果，这些观念都是错误的。拔罐时负压的大小和留罐时间共同对机体造成影响，如果在负压很大的情况下，拔罐时间过长，就可能会出现水疱，这样不但伤害到了皮肤，还可能导致皮肤感染。

同一位置反复拔罐

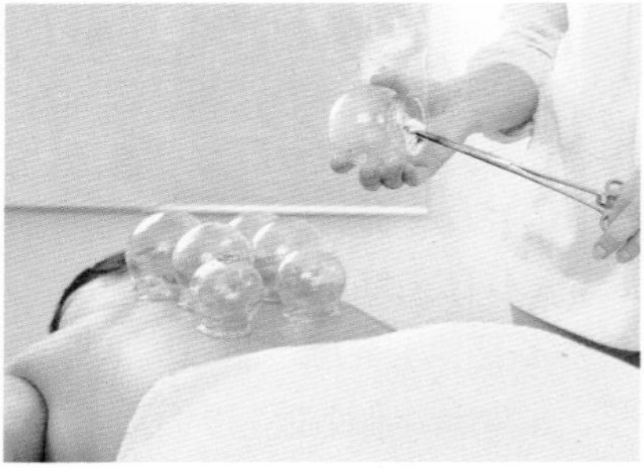

很多人认为，如果身体某个部位不舒服，拔火罐时多次拔相同的地方就可以产生很好的效果。其实这样会对皮肤造成伤害，因此建议拔火罐的时候可以拔多个位置，既可降低损伤概率又能达到最佳养生效果。

拔罐的注意事项和禁忌证

“罐”疗作为一种保健养生及治病方法也有它的局限性，因为某些疾病是无法通过拔罐而得到改善和治疗的。下面向大家说明拔罐时的注意事项及禁忌证。

拔罐的注意事项

1.拔罐前要准备好所需用品，如酒精（75%酒精为消毒用；95%酒精为拔罐点火用）、棉球、镊子、打火机、罐子等。若施用走罐，需准备凡士林等润滑剂。

2.操作时必须迅速，才能使罐拔紧，吸附有力。

3.用火罐时应注意勿灼伤或烫伤皮肤。若留罐时间太长而皮肤起水疱时，小的水疱仅敷以消毒纱布，防止擦破。水疱较大时，用消毒针将水放出，用消毒纱布包敷，以防感染。

4.拔罐时应保持室内空气清新，夏季避免风扇直吹，冬季做好室内保暖。

5.拔罐前施罐者需先洗干净手，然后用洁净的湿毛巾清洁需要拔罐的区域。拔罐结束后，应及时清洗罐具。

6.一般拔罐后3小时之内不宜洗澡。

拔罐的禁忌证

1.皮肤有过敏、溃疡、水肿及大血管分布部位，不宜拔罐。

2.高热抽搐者，以及孕妇的腹部、腰骶部位，不可拔罐。

3.醉酒、过饥、过饱、过劳、过渴者，不宜拔罐。

4.五官、前后阴、乳头、肚脐、心脏搏动处、毛发多的地方不宜拔罐。

5.身体虚弱者不适合拔火罐。因为身体虚弱者体内阳气不足，拔火罐会使阳气更加不足，进而破坏自身的阴阳平衡。所以身体虚弱者尽量不要拔火罐。

6.紫癜、血小板减少症、白血病、血友病等凝血功能差的患者不宜拔罐。

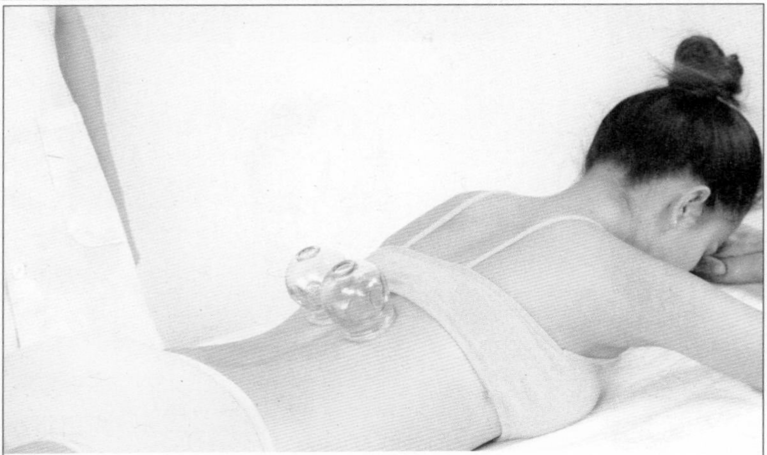

拔一拔，赶走亚健康

第2章

工作忙碌、生活习惯不良、营养不均衡、运动不得当及心理失衡等都会使身体处于一种亚健康状态。心理上表现为情绪低落不稳定、精神萎靡不振；生理上身体过度疲劳，甚至出现疾病症状。拔罐疗法可以调气养血、舒缓神经，帮您摆脱亚健康状态。

头痛

亚健康

拔罐方法

临床症状：头痛是临床常见的病症。痛感有轻有重，时间有长有短，形式也多样。常见的症状有胀痛、撕裂样痛、针刺样痛，以及发热、恶心等症状。头痛的发病原因繁多，有神经痛、颅内病变、脑血管疾病等。

基础治疗：印堂、太阳、合谷、太冲和太溪。

随症配穴：头痛如裹加风池：，头侧痛加外关。

印堂「清头明目，宁心安神」

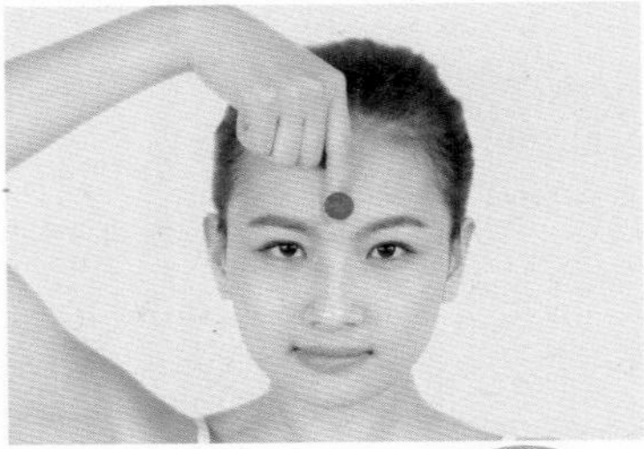

定位

位于额部，当两眉头之中间。

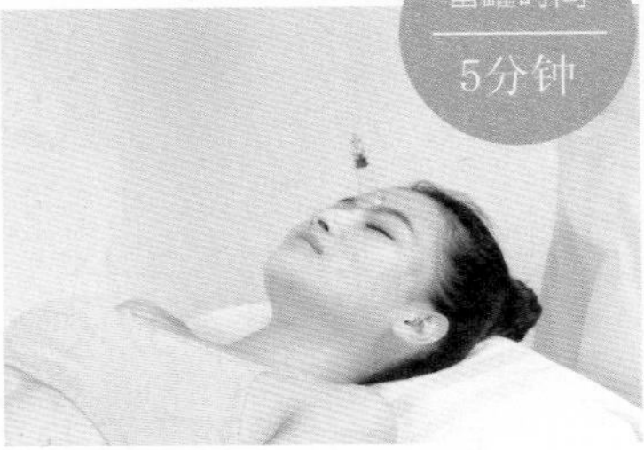

留罐时间

5分钟

拔罐方法

先用指腹按揉印堂2～3分钟，再将气罐吸附在印堂上。

太阳「改善大脑气血运行」

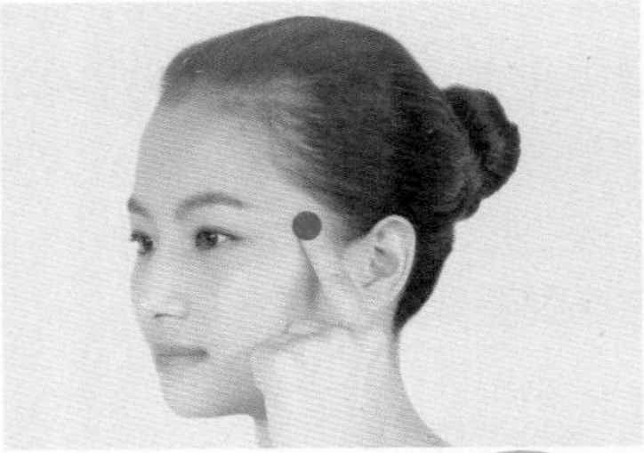

定位

位于颞部，当眉梢与目外眦之间，向后约一横指的凹陷处。

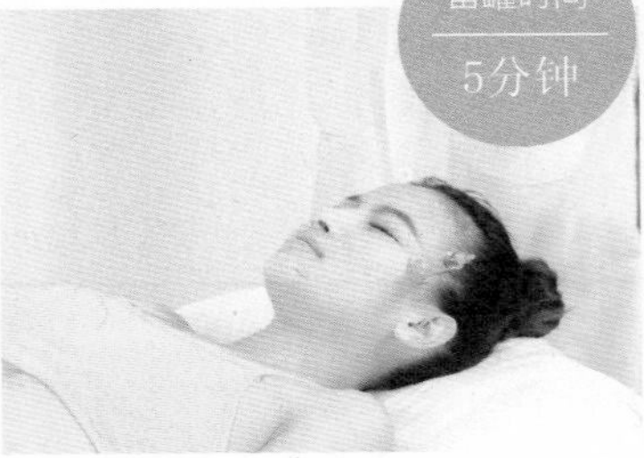

留罐时间

5分钟

拔罐方法

先用指腹按揉太阳2～3分钟，再将气罐吸附在太阳上。

合谷「疏肝理气，活血通络」

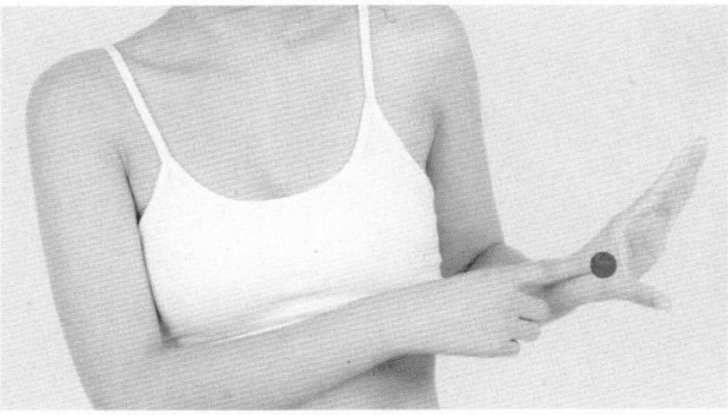

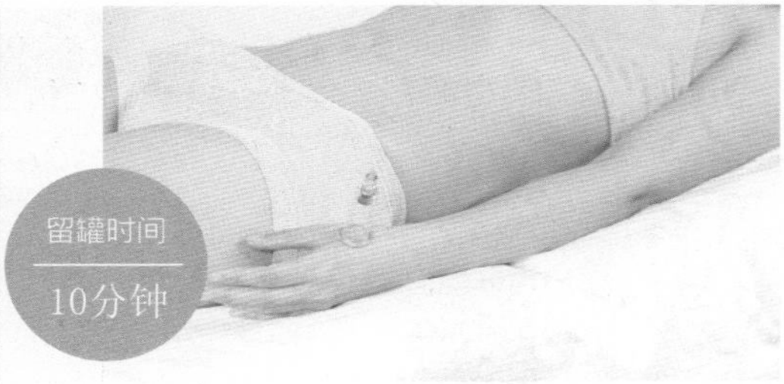

定位 位于手背，第一、第二掌骨间，当第二掌骨桡侧的中点处。

拔罐方法 将气罐吸附在合谷上，以皮肤潮红透热为度。

太冲「平肝潜阳，通调气机」

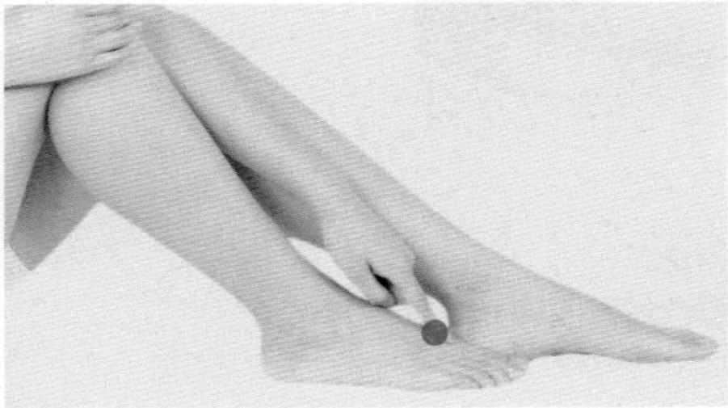

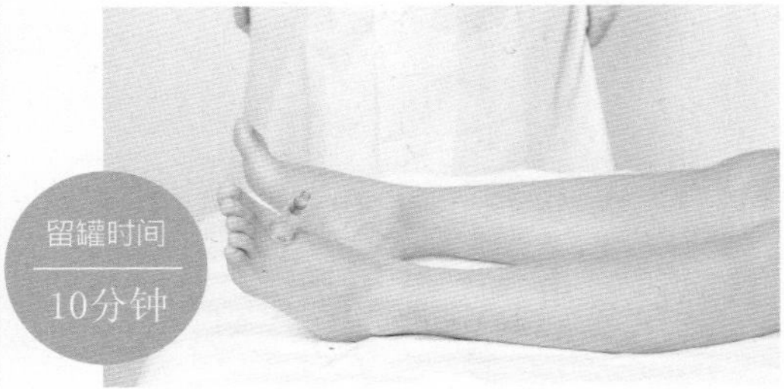

定位 位于足背侧，当第一跖骨间隙的后方凹陷处。

拔罐方法 将气罐吸附在太冲上，以皮肤潮红透热为度。

太溪「滋阴补肾，滋养脑窍」

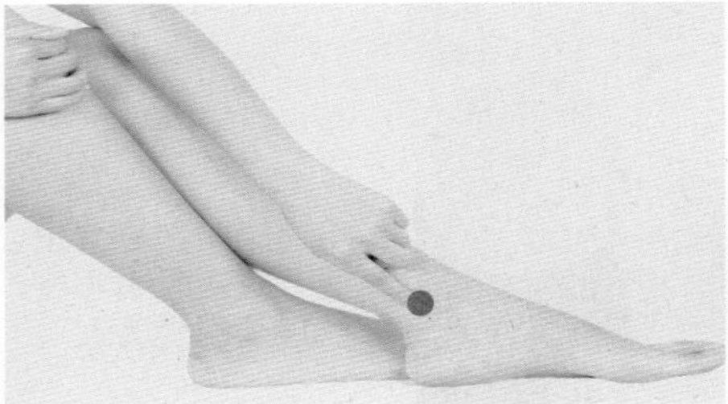

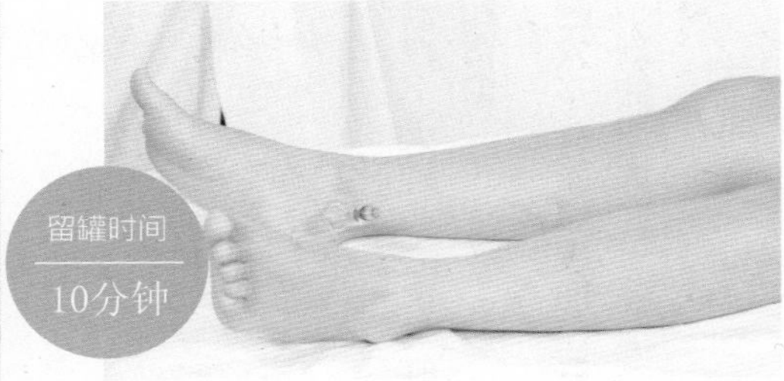

定位 位于足内侧，内踝后方，当内踝尖与跟腱之间的凹陷处。

拔罐方法 将气罐吸附在太溪上，调节负压吸引力度，以疼痛耐受为度。

偏头痛

亚健康

拔罐方法

临床症状： 偏头痛是临床最常见的原发性头痛类型，是一种常见的慢性神经血管性疾患。临床以发作性中重度搏动样头痛为主要表现，多为偏侧，可伴有恶心、呕吐等症状。另外，一些环境和精神因素也可导致。

基础治疗：大椎、心俞、肝俞、脾俞和肾俞。

随症配穴：头胀如裹加足三里、丰隆；刺痛加太冲、膈俞；隐痛加气海。

大椎「疏风祛邪，行气通络」

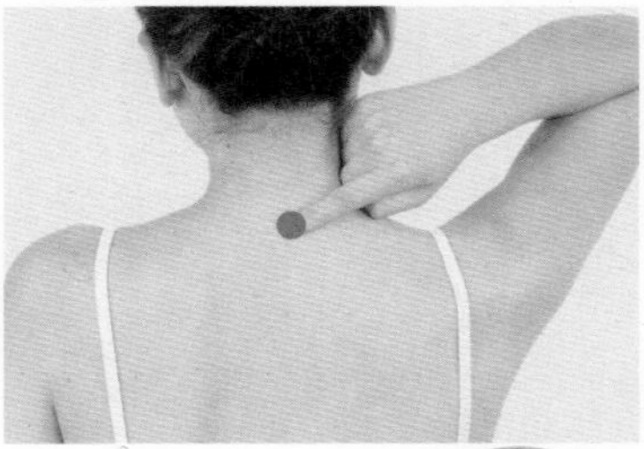

定位

位于后正中线上，当第七颈椎棘突下凹陷中。

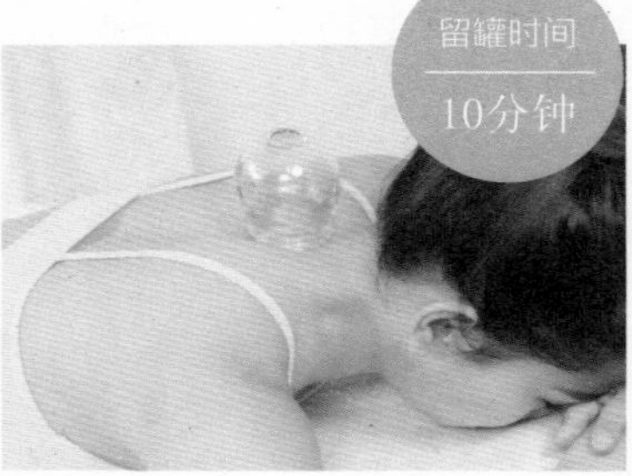

拔罐方法

将火罐扣在大椎上，力度稍大，以皮肤疼痛耐受为度。

心俞「调理气血，通络止痛」

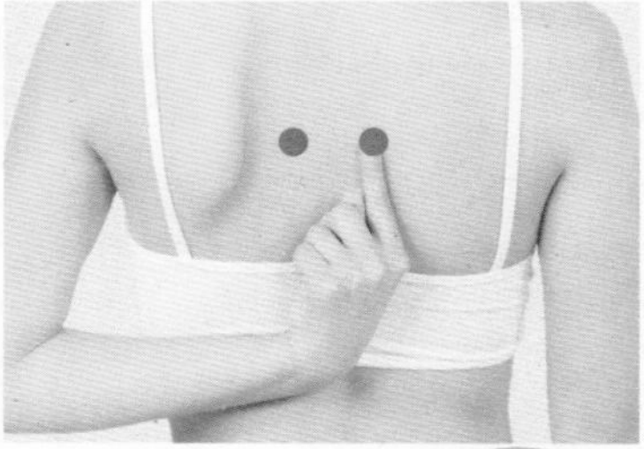

定位

位于背部，当第五胸椎棘突下，旁开1.5寸。

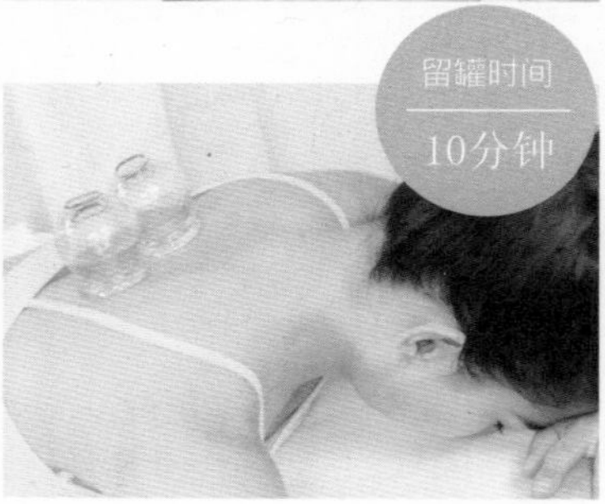

拔罐方法

将火罐扣在心俞上，调节负压吸引力度，以疼痛耐受为度。

肝俞「疏肝理气，活血通络」

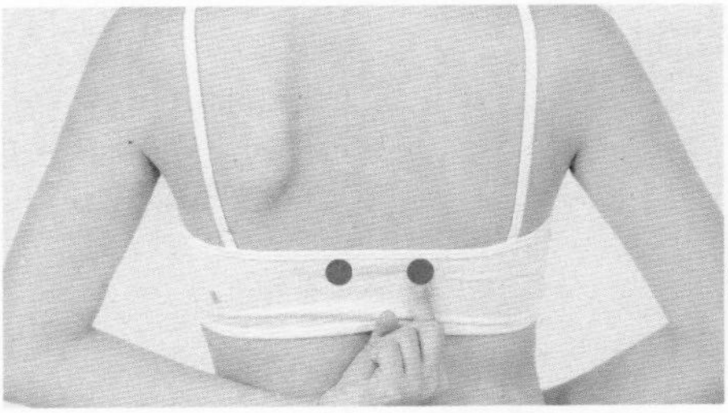

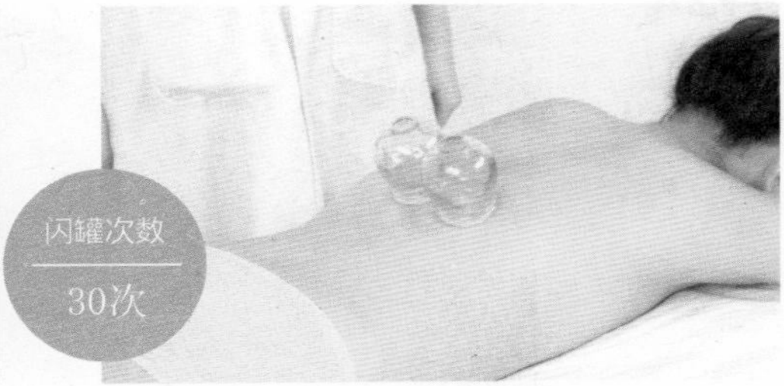

定位 | 位于背部，当第九胸椎棘突下，旁开 1.5 寸。

拔罐方法 | 将火罐扣在肝俞上，拔上后立即取下，一吸一拔，反复吸拔。

脾俞「益气健脾，行气止痛」

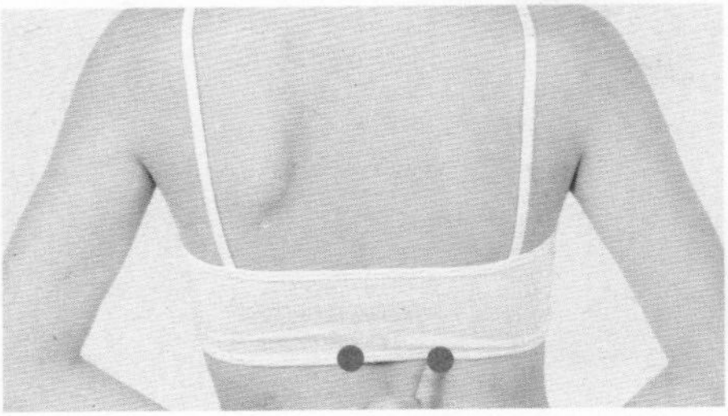

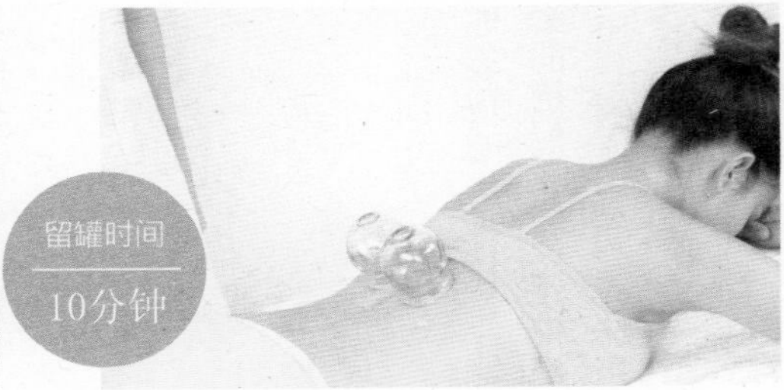

定位 | 位于背部，第十一胸椎棘突下，旁开 1.5 寸。

拔罐方法 | 将火罐扣在脾俞上，以皮肤潮红透热为度。

肾俞「滋肾益肺」

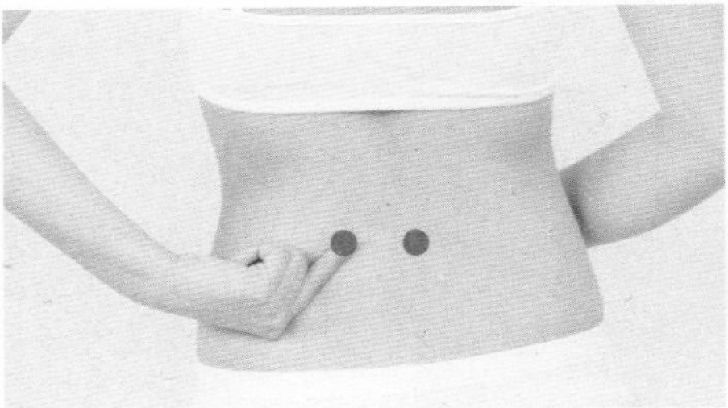

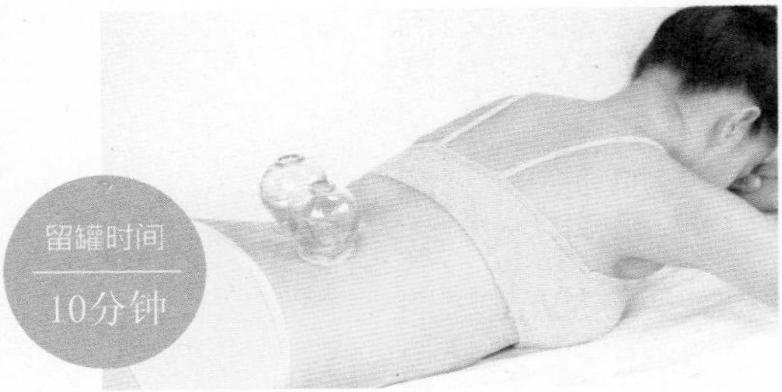

定位 | 位于腰部，当第二腰椎棘突下，旁开 1.5 寸。

拔罐方法 | 将火罐扣在肾俞上，调节负压吸引力度，以疼痛耐受为度。

眩晕

亚健康

拔罐方法

临床症状：眩晕是以头晕目眩、视物旋转为主要表现的一种自觉症状。常见于西医学的梅尼埃病、颈椎病、贫血及高血压、脑血管病等疾病。中医学认为本病与忧郁恼怒、嗜食厚味、劳伤过度和气血虚弱有关。

基础治疗：太阳、气海、悬钟、三阴交和太冲。

随症配穴：头胀如裹加内关、丰隆；贫血乏力加血海、足三里；失眠加太溪、肾俞。

太阳「行气活血，养心安神」

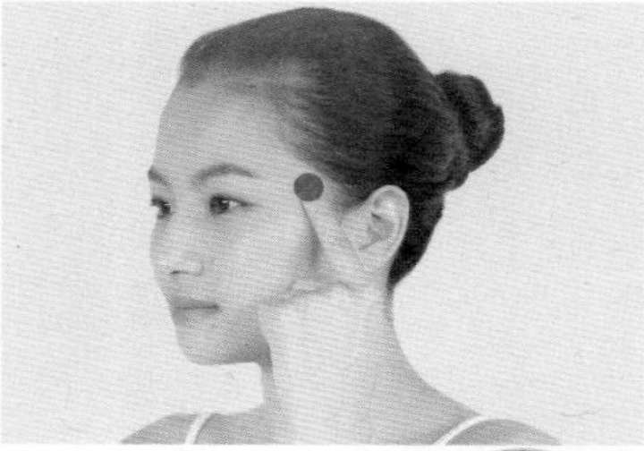

定位

位于颞部，当眉梢与目外眦之间，向后约一横指的凹陷处。

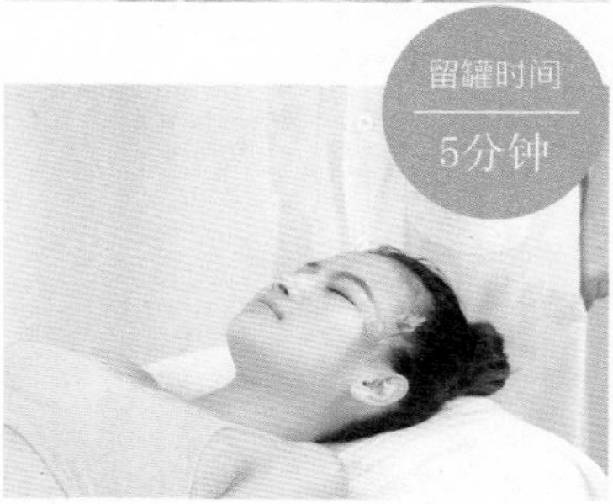

拔罐方法

先用指腹按揉太阳2～3分钟，再将气罐吸附在太阳上。

气海「益气，助阳，止眩」

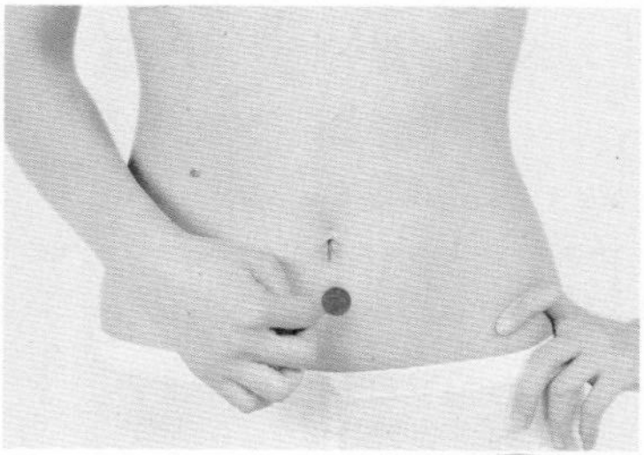

定位

位于下腹部，前正中线上，当脐下1.5寸。

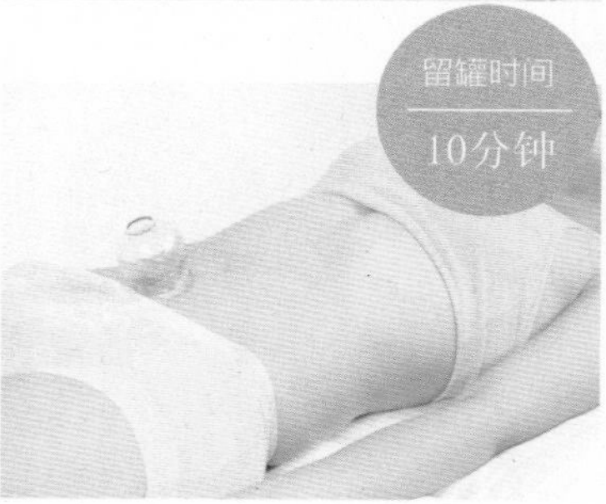

拔罐方法

将火罐扣在气海上，调节负压吸引力度，以疼痛耐受为度。

悬钟「舒经通络，益气养血」

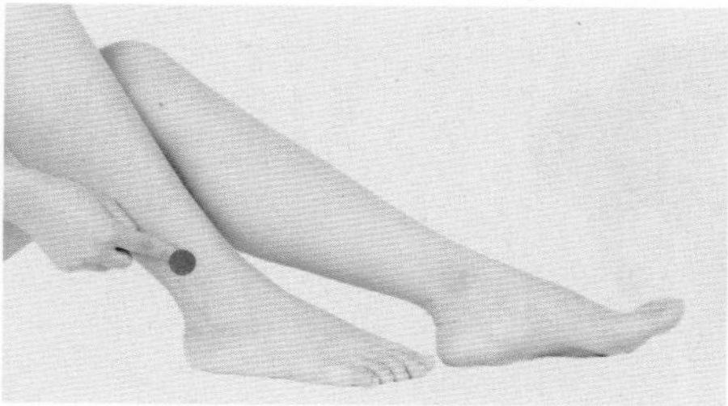

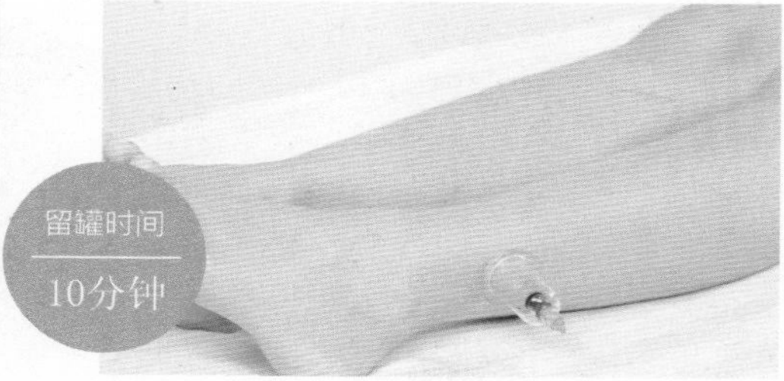

定位 位于小腿外侧，当外踝尖上3寸，腓骨前缘稍前方。

拔罐方法 将气罐吸附在悬钟上，调节负压吸引力度，以疼痛耐受为度。

三阴交「养心安神」

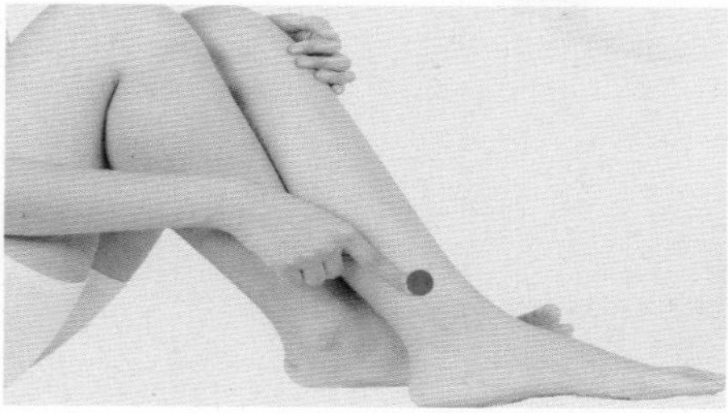

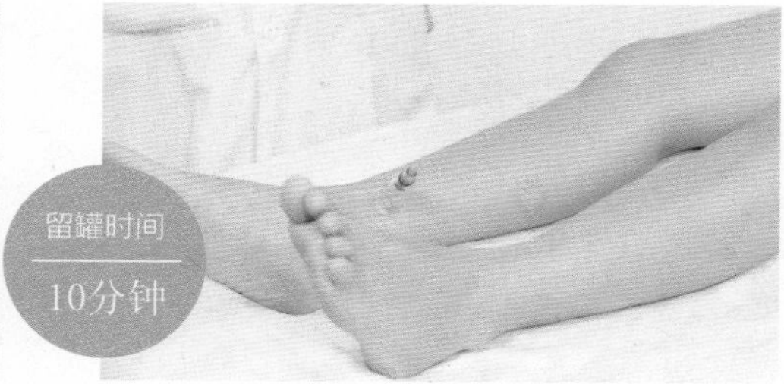

定位 位于小腿内侧，当足内踝尖上3寸，胫骨内侧缘后方。

拔罐方法 将气罐吸附在三阴交上，调节负压吸引力度，以疼痛耐受为度。

太冲「祛风通络，安神止眩」

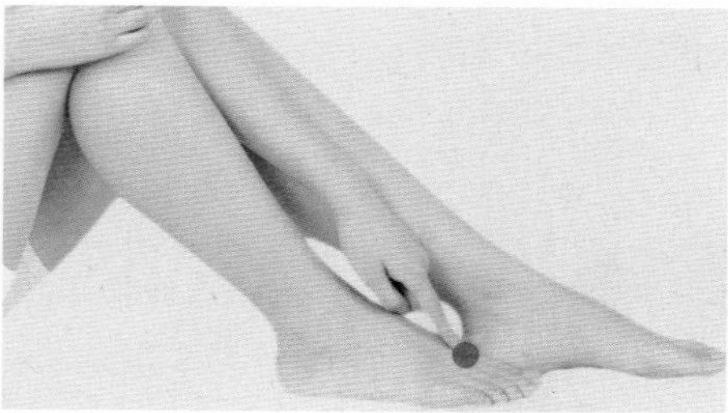

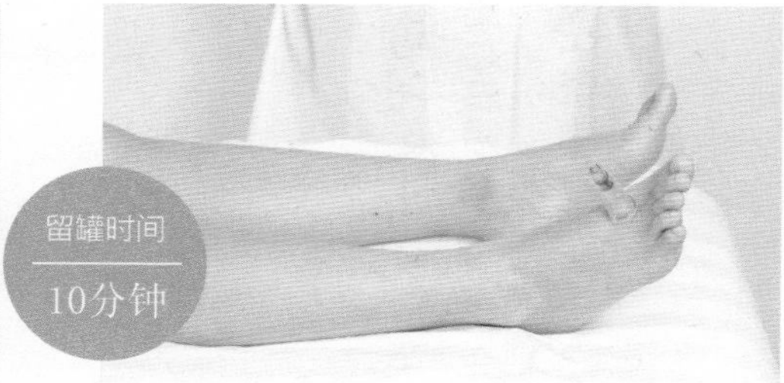

定位 位于足背侧，当第一跖骨间隙的后方凹陷处。

拔罐方法 将气罐吸附在太冲上，调节负压吸引力度，以疼痛耐受为度。

失眠

亚健康

拔罐方法

临床症状：入睡困难、容易惊醒或醒后睡不着，就是失眠。睡眠不足会打乱人体的生物钟，继之引起人的疲劳感及全身不适，使人无精打采、反应迟缓、头痛、记忆力减退。中医学认为失眠是心神不宁导致。

基础治疗：太阳、心俞、肾俞、足三里和三阴交。

随症配穴：多梦加太溪、涌泉；易惊醒加胆俞。

太阳「改善大脑气血运行」

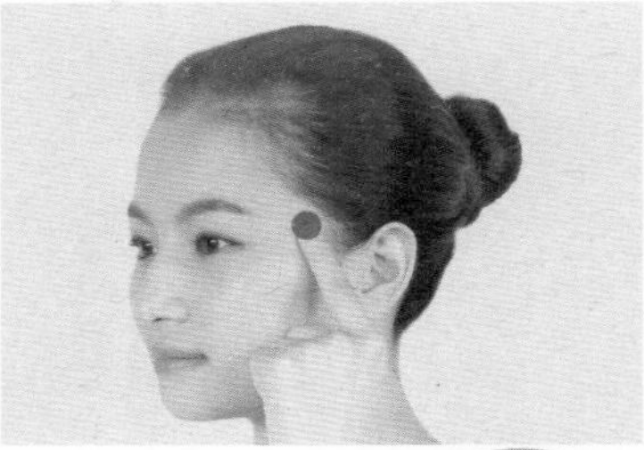

定位

位于颞部，眉梢与目外眦之间，向后约一横指的凹陷处。

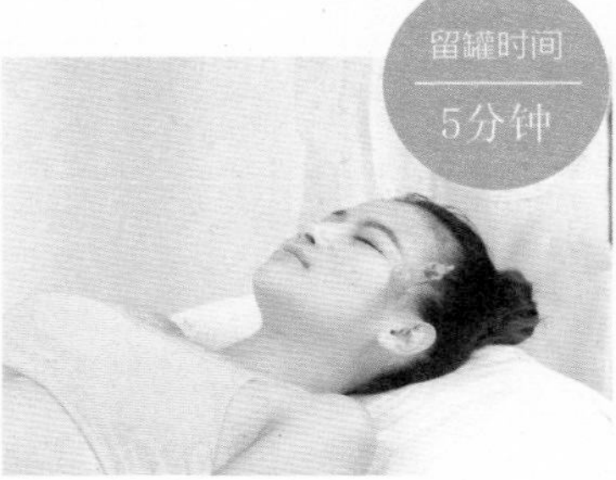

拔罐方法

先用指腹按揉太阳2～3分钟，再将气罐吸附在太阳上。

心俞「益气补血，宁心安神」

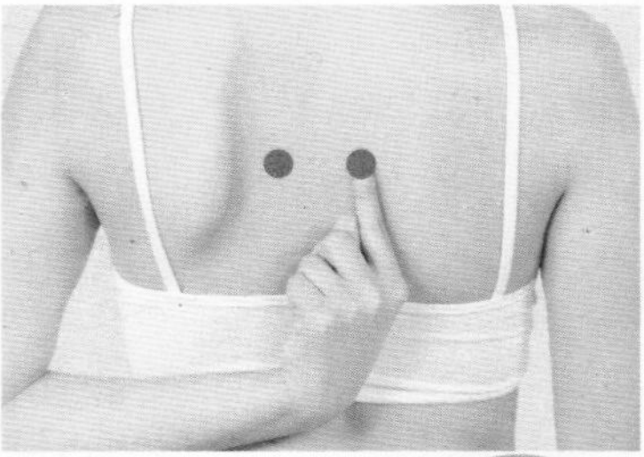

定位

位于背部，当第五胸椎棘突下，旁开1.5寸。

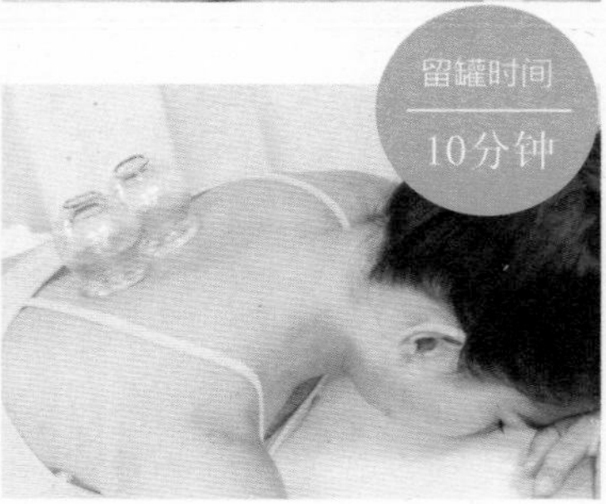

拔罐方法

将火罐扣在心俞上，轻轻摇动罐体20～30次。

肾俞「滋肾益肺，交通心肾」

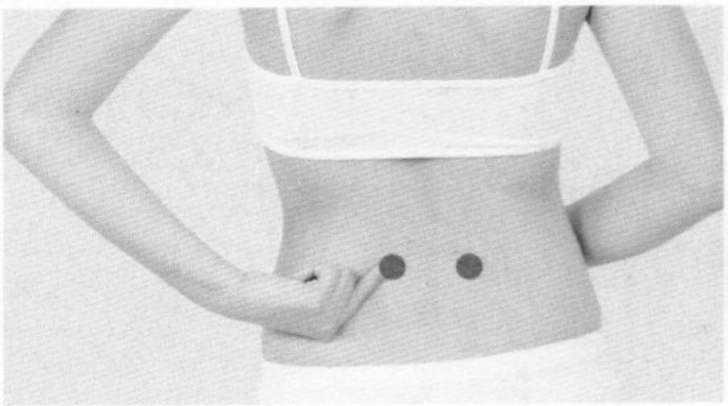

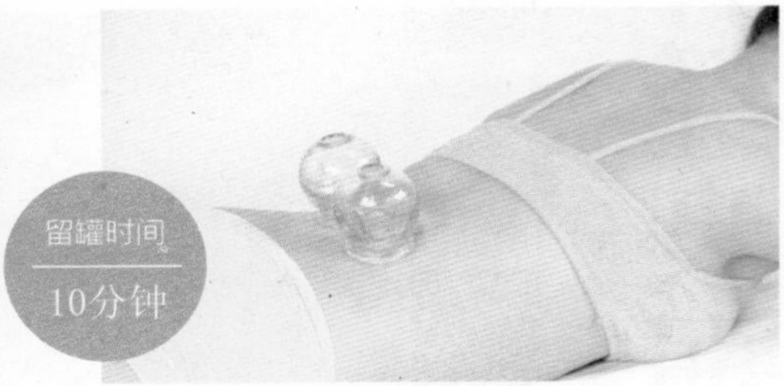

定位｜位于腰部，当第二腰椎棘突下，旁开 1.5 寸。

拔罐方法｜将火罐扣在肾俞上，轻轻摇动罐体 20 ～ 30 次。

足三里「调理气血，缓解疲劳」

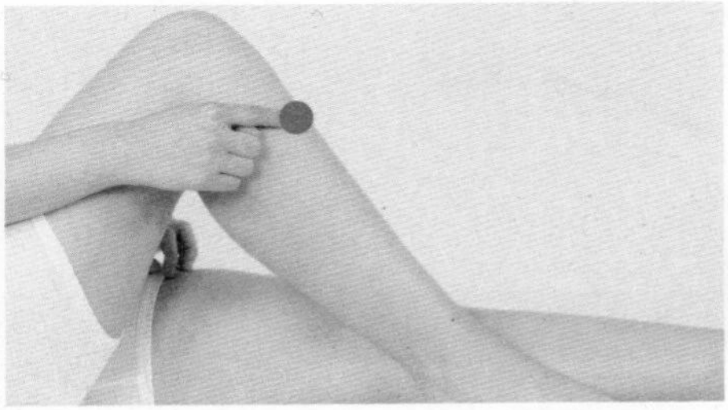

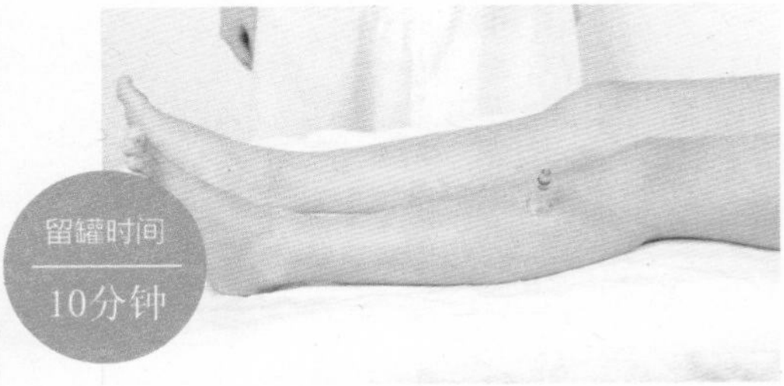

定位｜位于小腿前外侧，当髌骨底下 3 寸，距胫骨前缘一横指（中指）。

拔罐方法｜将气罐吸附在足三里上，调节负压吸引力度，以疼痛耐受为度。

三阴交「舒筋通络，帮助睡眠」

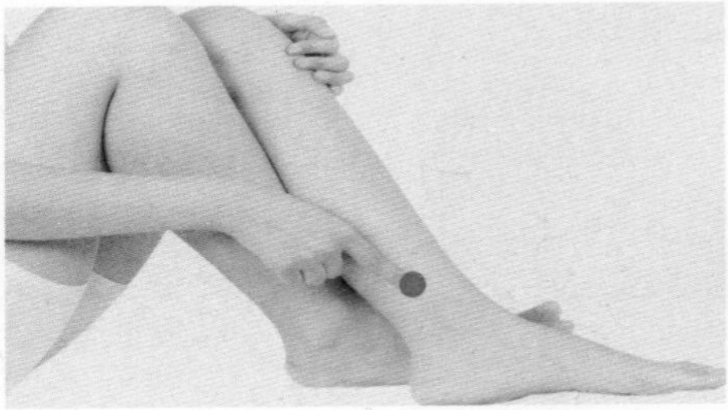

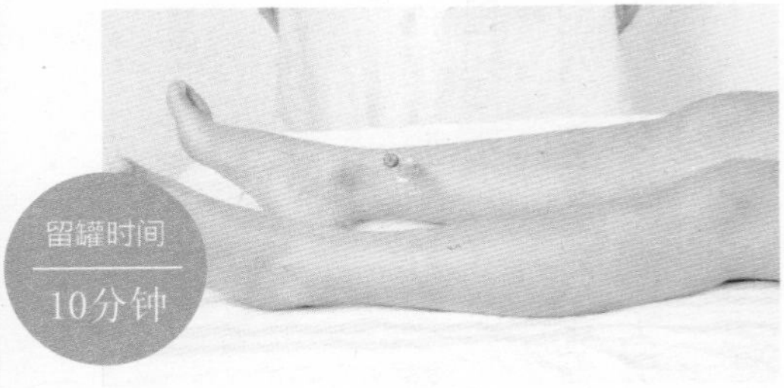

定位｜位于小腿内侧，当足内踝尖上 3 寸，胫骨内侧缘后方。

拔罐方法｜将气罐吸附在三阴交上，调节负压吸引力度，以疼痛耐受为度。

神经衰弱

亚健康

拔罐方法

临床症状：神经衰弱是指人体由于长期情绪紧张或承受精神压力过大，从而导致精神活动能力减弱的功能障碍性病症，其主要特征是易兴奋、脑力易疲劳、记忆力减退等，并伴有躯体各种不适症状。

基础治疗：心俞、肝俞、肾俞、足三里和涌泉。

随症配穴：疲劳乏力加气海、关元；失眠多梦加太冲、太溪。

心俞「调节心脏，益气补血」

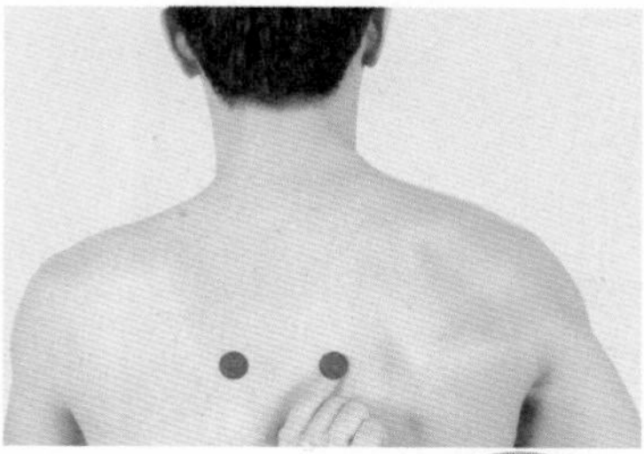

定位

位于背部，当第五胸椎棘突下，旁开1.5寸。

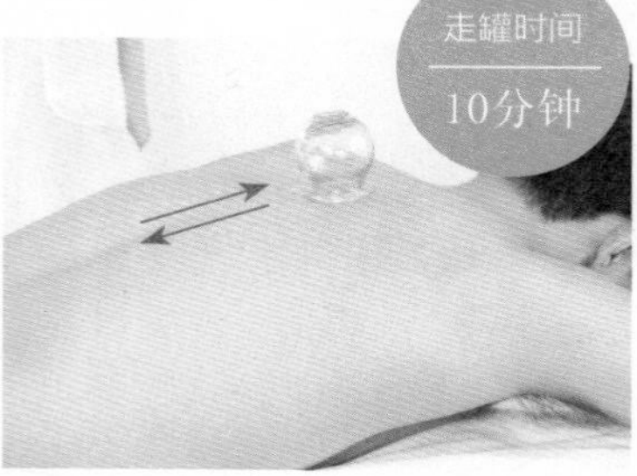

拔罐方法

将火罐扣在心俞上，沿膀胱经依次来回走罐，以皮肤潮红为度。

肝俞「疏肝理气，益肝明目」

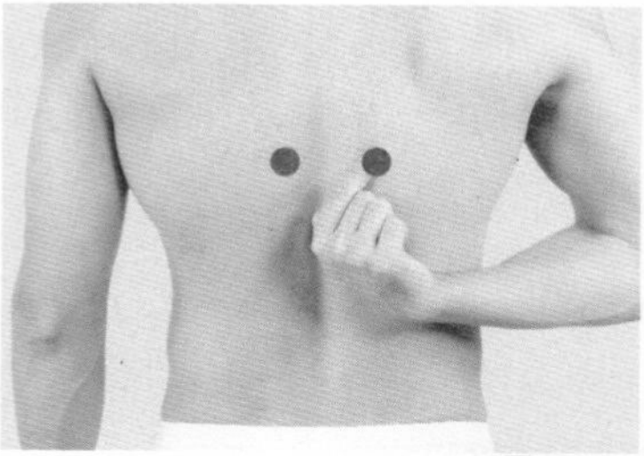

定位

位于背部，当第九胸椎棘突下，旁开1.5寸。

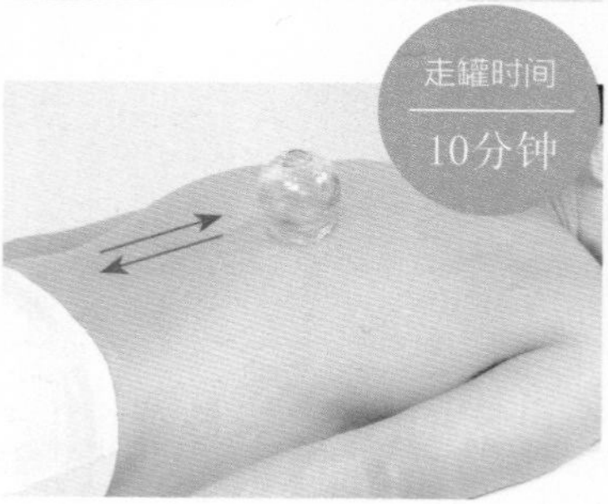

拔罐方法

将火罐扣在肝俞上，沿膀胱经依次来回走罐，以皮肤潮红为度。

肾俞「滋肾益肺，理气活血」

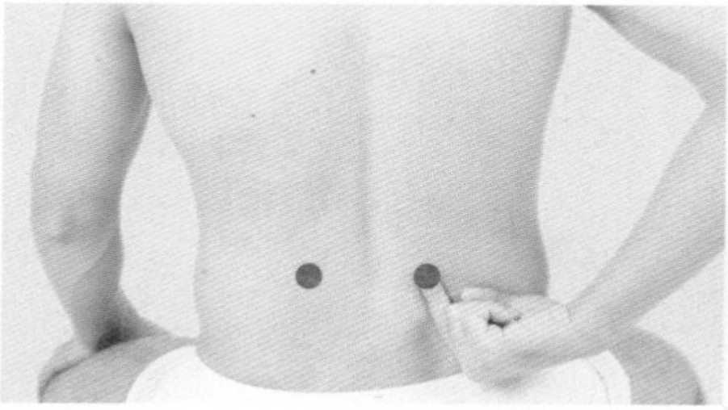

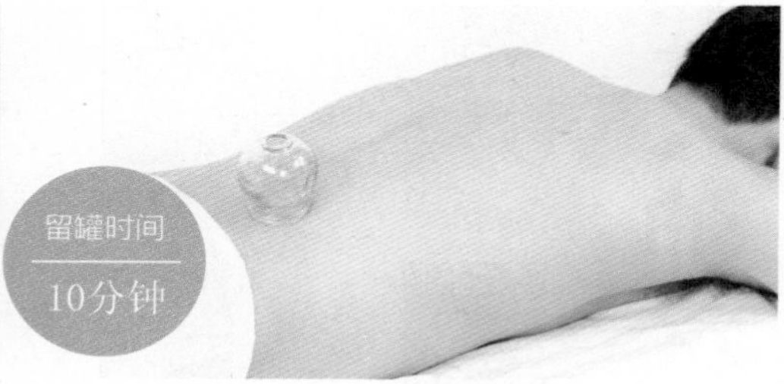

定位｜位于腰部，当第二腰椎棘突下，旁开 1.5 寸。

拔罐方法｜将火罐扣在肾俞上，调节负压吸引力度，以疼痛耐受为度。

足三里「行气活血，缓解疲劳」

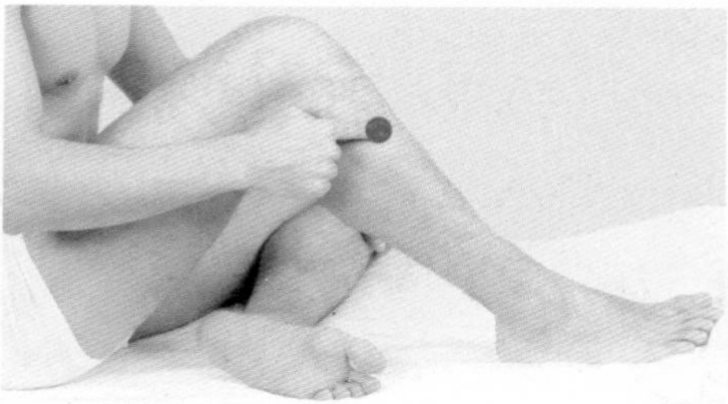

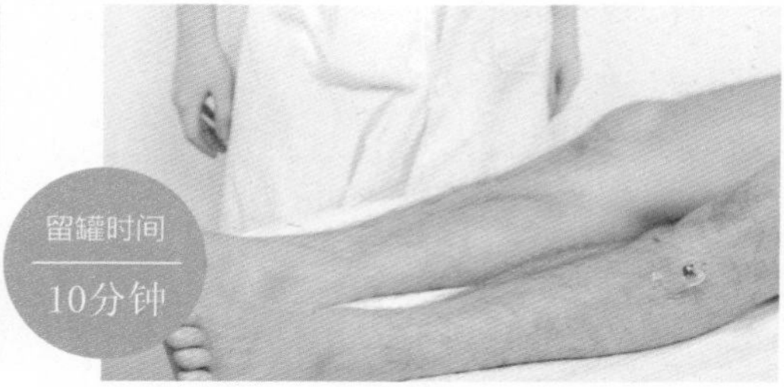

定位｜位于小腿前外侧，当髌骨底下 3 寸，距胫骨前缘一横指。

拔罐方法｜将气罐吸附在足三里上，调节负压吸引力度，以疼痛耐受为度。

涌泉「益精补肾，滋养脏腑」

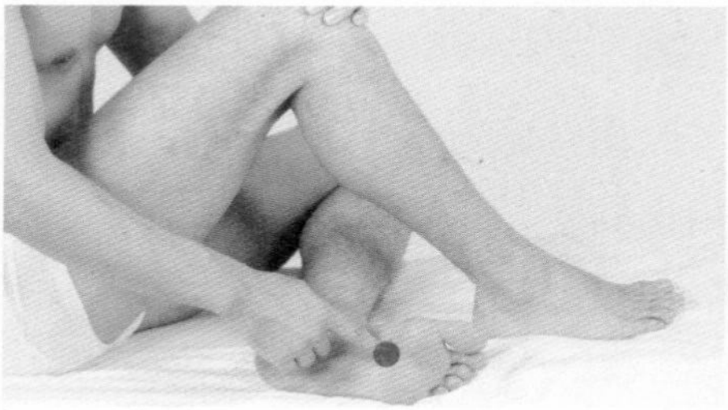

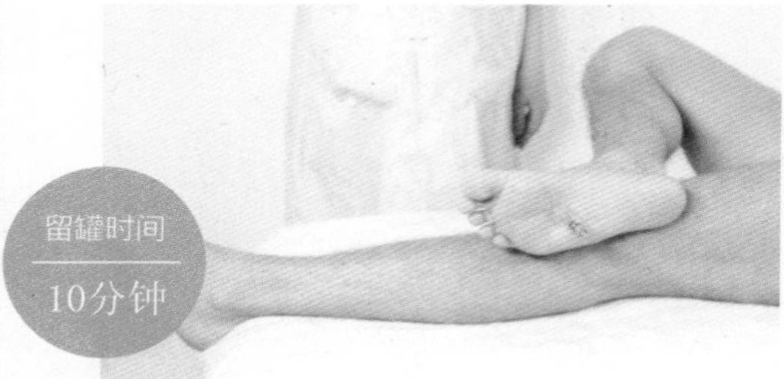

定位｜位于足底凹陷处，第二、三趾缝纹头端与足跟连线的前 1/3 处。

拔罐方法｜将气罐吸附在涌泉上，以皮肤潮红透热为度。

三叉神经痛

亚健康

拔罐方法

临床症状：三叉神经痛是最常见的脑神经疾病，常见于中老年人，右侧头面部疼痛多于左侧。疼痛发作常表现为骤发、骤停，呈刀割样、烧灼样，难以忍受。中医学认为多与外感风邪或情志不调有关。

基础治疗：合谷、颊车、内关、外关和太冲。

随症配穴：面红者加曲池；刺痛者加三阴交。

合谷「镇静止痛，通经活络」

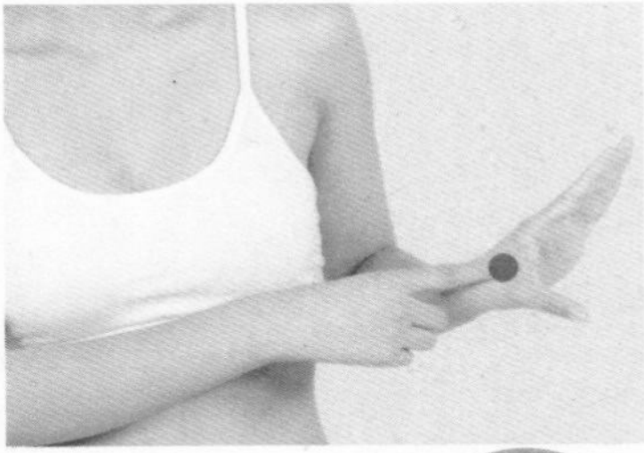

定位

位于手背，第一、二掌骨间，当第二掌骨桡侧的中点处。

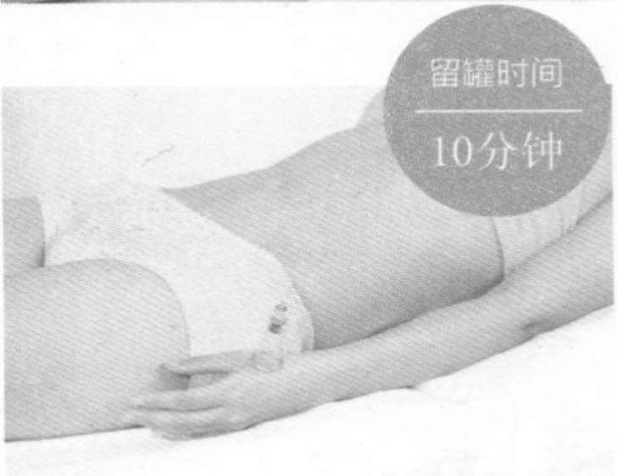

拔罐方法

将气罐吸附在合谷上，调节负压吸引力度，以疼痛耐受为度。

颊车「疏调气血，活血通络」

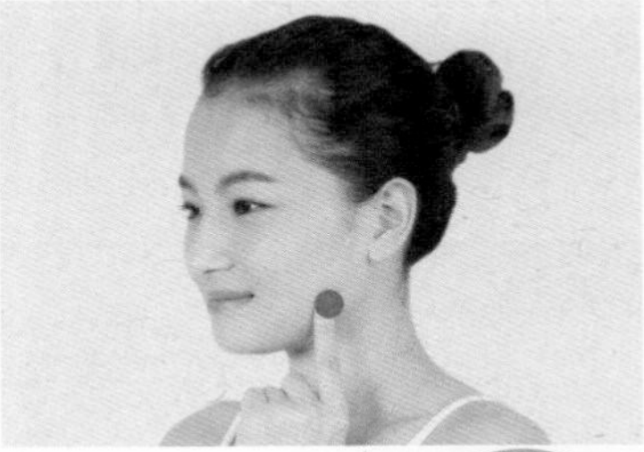

定位

位于面颊部，下颌角前上方，耳下大约一横指处，咀嚼时肌肉隆起时出现的凹陷处。左右各一。

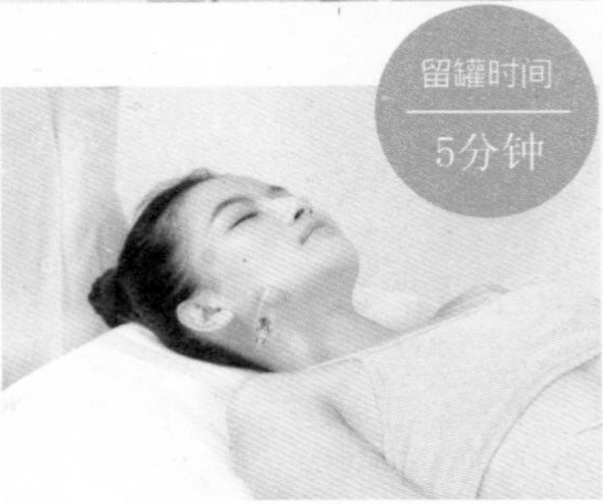

拔罐方法

将气罐吸附在颊车上，以皮肤潮红透热为度。

内关「活血化瘀」

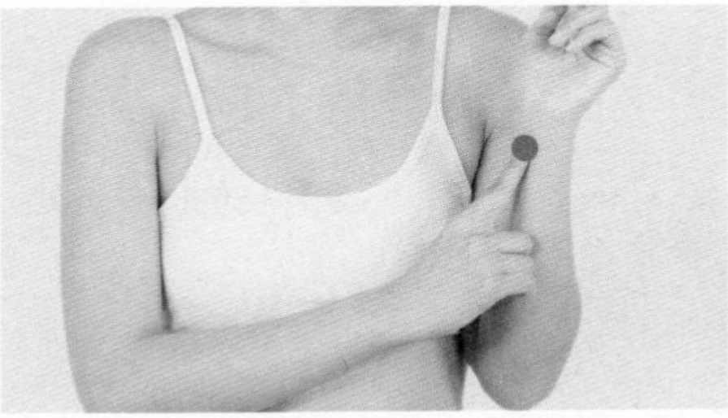

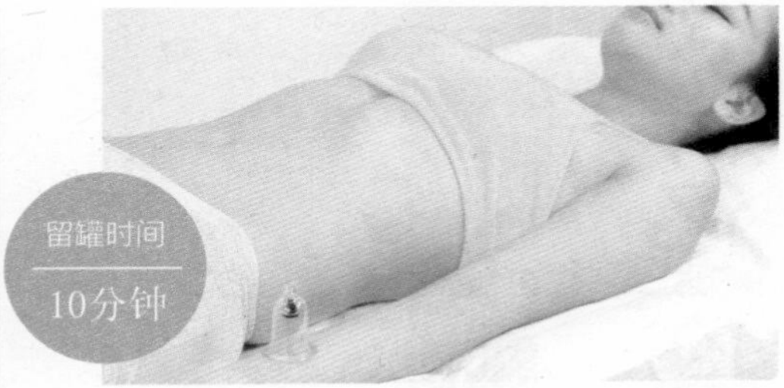

定位 位于前臂掌侧，腕横纹上2寸，掌长肌腱与桡侧腕屈肌腱之间。

拔罐方法 将气罐吸附在内关上，调节负压吸引力度，以疼痛耐受为度。

外关「疏风清热，通经活络」

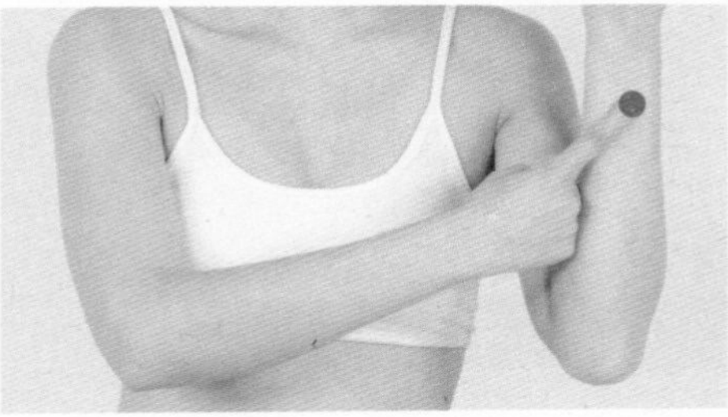

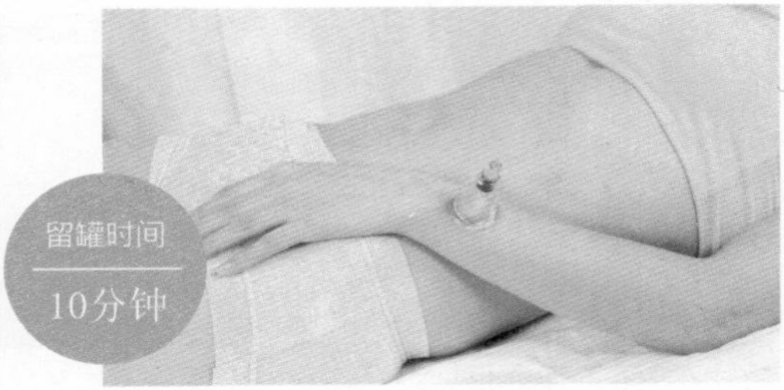

定位 位于前臂背侧，腕背横纹上2寸，尺骨与桡骨之间。

拔罐方法 将气罐吸附在外关上，调节负压吸引力度，以疼痛耐受为度。

太冲「祛风通络，止痛定痉」

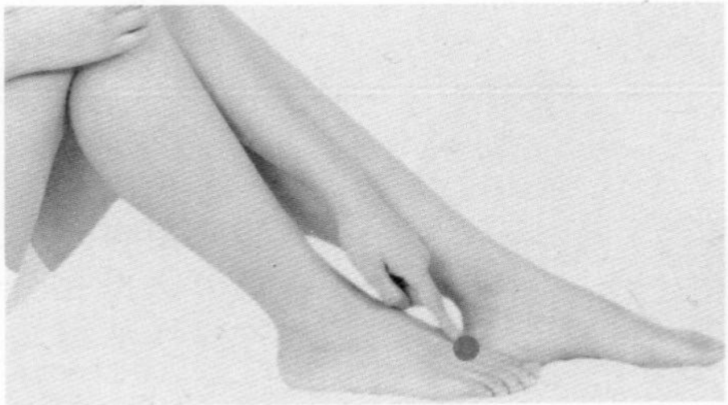

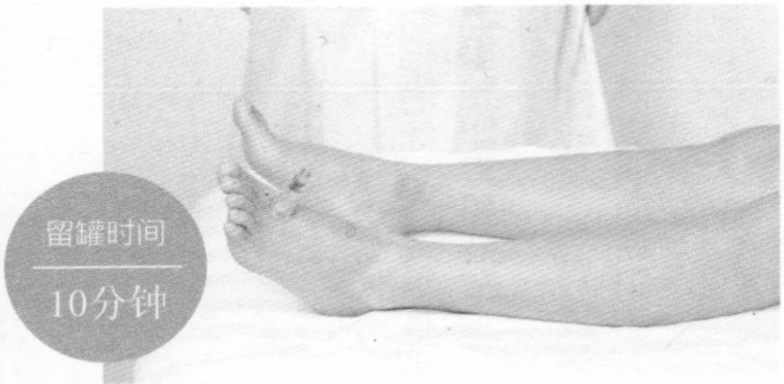

定位 位于足背侧，当第一跖骨间隙的后方凹陷处。

拔罐方法 将气罐吸附在太冲上，调节负压吸引力度，以疼痛耐受为度。

面神经麻痹

亚健康

拔罐方法

临床症状：面神经麻痹也叫面瘫。临床主要表现为患侧面部肌肉瘫痪，眼裂大，眼睑不能闭合。中医学认为本病多因风寒之邪侵袭面部经络，致使经络阻滞、营卫失调、气血不和、经脉失养所致。

基础治疗：合谷、外关、足三里、印堂和颊车。

随症配穴：感冒发热加曲池；恢复期加命门。

合谷「祛风通络」

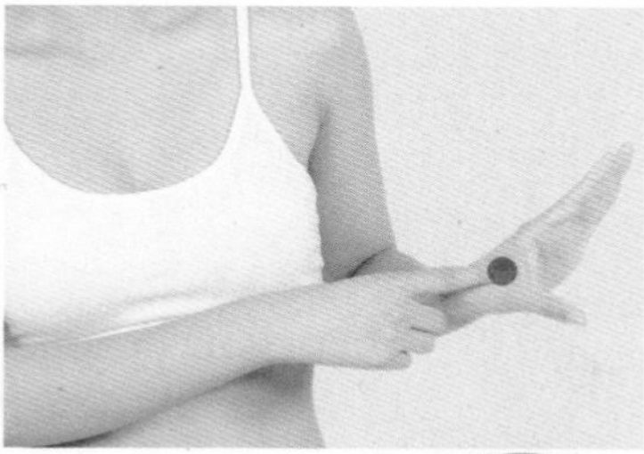

定位

位于手背，第一、二掌骨间，当第二掌骨桡侧的中点处。

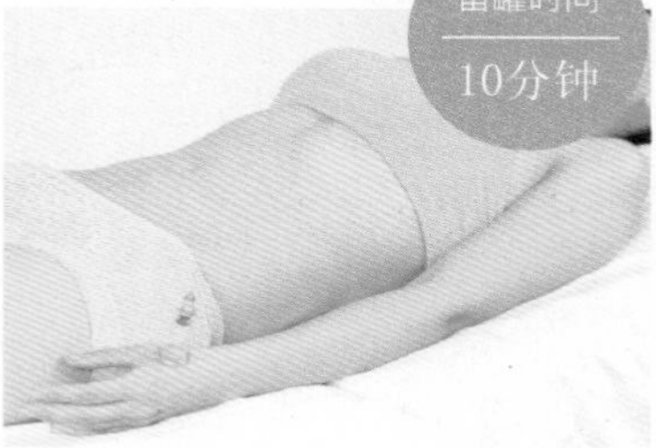

留罐时间

10分钟

拔罐方法

将气罐吸附在合谷上，以皮肤潮红透热为度。

外关「疏风清热，通经活络」

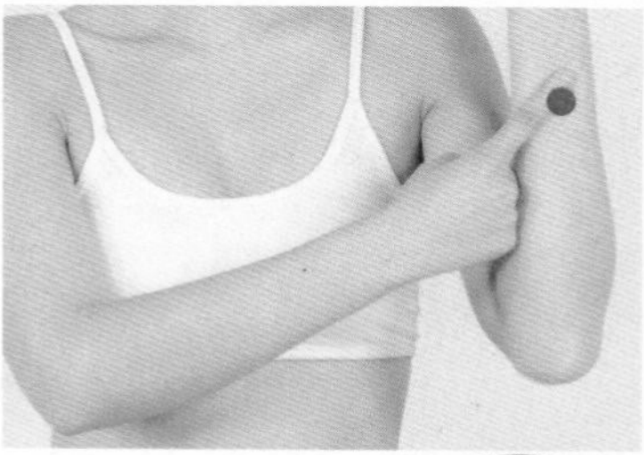

定位

位于前臂背侧，当阳池与肘尖的连线上，腕背横纹上 2 寸，尺骨与桡骨之间。

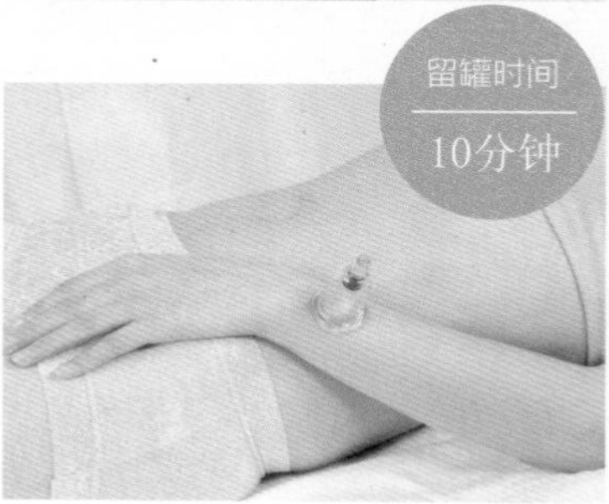

留罐时间

10分钟

拔罐方法

将气罐吸附在外关上，调节负压吸引力度，以疼痛耐受为度。

足三里「健脾益气，行气活血」

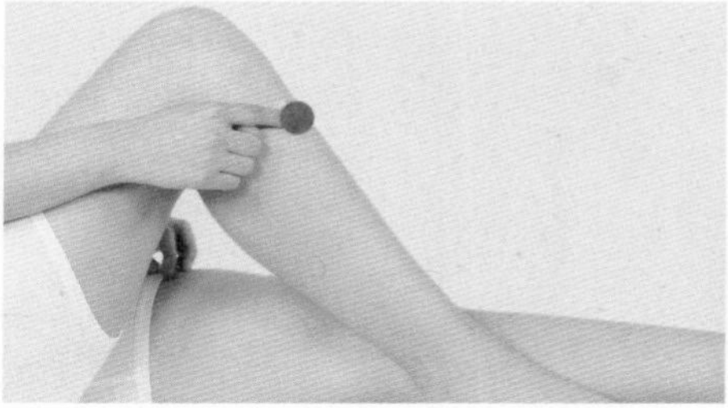

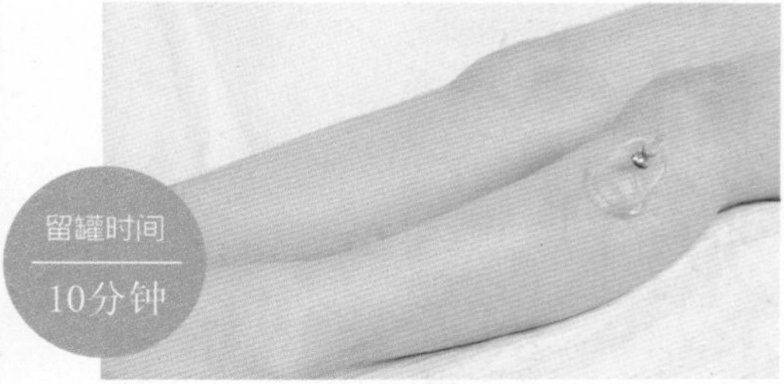

定位｜位于小腿前外侧，当髌骨底下3寸，距胫骨前缘一横指。

拔罐方法｜将气罐吸附在足三里上，以皮肤潮红透热为度。

印堂「疏风通络」

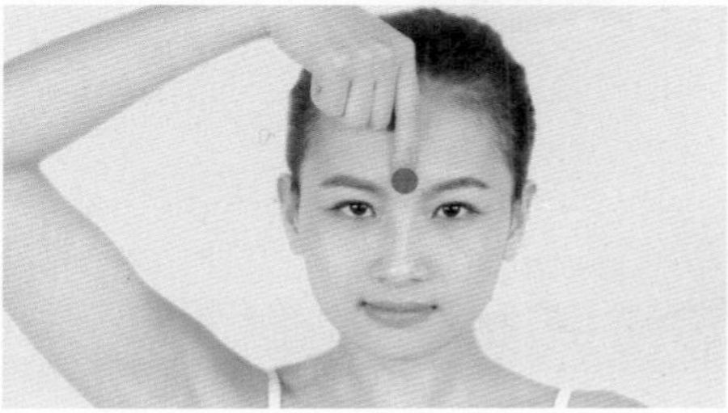

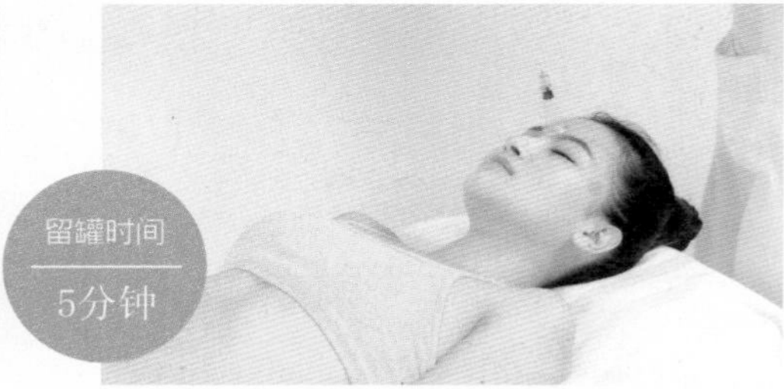

定位｜位于额部，当两眉头之中间。

拔罐方法｜将气罐吸附在印堂上，以皮肤潮红透热为度。

颊车「疏调气血，活血通络」

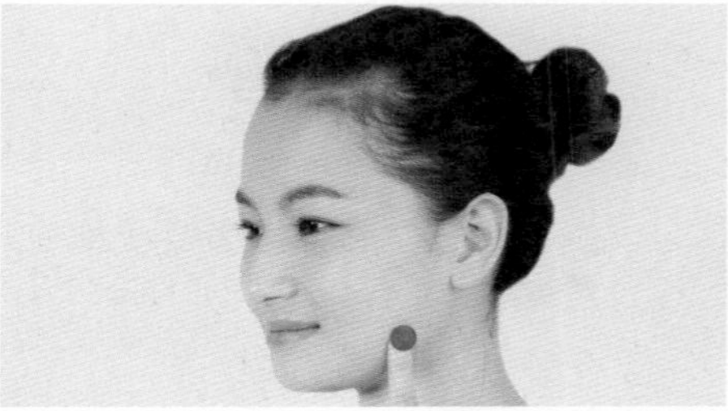

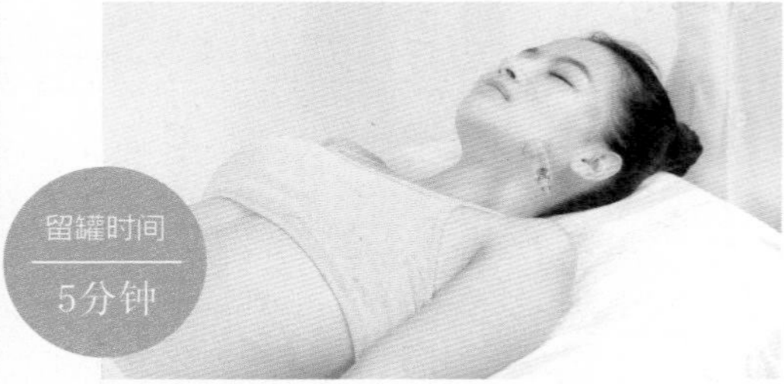

定位｜位于面颊部，下颌角前上方，咀嚼时肌肉隆起时出现的凹陷处。

拔罐方法｜将气罐吸附在颊车上，以皮肤潮红透热为度。

空调病

亚健康

拔罐方法

临床症状：空调病又称『空调综合征』，指长时间在空调环境下工作、学习的人，因空气不流通，出现鼻塞、打喷嚏、乏力等症状，一般表现为疲乏无力、四肢肌肉和关节酸痛、头痛、腰痛，严重者可引起口眼㖞斜。

基础治疗：中府、大椎、肩外俞、肩贞和天宗。

随症配穴：神疲乏力加气海；头晕、头痛加合谷。

中府 「调理肺气，止咳镇痛」

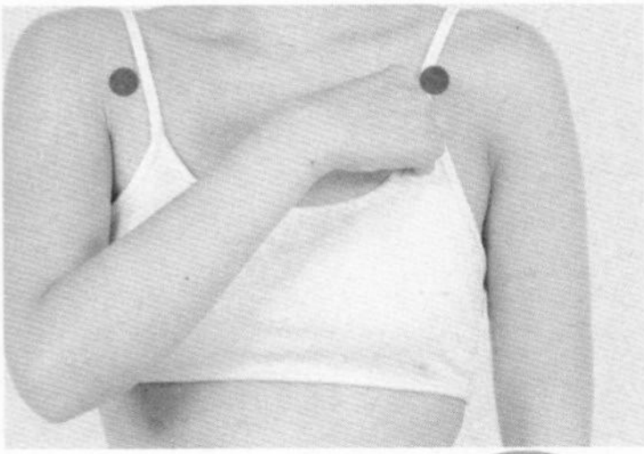

定位

位于锁骨外端下方，云门直下1寸，距前正中线6寸处。

留罐时间

5分钟

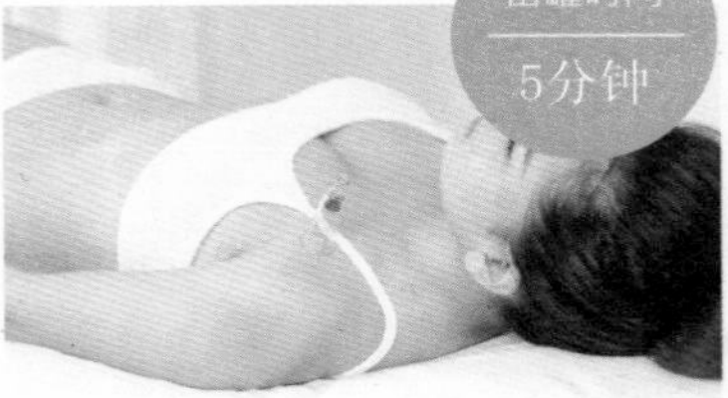

拔罐方法

将气罐吸附在中府上，以皮肤潮红透热为度。

大椎 「疏风，祛邪，解表」

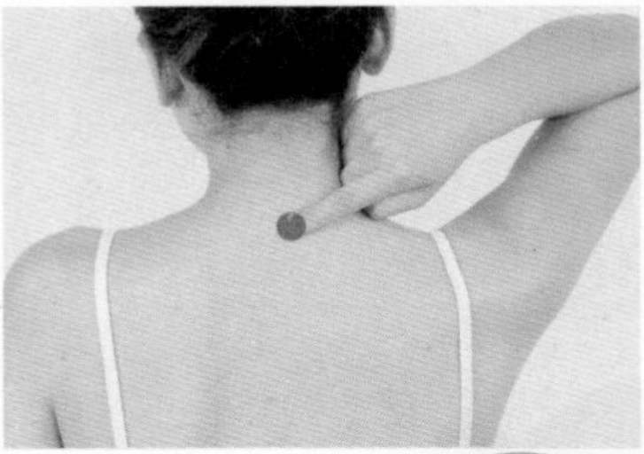

定位

位于后正中线上，当第七颈椎棘突下凹陷处。

闪罐次数

30次

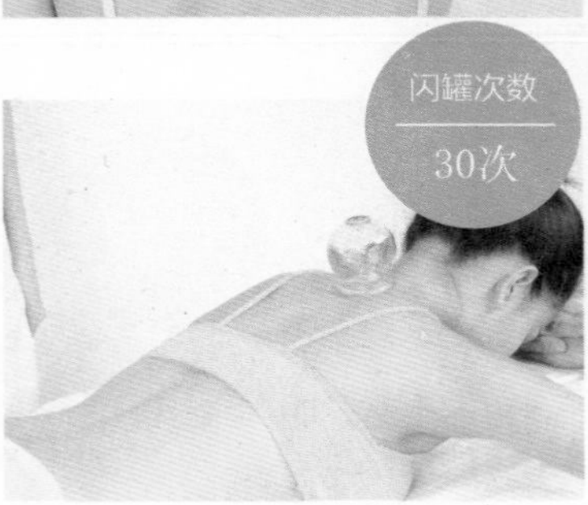

拔罐方法

将火罐扣在大椎上，拔上后立即取下，一拔一取，如此反复吸拔。

肩外俞「舒筋活络，祛风止痛」

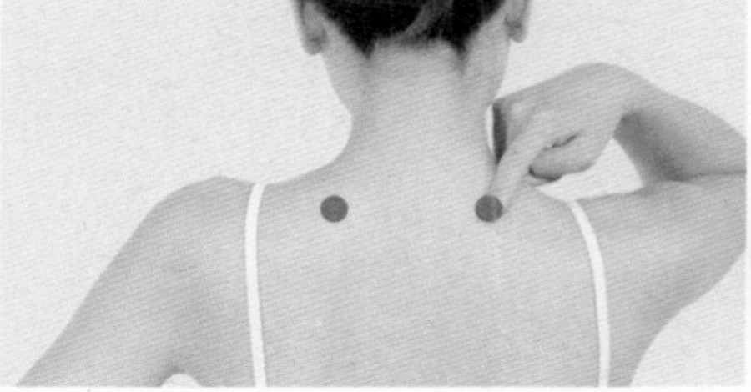

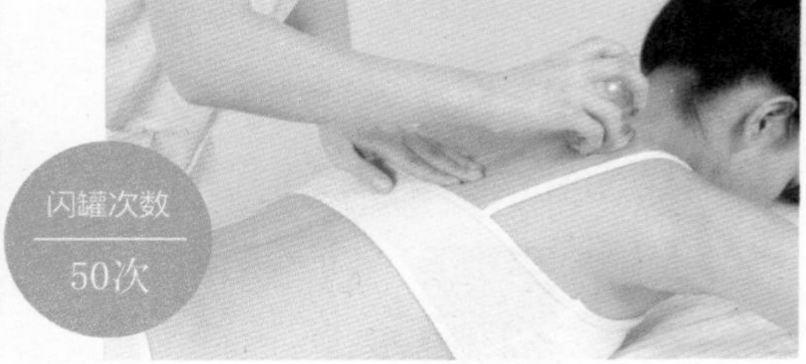

定位 | 位于背部，当第一胸椎棘突下，旁开 3 寸。

拔罐方法 | 将火罐扣在肩外俞上，拔上后立即取下，一拔一取，反复吸拔。

肩贞「通经活络」

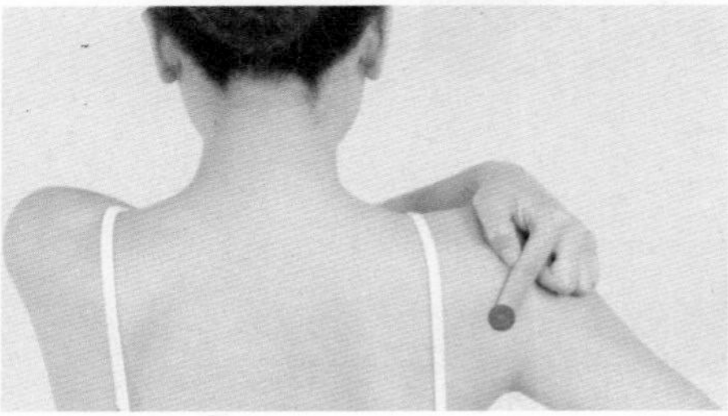

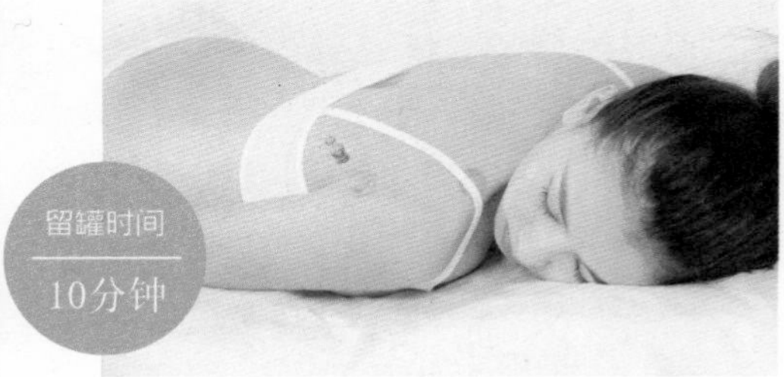

定位 | 位于肩关节后下方，手臂内收时，腋后纹上一中指宽的部位。

拔罐方法 | 将气罐吸附在肩贞上，以皮肤潮红透热为度。

天宗「通阳散风，舒筋止痛」

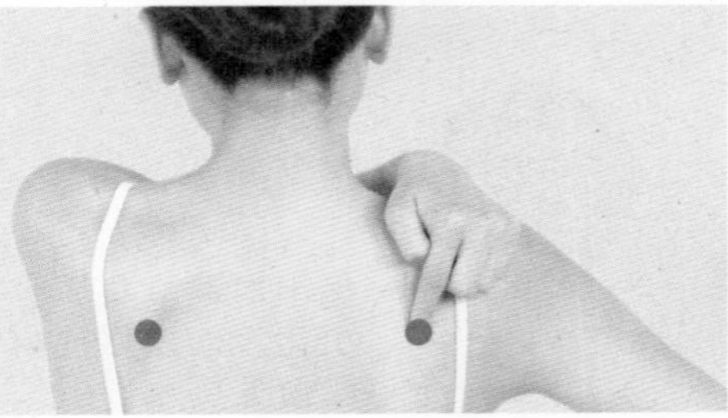

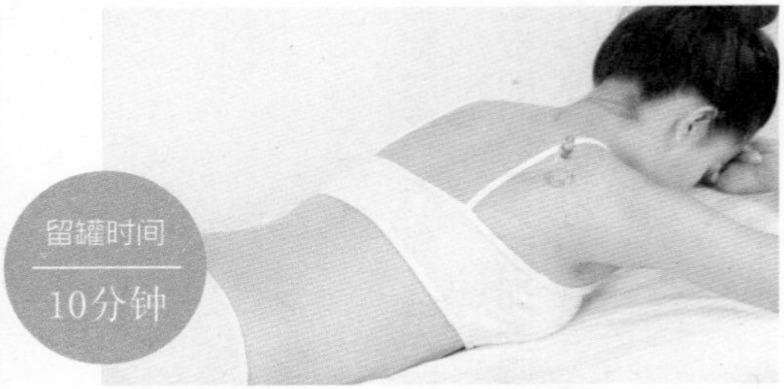

定位 | 位于肩胛部，当冈下窝中央凹陷处，与第四胸椎相平。

拔罐方法 | 将气罐吸附在天宗上，调节负压吸引力度，以疼痛耐受为度。

疲劳综合征

亚健康

拔罐方法

临床症状：疲劳综合征即慢性疲劳综合征。典型表现为短期记忆力减退或注意力不集中、咽痛、肌肉酸痛、头痛等。中医学认为本病主要由于劳累过度、情志内伤或反复患病，导致肝、肾功能失调。

基础治疗：心俞、足三里。

随症配穴：失眠加安眠、内关；神疲乏力加气海、关元。

心俞「调节心脏，益气补血」

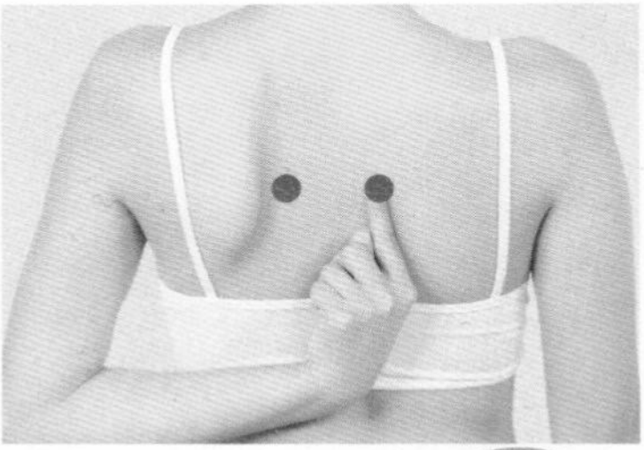

定位

位于背部，当第五胸椎棘突下，旁开1.5寸。

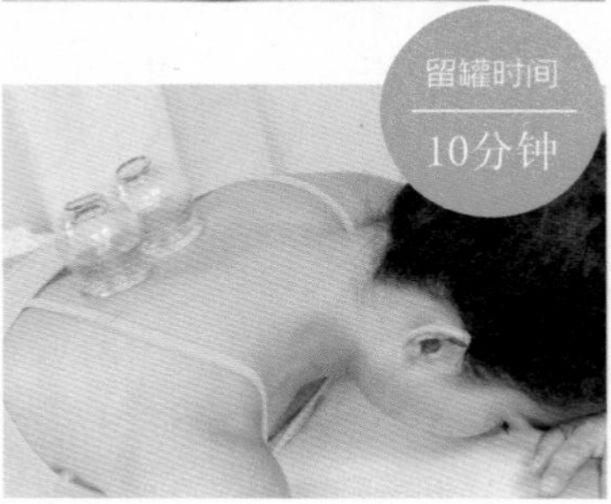

拔罐方法

将火罐扣在心俞上，轻轻摇动罐体20～30次。

足三里「扶正培元，升降气机」

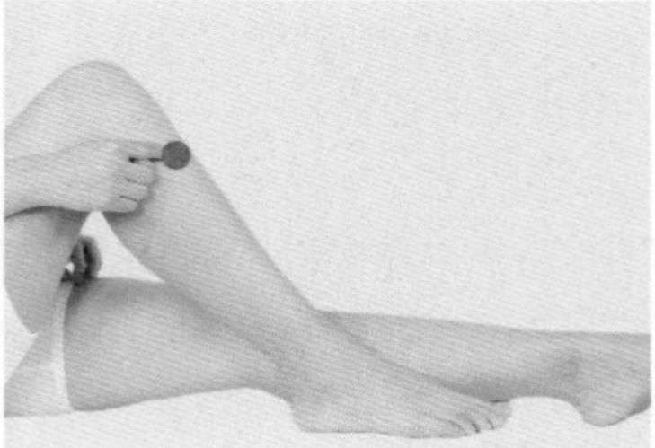

定位

位于小腿前外侧，当髌骨底下3寸，距胫骨前缘一横指（中指）。

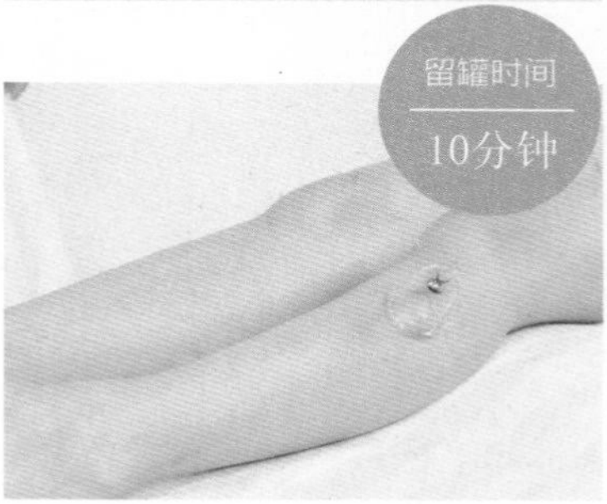

拔罐方法

将气罐吸附在足三里上，调节负压吸引力度，以疼痛耐受为度。

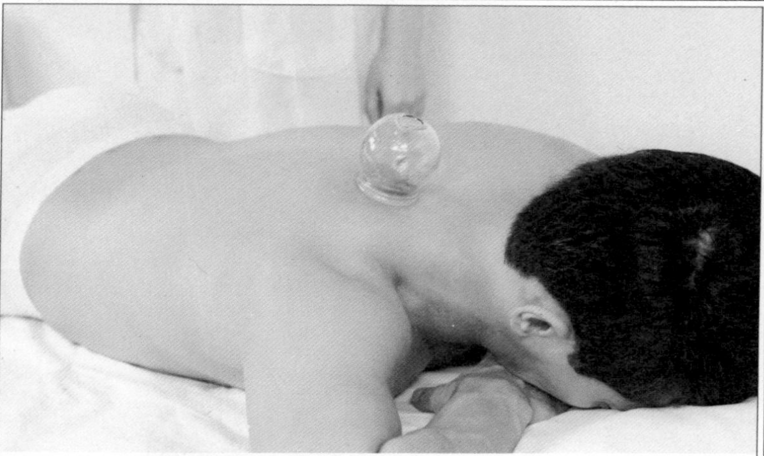

“罐”疗常见病

第3章

中医学认为，正气亏虚是疾病发生的内在根据。正气充盛，抗病力强，邪气难以侵袭，疾病也就无从发生；当人体正气相对虚弱时，卫外功能低下，往往抗邪无力，则邪气乘虚而入，导致机体阴阳失调，脏腑经络功能紊乱，以致引发疾病。拔罐疗法可以逐寒祛湿、疏通经络、祛除瘀滞、行气活血、消肿止痛、拔毒泻热，具有调整人体阴阳平衡、解除疲劳、增强体质的功效，从而达到扶正祛邪、治愈疾病的目的。

感冒

常见病

拔罐方法

临床症状：感冒，中医称『伤风』，是一种由多种病毒引起的呼吸道常见病。感冒一般分为风寒感冒和风热感冒。风寒感冒起病急，发热轻，恶寒重，头痛，周身酸痛，无汗等。风热感冒发热重、恶寒轻、流黄涕等。

基础治疗：大椎、身柱、肺俞、风门和委中。

随症配穴：风寒感冒加足三里；风热感冒加尺泽；头痛加印堂、太阳。

大椎「疏风祛邪，清热解表」

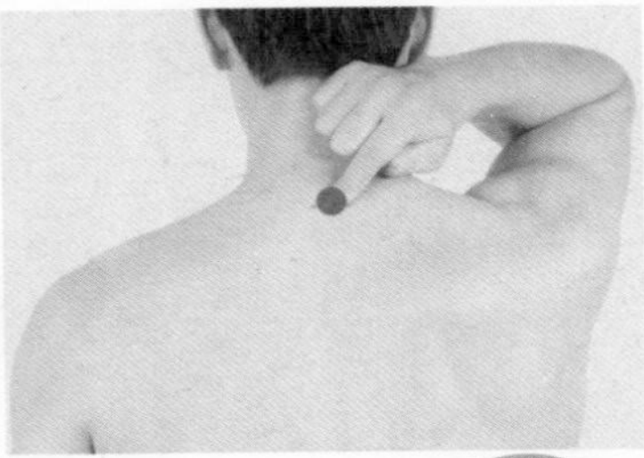

定位

位于后正中线上，当第七颈椎棘突下凹陷处。

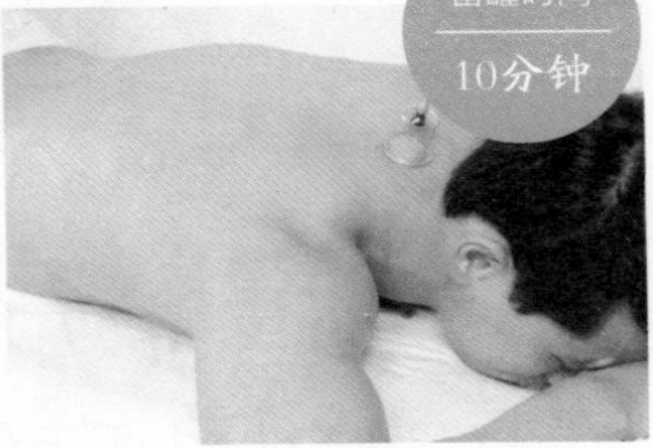

留罐时间

10分钟

拔罐方法

将气罐吸附在大椎上，以皮肤潮红透热为度。

身柱「行气通阳」

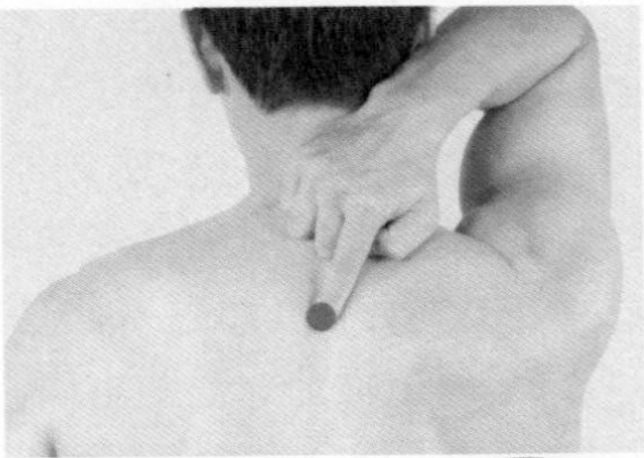

定位

位于背部，当后正中线上，第三胸椎棘突下凹陷中。

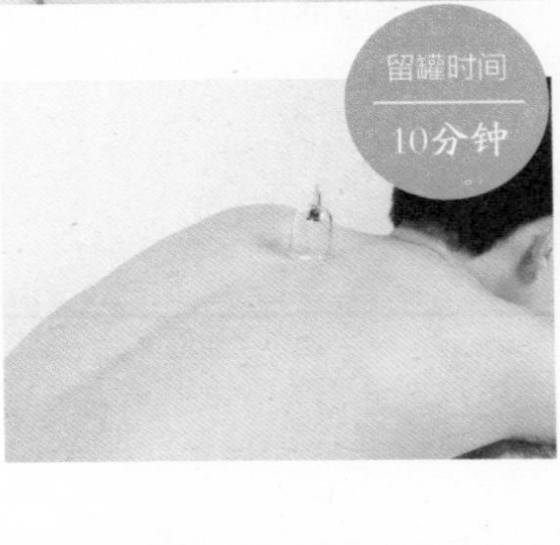

留罐时间

10分钟

拔罐方法

将气罐吸附在身柱上，调节负压吸引力度，以疼痛耐受为度。

肺俞「调理肺气，疏风祛邪」

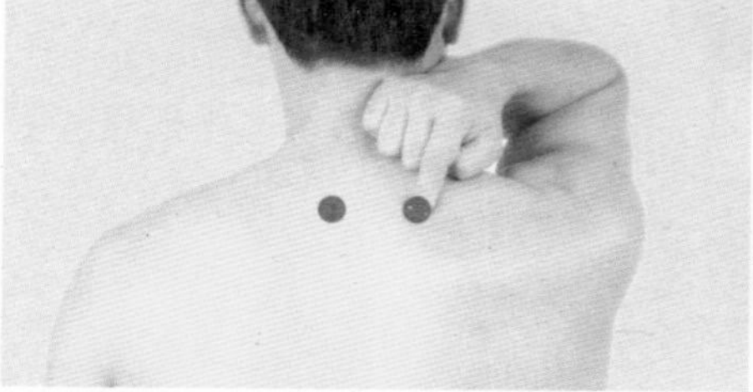

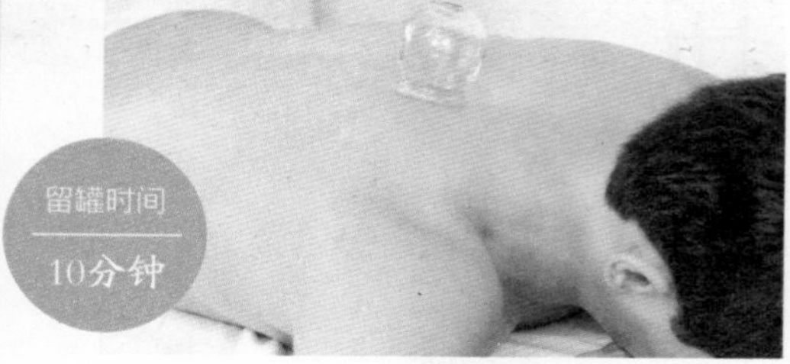

定位 位于背部，当第三胸椎棘突下，旁开 1.5 寸。

拔罐方法 将火罐扣在肺俞上，以皮肤潮红透热为度。

风门「调理肺气，疏风祛邪」

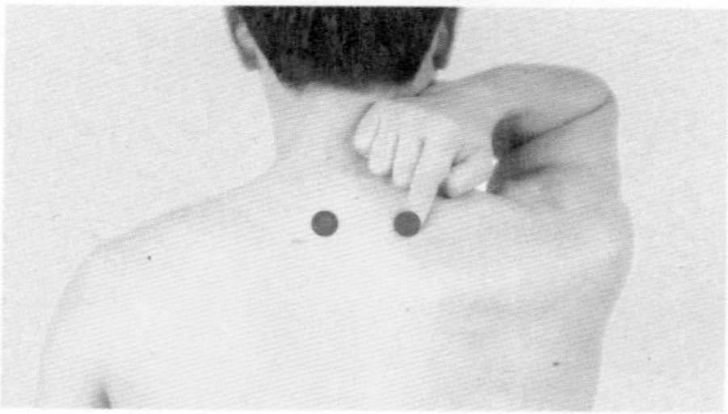

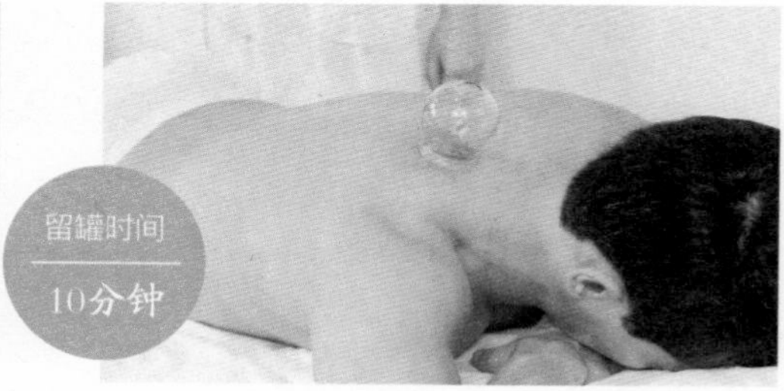

定位 位于第二胸椎棘突下，旁开 1.5 寸。

拔罐方法 将火罐扣在风门上，调节负压吸引力度，以疼痛耐受为度。

委中「舒筋通络，清热解毒」

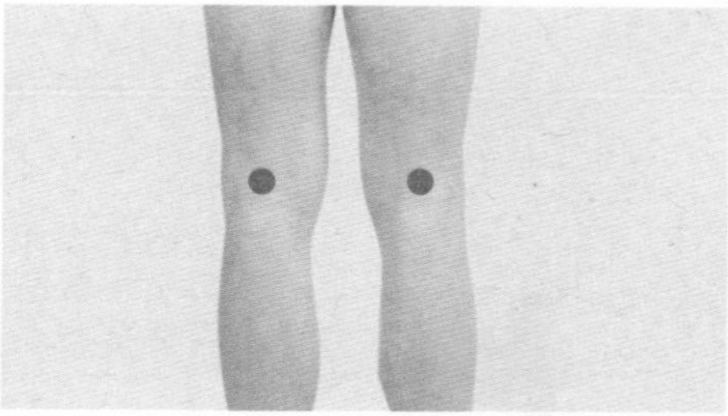

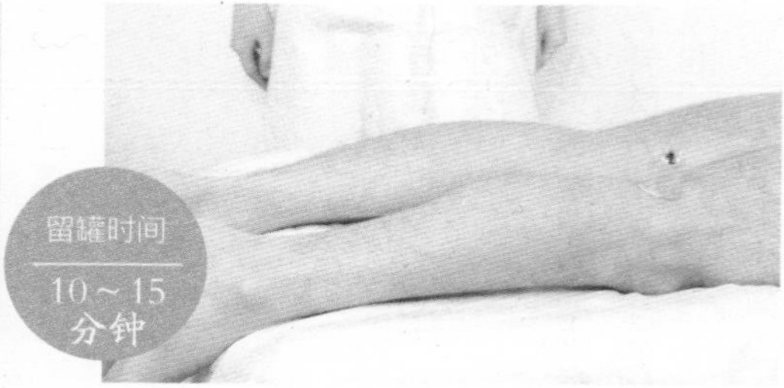

定位 位于腘横纹中点，当股二头肌腱与半腱肌肌腱的中间。

拔罐方法 将气罐吸附在委中上，调节负压吸引力度，以疼痛耐受为度。

发热

常见病

拔罐方法

临床症状：发热是指体温高出正常标准。中医学认为，发热分外感发热和内伤发热。外感发热见于感冒、伤寒、瘟疫等病症。内伤发热有阴虚发热、阳虚发热、血虚发热、气虚发热等。

基础治疗：大椎、太阳、曲池、合谷和外关。

随症配穴：恶寒怕冷加肺俞、风门；高热大汗淋漓加足三里；头痛加风池。

大椎「疏风祛邪，解表退热」

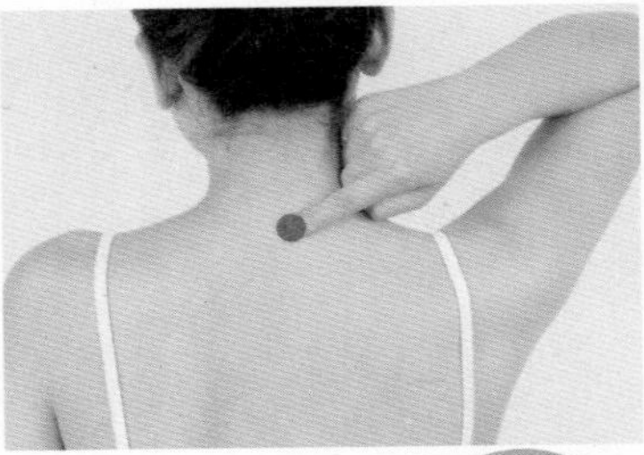

定位

位于后正中线上，当第七颈椎棘突下凹陷处。

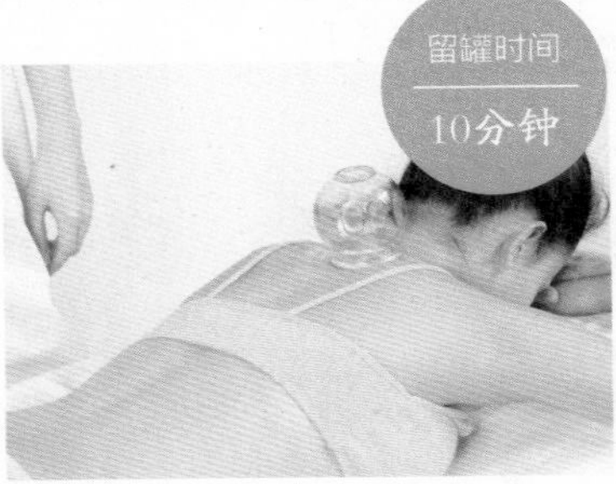

拔罐方法

将火罐扣在大椎上，调节负压吸引力度，以疼痛耐受为度。

太阳「疏风，行气，止痛」

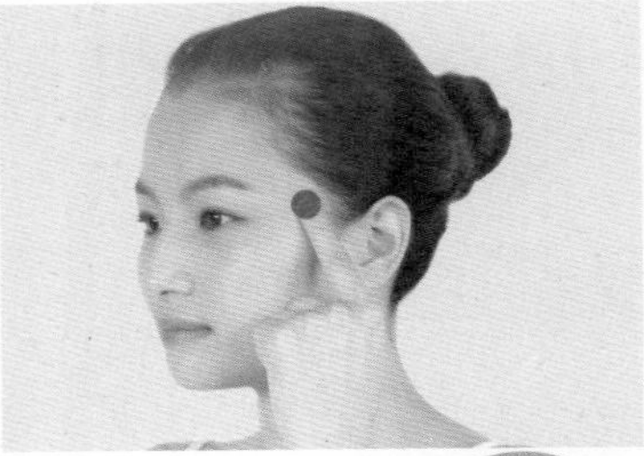

定位

位于颞部，当眉梢与目外眦之间，向后约一横指的凹陷处。

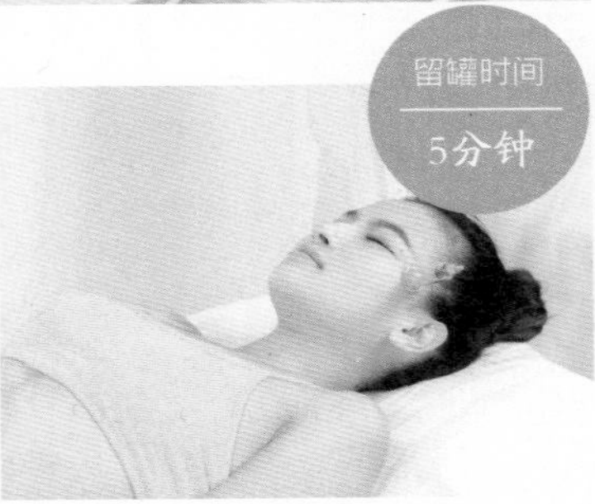

拔罐方法

将气罐吸附在太阳上，调节负压吸引力度，以疼痛耐受为度。

曲池「疏风退热」

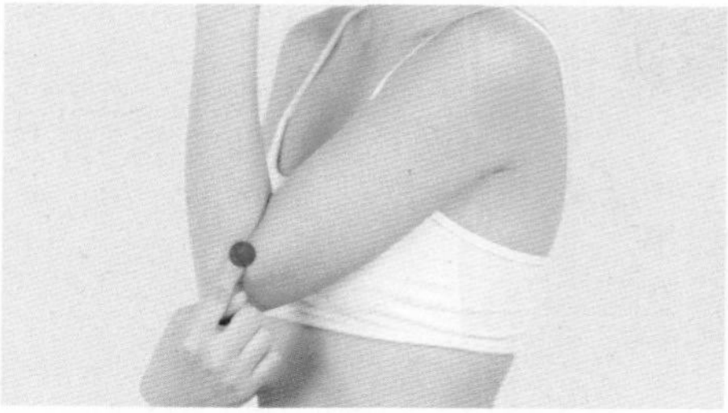

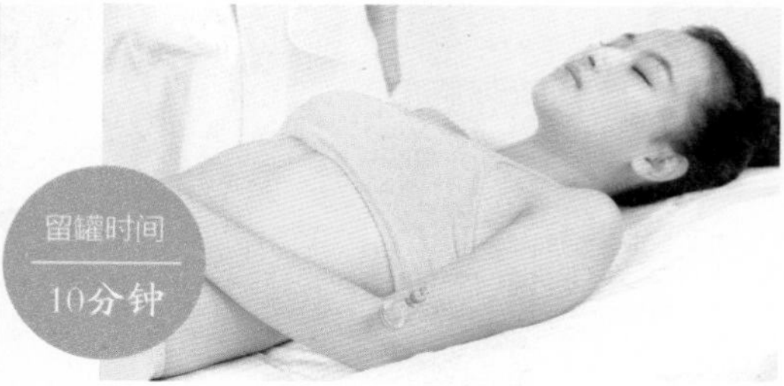

定位｜屈肘呈直角，在肘横纹外侧端与肱骨外上髁连线中点。

拔罐方法｜将气罐吸附在曲池上，调节负压吸引力度，以疼痛耐受为度。

合谷「清泻阳明」

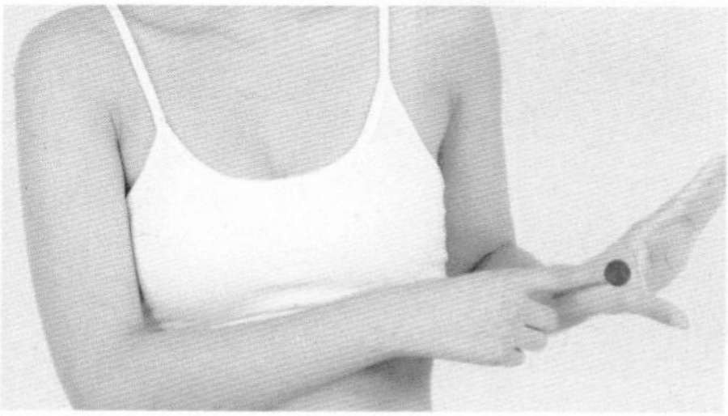

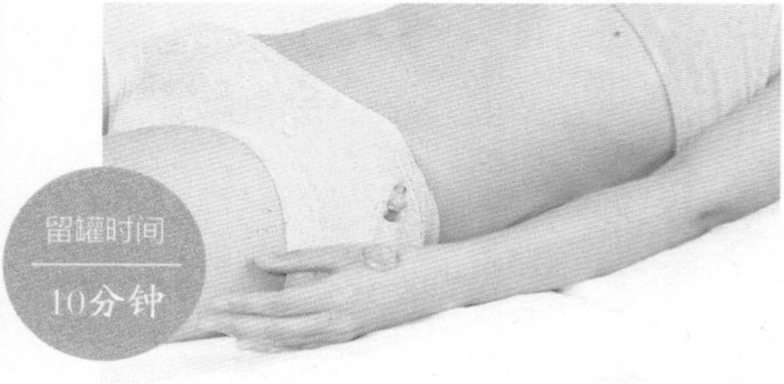

定位｜位于手背，第一、二掌骨间，当第二掌骨桡侧的中点处。

拔罐方法｜将气罐吸附在合谷上，以皮肤潮红透热为度。

外关「解表退热」

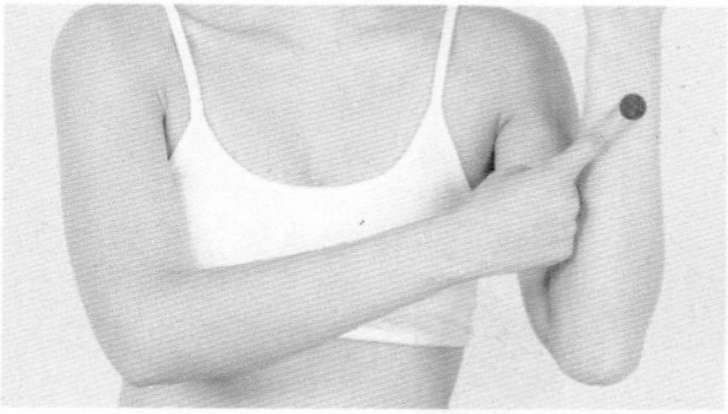

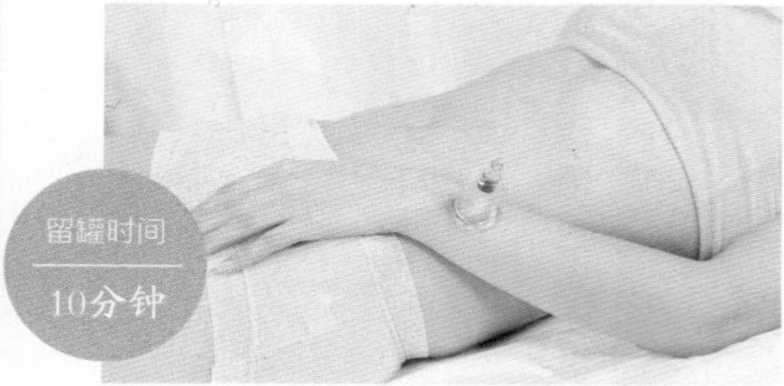

定位｜位于前臂背侧，当阳池与肘尖的连线上，腕背横纹上 2 寸。

拔罐方法｜将气罐吸附在外关上，调节负压吸引力度，以疼痛耐受为度。

咳嗽

常见病 拔罐方法

临床症状：咳嗽是呼吸系统疾病的主要症状。咳嗽的病因有上呼吸道感染、支气管炎、肺炎、喉炎等。咳嗽的主要症状为喉间有痰声，似水笛哮鸣声，痰多稀白或痰色黄稠、量少、易咳出，喉痒欲咳等。

基础治疗：风门、肺俞、膏肓、身柱和足三里。

随症配穴：痰色黄稠加大椎、曲池、丰隆；胸痛加膻中；咽喉干痒加照海。

风门「清肺理气」

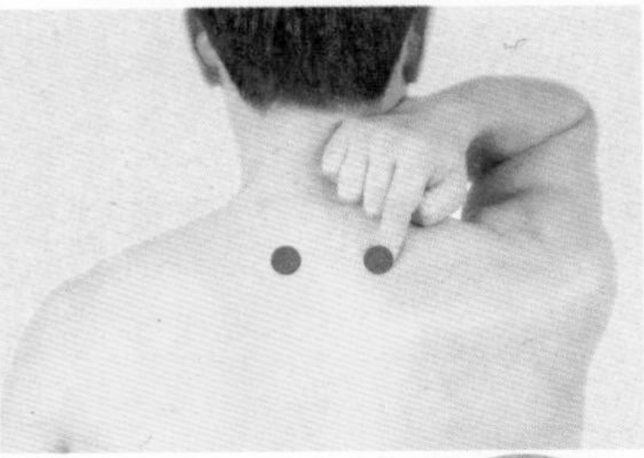

定位

位于背部，当第二胸椎棘突下，旁开1.5寸。

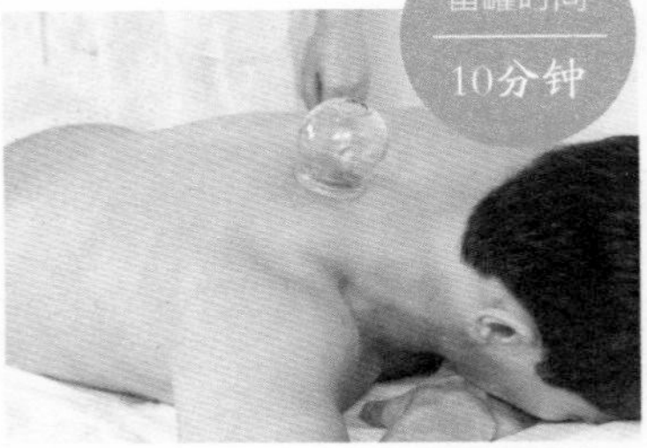

留罐时间

10分钟

拔罐方法

将火罐扣在风门上，调节负压吸引力度，以疼痛耐受为度。

肺俞「宣肺，平喘，理气」

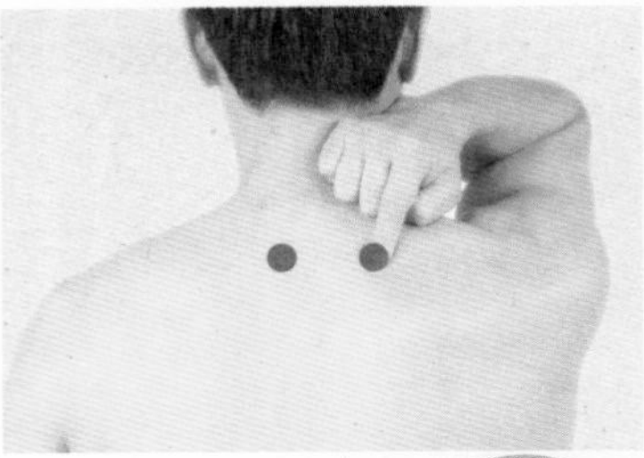

定位

位于背部，当第三胸椎棘突下，旁开1.5寸。

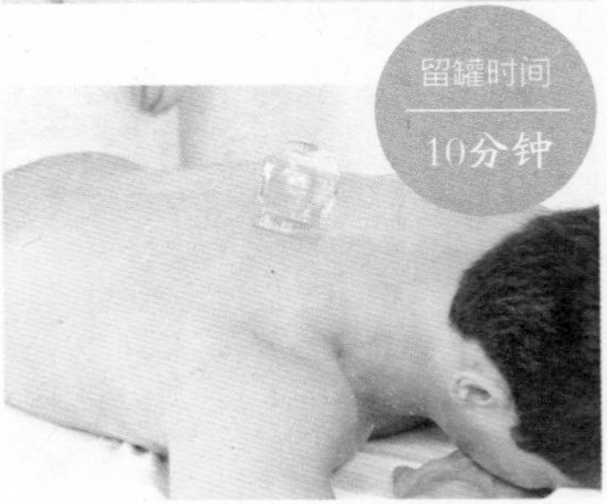

留罐时间

10分钟

拔罐方法

将火罐扣在肺俞上，调节负压吸引力度，以疼痛耐受为度。

膏肓「补虚益损，调理肺气」

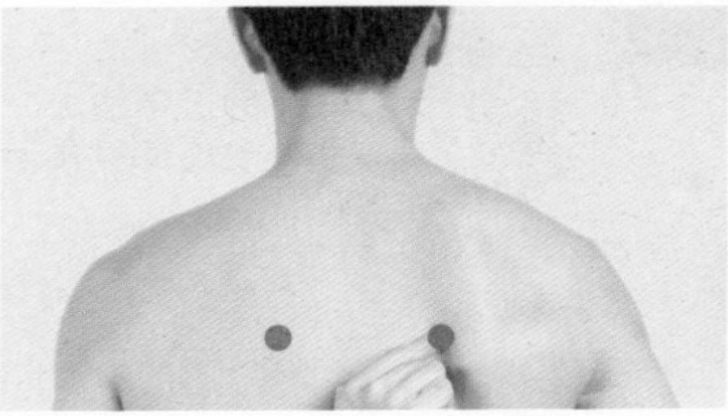

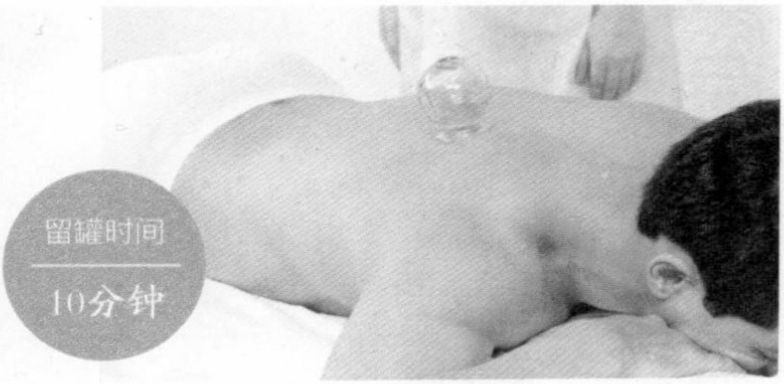

定位 | 位于背部，平第四胸椎棘突下，旁开 3 寸。

拔罐方法 | 将火罐扣在膏肓上，调节负压吸引力度，以疼痛耐受为度。

身柱「通宣肺气」

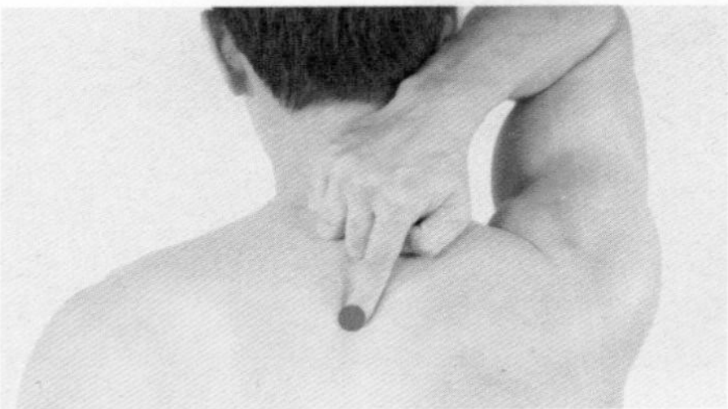

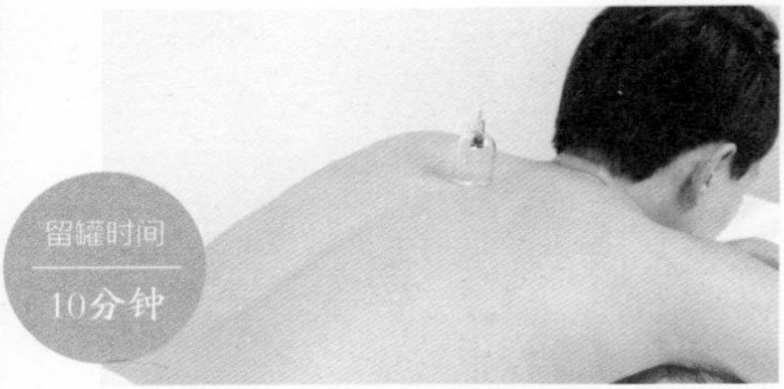

定位 | 位于背部，当后正中线上，第三胸椎棘突下凹陷中。

拔罐方法 | 将气罐吸附在身柱上，调节负压吸引力度，以疼痛耐受为度。

足三里「扶正培元，升降气机」

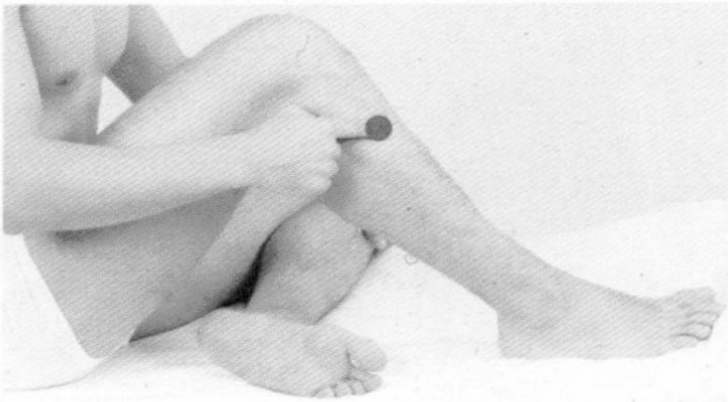

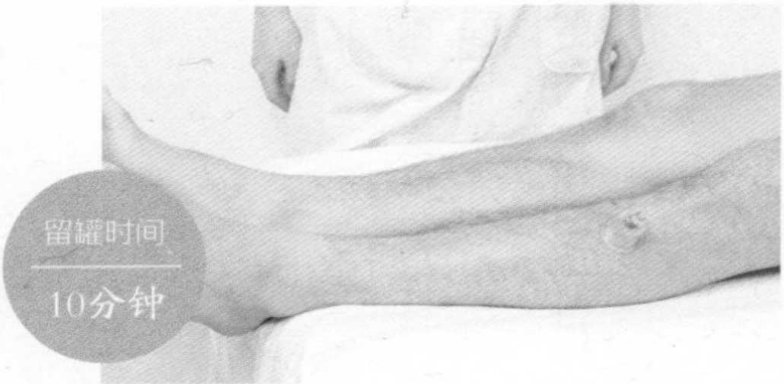

定位 | 位于小腿前外侧，犊鼻下 3 寸，距胫骨前缘一横指（中指）。

拔罐方法 | 将气罐吸附在足三里上，调节负压吸引力度，以疼痛耐受为度。

支气管炎

常见病

拔罐方法

临床症状：支气管炎是指气管、支气管黏膜及其周围组织的慢性非特异性炎症，临床上以长期咳嗽、咳痰、喘息及反复呼吸道感染为特征。部分患者起病之前先有急性上呼吸道感染。

基础治疗：大椎、身柱、肺俞、膈俞和曲池。

随症配穴：痰稀白加风门；胸闷加膻中。

大椎「解表退热」

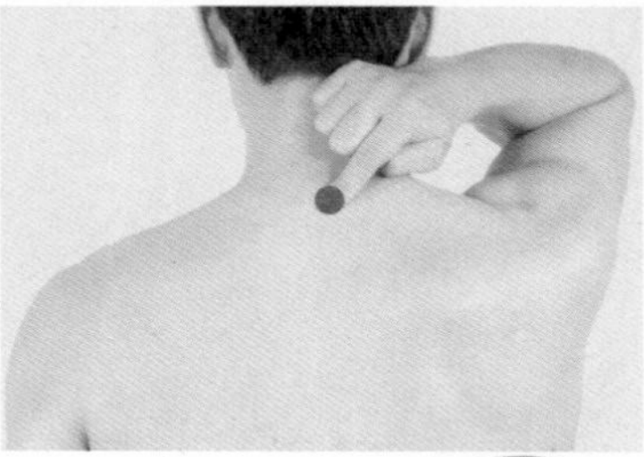

定位

位于后正中线上，当第七颈椎棘突下凹陷中。

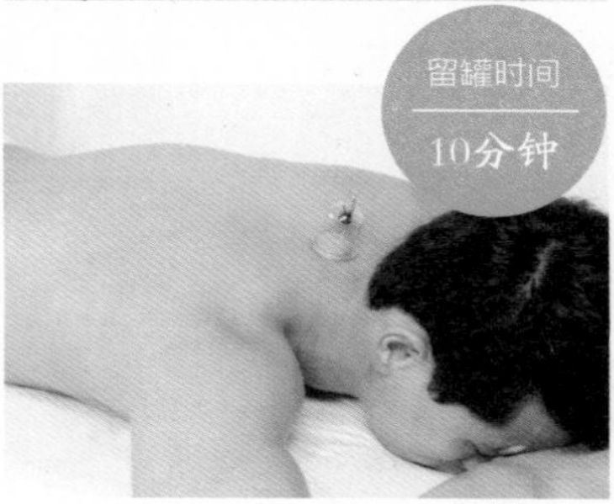

拔罐方法

将气罐吸附在大椎穴上，以皮肤潮红为度。

身柱「通宣肺气」

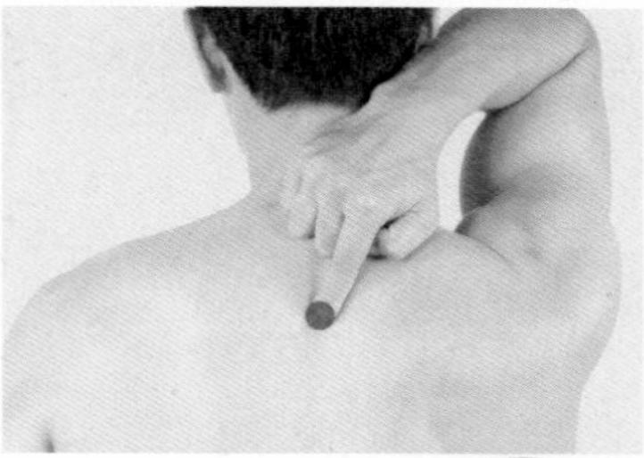

定位

位于后正中线上，第三胸椎棘突下凹陷中。

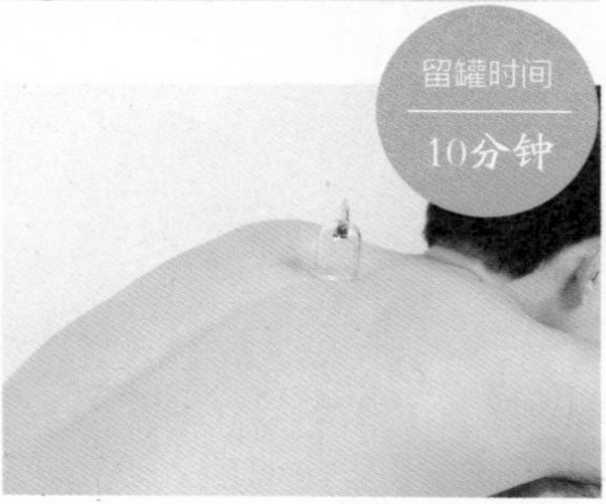

拔罐方法

将气罐吸附在身柱上，调节负压吸引力度，以疼痛耐受为度。

肺俞「宣肺，平喘，理气」

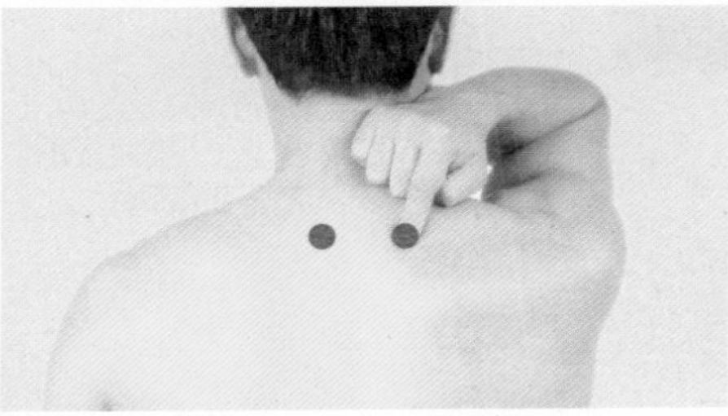

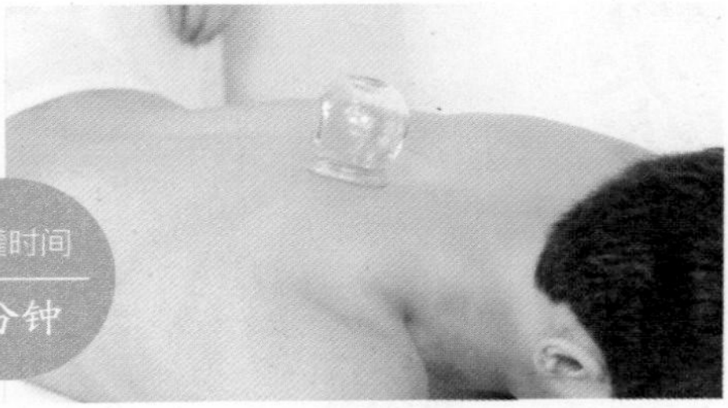

定位 位于背部，当第三胸椎棘突下，旁开 1.5 寸。

拔罐方法 将火罐扣在肺俞上，拔上后立即取下，一拔一取，反复吸拔。

膈俞「理气宽胸，活血通脉」

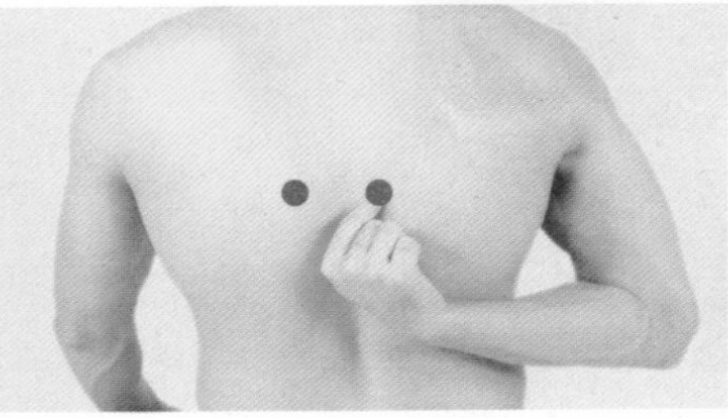

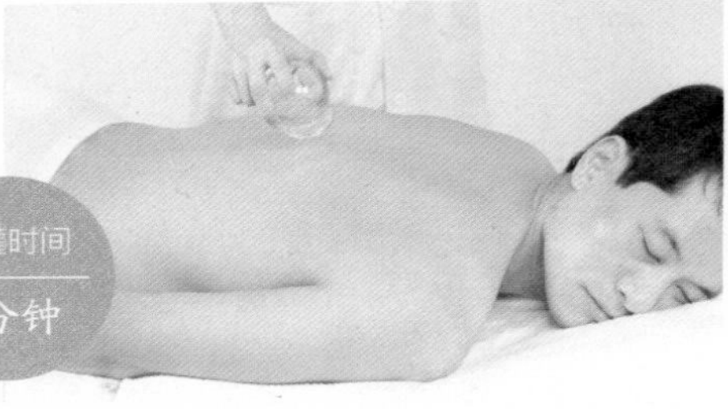

定位 位于背部，当第七胸椎棘突下，旁开 1.5 寸。

拔罐方法 将火罐扣在膈俞上，拔上后立即取下，一拔一取，反复吸拔。

曲池「清热化痰」

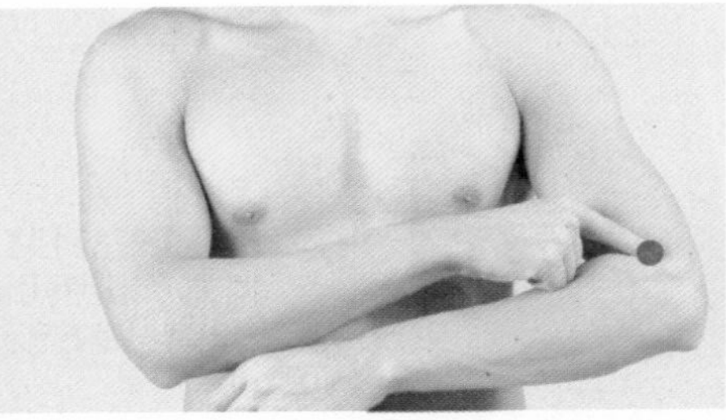

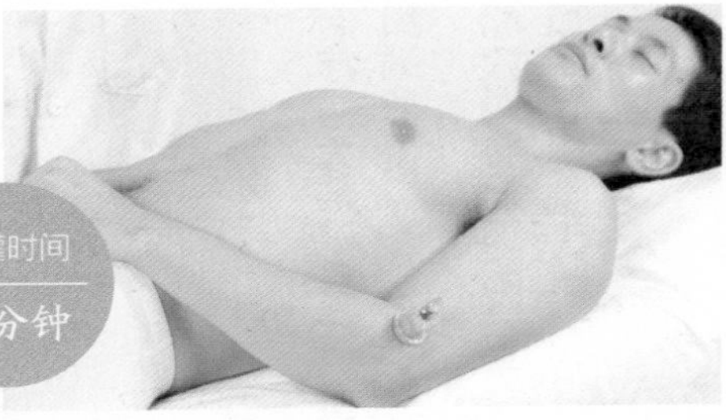

定位 屈肘呈直角，位于肘横纹外侧端与肱骨外上髁连线中点。

拔罐方法 将气罐吸附在曲池上，调节负压吸引力度，以疼痛耐受为度。

肺炎

常见病 拔罐方法

临床症状：肺炎是指终末气管、肺泡和肺间质等组织病变所发生的炎症。主要临床表现为寒颤、高热、咳嗽、咳痰，深呼吸和咳嗽时有少量或大量的痰，部分患者可伴胸痛或呼吸困难。

基础治疗：大椎、身柱、风门、肺俞和膈俞。

随症配穴：胁痛加阳陵泉；痰多黏稠加足三里、丰隆。

大椎「解表退热」

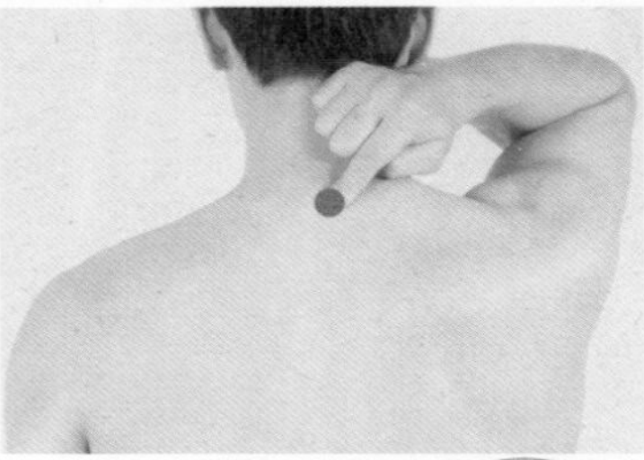

定位

位于背部，当后正中线上，第七颈椎棘突下凹陷中。

留罐时间 10分钟

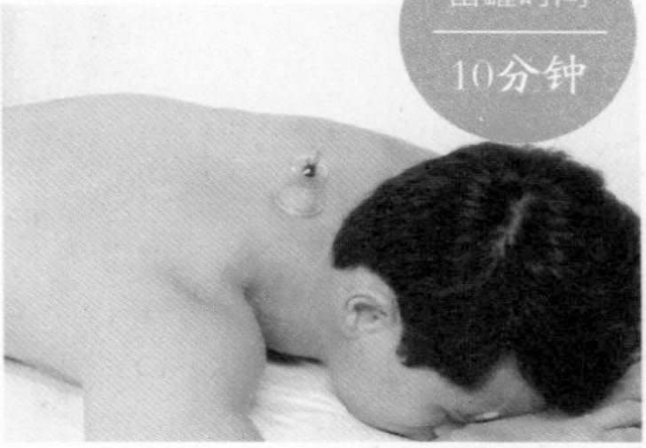

拔罐方法

将气罐吸附在大椎上，以皮肤潮红透热为度。

身柱「通宣肺气」

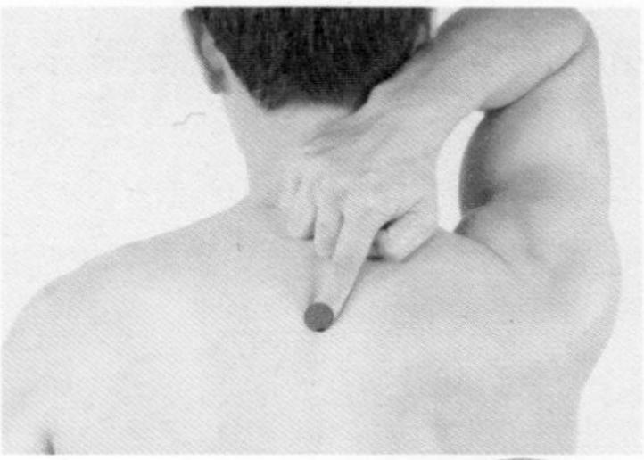

定位

位于后正中线上，第三胸椎棘突下凹陷中。

留罐时间 10分钟

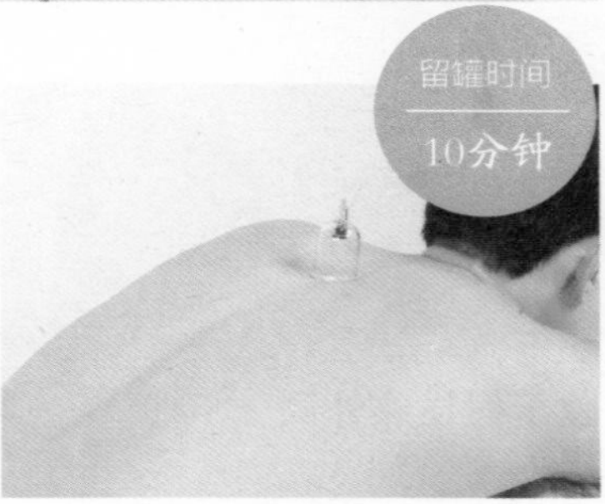

拔罐方法

将气罐吸附在身柱上，调节负压吸引力度，以疼痛耐受为度。

风门「清肺理气」

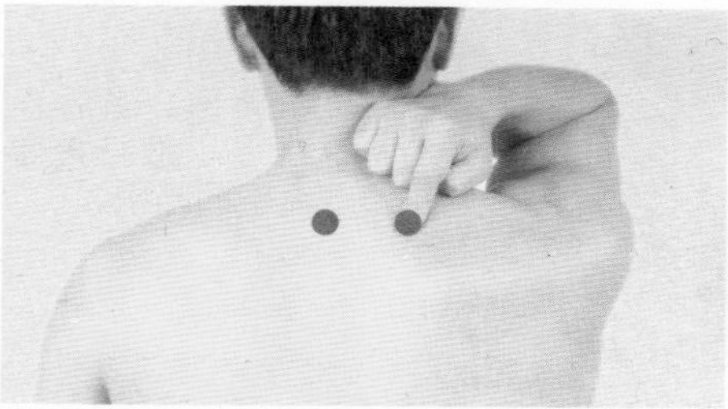

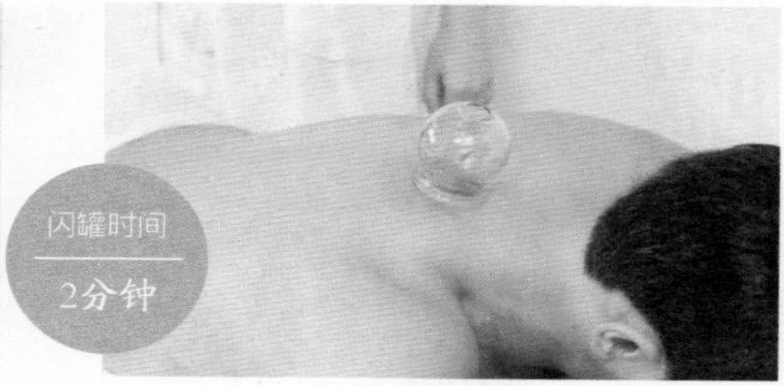

定位｜位于背部，第二胸椎棘突下，旁开 1.5 寸。

拔罐方法｜将火罐扣在风门上，拔上后立即取下，一拔一取，反复吸拔。

肺俞「宣肺，平喘，理气」

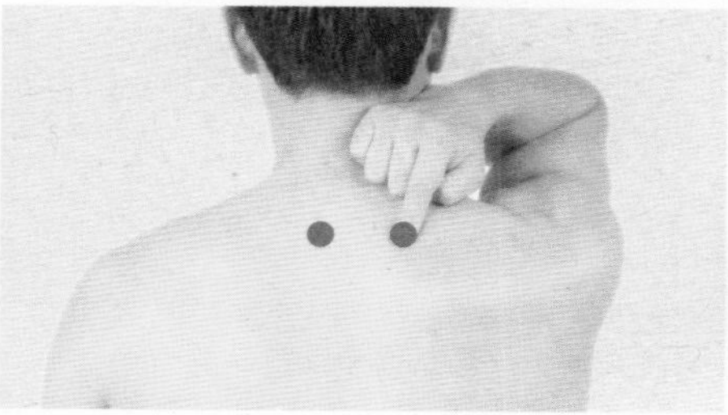

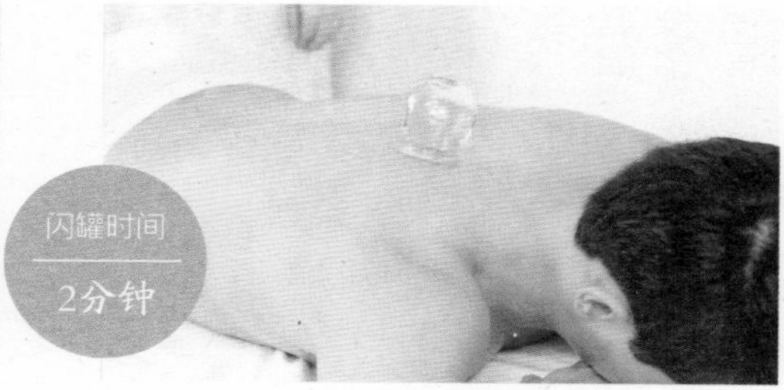

定位｜位于背部，当第三胸椎棘突下，旁开 1.5 寸。

拔罐方法｜将火罐扣在肺俞上，拔上后立即取下，一拔一取，反复吸拔。

膈俞「理气宽胸，活血通脉」

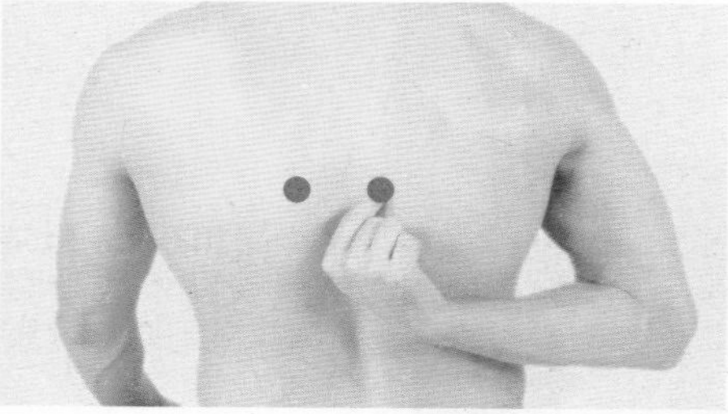

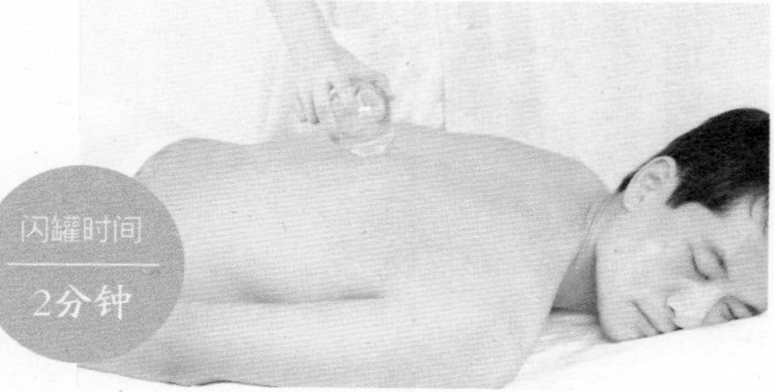

定位｜位于背部，当第七胸椎棘突下，旁开 1.5 寸。

拔罐方法｜将火罐扣在膈俞上，拔上后立即取下，一拔一取，反复吸拔。

哮喘

常见病

拔罐方法

临床症状： 哮喘是一种常见的气管慢性炎症性疾病，主要特征是具有多变和复发的症状、可逆性气流阻塞和支气管痉挛。常表现为喘息、气促、咳嗽、胸闷等症状突然发生。这些症状在患者接触刺激性气体后发作。

基础治疗：身柱、风门、肺俞、肾俞和膏肓。

随症配穴：痰黄黏稠加大椎、曲池；虚弱无力加气海、关元；潮热盗汗加阴郄、复溜。

身柱「通宣肺气」

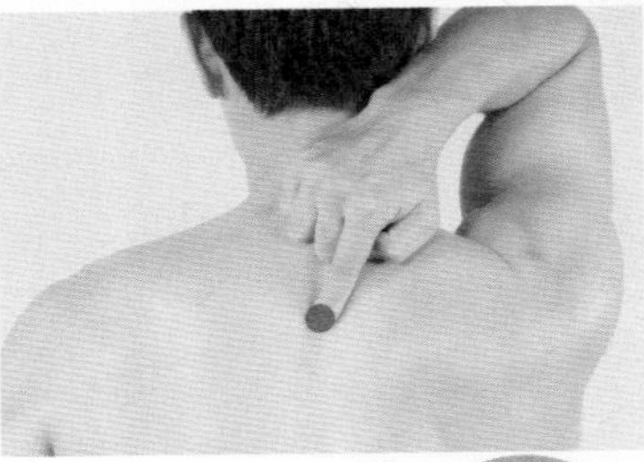

定位

位于背部，当后正中线上，第三胸椎棘突下凹陷中。

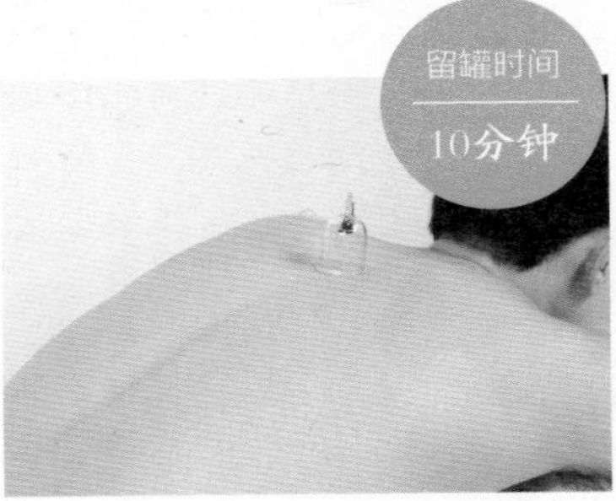

拔罐方法

将气罐吸附在身柱穴上，以皮肤潮红为度。

风门「宽胸理气」

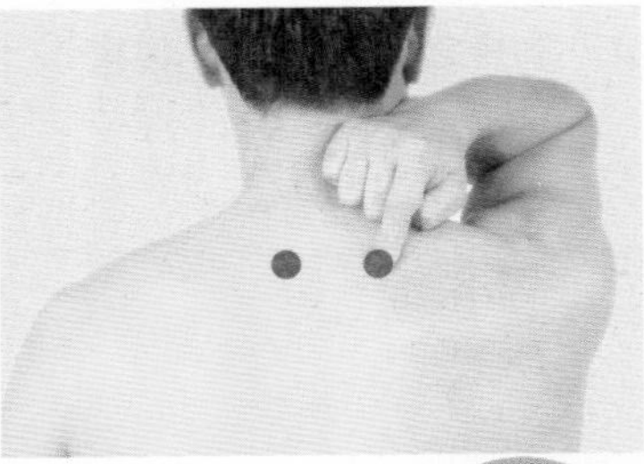

定位

位于背部，当第二胸椎棘突下，旁开1.5寸。

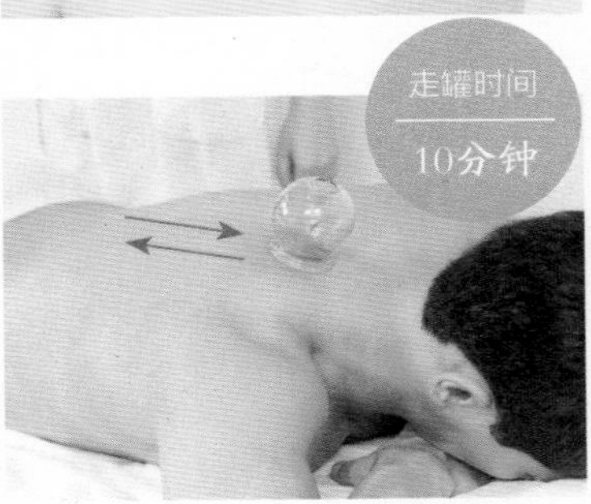

拔罐方法

将火罐扣在风门上，沿膀胱经依次来回走罐，以皮肤潮红为度。

肺俞 「调理肺气、止哮平喘」

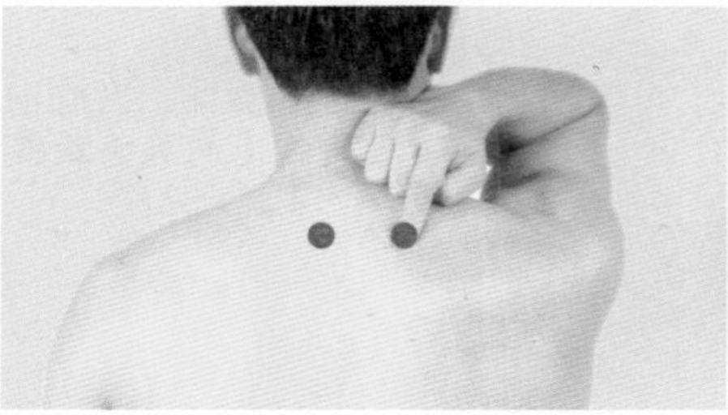

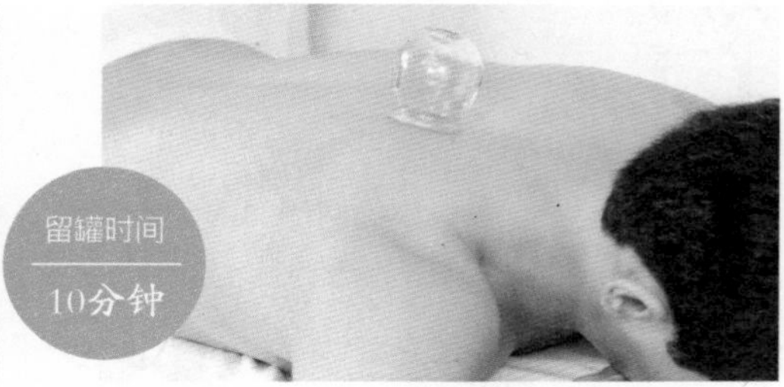

定位 位于背部，当第三胸椎棘突下，旁开 1.5 寸。

拔罐方法 将火罐扣在肺俞上，调节负压吸引力度，以疼痛耐受为度。

肾俞 「滋肾益肺」

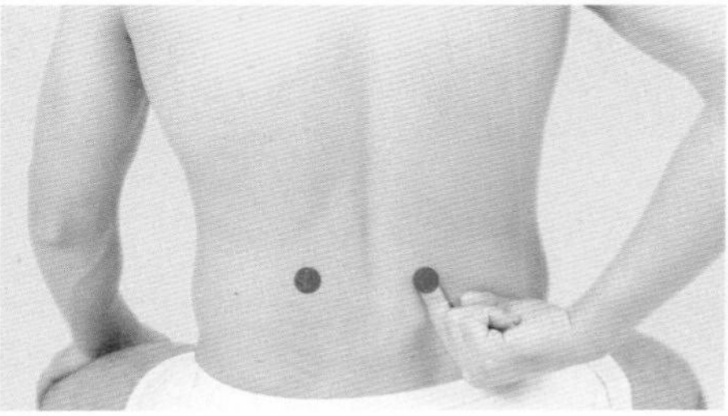

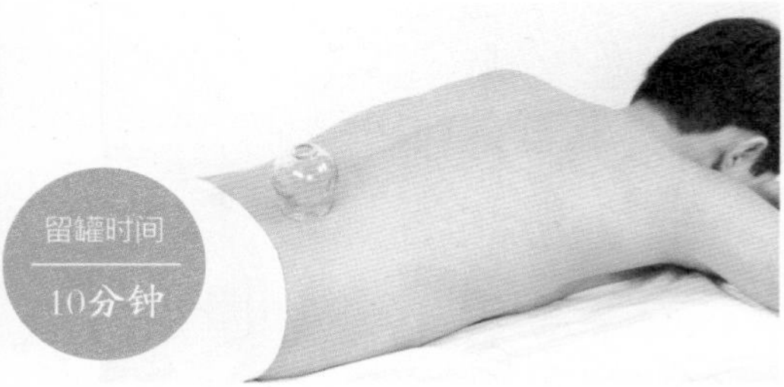

定位 位于腰部，当第二腰椎棘突下，旁开 1.5 寸。

拔罐方法 将火罐扣在肾俞上，调节负压吸引力度，以疼痛耐受为度。

膏肓 「扶阳固卫，调和气血」

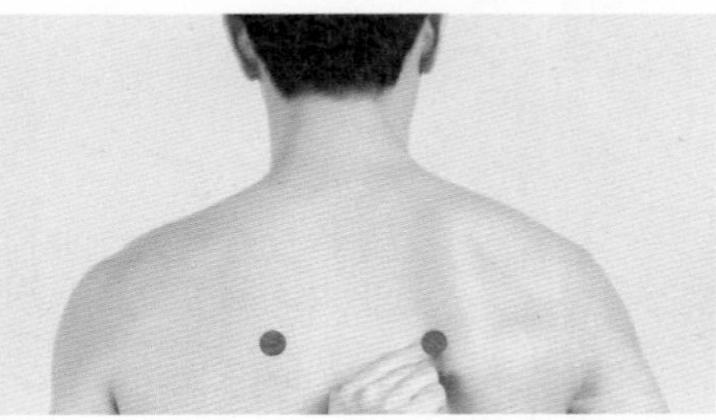

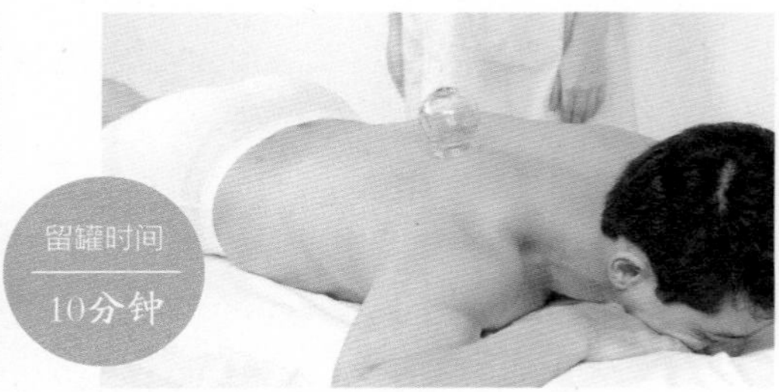

定位 位于背部，当第四胸椎棘突下，旁开 3 寸。

拔罐方法 将火罐扣在膏肓上，调节负压吸引力度，以疼痛耐受为度。

胸闷

常见病 拔罐方法

临床症状：胸闷，可轻可重，是一种自觉胸部闷胀及呼吸不畅的感觉。轻者可能是功能性的，即心脏、肺的功能失调引起的。严重者为心肺二脏的疾患引起，多见于慢性阻塞性肺部病变性疾病。

基础治疗：膻中、期门、内关、心俞和天宗。

随症配穴：咳喘加俞府；发热加云门。

膻中「宽中理气」

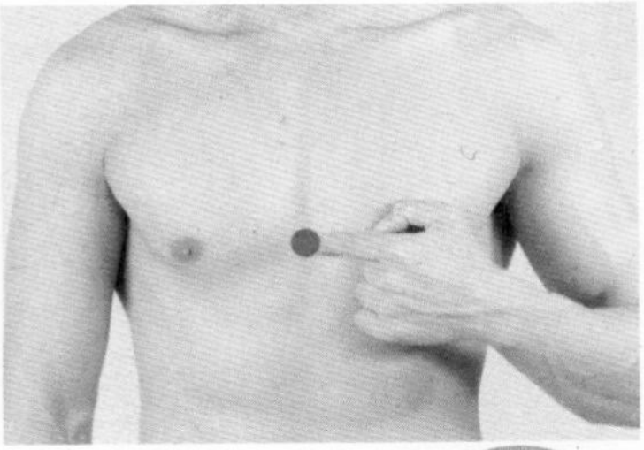

定位

位于胸部，当前正中线，两乳头连线之中点。

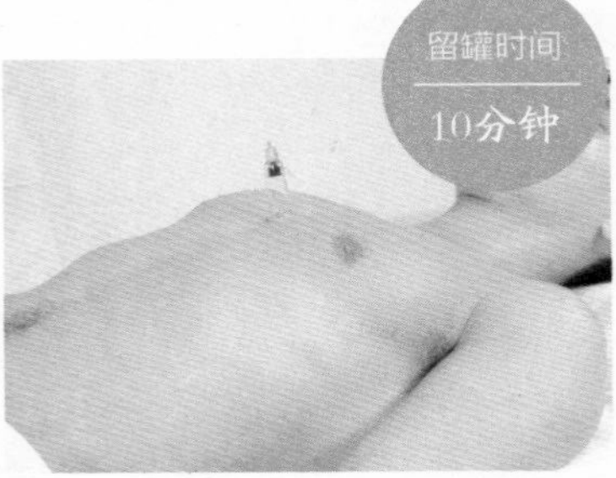

拔罐方法

将气罐吸附在膻中上，调节负压吸引力度，以疼痛耐受为度。

期门「疏肝利胆」

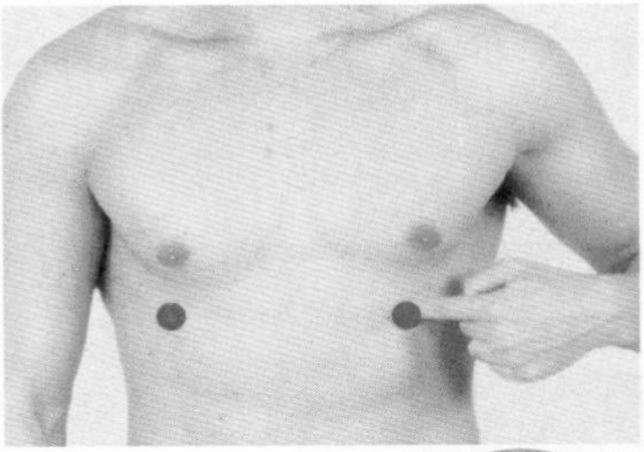

定位

位于胸部，当乳头直下，第六肋间隙，前正中线旁开 4 寸。

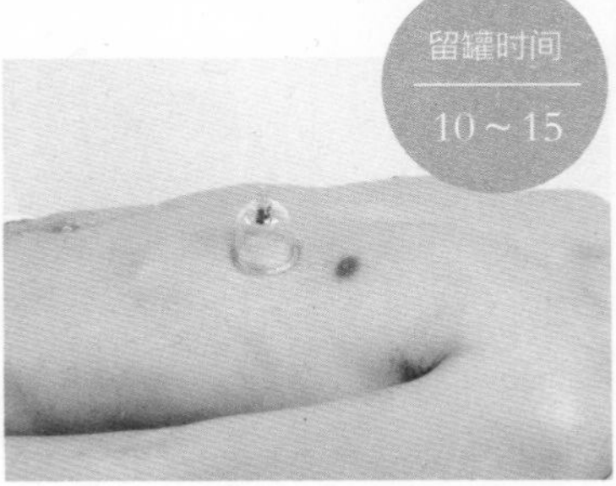

拔罐方法

将气罐吸附在期门上，调节负压吸引力度，以疼痛耐受为度。

内关「宁心安神，理气止痛」

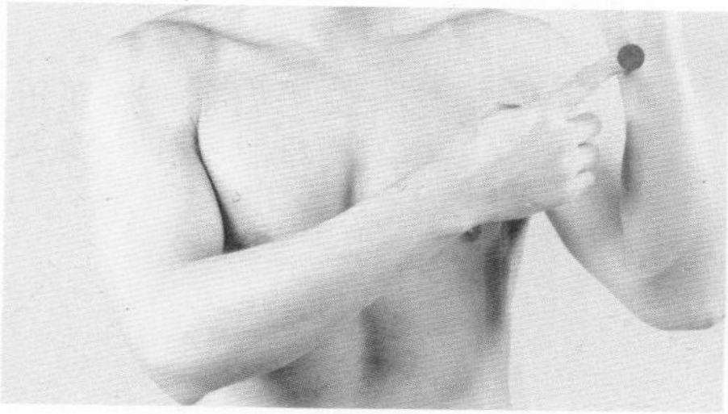

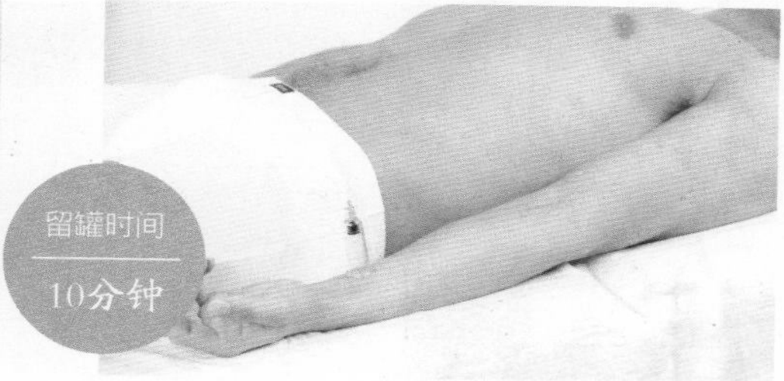

定位 位于前臂正中，在掌长肌腱与桡侧腕屈肌腱之间。

拔罐方法 将气罐吸附在内关上，调节负压吸引力度，以疼痛耐受为度。

心俞「调节心脏，益气补血」

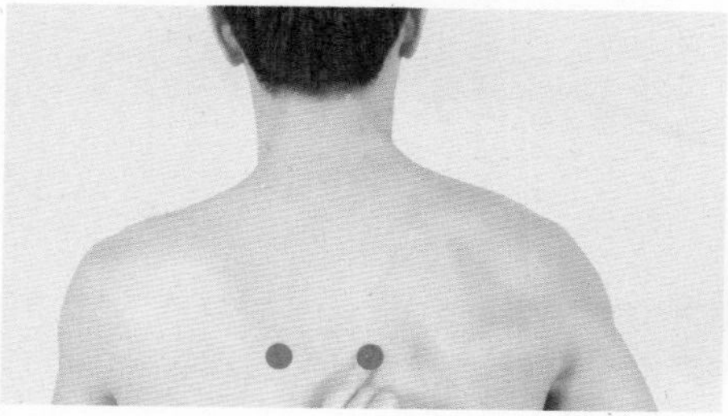

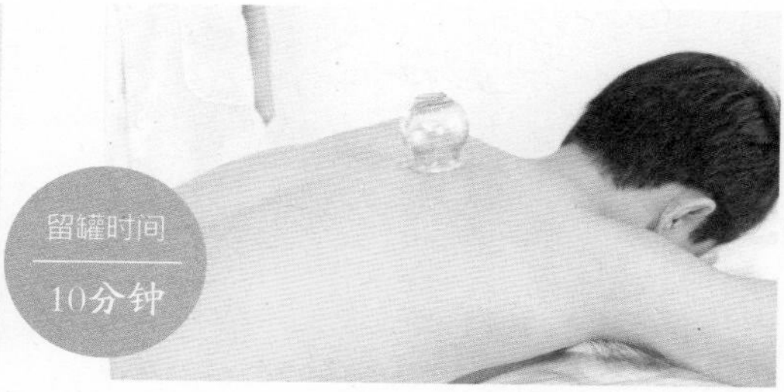

定位 位于背部，当第五胸椎棘突下，旁开 1.5 寸。

拔罐方法 将火罐扣在心俞上，调节负压吸引力度，以疼痛耐受为度。

天宗「通阳散风，舒筋止痛」

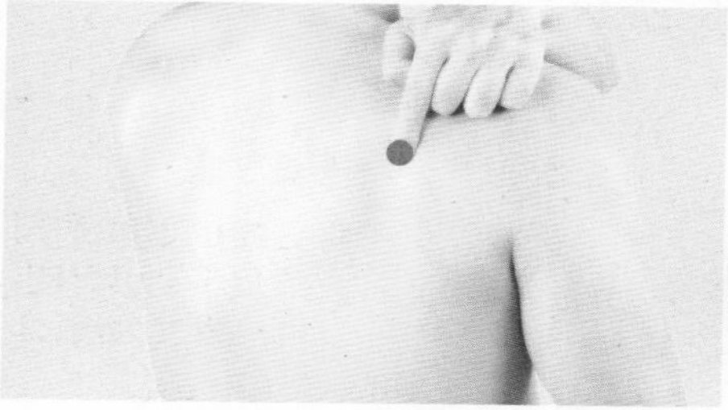

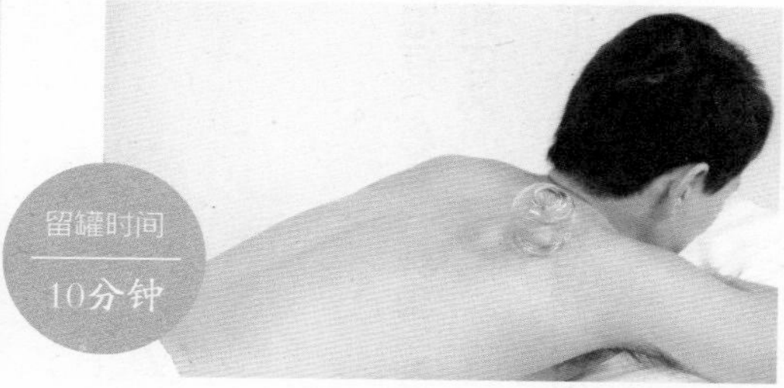

定位 位于肩胛部，当冈下窝中央凹陷处，与第四胸椎相平。

拔罐方法 将火罐扣在天宗上，调节负压吸引力度，以疼痛耐受为度。

心律失常

常见病

拔罐方法

临床症状：心律失常属于中医『心悸』的范畴。发作时，患者自觉心跳快而强，并伴有胸痛、胸闷、喘息、头晕或失眠等症状。引起心律失常的生理性因素有运动过量、情绪激动、饮酒等，去除诱因后可自行缓解。

基础治疗：心俞、脾俞、气海、关元和内关。

随症配穴：胸闷加巨阙，心神不宁加膻中、厥阴俞。

心俞「宽胸理气，宁心通络」

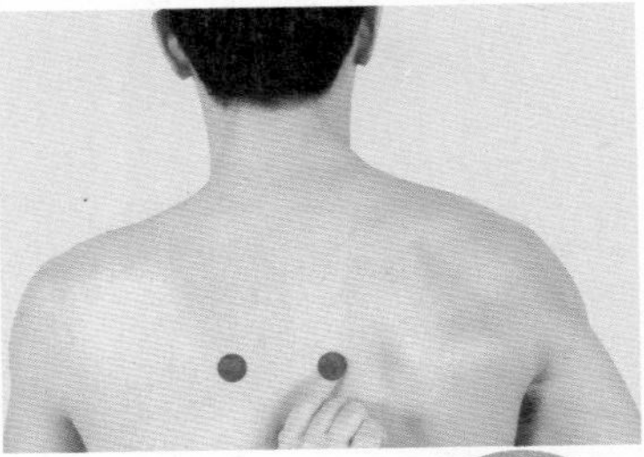

定位

位于背部，当第五胸椎棘突下，旁开1.5寸。

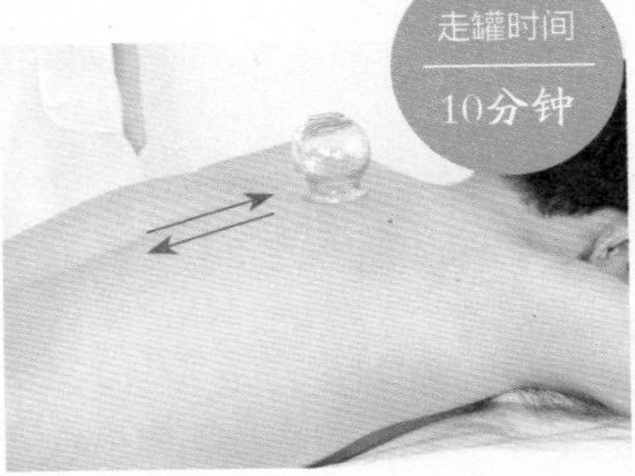

拔罐方法

将火罐扣在心俞上，沿膀胱经依次来回走罐，以皮肤潮红为度。

脾俞「益气健脾」

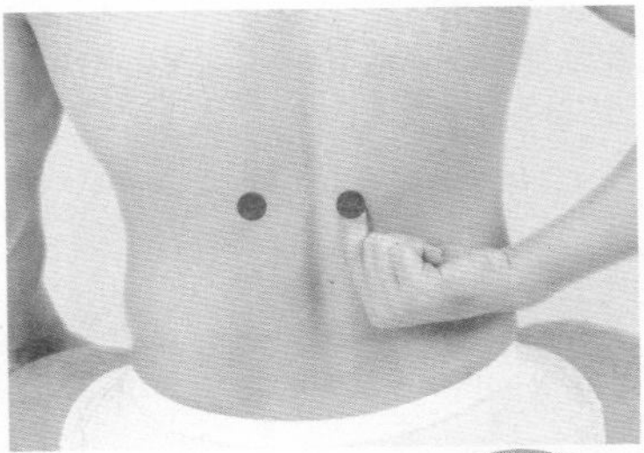

定位

位于背部，第十一胸椎棘突下，旁开1.5寸。

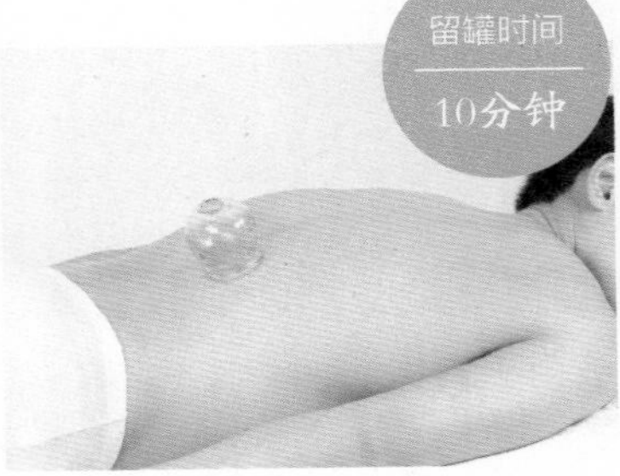

拔罐方法

将火罐扣在脾俞上，调节负压吸引力度，以疼痛耐受为度。

气海「益气助阳，延年益寿」

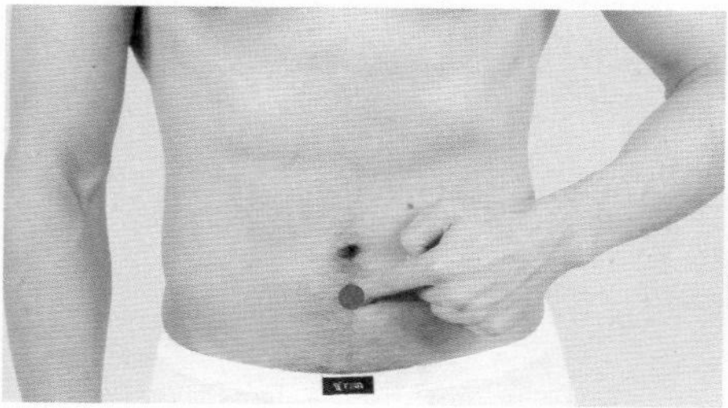

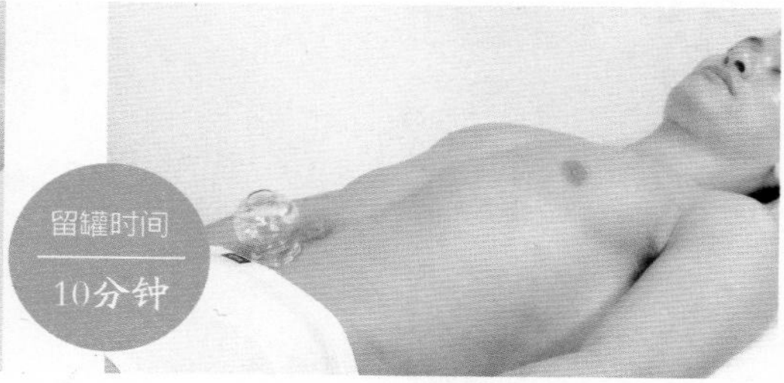

定位 位于下腹部，前正中线上，当脐下 1.5 寸。

拔罐方法 将火罐扣在气海上，调节负压吸引力度，以疼痛耐受为度。

关元「培补元气，理气和血」

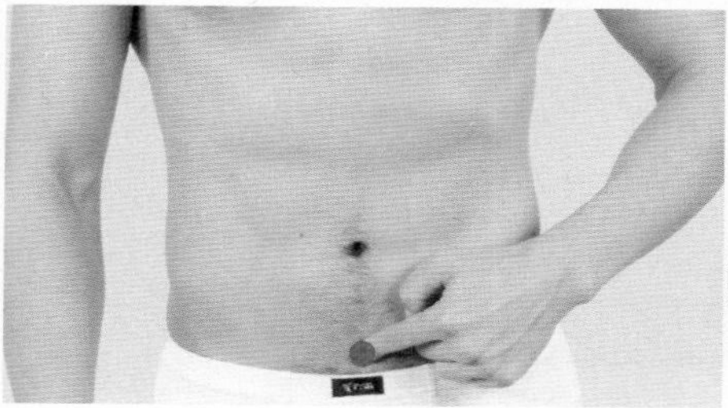

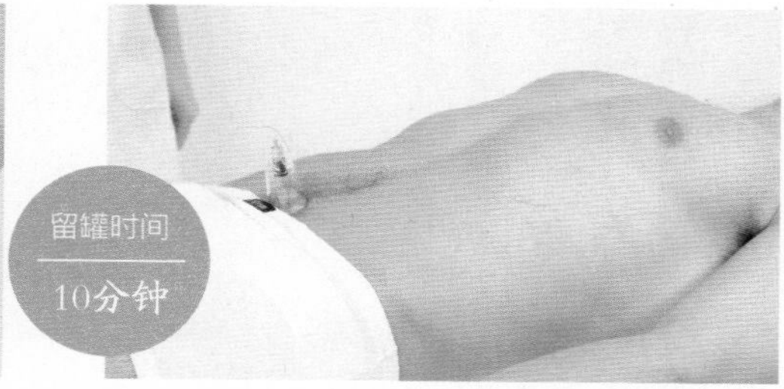

定位 位于下腹部，前正中线上，当脐中下 3 寸。

拔罐方法 将气罐吸附在关元上，调节负压吸引力度，以疼痛耐受为度。

内关「宁心安神，和胃理气」

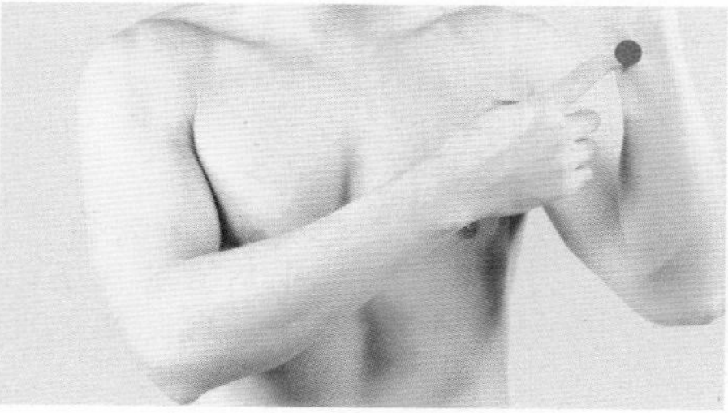

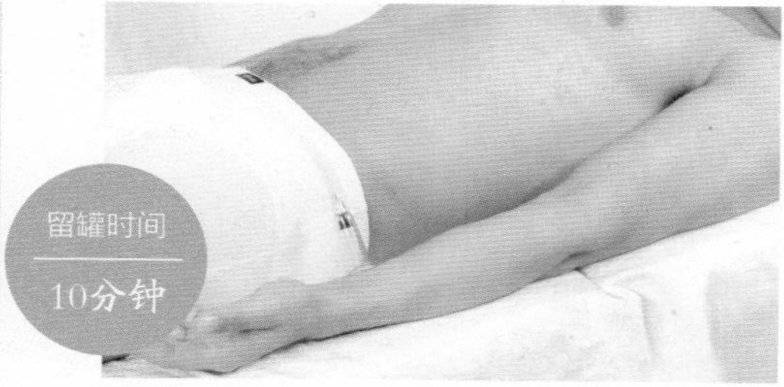

定位 位于前臂正中，在掌长肌腱与桡侧腕屈肌腱之间。

拔罐方法 将气罐吸附在内关上，调节负压吸引力度，以疼痛耐受为度。

贫血

常见病

拔罐方法

临床症状：贫血是指人体外周血红蛋白（Hb）减少，低于正常范围下限的一种临床症状。头昏、耳鸣、失眠、记忆力减退、注意力不集中等为贫血导致神经组织损害的常见症状。

基础治疗：脾俞、肾俞、命门、血海和足三里。

随症配穴：神疲乏力加气海，心悸加内关，饮食之味加中脘。

脾俞「益气，健脾，补血」

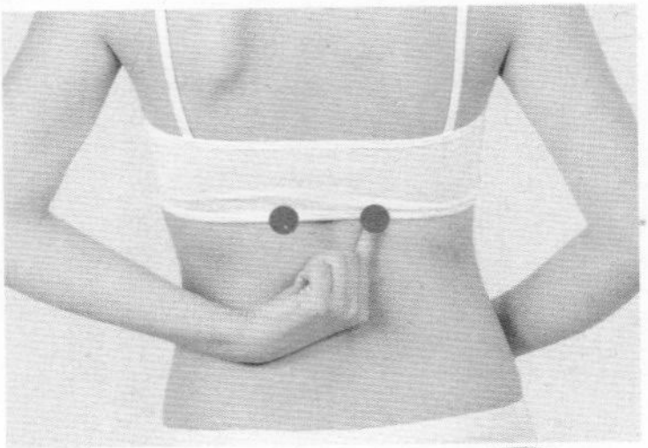

定位

位于背部，当第十一胸椎棘突下，旁开1.5寸。

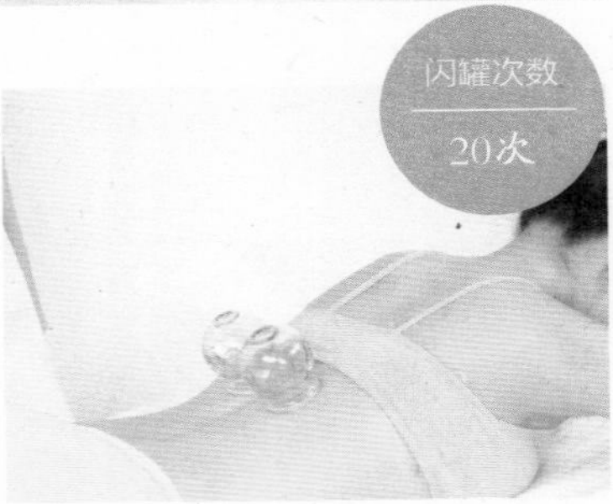

拔罐方法

将火罐扣在脾俞上，拔上后立即取下，一拔一取，如此反复吸拔。

肾俞「滋阴补肾」

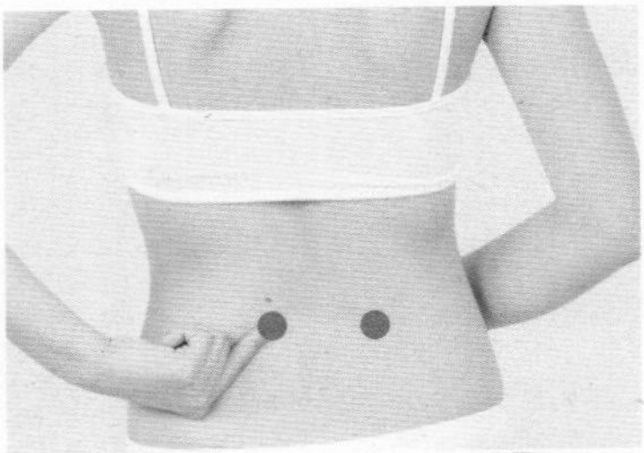

定位

位于腰部，当第二腰椎棘突下，旁开1.5寸。

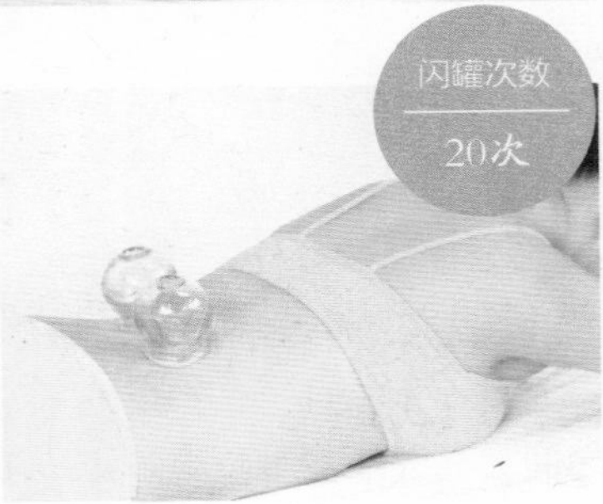

拔罐方法

将火罐扣在肾俞上，拔上后立即取下，一拔一取，如此反复吸拔。

命门「温和肾阳，健腰益肾」

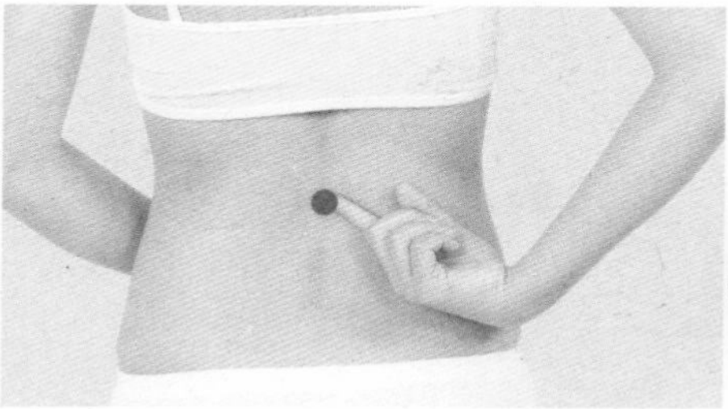

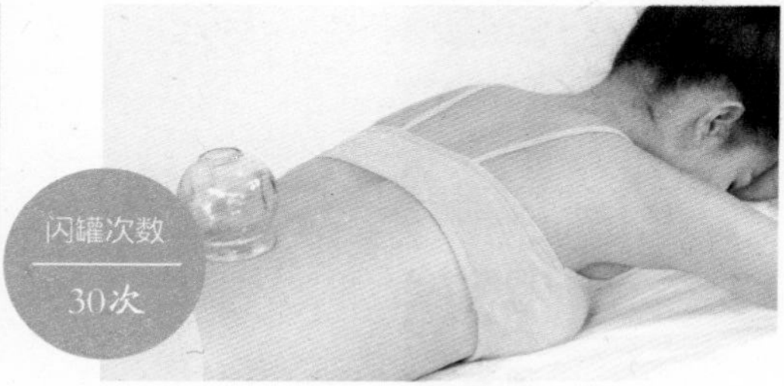

定位 | 位于腰部，当后正中线上，第二腰椎棘突下凹陷中。

拔罐方法 | 将火罐扣在命门上，拔上后立即取下，一拔一取，反复吸拔。

血海「健脾化湿，补血益气」

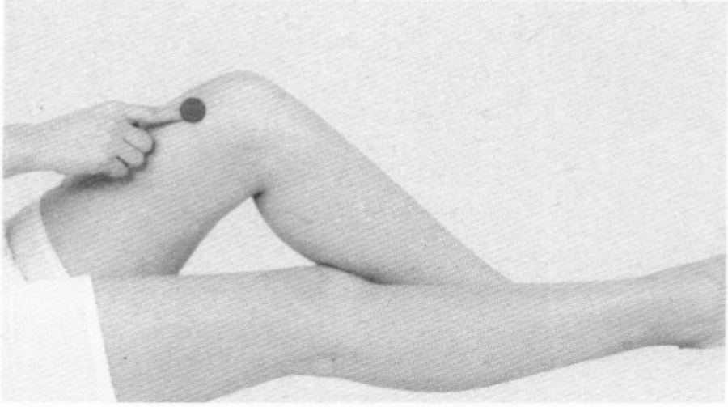

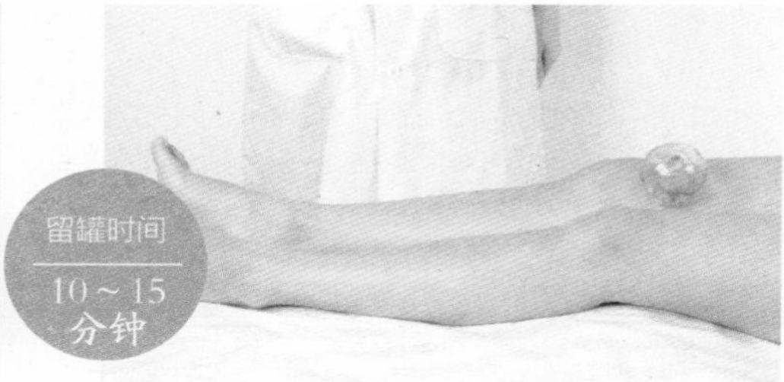

定位 | 位于大腿内侧髌底上2寸，当股四头肌内侧头的隆起处。

拔罐方法 | 将火罐扣在血海上，调节负压吸引力度，以疼痛耐受为度。

足三里「益气健脾，理气活血」

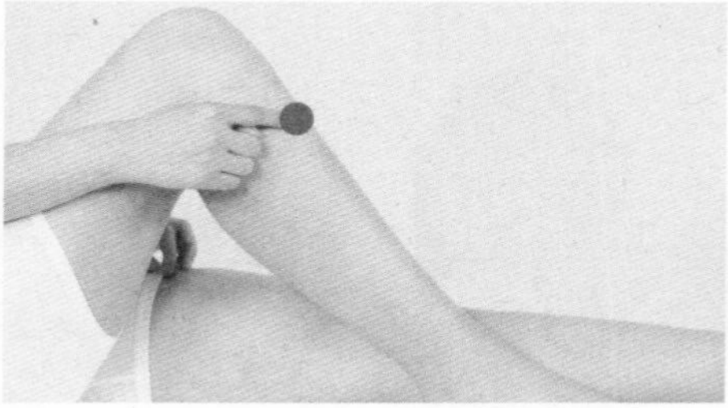

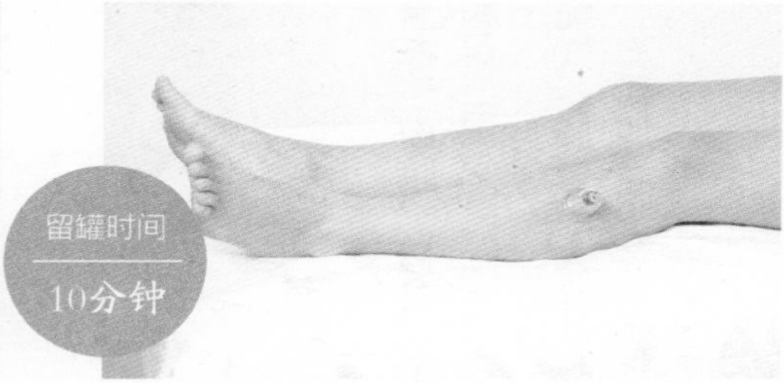

定位 | 位于小腿前外侧，犊鼻下3寸，距胫骨前缘一横指（中指）。

拔罐方法 | 将气罐吸附在足三里上，调节负压吸引力度，以疼痛耐受为度。

呕吐

常见病

拔罐方法

临床症状：呕吐是临床常见病症，既可单独为患，亦可见于多种疾病，是机体的一种防御反射动作。可分为三个阶段，即恶心、干呕和呕吐，恶心常为呕吐前的症状，表现为上腹部特殊不适感，常伴有头晕、流涎。

基础治疗：中脘、胃俞、脾俞、内关和足三里。

随症配穴：感冒加大椎、外关，头晕、流涎加三阴交。

中脘「健脾和胃，通腑降气」

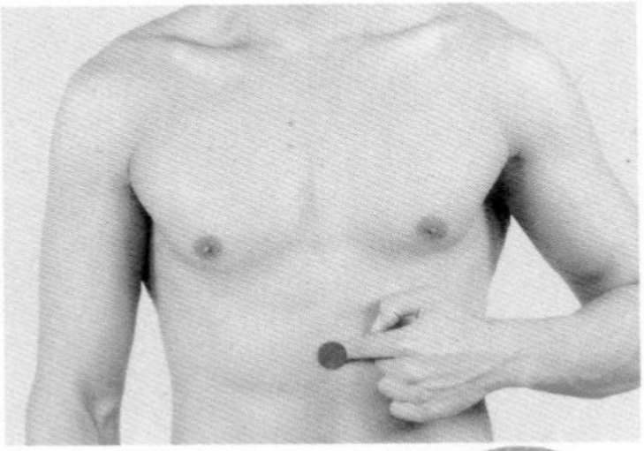

定位

位于上腹部，前正中线上，当脐中上4寸。

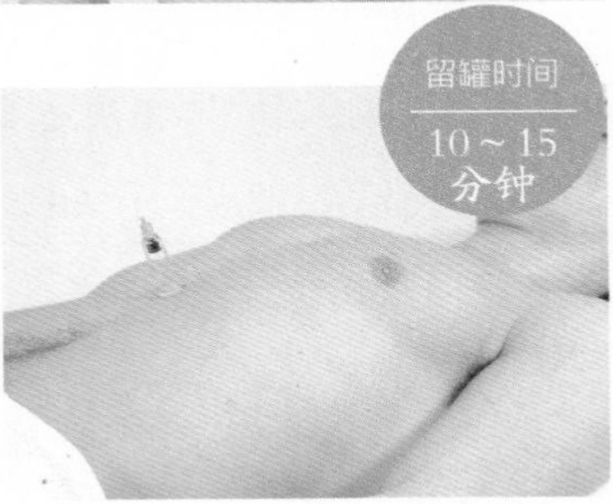

拔罐方法

将气罐吸附在中脘上，调节负压吸引力度，以疼痛耐受为度。

胃俞「和胃降逆、健脾助运」

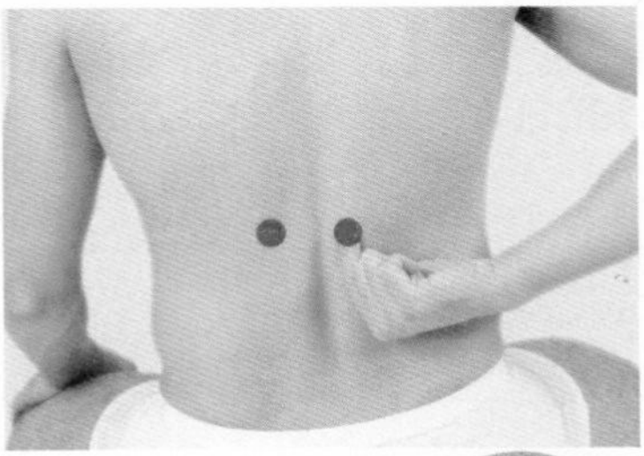

定位

位于背部，当第十二胸椎棘突下，旁开1.5寸。

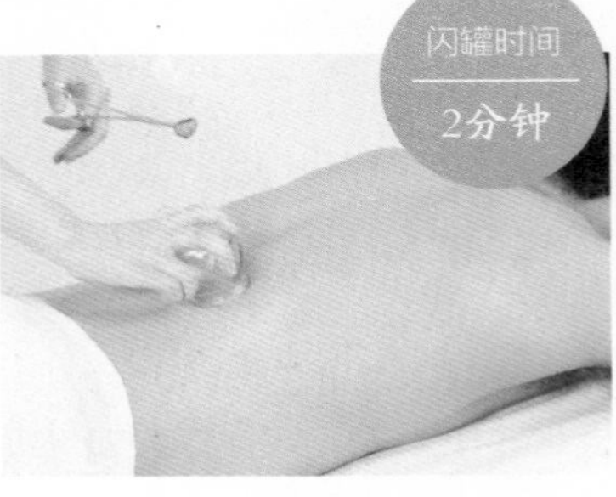

拔罐方法

将火罐扣在胃俞上，拔上后立即取下，一拔一取，如此反复吸拔。

脾俞「益气健脾」

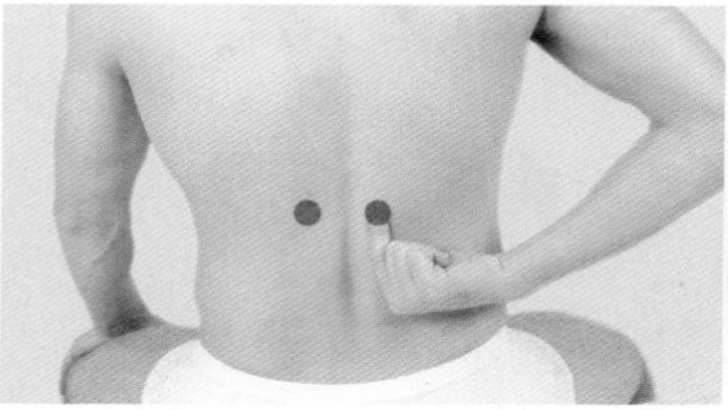

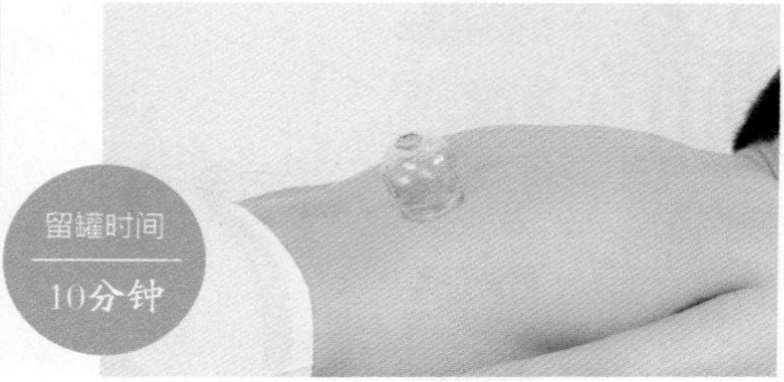

定位 | 位于背部，当第十一胸椎棘突下，旁开 1.5 寸。

拔罐方法 | 将火罐扣在脾俞上，调节负压吸引力度，以疼痛耐受为度。

内关「健脾和胃」

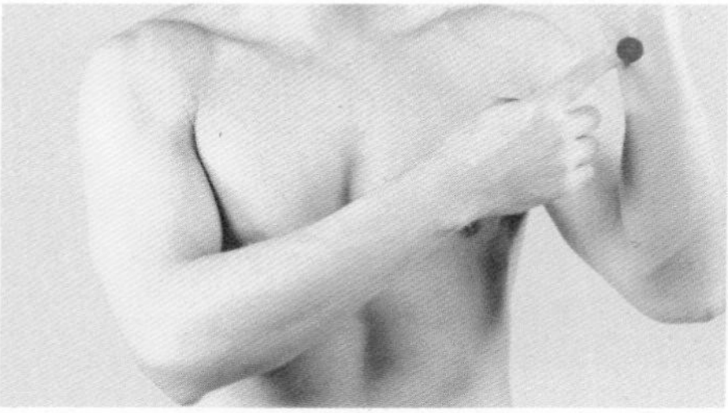

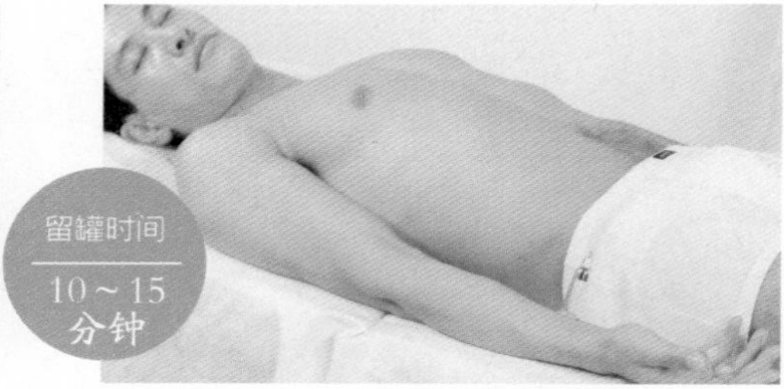

定位 | 位于前臂掌侧，腕横纹上 2 寸，掌长肌腱与桡侧腕屈肌腱之间。

拔罐方法 | 将气罐吸附在内关上，调节负压吸引力度，以疼痛耐受为度。

足三里「健脾和胃，扶正培元」

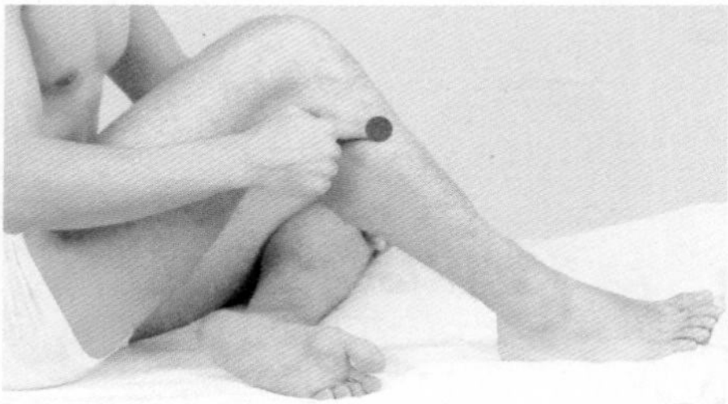

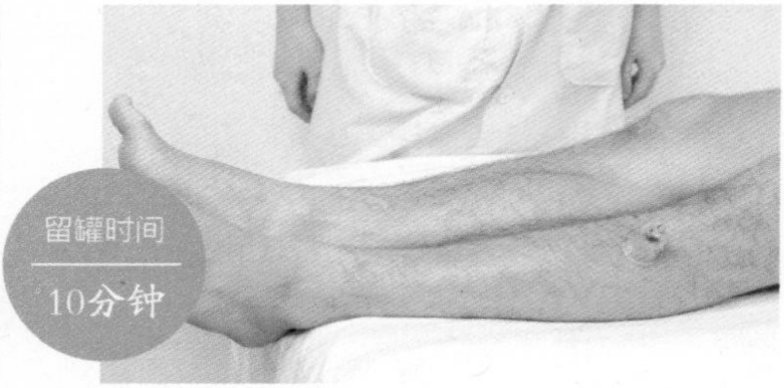

定位 | 位于小腿前外侧，犊鼻下 3 寸，距胫骨前缘一横指（中指）。

拔罐方法 | 将气罐吸附在足三里上，调节负压吸引力度，以疼痛耐受为度。

胃痛

常见病

拔罐方法

临床症状：胃痛是消化系统疾病中常见的症状，常有伴随症状，如上腹隐痛、食欲减退、餐后腹胀、反酸等。中医学认为本病是由于饮食不慎、情志不畅、劳累等导致的脾胃虚弱、胃气失和。

基础治疗：中脘、气海、胃俞、脾俞和足三里。

随症配穴：胃脘胀加内关，反胃加太冲、期门。

中脘「健脾化湿，补益胃气」

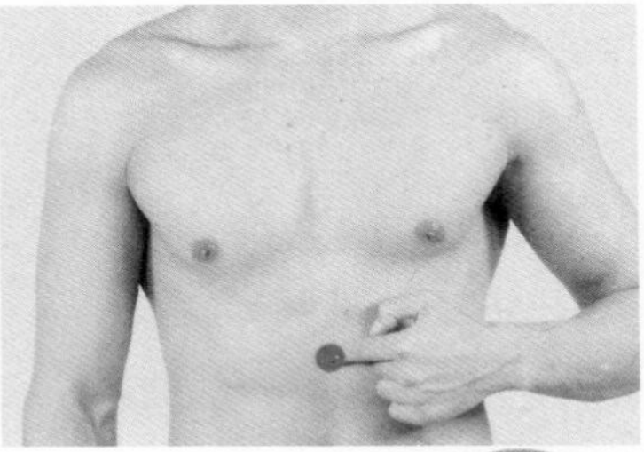

定位

位于上腹部，前正中线上，当脐中上4寸。

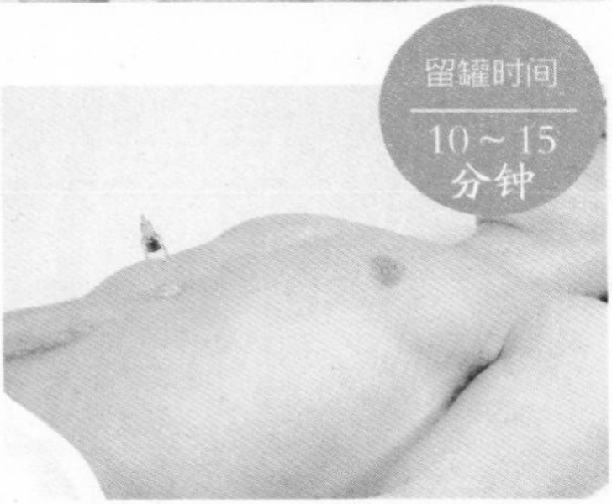

拔罐方法

将气罐吸附在中脘上，调节负压吸引力度，以疼痛耐受为度。

气海「健脾益气，补中和胃」

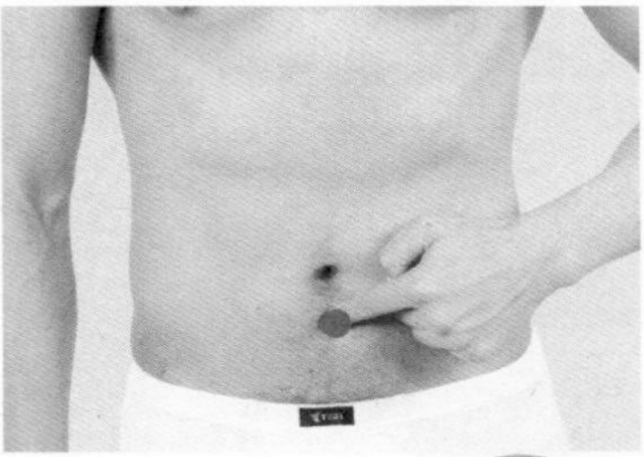

定位

位于下腹部，前正中线上，当脐下1.5寸。

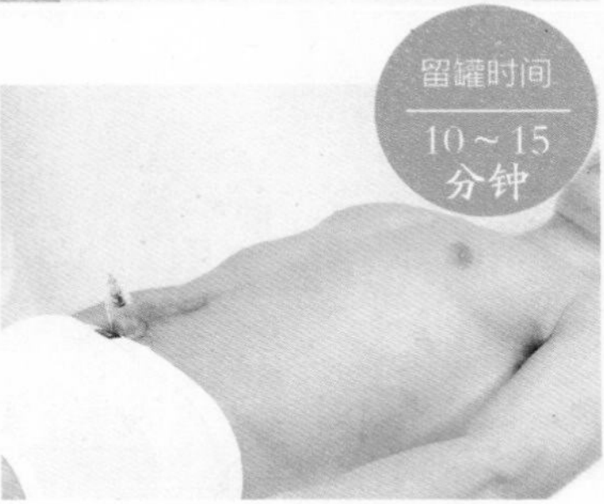

拔罐方法

将气罐吸附在气海上，调节负压吸引力度，以疼痛耐受为度。

胃俞「和胃降逆，健脾助运」

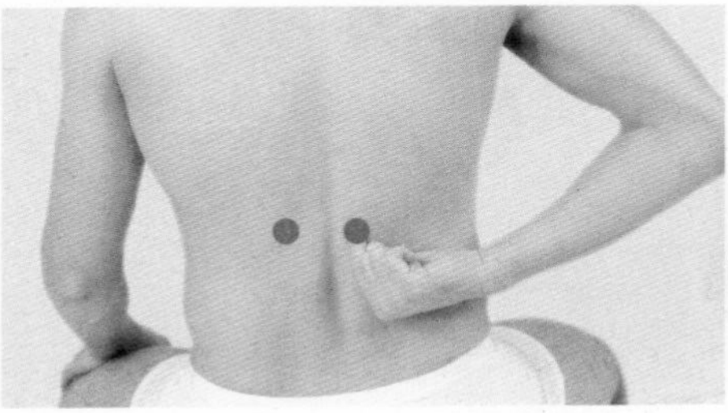

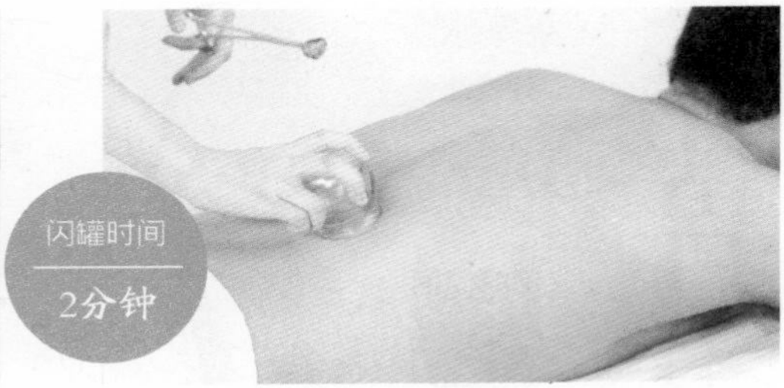

定位 位于背部，当第十二胸椎棘突下，旁开1.5寸。

拔罐方法 将火罐扣在胃俞上，拔上后立即取下，一拔一取，反复吸拔。

脾俞「益气健脾」

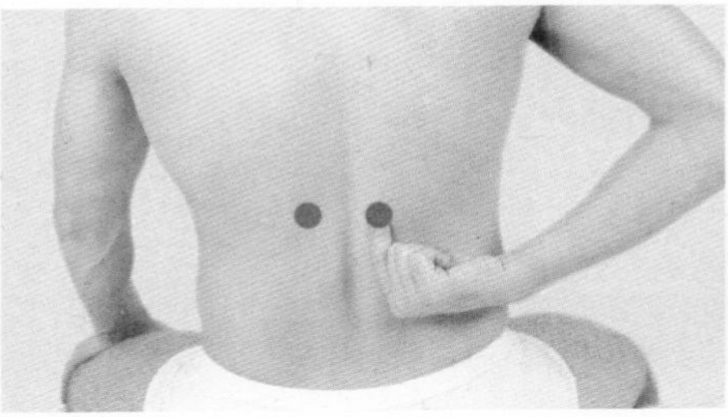

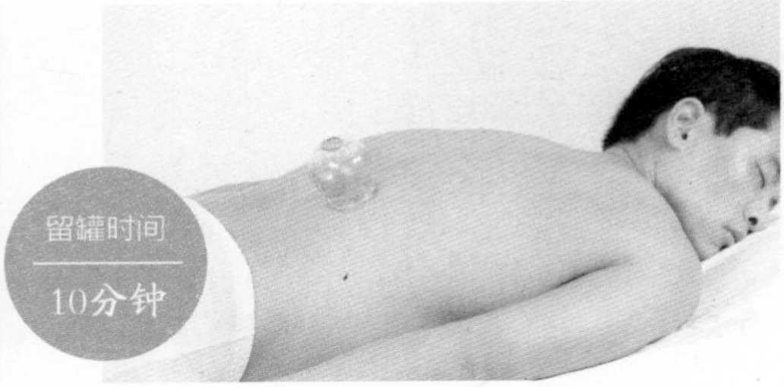

定位 位于背部，当第十一胸椎棘突下，旁开1.5寸。

拔罐方法 将火罐扣在脾俞上，调节负压吸引力度，以疼痛耐受为度。

足三里「补益胃气」

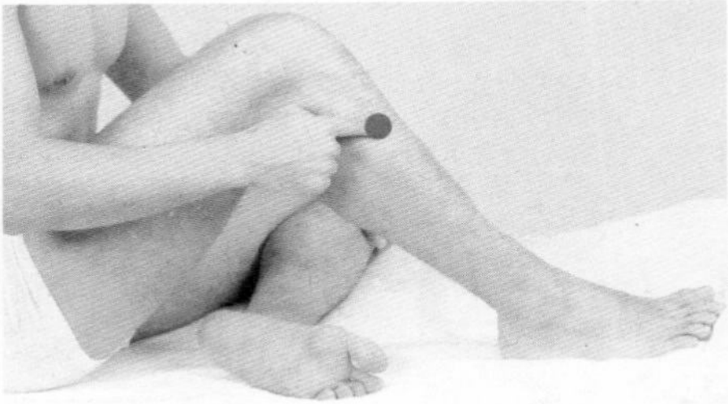

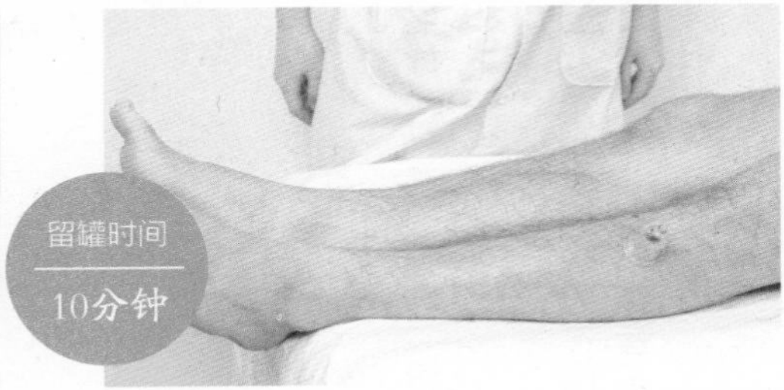

定位 位于小腿前外侧，犊鼻下3寸，距胫骨前缘一横指（中指）。

拔罐方法 将气罐吸附在足三里上，调节负压吸引力度，以疼痛耐受为度。

慢性胃炎

常见病

拔罐方法

临床症状：慢性胃炎是指由不同病因引起的胃黏膜的慢性炎症或萎缩性病变。本病常见上腹疼痛或饱胀，常因食用冷食、硬食、辛辣或其他刺激性食物引起症状或加重症状，慢性胃炎是空腹舒适，饭后不适。

基础治疗：肝俞、膈俞、胃俞、中脘和足三里。

随症配穴：腹胀加内庭，因恼怒加重加太冲，隐痛、喜温、喜按压加脾俞。

肝俞 「疏肝健脾」

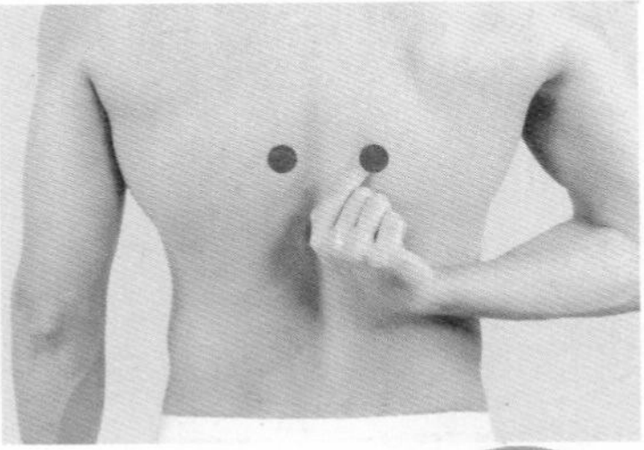

定位

位于背部，当第九胸椎棘突下，旁开1.5寸。

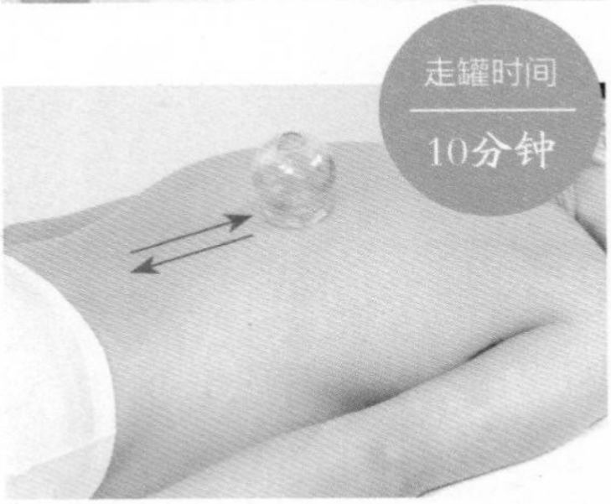

拔罐方法

将火罐扣在肝俞上，沿膀胱经依次来回走罐，以皮肤潮红为度。

膈俞 「理气宽胸，活血通脉」

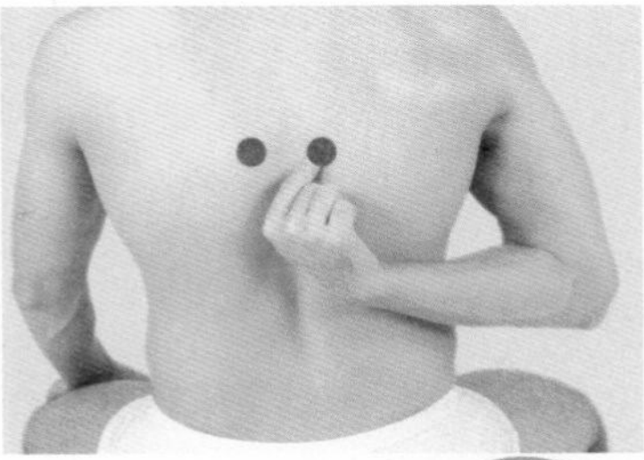

定位

位于背部，第七胸椎棘突下，旁开1.5寸处。

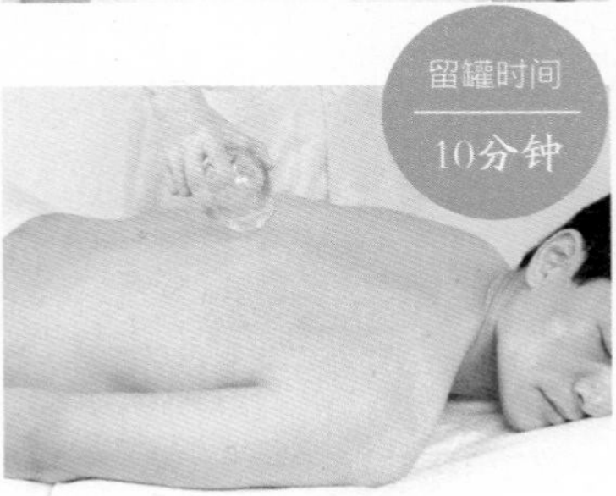

拔罐方法

将火罐扣在膈俞上，调节负压吸引力度，以疼痛耐受为度。

胃俞「和胃降逆，健脾助运」

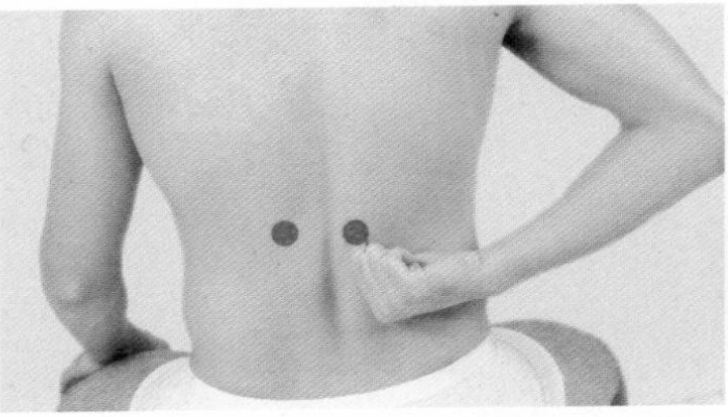

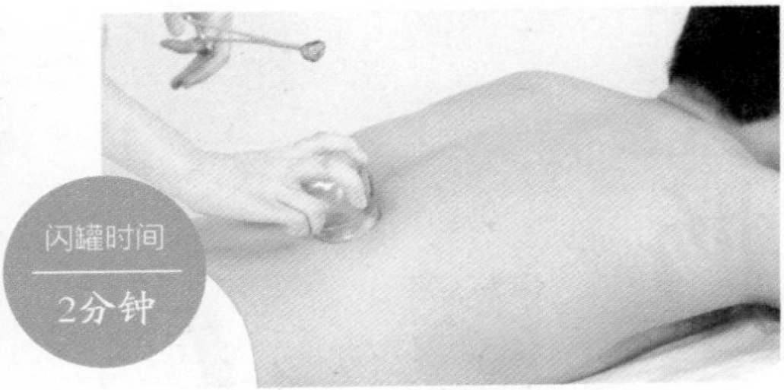

定位 位于背部，当第十二胸椎棘突下，旁开1.5寸。

拔罐方法 将火罐扣在胃俞上，拔上后立即取下，一吸一拔，反复吸拔。

中脘「健脾和胃，通腑降气」

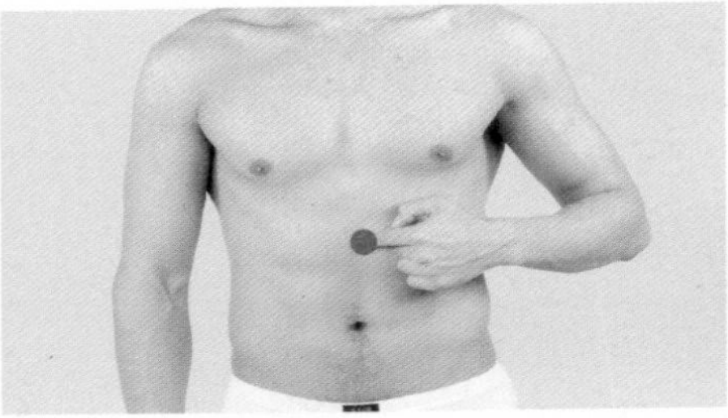

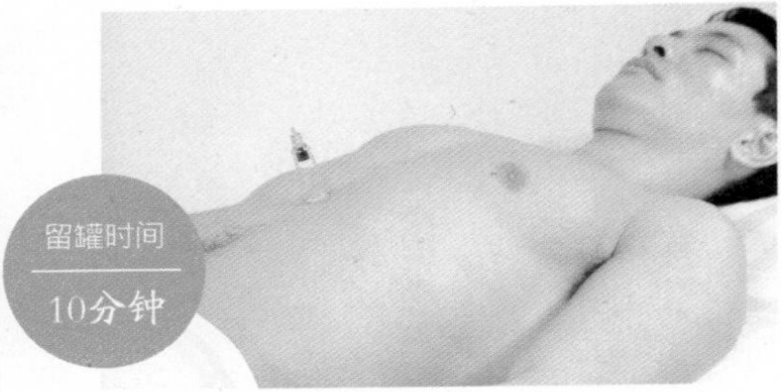

定位 位于上腹部，前正中线上，当脐中上4寸。

拔罐方法 将气罐吸附在中脘上，以皮肤透热潮红为度。

足三里「健脾和胃，扶正培元」

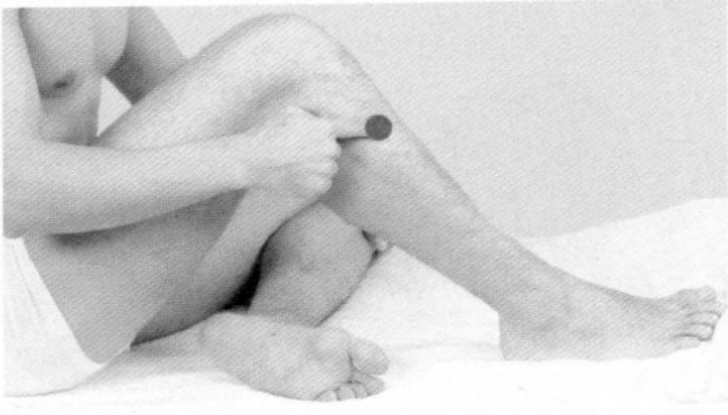

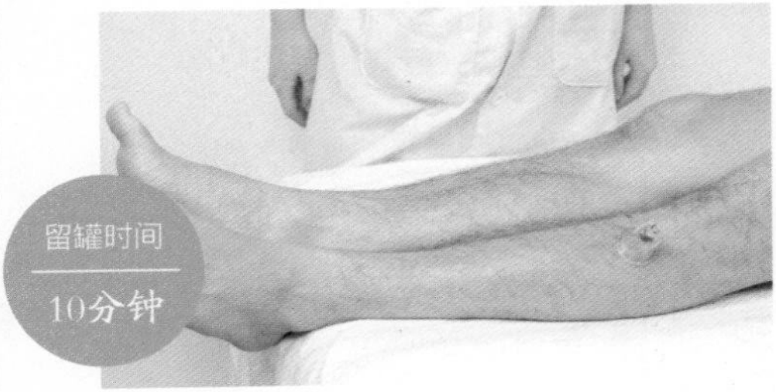

定位 位于小腿前外侧，犊鼻下3寸，距胫骨前缘一横指（中指）。

拔罐方法 将气罐吸附在足三里上，调节负压吸引力度，以疼痛耐受为度。

急性肠炎

常见病

拔罐方法

临床症状：急性肠炎是消化系统疾病中较为常见的疾病。致病原因是肠道细菌、病毒感染或饮食不当（如进食了变质食物，食物中带有化学物质、寄生虫，食物过敏）等。临床表现为发热、腹痛、腹泻、腹胀等。

基础治疗：中脘、天枢、关元、合谷和足三里。

随症配穴：大便清稀如水加脾俞、阴陵泉，晨起泄泻加命门。

中脘「健脾和胃，通腑降气」

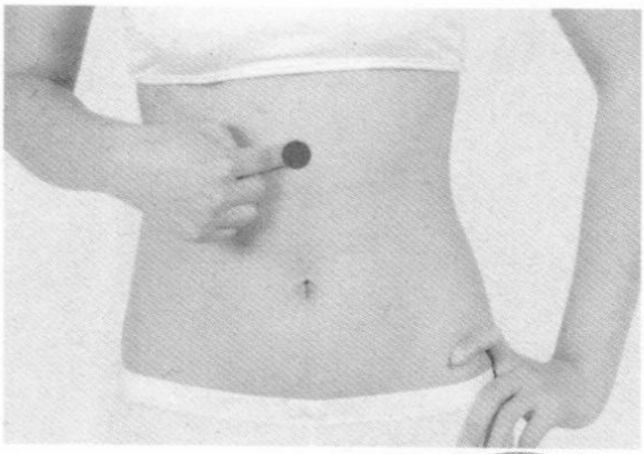

定位

位于上腹部，前正中线上，当脐中上4寸。

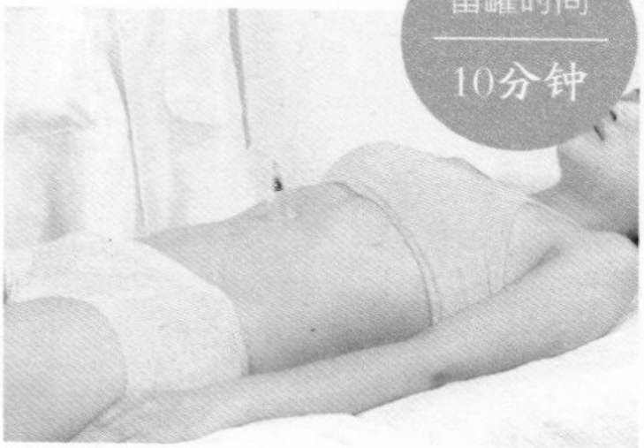

留罐时间

10分钟

拔罐方法

将气罐吸附在中脘上，以皮肤潮红透热为度。

天枢「调理肠胃」

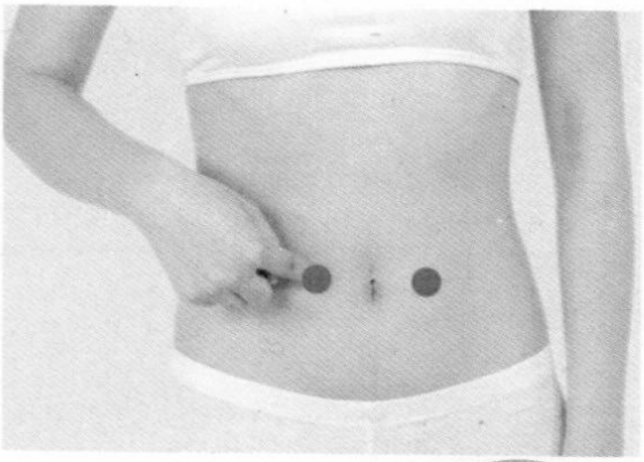

定位

位于腹中部，距脐中2寸。

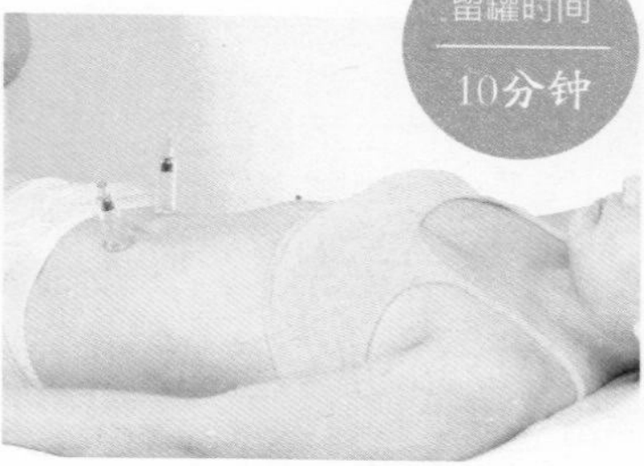

留罐时间

10分钟

拔罐方法

将气罐吸附在天枢上，调节负压吸引力度，以疼痛耐受为度。

关元「培补元气，健脾和胃」

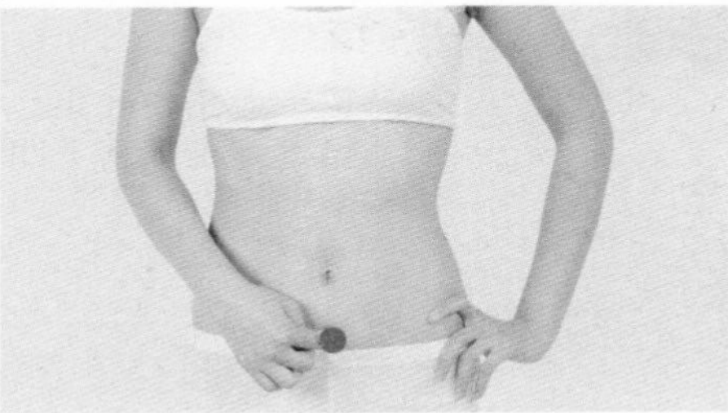

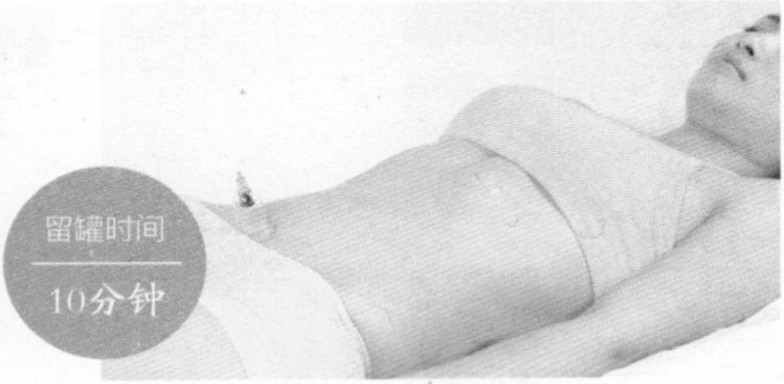

定位 | 位于下腹部，前正中线上，当脐下 3 寸。

拔罐方法 | 将气罐吸附在关元上，以皮肤潮红透热为度。

合谷「通调大肠」

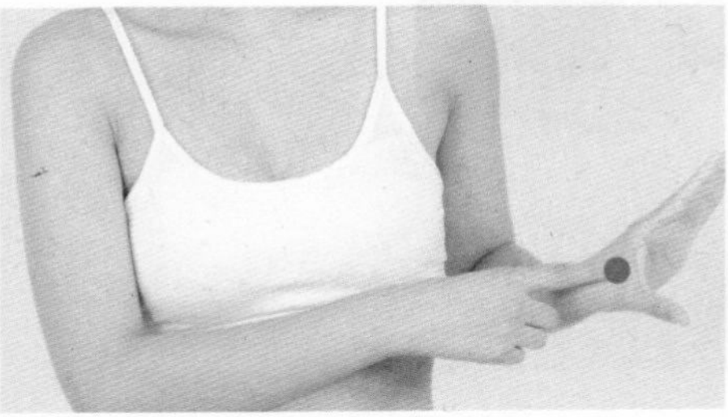

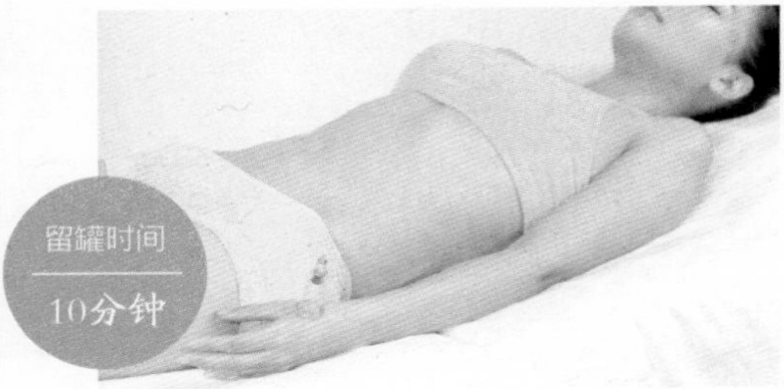

定位 | 位于手背，第一、第二掌骨间，当第二掌骨桡侧的中点处。

拔罐方法 | 将气罐吸附在合谷上，以皮肤潮红透热为度。

足三里「调理脾胃，升降气机」

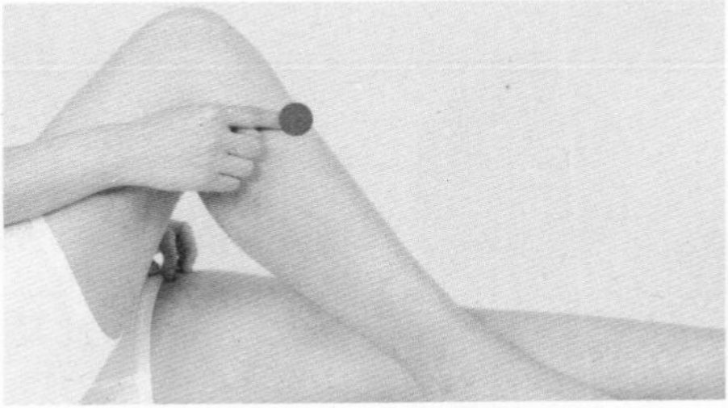

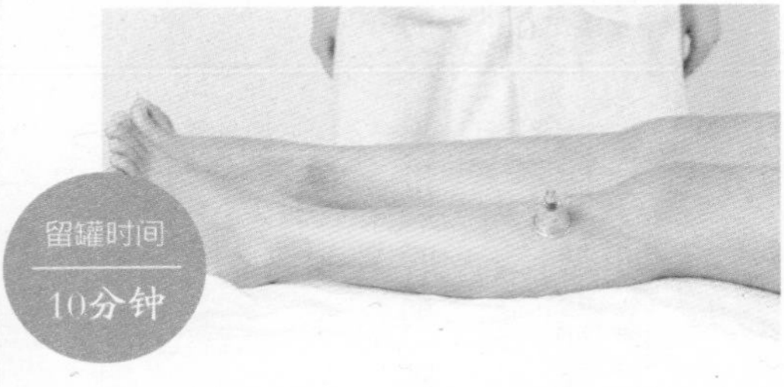

定位 | 位于小腿前外侧，犊鼻下 3 寸，距胫骨前缘一横指（中指）。

拔罐方法 | 将气罐吸附在足三里上，调节负压吸引力度，以疼痛耐受为度。

胃下垂

常见病

拔罐方法

临床症状：胃下垂是相对于人体正常组织解剖位而言，具体指站立位时，胃的位置下降，胃的小弯最低点在髂嵴水平连线以下。本病多见于体形瘦长者、久病体弱者等。从中医角度讲，本病与宗气不足有关。

基础治疗：大椎、肝俞、脾俞、胃俞和足三里。

随症配穴：腹胀、恶心加公孙、内关，嗳气、喜叹息加太冲、期门。

大椎 「行气通阳，补益脾肺」

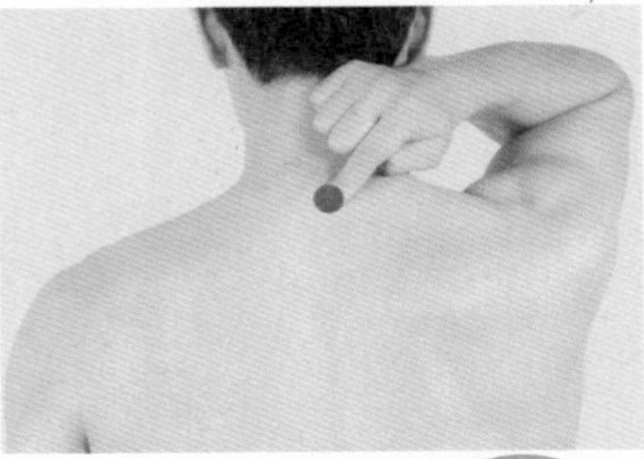

定位

位于后正中线上，第七颈椎棘突下凹陷中。

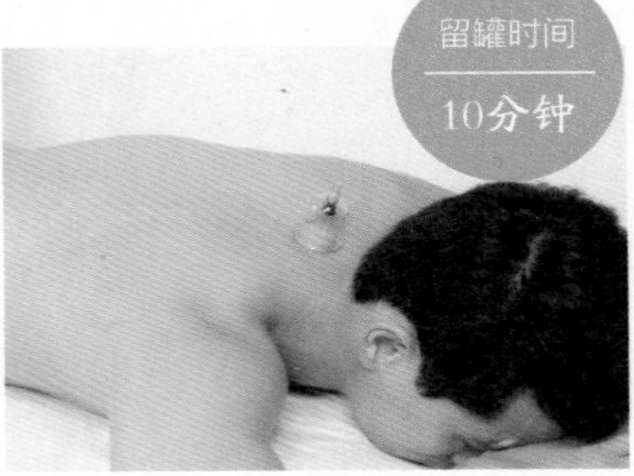

拔罐方法

将气罐吸附在大椎上，以皮肤潮红透热为度。

肝俞 「补益肝肾，调理气血」

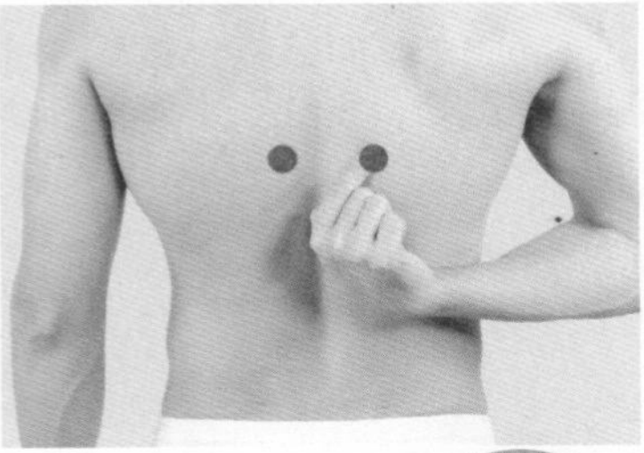

定位

位于背部，当第九胸椎棘突下，旁开1.5寸。

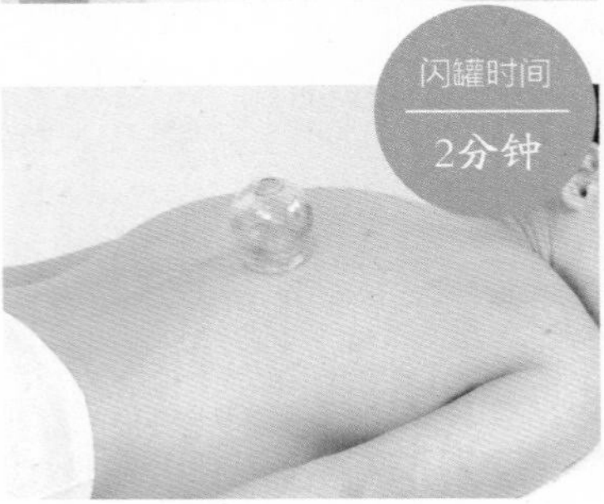

拔罐方法

将火罐扣在肝俞上，拔上后立即取下，一拔一取，如此反复吸拔。

脾俞「健脾养胃，化生气血」

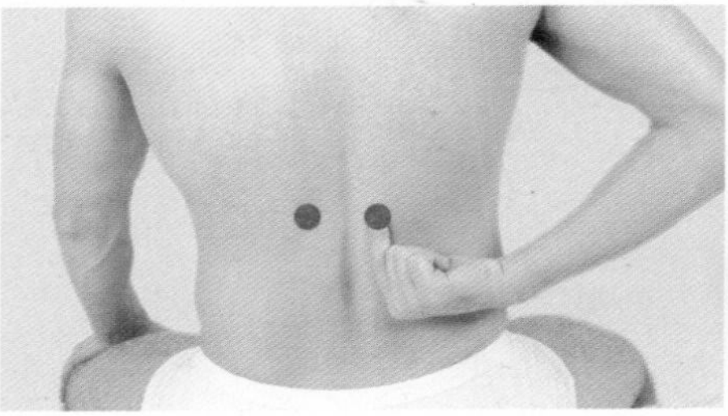

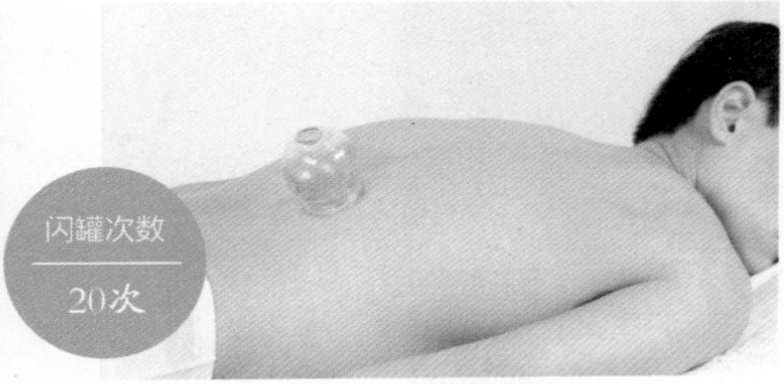

定位 | 位于背部，当第十一胸椎棘突下，旁开 1.5 寸。

拔罐方法 | 将火罐扣在脾俞上，拔上后立即取下，一拔一取，反复吸拔。

胃俞「和胃降逆，健脾助运」

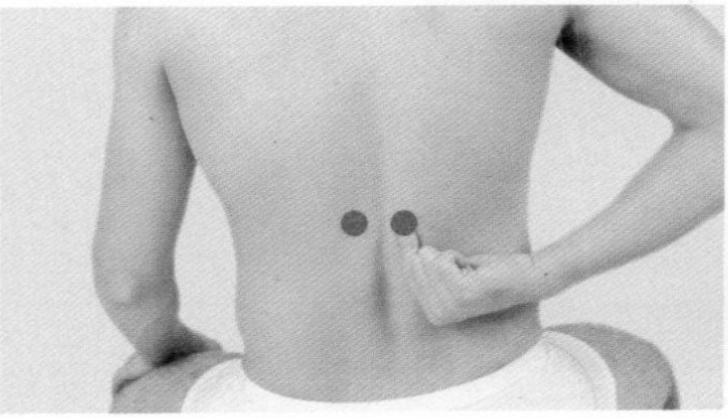

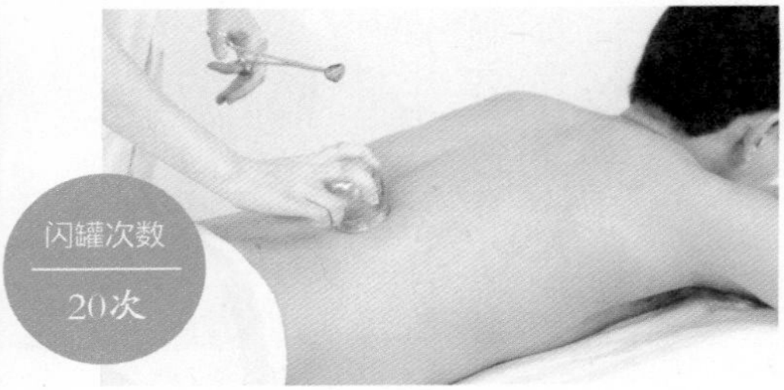

定位 | 位于背部，当第十二胸椎棘突下，旁开 1.5 寸。

拔罐方法 | 将火罐扣在胃俞上，拔上后立即取下，一拔一取，反复吸拔。

足三里「健脾和胃，扶正培元」

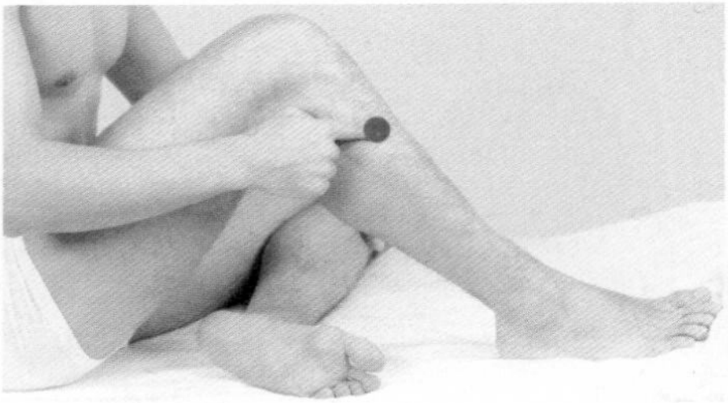

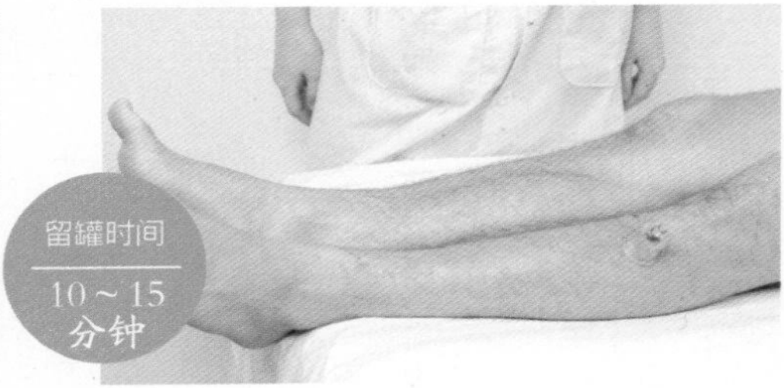

定位 | 位于小腿前外侧，犊鼻下 3 寸，距胫骨前缘一横指（中指）。

拔罐方法 | 将气罐吸附在足三里上，调节负压吸引力度，以疼痛耐受为度。

胃痉挛

常见病

拔罐方法

临床症状：胃痉挛就是胃部肌肉抽搐，主要表现为上腹痛、呕吐等。胃痉挛是一种症状，不是疾病。胃痉挛与体质和饮食等因素有关，应注意调整饮食结构，多锻炼，提高机体的抵抗力。

基础治疗：肝俞、胃俞、中脘、梁门和关元。

随症配穴：呕吐清水加丰隆、公孙，食后即呕加脾俞。

肝俞 「补益脾胃，调理气血」

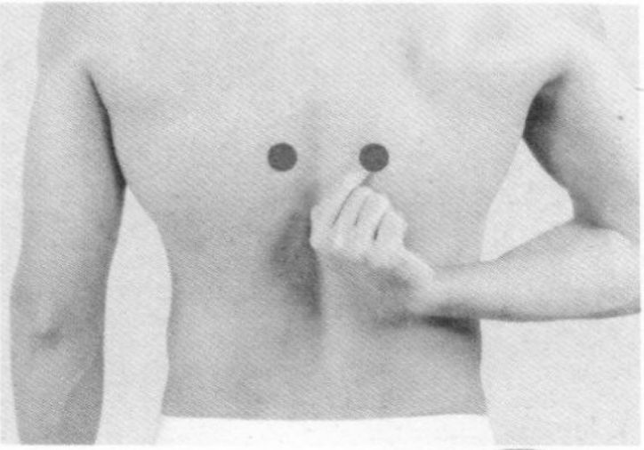

定位

位于背部，当第九胸椎棘突下，旁开1.5寸。

闪罐次数 30次

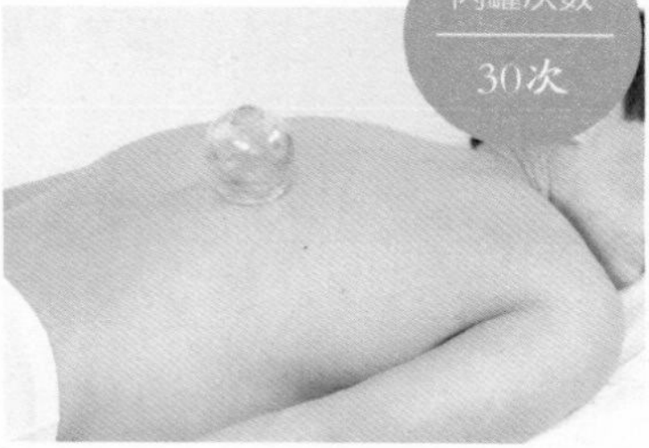

拔罐方法

将火罐扣在肝俞上，拔上后立即取下，一拔一取，如此反复吸拔。

胃俞 「和胃降逆，健脾助运」

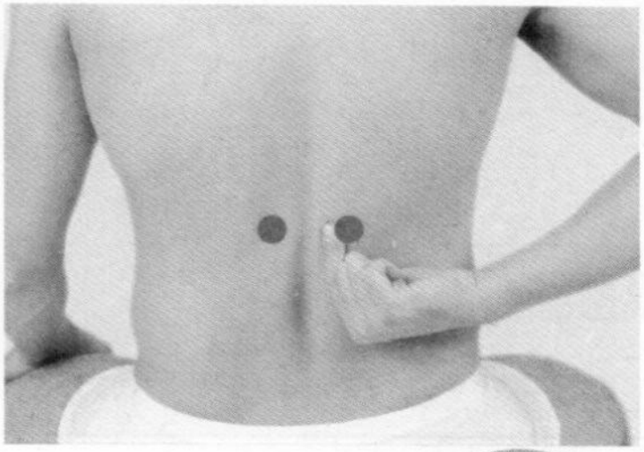

定位

位于背部，当第十二胸椎棘突下，旁开1.5寸。

闪罐次数 20次

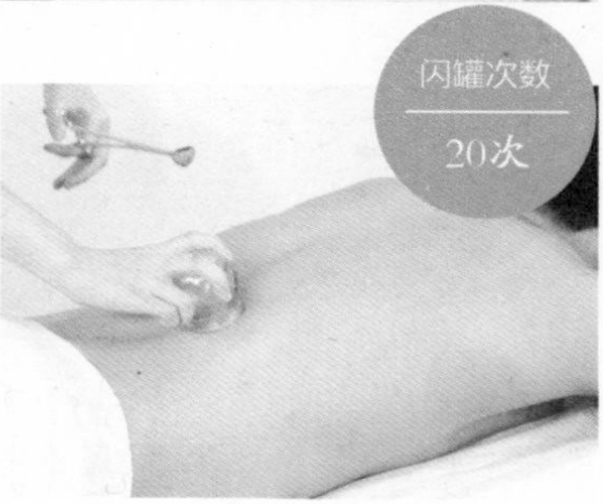

拔罐方法

将火罐扣在胃俞上，拔上后立即取下，一拔一取，如此反复吸拔。

中脘 「健脾化湿，补益胃气」

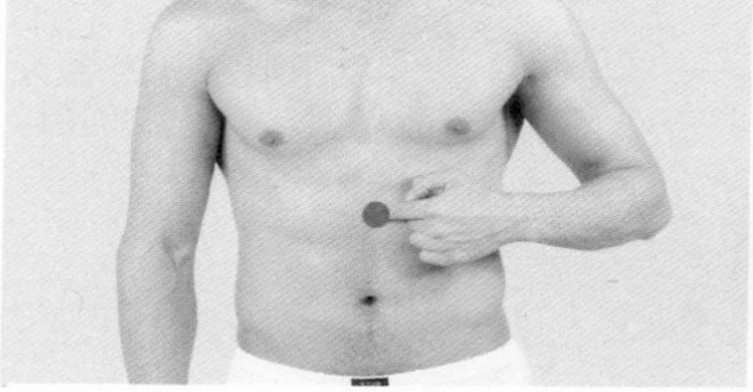

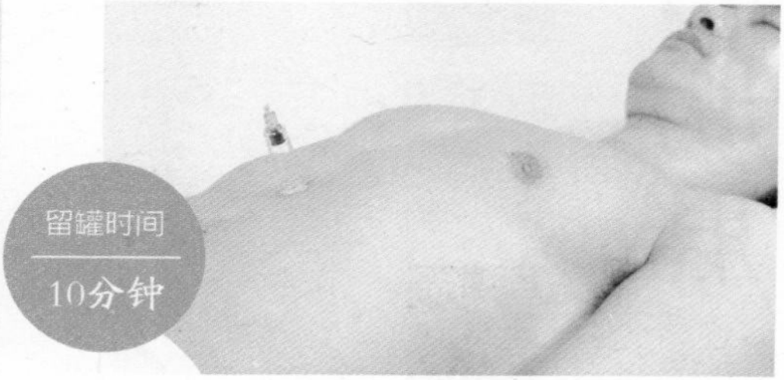

定位 位于上腹部，前正中线上，当脐中上4寸。

拔罐方法 将气罐吸附在中脘上，调节负压吸引力度，以疼痛耐受为度。

梁门 「消积滞，健脾胃」

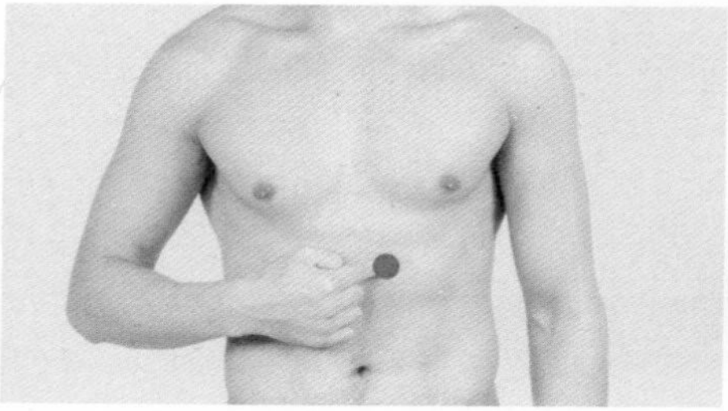

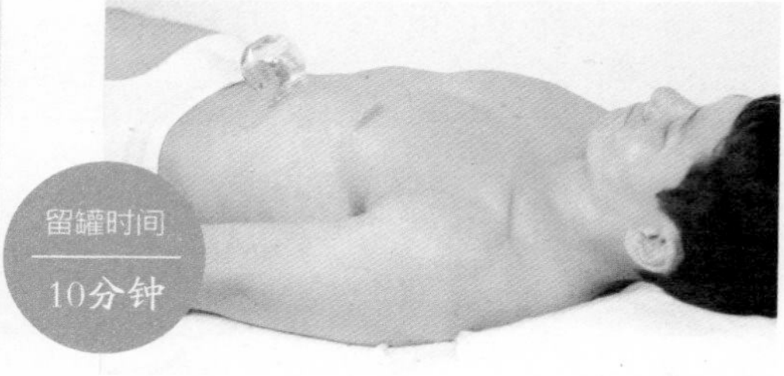

定位 位于脐上4寸，距前正中线2寸。

拔罐方法 将火罐扣在梁门上，调节负压吸引力度，以疼痛耐受为度。

关元 「培补元气，理气止痛」

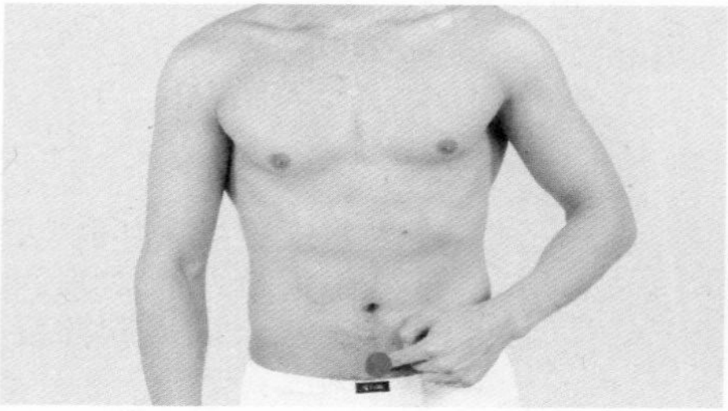

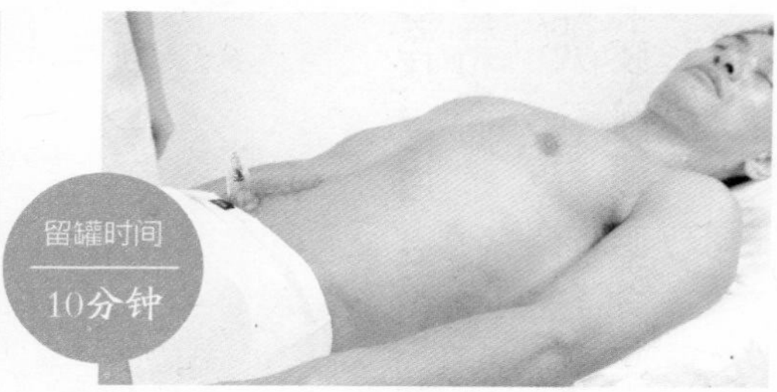

定位 位于下腹部，前正中线上，当脐中下3寸。

拔罐方法 将气罐吸附在关元上，调节负压吸引力度，以疼痛耐受为度。

脂肪肝

常见病

拔罐方法

临床症状：由于疾病或药物等因素导致肝细胞内脂质积聚超过肝湿重的百分之五称之为脂肪肝。脂肪肝是一种常见的临床现象，而不是一个独立的疾病，包括脂肪变性、脂肪肝炎和肝硬化等病理改变。

基础治疗：期门、肝俞、胆俞、阳陵泉和太冲。

随症配穴：疲劳、乏力加关元、气海，下肢水肿加三阴交、足三里。

期门 「疏肝利胆」

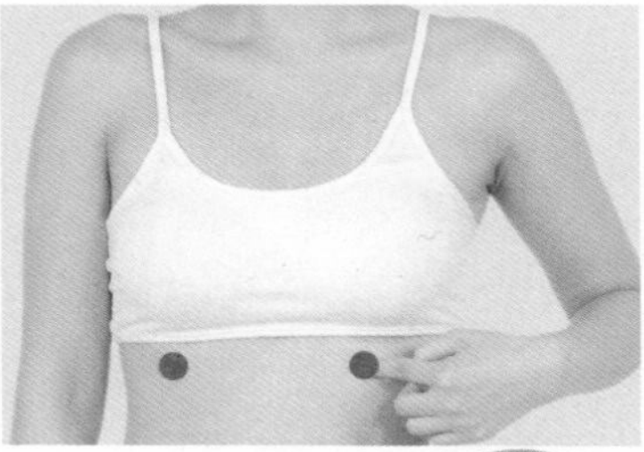

定位

位于胸部，当乳头直下，第六肋间隙，前正中线旁开 4 寸。

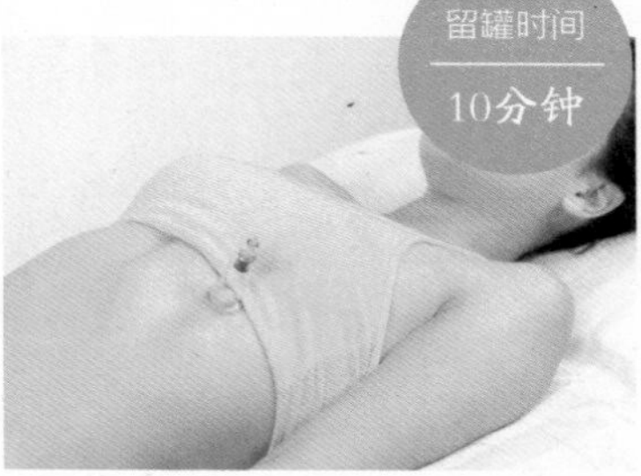

拔罐方法

将气罐吸附在期门上，调节负压吸引力度，以疼痛耐受为度。

肝俞 「疏肝健脾」

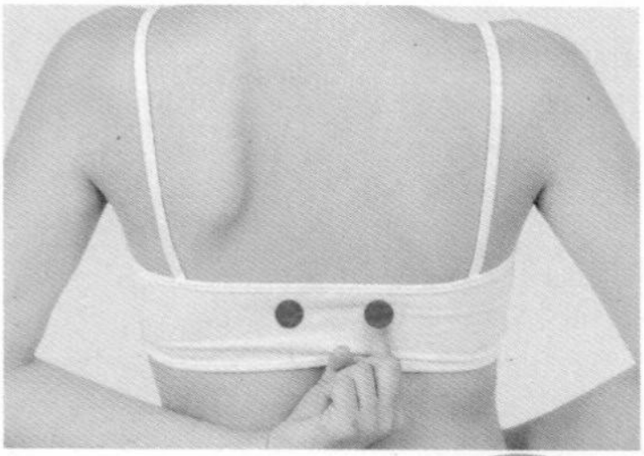

定位

位于背部，当第九胸椎棘突下，旁开 1.5 寸。

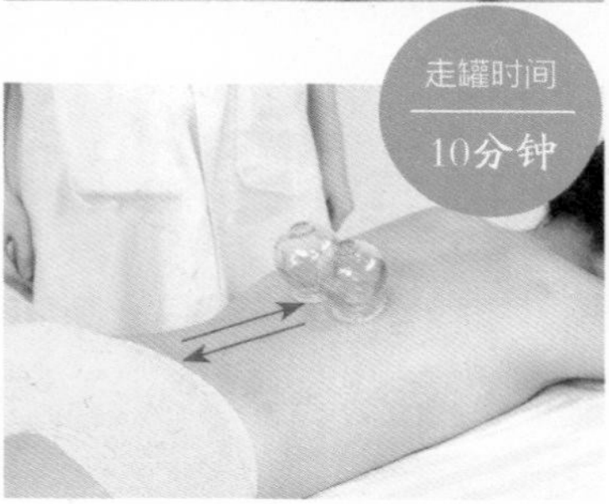

拔罐方法

将火罐扣在肝俞上，沿膀胱经依次来回走罐，以皮肤潮红为度。

胆俞「清利肝胆湿热」

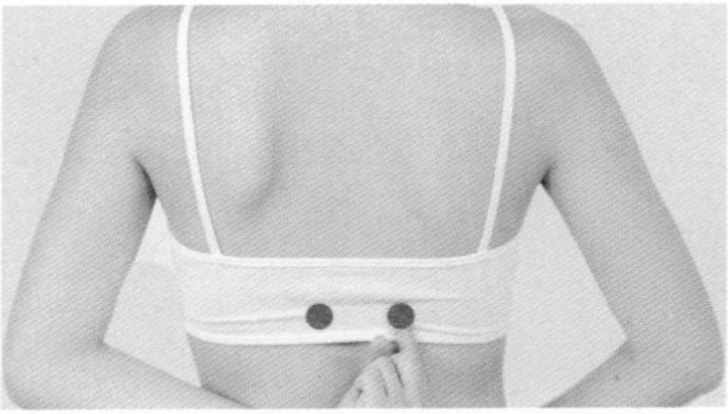

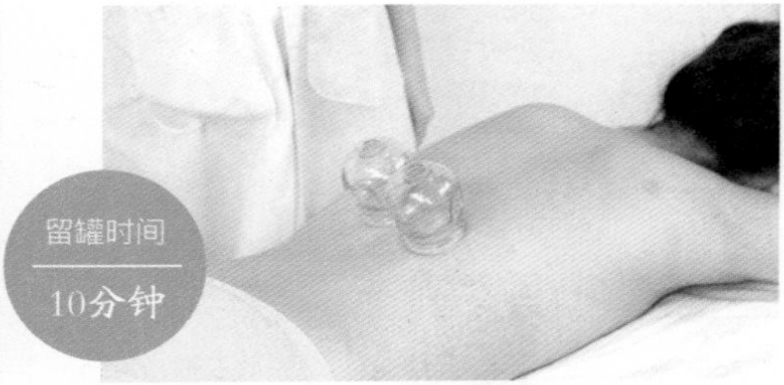

定位｜位于背部，当第十胸椎棘突下，旁开 1.5 寸。

拔罐方法｜将火罐扣在胆俞上，调节负压吸引力度，以疼痛耐受为度。

阳陵泉「疏利肝胆」

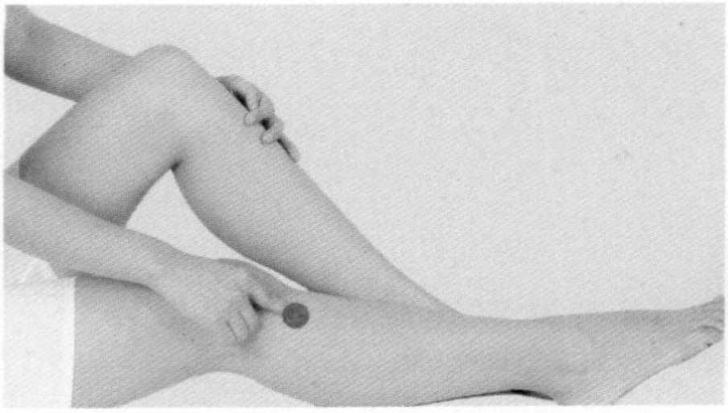

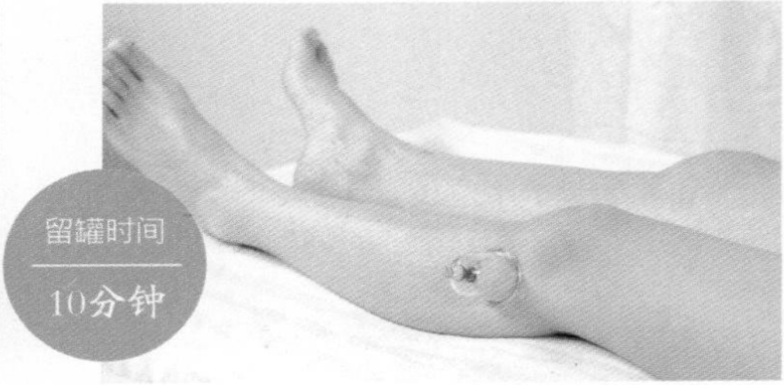

定位｜位于小腿外侧，当腓骨小头前下方凹陷处。

拔罐方法｜将气罐吸附在阳陵泉上，调节负压吸引力度，以疼痛耐受为度。

太冲「平肝理血，清利下焦」

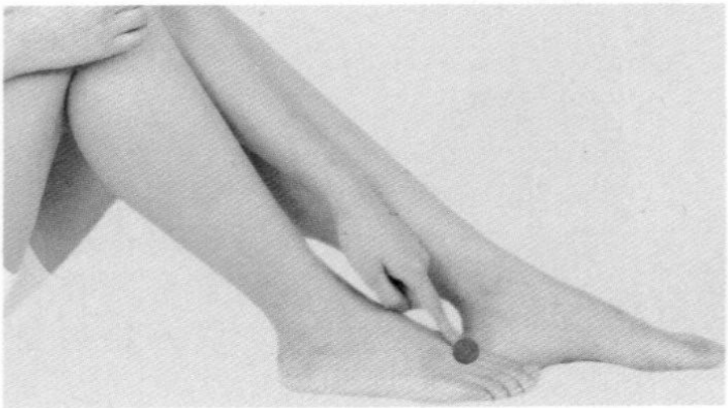

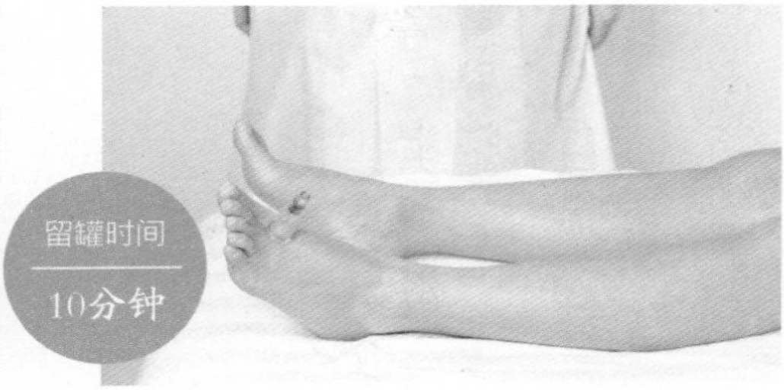

定位｜位于足背侧，当第一跖骨间隙的后方凹陷处。

拔罐方法｜将气罐吸附在太冲上，以皮肤潮红透热为度。

胆结石

常见病 拔罐方法

临床症状：胆结石主要表现为右上腹部或心窝部隐痛，饭后饱胀不适、嗳气，进食油腻食物后可有恶心、呕吐，胆绞痛的部位在上腹部或右上腹部，呈阵发性，可向右肩背部放散。

基础治疗：胆俞、期门、日月、足三里和阳陵泉。

随症配穴：口苦加中脘、内关，目黄加至阳、三阴交。

胆俞「清热利胆」

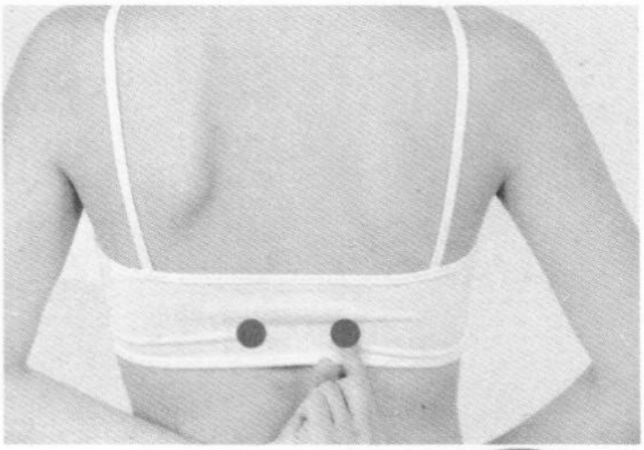

定位

位于背部，当第十胸椎棘突下，旁开1.5寸。

留罐时间 10～15分钟

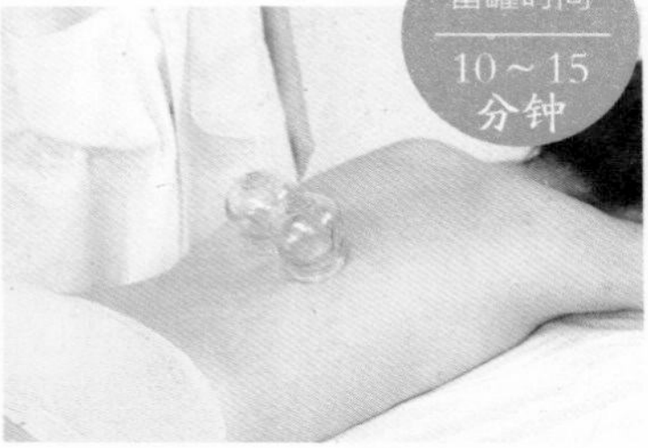

拔罐方法

将火罐扣在胆俞上，调节负压吸引力度，以疼痛耐受为度。

期门「疏肝利胆」

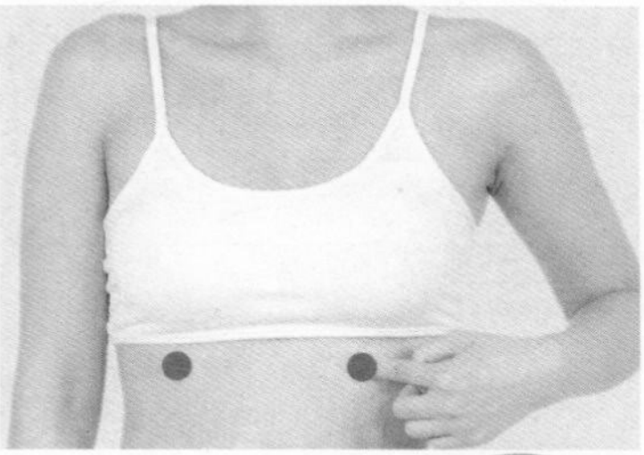

定位

位于胸部，当乳头直下，第六肋间隙，前正中线旁开4寸。

留罐时间 10分钟

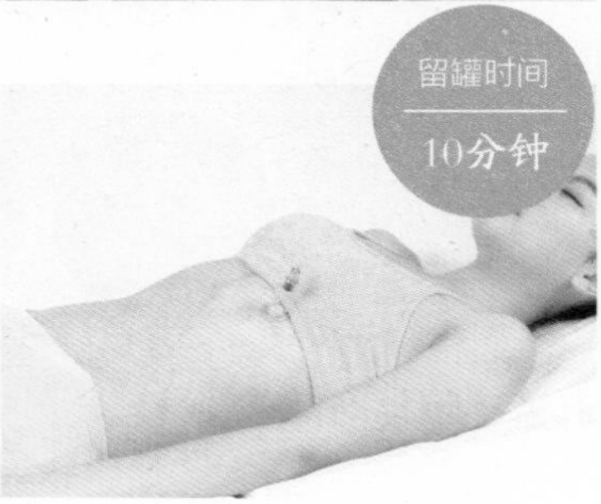

拔罐方法

将气罐吸附在期门上，调节负压吸引力度，以疼痛耐受为度。

日月「疏肝利胆，健脾降逆」

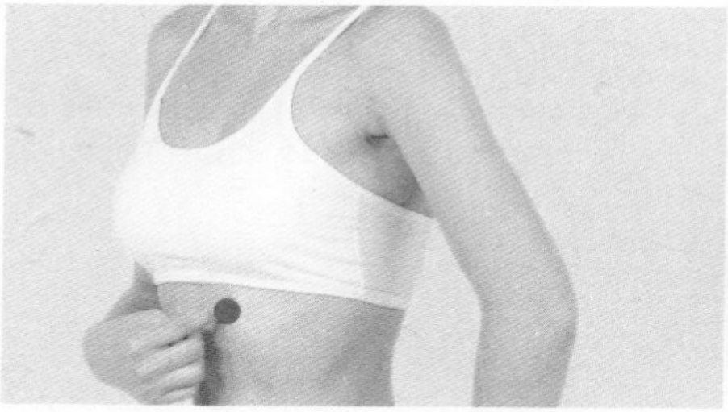

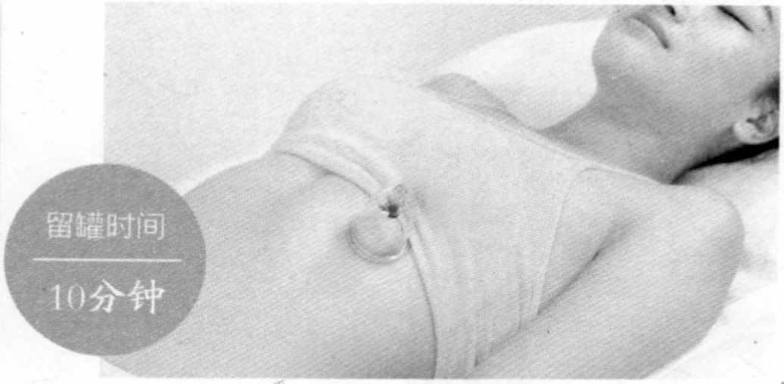

定位 位于上腹部，当乳头直下，第7肋间隙，前正中线旁开4寸。

拔罐方法 将气罐吸附在日月上，调节负压吸引力度，以疼痛耐受为度。

足三里「疏肝健脾，清热利湿」

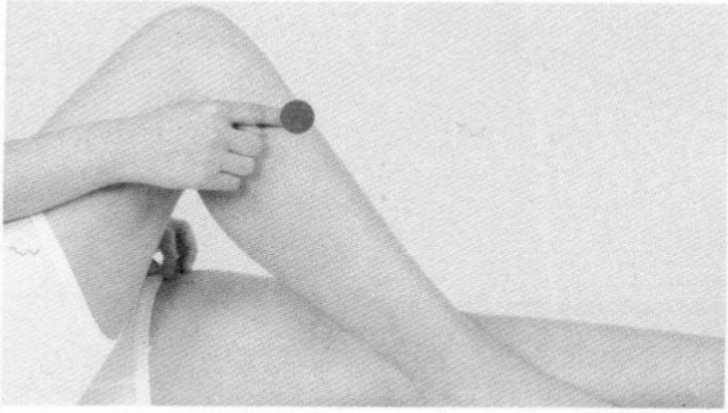

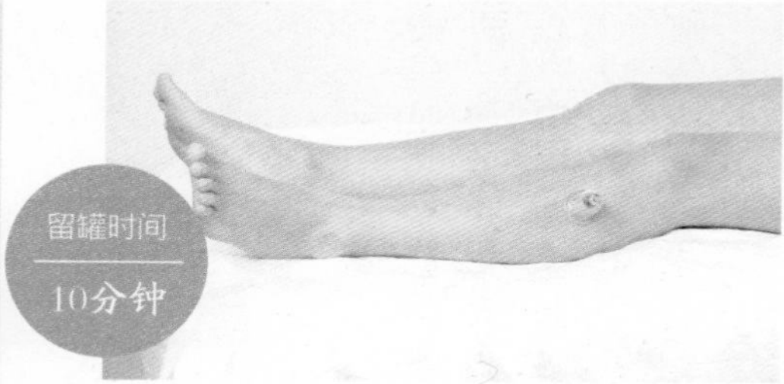

定位 位于小腿前外侧，犊鼻下3寸，距胫骨前缘一横指（中指）。

拔罐方法 将气罐吸附在足三里上，调节负压吸引力度，以疼痛耐受为度。

阳陵泉「缓解痉挛，通络止痛」

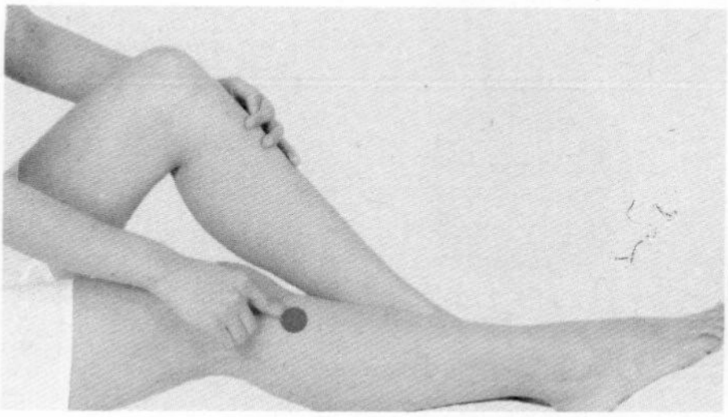

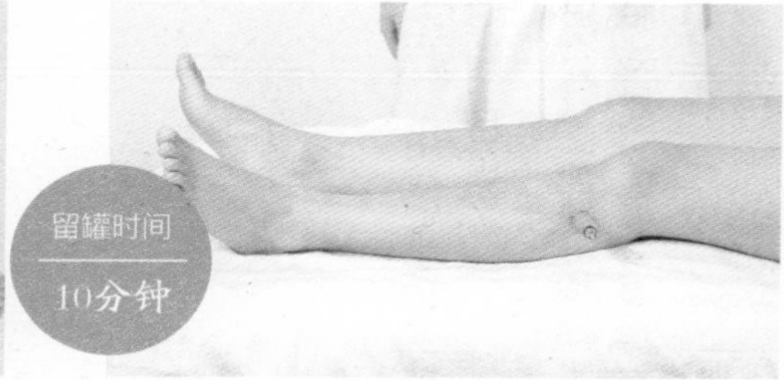

定位 位于小腿外侧，当腓骨小头前下方凹陷处。

拔罐方法 将气罐吸附在阳陵泉上，调节负压吸引力度，以疼痛耐受为度。

腹泻

常见病

拔罐方法

临床症状：腹泻是指以排便次数增多、粪便稀溏，甚至泄如水样为主要症状的病症。中医学认为本病是因感受外邪，或被饮食所伤，或情志失调，或脾胃虚弱，或脾肾阳虚等原因引起。

基础治疗：中脘、天枢、关元、足三里和上巨虚。

随症配穴：大便清稀如水加脾俞、阴陵泉，大便黄褐臭秽加合谷、下巨虚。

中脘「健脾和胃，通腑降气」

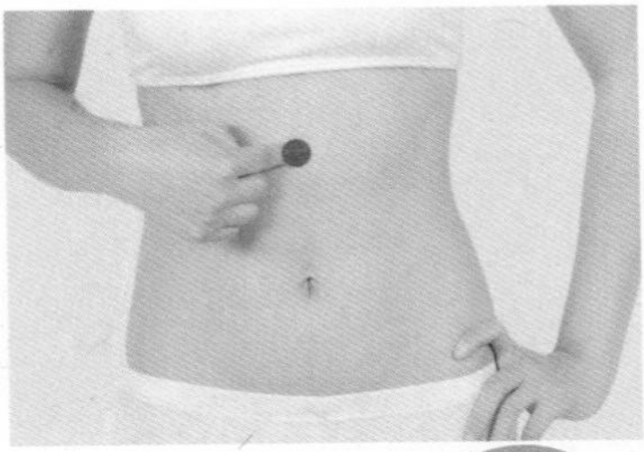

定位

位于上腹部，前正中线上，当脐中上4寸。

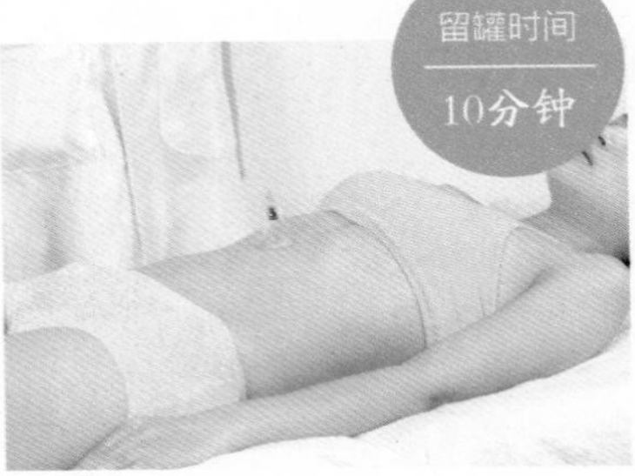

拔罐方法

将气罐吸附在中脘上，调节负压吸引力度，以疼痛耐受为度。

天枢「调理肠胃」

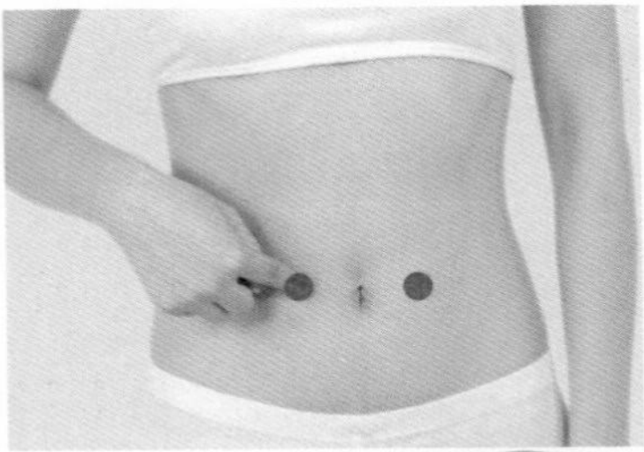

定位

位于腹中部，距脐中2寸。

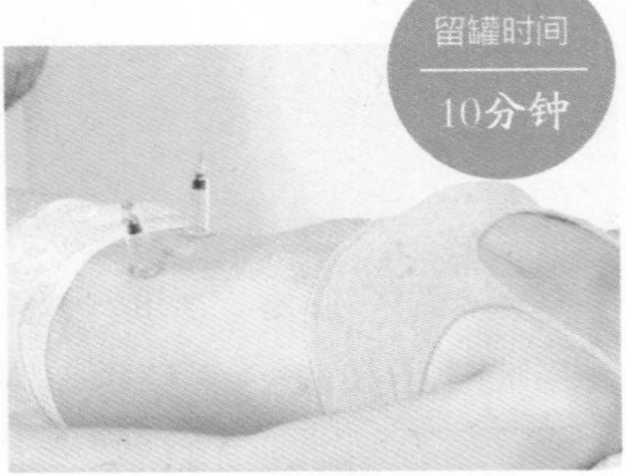

拔罐方法

将气罐吸附在天枢上，调节负压吸引力度，以疼痛耐受为度。

关元「培补元气，理气和血」

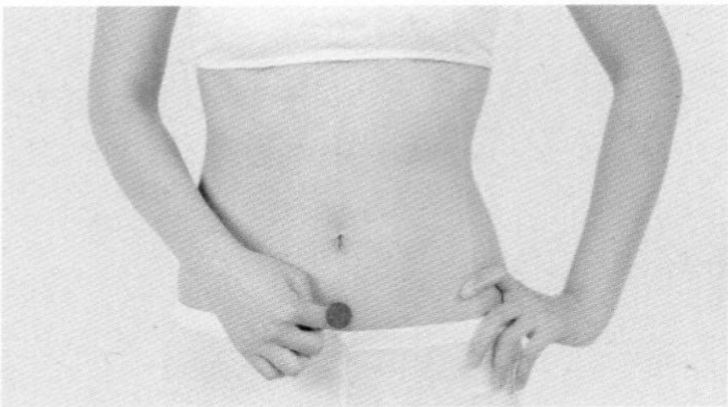

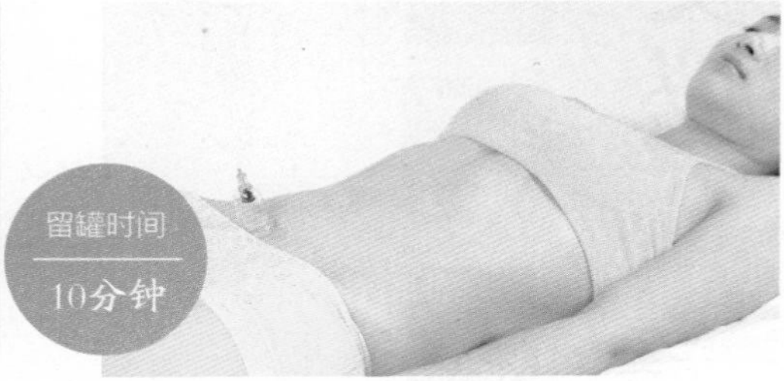

定位 | 位于下腹部，前正中线上，当脐下 3 寸。

拔罐方法 | 将气罐吸附在关元上，调节负压吸引力度，以疼痛耐受为度。

足三里「调理脾胃，升降气机」

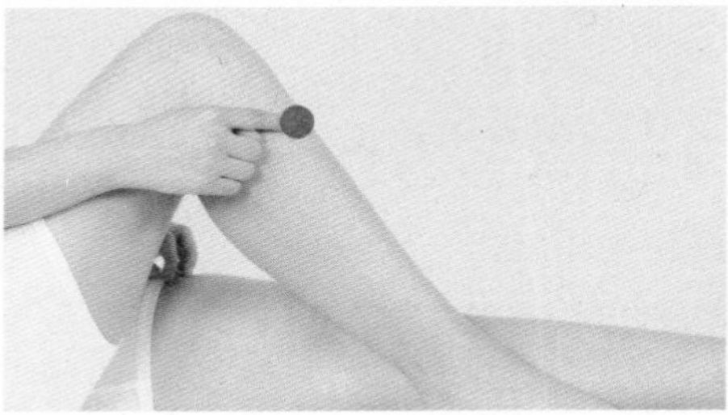

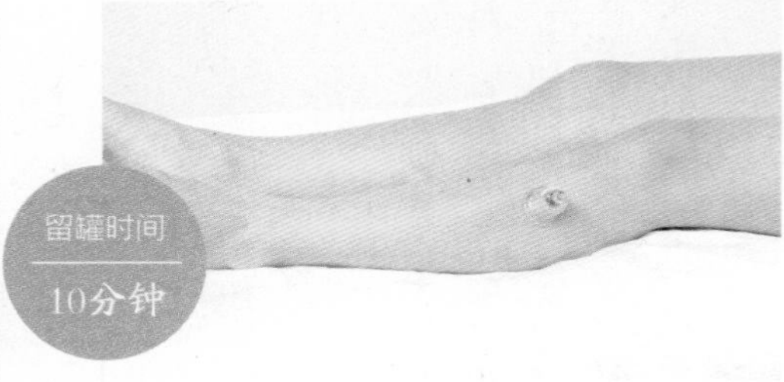

定位 | 位于小腿前外侧，犊鼻下 3 寸，距胫骨前缘一横指（中指）。

拔罐方法 | 将气罐吸附在足三里上，调节负压吸引力度，以疼痛耐受为度。

上巨虚「调和肠胃，理气止痛」

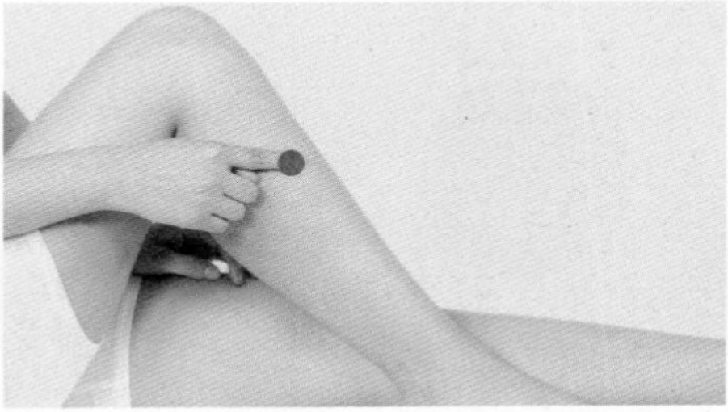

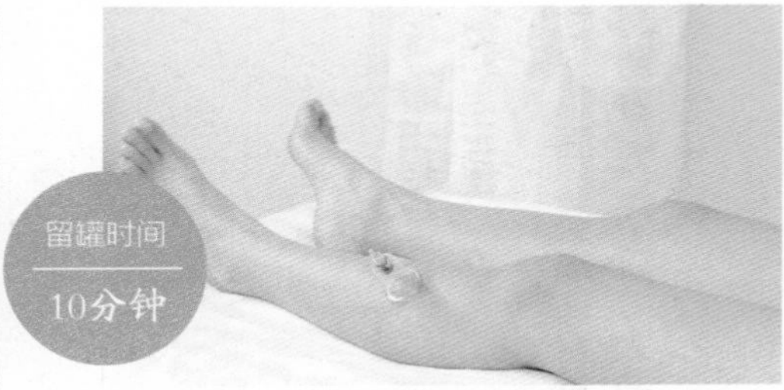

定位 | 位于小腿前外侧，当犊鼻下 6 寸，距胫骨前缘一横指（中指）。

拔罐方法 | 将气罐吸附在上巨虚上，调节负压吸引力度，以疼痛耐受为度。

便秘

常见病

拔罐方法

临床症状：便秘是临床常见的复杂症状，而不是一种疾病，主要是指排便次数减少、粪便量减少、粪便干结、排便费力等。引起功能性便秘的原因有饮食不当；生活压力过大，精神紧张；滥用泻药，产生依赖等。

基础治疗：天枢、气海、上巨虚、大肠俞和足三里。

随症配穴：面红身热加合谷、曲池；两胁疼痛加中脘、太冲；腹部冷痛加关元。

天枢「调理肠胃」

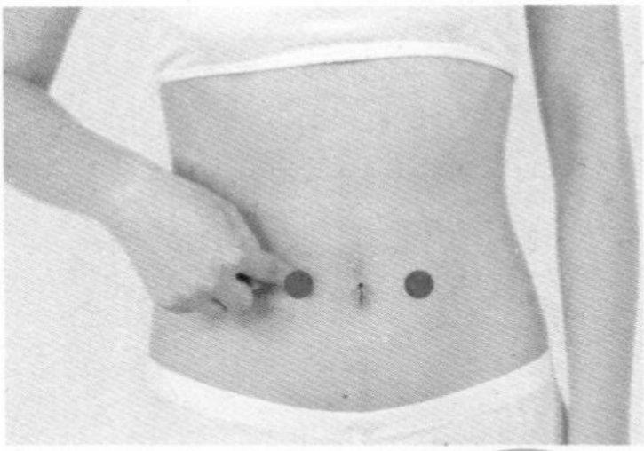

定位

位于腹中部，距脐中2寸。

留罐时间

10分钟

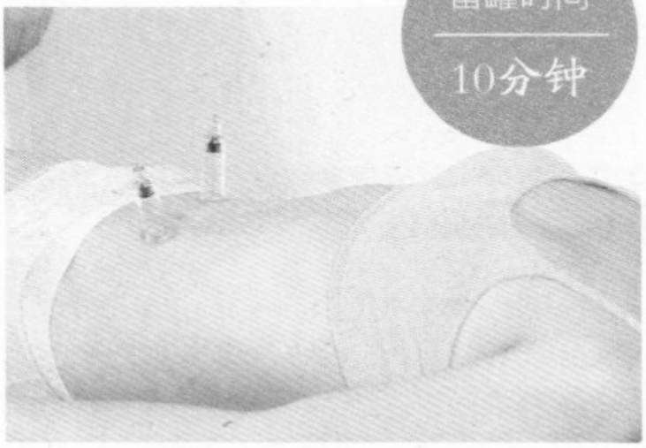

拔罐方法

将气罐吸附在天枢上，调节负压吸引力度，以疼痛耐受为度。

气海「益气助阳」

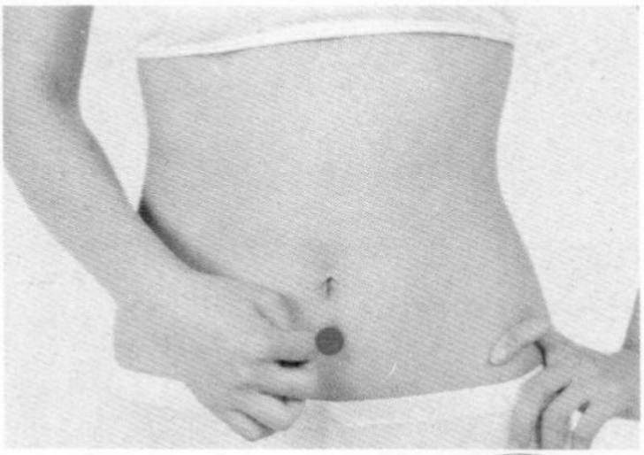

定位

位于下腹部，前正中线上，当脐下1.5寸处。

留罐时间

10分钟

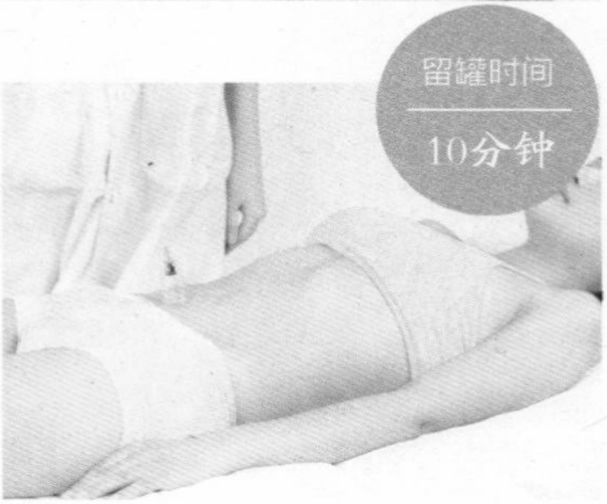

拔罐方法

将气罐吸附在气海上，调节负压吸引力度，以疼痛耐受为度。

上巨虚「调和肠胃，健脾祛湿」

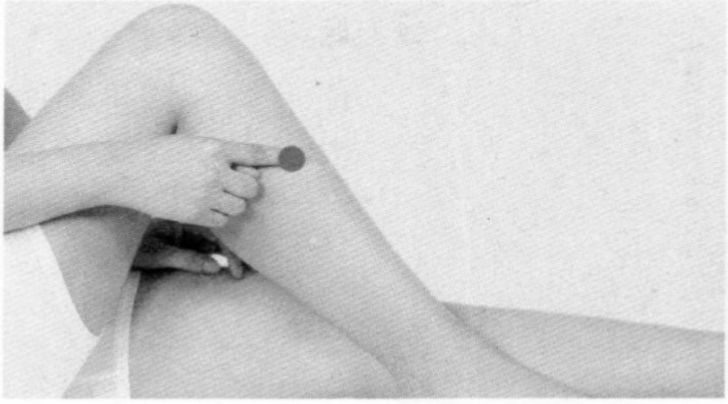

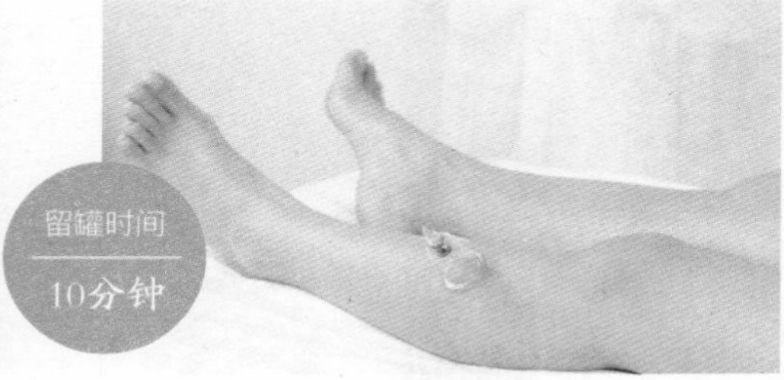

定位｜位于小腿前外侧，当犊鼻下 6 寸，距胫骨前缘一横指（中指）。

拔罐方法｜将气罐吸附在上巨虚上，调节负压吸引力度，以疼痛耐受为度。

大肠俞「理气降逆，调和肠胃」

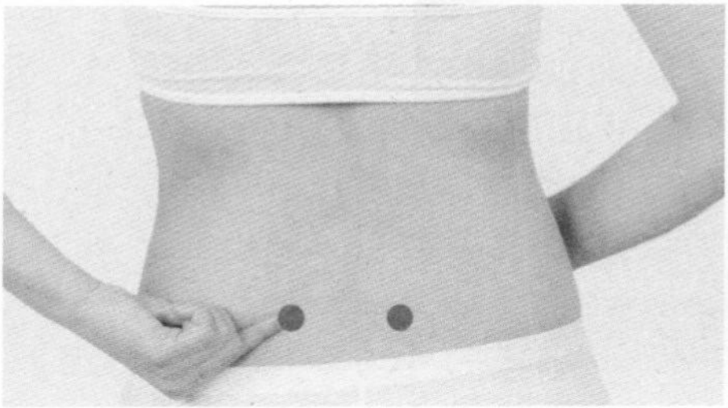

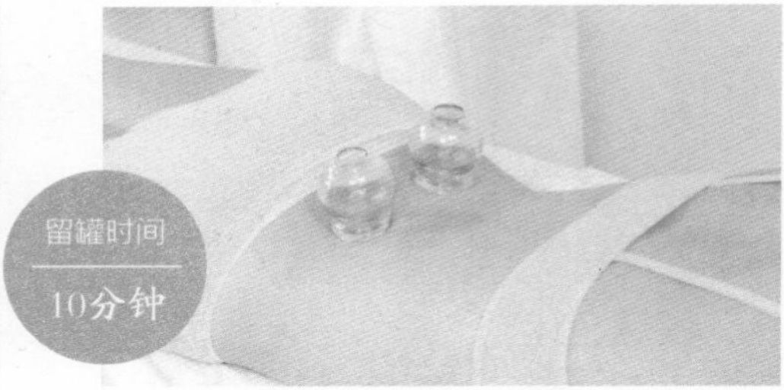

定位｜位于腰部，当第四腰椎棘突下，旁开 1.5 寸。

拔罐方法｜将火罐扣在大肠俞上，以皮肤潮红透热为度。

足三里「行气助运，调理胃肠」

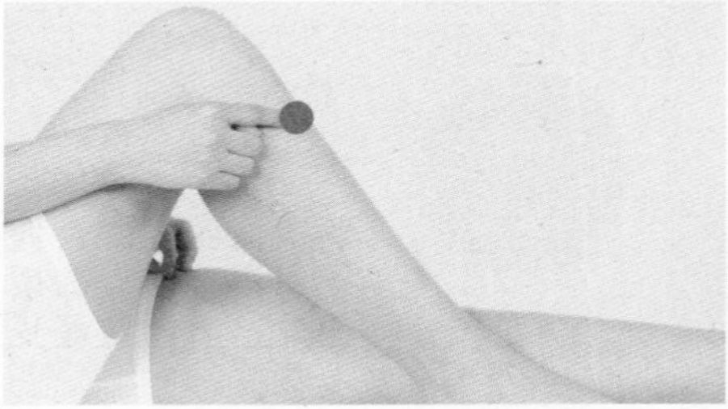

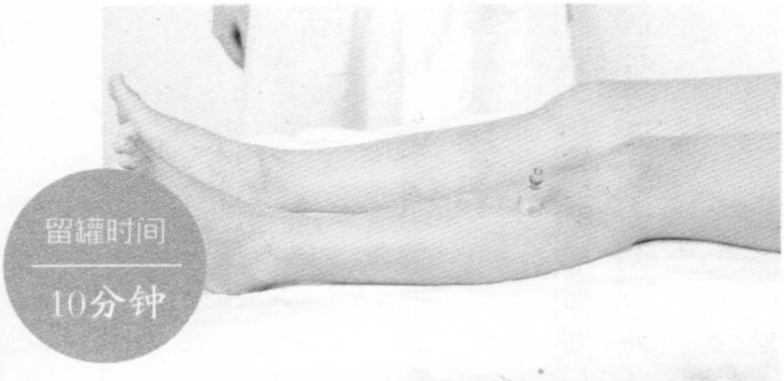

定位｜位于小腿前外侧，犊鼻下 3 寸，距胫骨前缘一横指（中指）。

拔罐方法｜将气罐吸附在足三里上，调节负压吸引力度，以疼痛耐受为度。

脱肛

常见病 拔罐方法

临床症状：脱肛又称直肠脱垂，是直肠黏膜或直肠壁全层脱出于肛门之外的疾病。本病常因年老体弱、产后或久病体虚，或素患痔疾，以及慢性咳嗽等，致使直肠黏膜下层组织和肛门括约肌松弛无力而发病。

基础治疗：夹脊、脾俞、气海、足三里和大肠俞。

随症配穴：腰膝酸软加关元；肛门红肿加三阴交、阴陵泉。

夹脊「益气通阳」

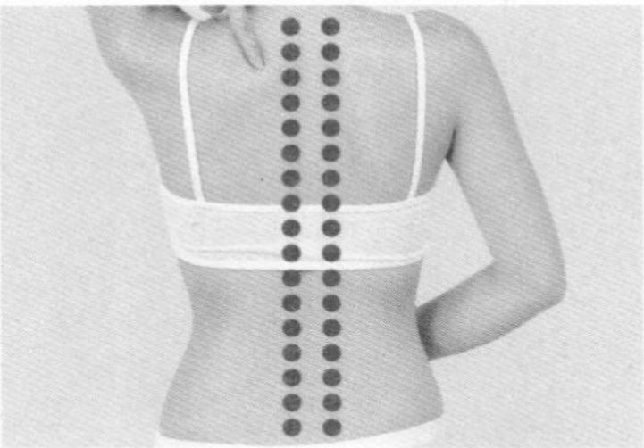

定位

位于第一胸椎至第五腰椎，各椎棘突下旁开0.5寸。

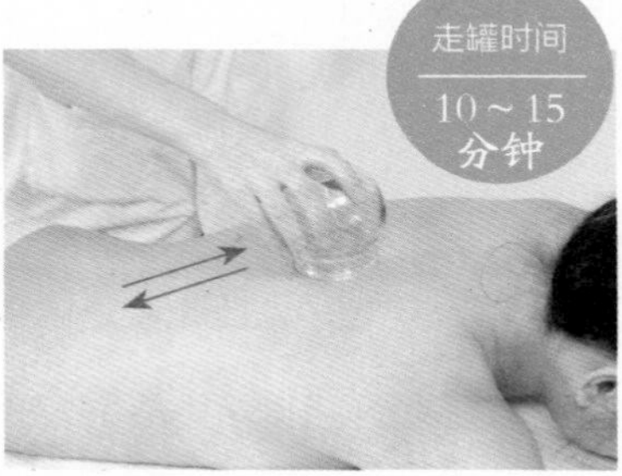

拔罐方法

将火罐扣在夹脊上，从上往下沿着膀胱经走罐。

脾俞「调补脾胃」

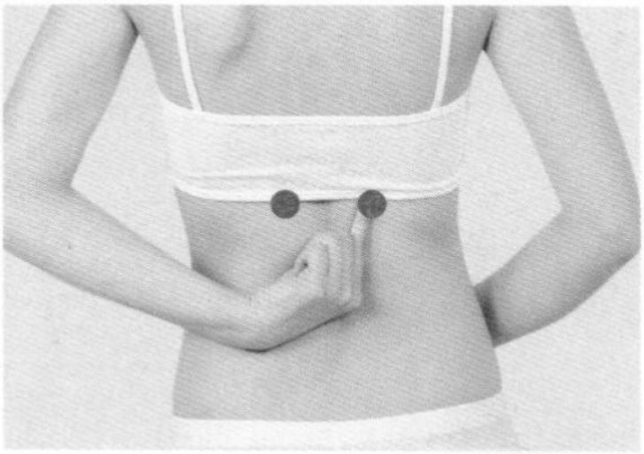

定位

位于背部，当第十一胸椎棘突下，旁开1.5寸。

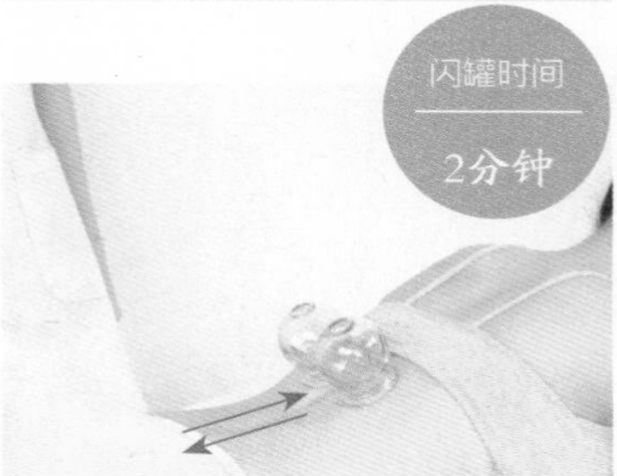

拔罐方法

将火罐扣在脾俞穴上，拔上后立即取下，沿着膀胱经反复吸拔。

气海「益气固摄」

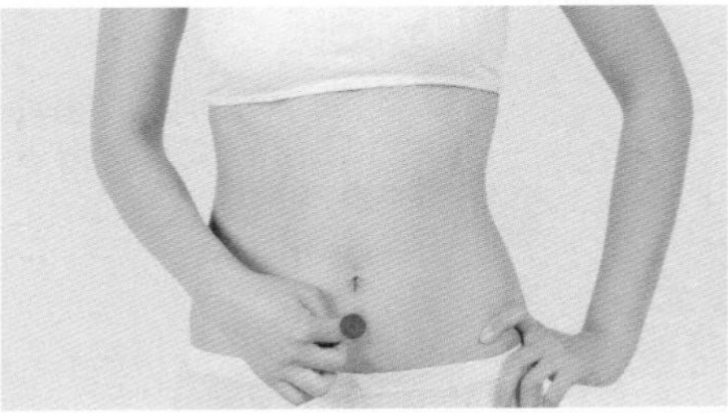

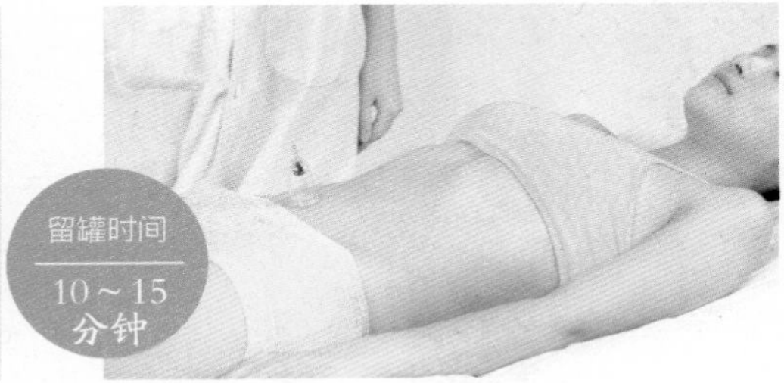

定位｜位于下腹部，前正中线上，当脐下 1.5 寸。

拔罐方法｜将气罐吸附在气海上，调节负压吸引力度，以疼痛耐受为度。

足三里「行气活血，调补脾胃」

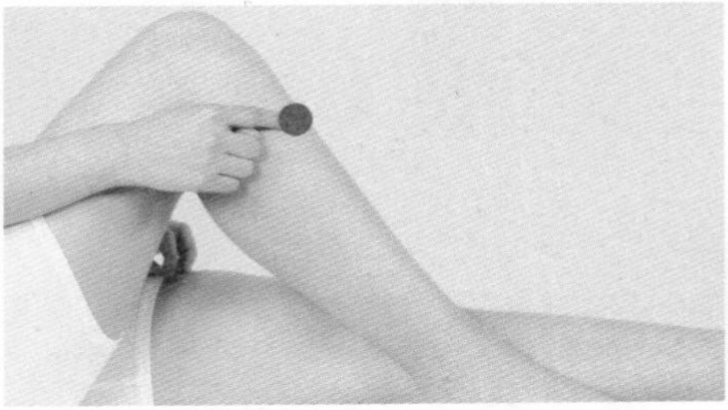

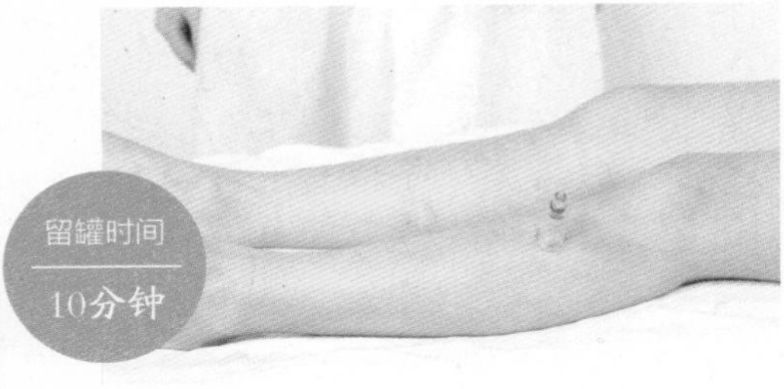

定位｜位于小腿前外侧，犊鼻下 3 寸，距胫骨前缘一横指（中指）。

拔罐方法｜将气罐吸附在足三里上，调节负压吸引力度，以疼痛耐受为度。

大肠俞「调理肠胃，泻热通便」

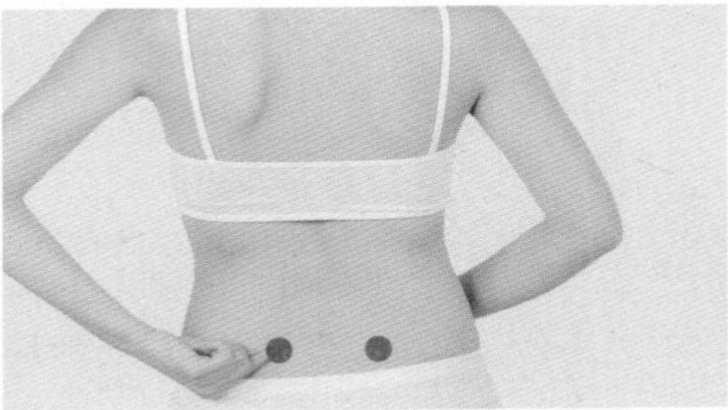

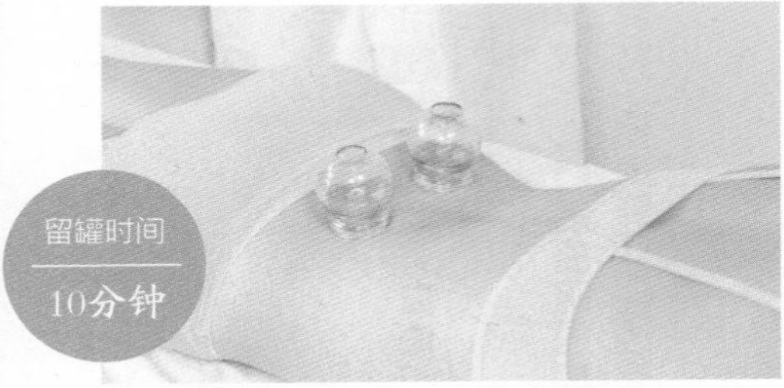

定位｜位于腰部，当第四腰椎棘突下，旁开 1.5 寸。

拔罐方法｜将火罐扣在大肠俞上，调节负压吸引力度，以疼痛耐受为度。

痔疮

常见病

拔罐方法

临床症状：痔疮又称痔核，是肛肠科最常见的疾病。临床上分为三种类型：位于齿线以上的为内痔，在肛门齿线外的为外痔，二者混合存在的称混合痔。中医学认为本病多由大肠素积湿热，或过食辛辣之物所致。

基础治疗：大肠俞、血海、足三里、三阴交和承山。

随症配穴：肛门触痛明显加白环俞、膈俞；便血鲜红加阴陵泉。

大肠俞「行气活血」

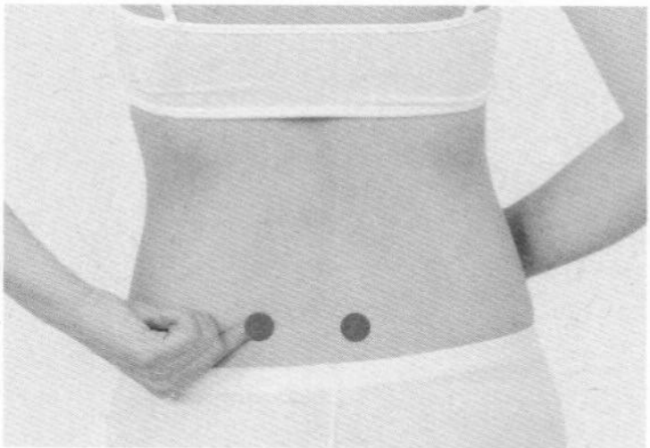

定位

位于腰部，当第四腰椎棘突下，旁开1.5寸。

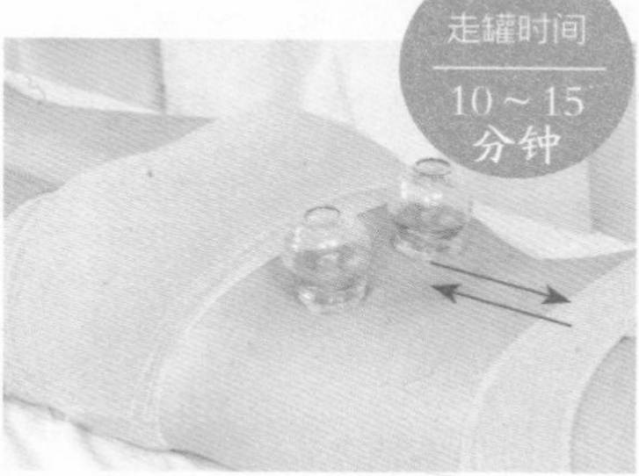

拔罐方法

将火罐扣在大肠俞上，沿膀胱经依次来回走罐，以皮肤潮红为度。

血海「健脾化湿，调经统血」

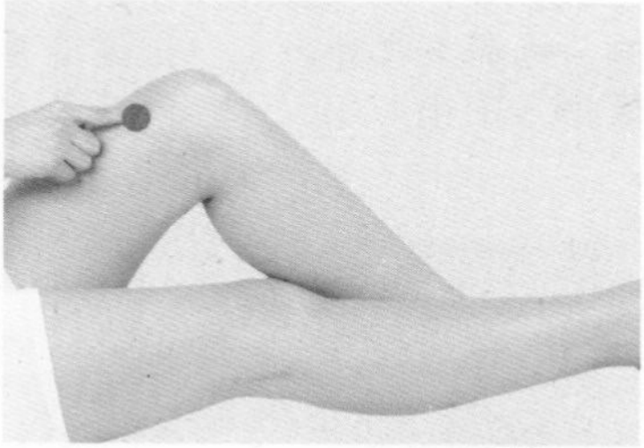

定位

位于大腿内侧，髌底内侧端上2寸，当股四头肌内侧头的隆起处。

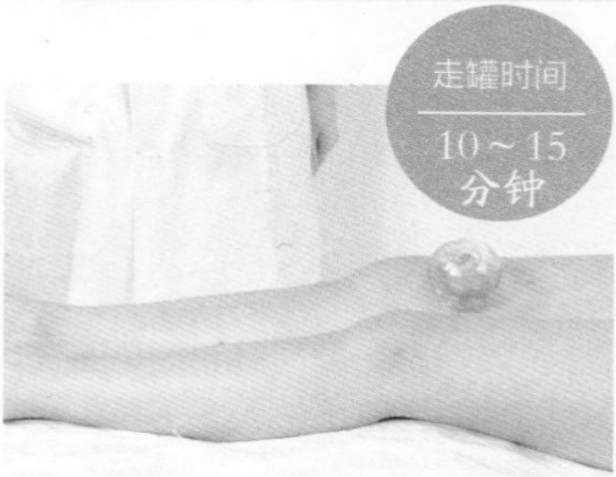

拔罐方法

将火罐扣在血海上，调节负压吸引力度，以疼痛耐受为度。

足三里「行气通络」

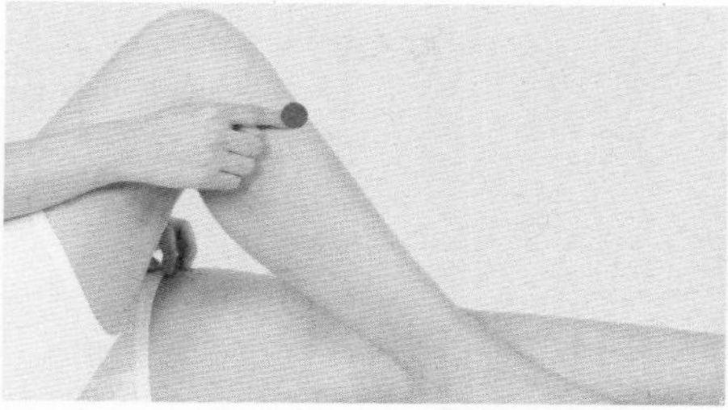

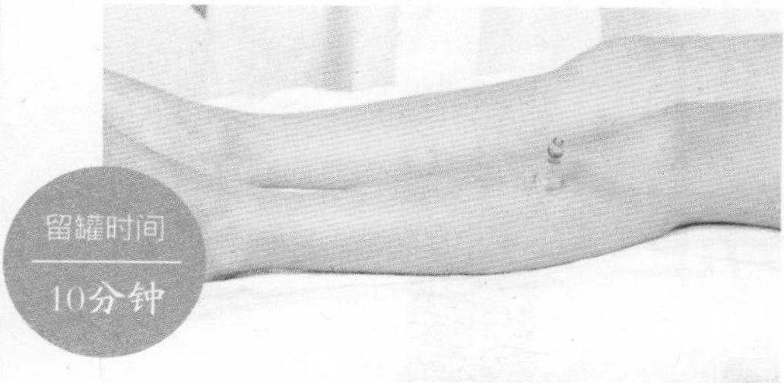

定位 | 位于小腿前外侧，犊鼻下 3 寸，距胫骨前缘一横指（中指）。

拔罐方法 | 将气罐吸附在足三里上，调节负压吸引力度，以疼痛耐受为度。

三阴交「清热利湿」

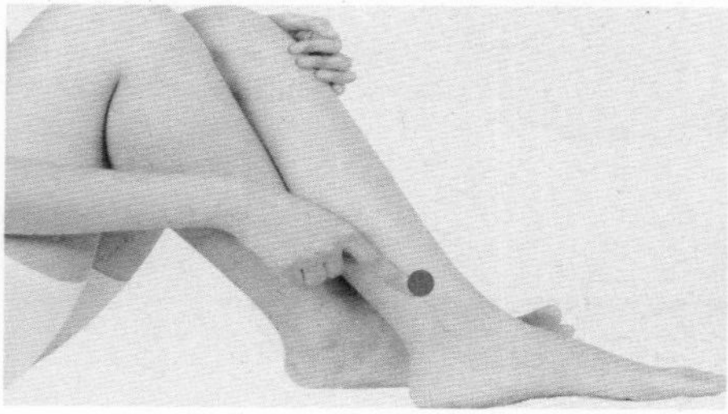

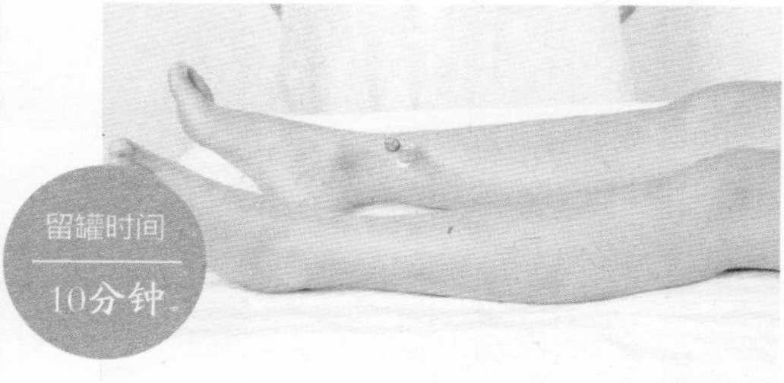

定位 | 位于小腿内侧，当足内踝尖上 3 寸，胫骨内侧缘后方。

拔罐方法 | 将气罐吸附在三阴交上，调节负压吸引力度，以疼痛耐受为度。

承山「运化水湿、固化脾土」

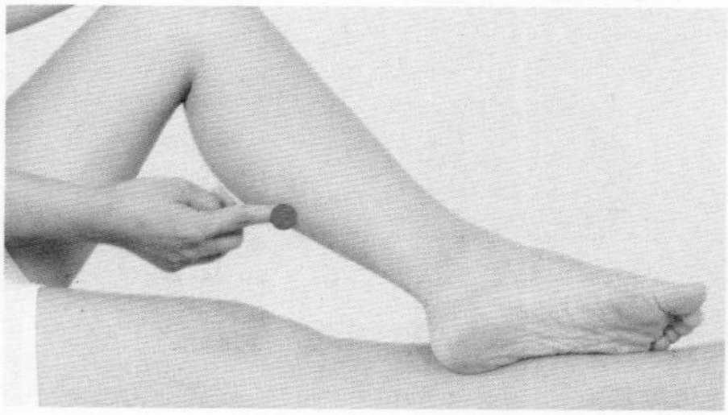

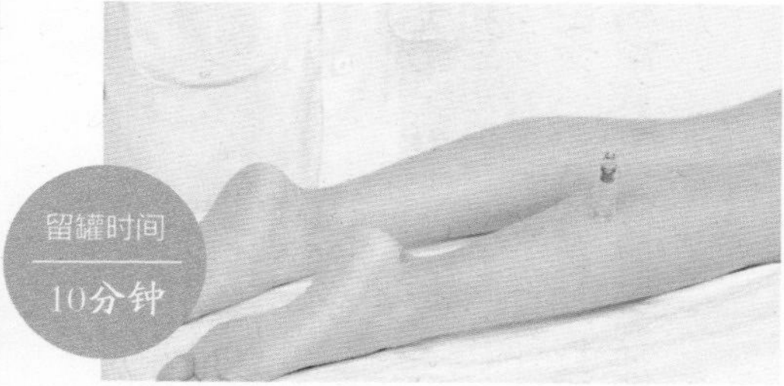

定位 | 位于委中与昆仑之间，腓肠肌肌腹下出现的尖角凹陷处。

拔罐方法 | 将气罐吸附在承山上，调节负压吸引力度，以疼痛耐受为度。

肥胖症

常见病

拔罐方法

临床症状：肥胖症是由多种因素引起的一种慢性代谢性疾病，是体内脂肪积聚过多而导致的一种病症。中医学认为本病的发生总因多吃、贪睡、少动，与肺、肝、脾、胃、肾等脏腑的功能失调有关。

基础治疗：中脘、关元、足三里、丰隆和三阴交。

随症配穴：头身沉重加内关，口干怕热加合谷，胸胁胀满加期门。

中脘「健脾和胃」

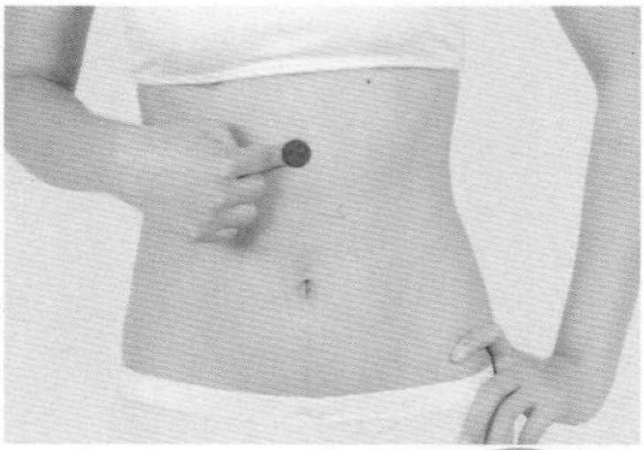

定位

位于上腹部，前正中线上，当脐中上4寸。

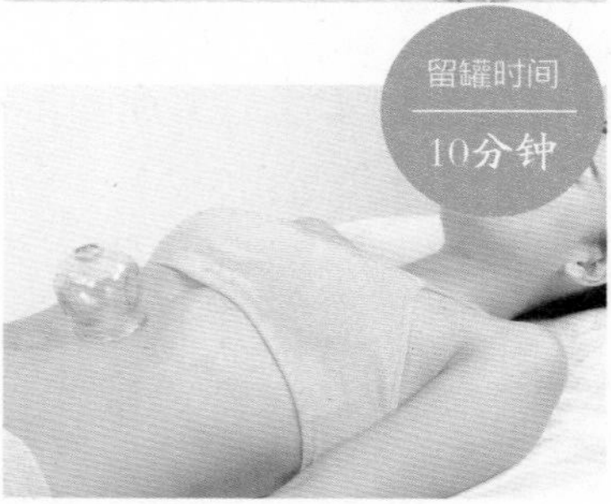

拔罐方法

将火罐扣在中脘上，轻轻摇动罐体20～30次。

关元「培元固本，降浊升清」

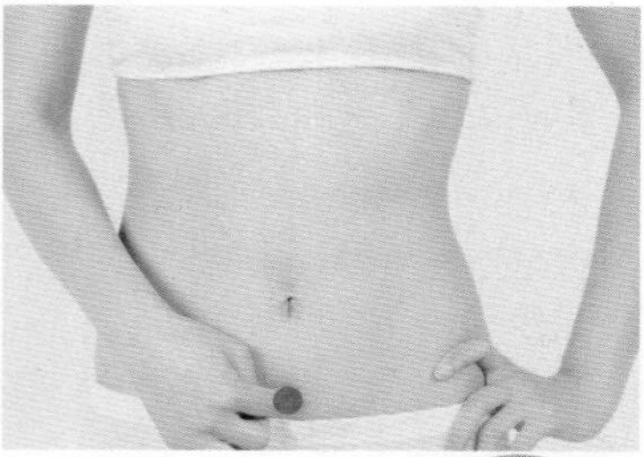

定位

位于下腹部，前正中线上，当脐下3寸处。

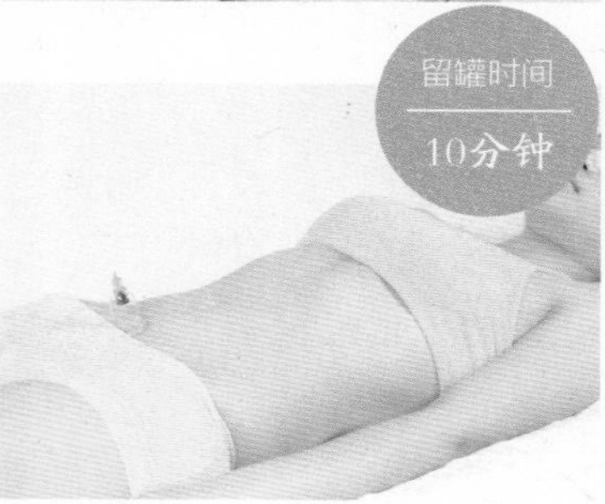

拔罐方法

将气罐吸附在关元上，以皮肤潮红透热为度。

足三里「行气健脾」

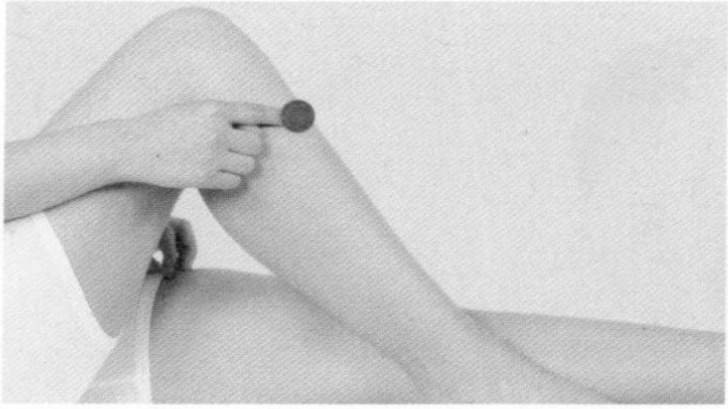

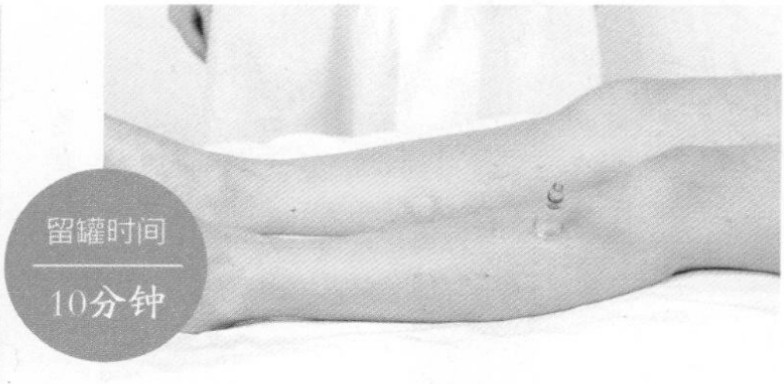

定位 位于小腿前外侧，当髌骨底下3寸，胫骨前缘一横指（中指）。

拔罐方法 将气罐吸附在足三里上，调节负压吸引力度，以疼痛耐受为度。

丰隆「利水化痰」

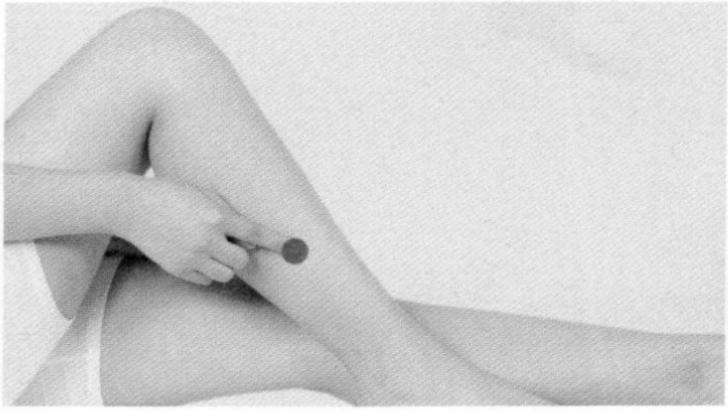

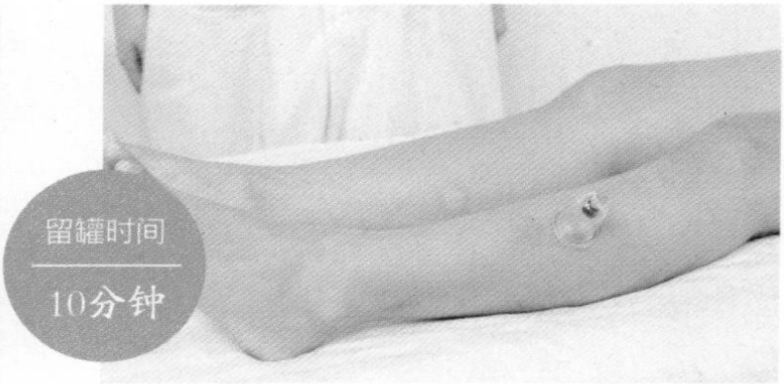

定位 位于外踝尖上8寸，距胫骨前缘二横指（中指）。

拔罐方法 将气罐吸附在丰隆上，调节负压吸引力度，以疼痛耐受为度。

三阴交「清热祛湿」

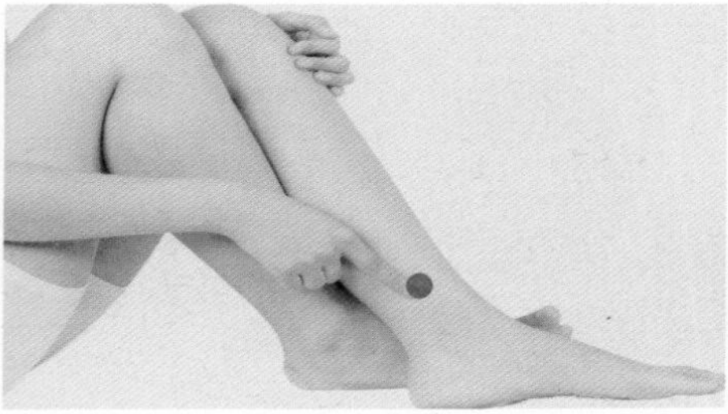

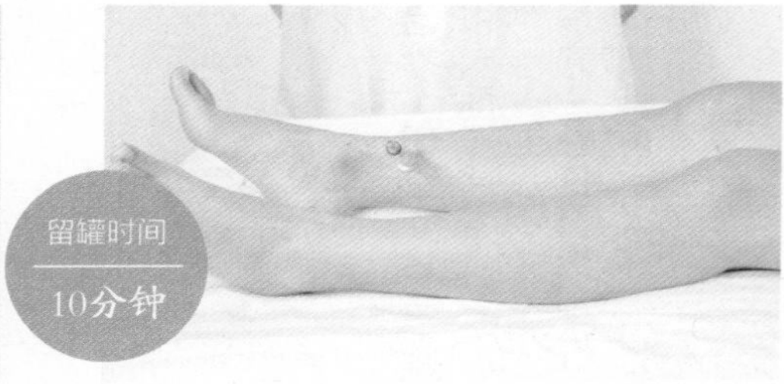

定位 位于小腿内侧，当足内踝尖上3寸，胫骨内侧缘后方。

拔罐方法 将气罐吸附扣在三阴交上，调节负压吸引力度，以疼痛耐受为度。

鼻炎

常见病

拔罐方法

临床症状：鼻炎是病毒、细菌、变应原、各种理化因子及某些全身性疾病引起的鼻腔黏膜的炎症，分为急性、慢性和过敏性几种。中医学认为急性鼻炎属于『伤风』范畴；慢性鼻炎因肺脾气虚、外邪留滞而成。

基础治疗：印堂、合谷、曲池、命门和大椎。

随症配穴：急性鼻炎加外关；慢性鼻炎加肺俞、太渊；过敏性鼻炎加肾俞。

印堂「疏风利窍」

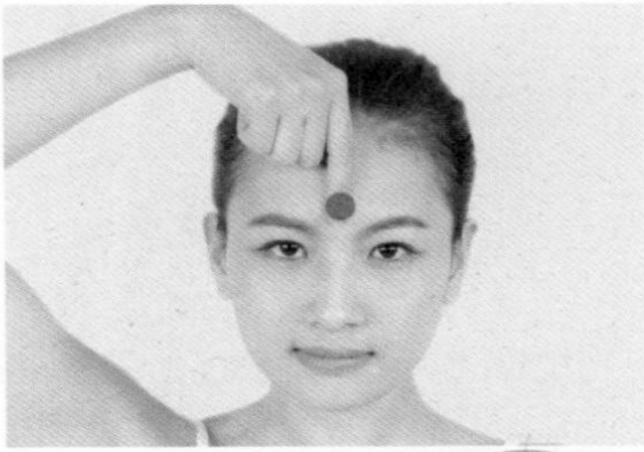

定位

位于额部，当两眉头之中间。

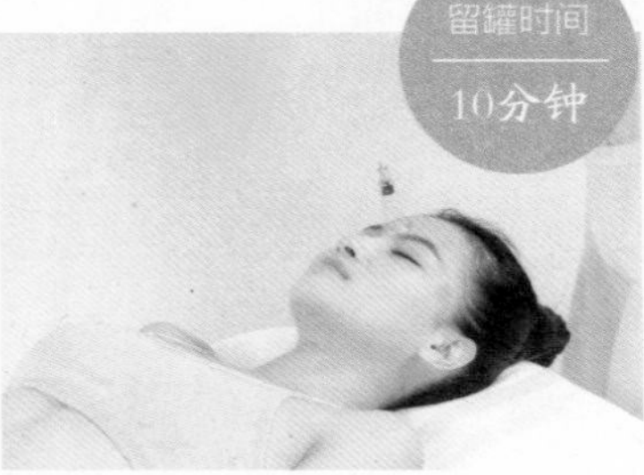

拔罐方法

将气罐吸附在印堂上，以皮肤潮红透热为度。

合谷「行气活血，通窍」

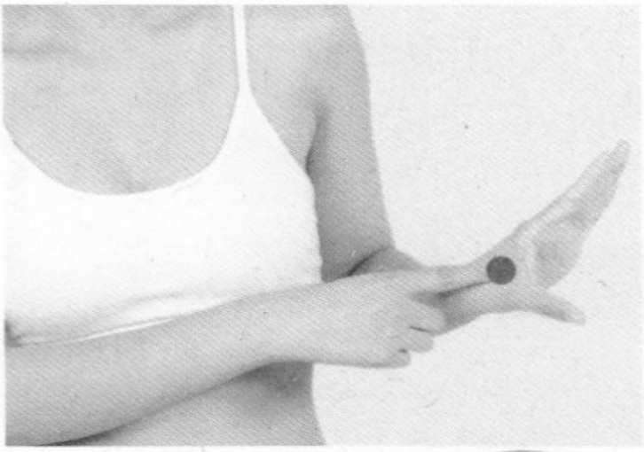

定位

位于手背，第一、二掌骨间，当第二掌骨桡侧的中点处。

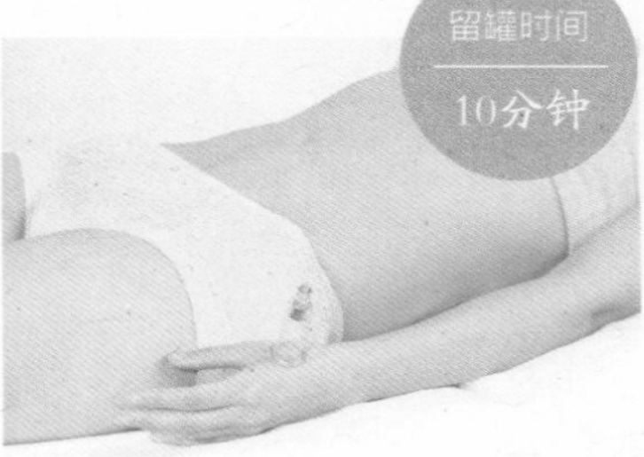

拔罐方法

将气罐吸附在合谷上，以皮肤潮红透热为度。

曲池「疏风退热」

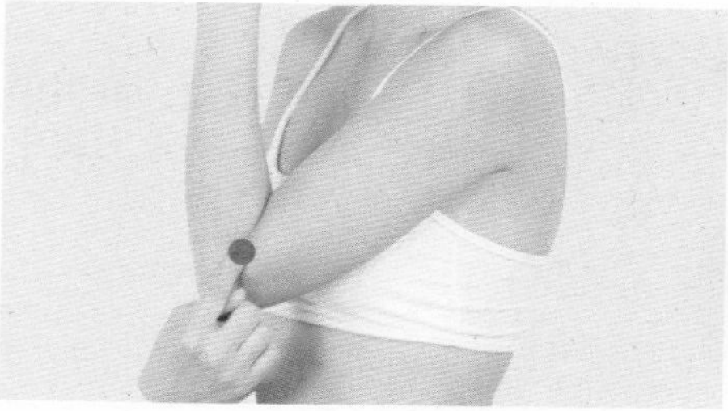

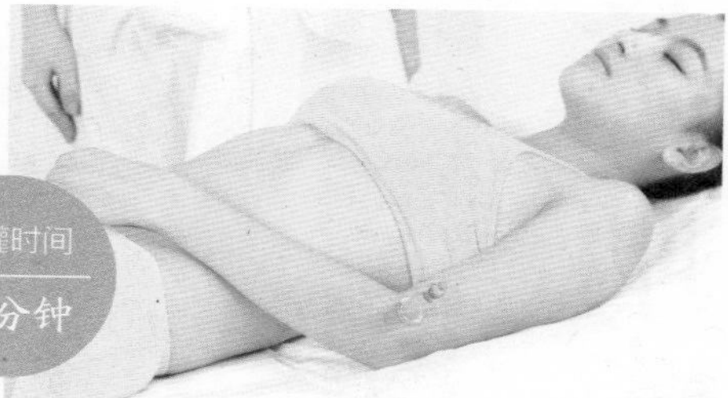

定位 | 屈肘呈直角，在肘横纹外侧端与肱骨外上髁连线中点。

拔罐方法 | 将气罐吸附在曲池上，调节负压吸引力度，以疼痛耐受为度。

命门「温和肾阳，健腰益肾」

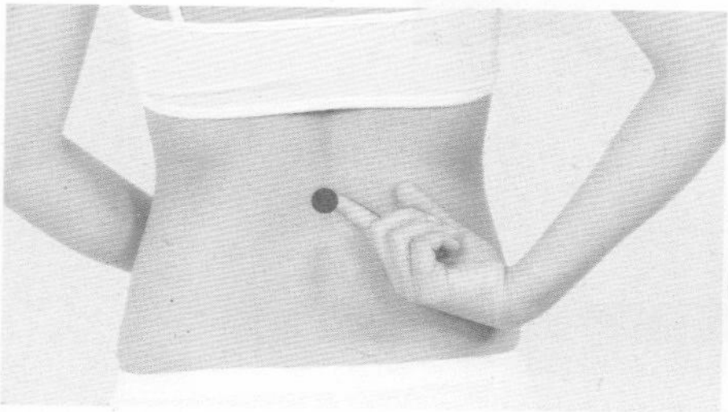

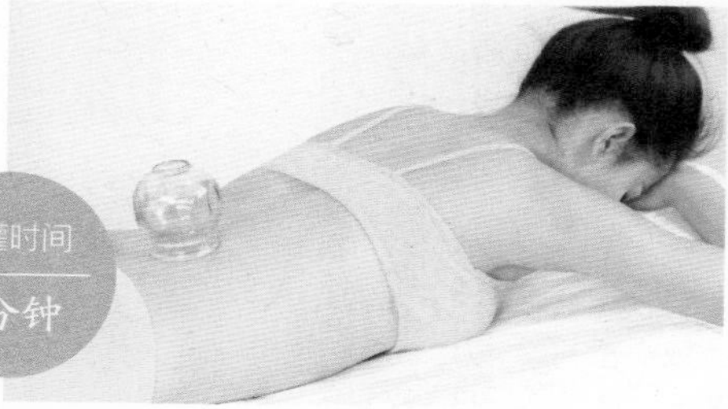

定位 | 位于腰部，当后正中线上，第二腰椎棘突下凹陷中。

拔罐方法 | 将火罐扣在命门上，拔上后立即取下，一拔一取，反复吸拔。

大椎「疏风解表，行气通阳」

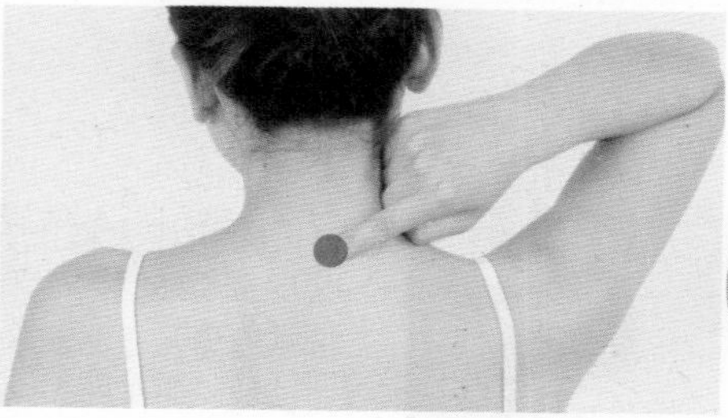

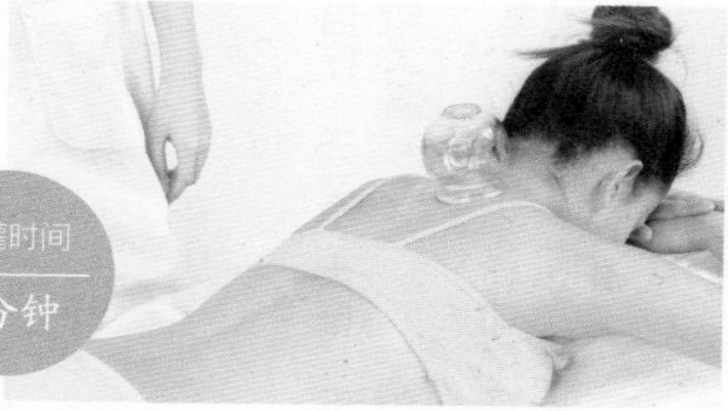

定位 | 位于背部，当后正中线上，当第七颈椎棘突下凹陷中。

拔罐方法 | 将火罐扣在大椎上，拔上后立即取下，一拔一取，反复吸拔。

慢性咽炎

常见病

拔罐方法

临床症状：慢性咽炎是咽部黏膜及黏膜下组织、淋巴组织的弥漫性的慢性炎症，以咽中不适为主症，咽部常有异物感或干燥灼热感，咽痒欲咳，易引起恶心、干呕。中医学认为多因肺肾阴虚或咽喉反复受邪等导致。

基础治疗：天突、大椎、曲池、合谷和太溪。

随症配穴：干咳无痰加肺俞；腰膝酸软加太渊；痰多黏稠加丰隆、三阴交。

天突「降气化痰，理气散结」

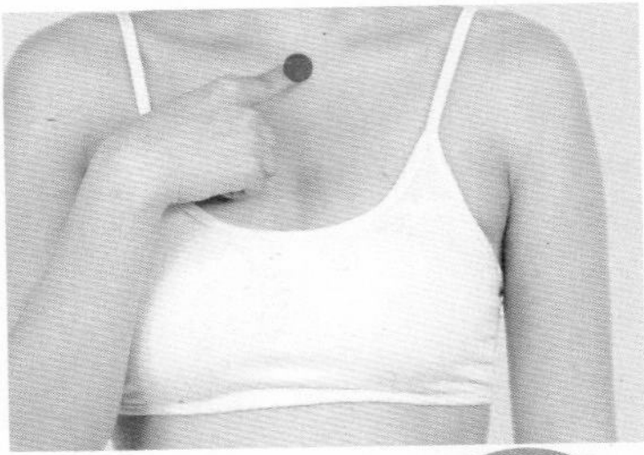

定位

位于颈部，前正中线上，胸骨上窝中央处。

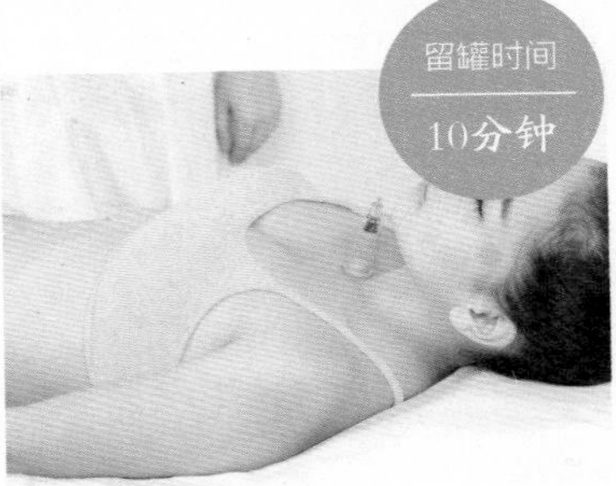

拔罐方法

将气罐吸附在天突上，调节负压吸引力度，以疼痛耐受为度。

大椎「疏风，祛邪，解表」

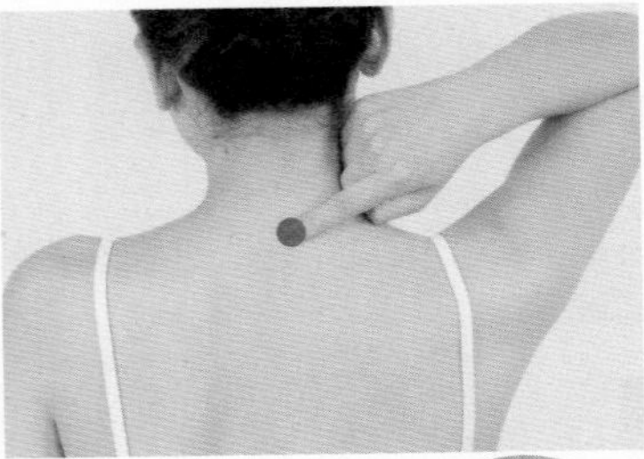

定位

位于背部，当后正中线上，第七颈椎棘突下凹陷中。

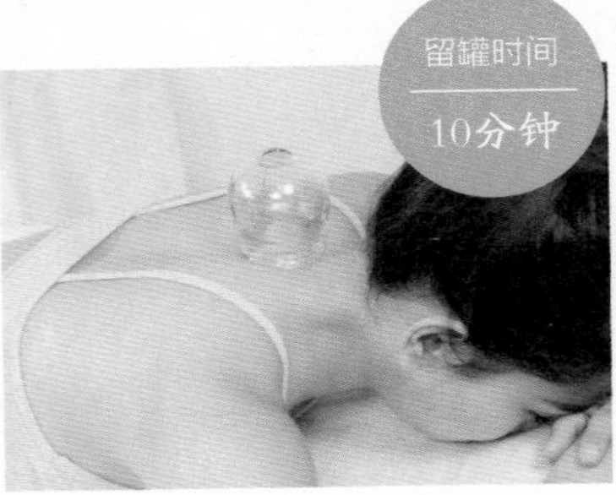

拔罐方法

将火罐扣在大椎上，以皮肤潮红、局部充血为度。

曲池「疏风退热」

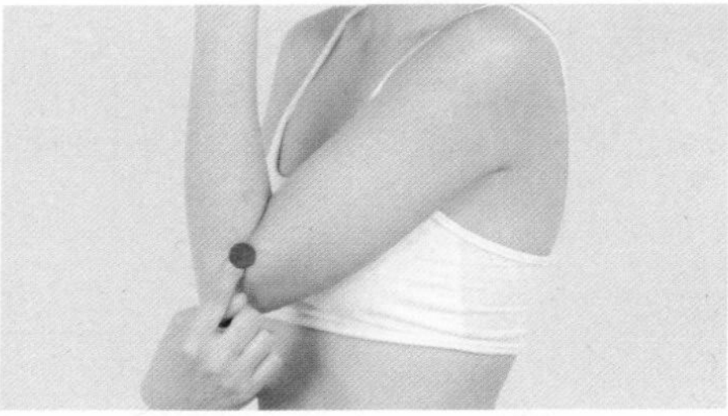

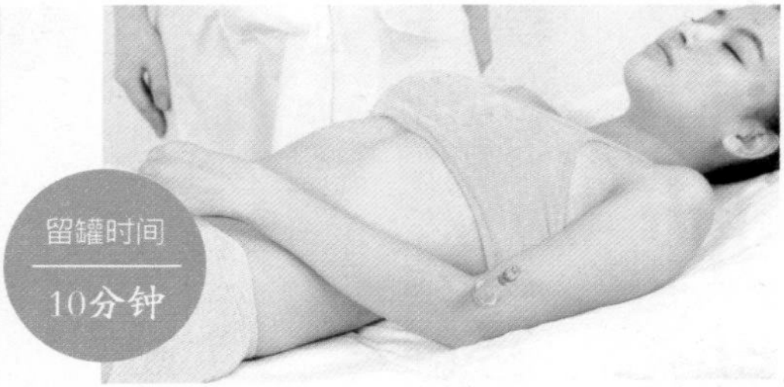

定位｜屈肘呈直角，在肘横纹外侧端与肱骨外上髁连线中点。

拔罐方法｜将气罐吸附在曲池上，调节负压吸引力度，以疼痛耐受为度。

合谷「行气活血，化痰散结」

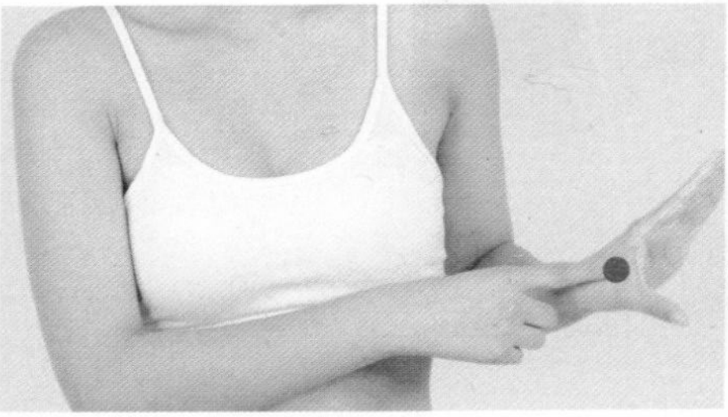

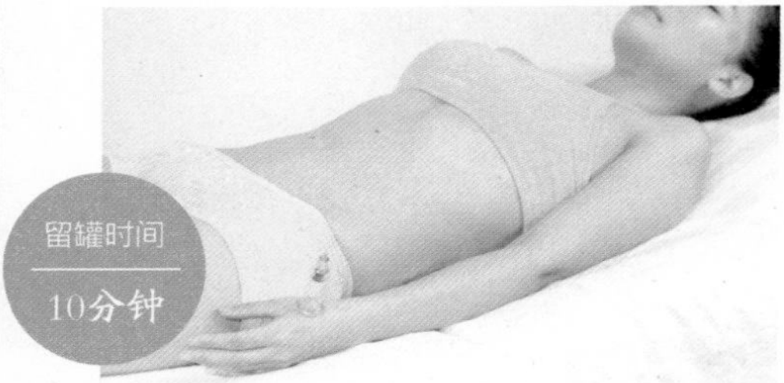

定位｜位于手背，第一、二掌骨间，当第二掌骨桡侧的中点处。

拔罐方法｜将气罐吸附在合谷上，调节负压吸引力度，以疼痛耐受为度。

太溪「滋阴补肾，滋养脑窍」

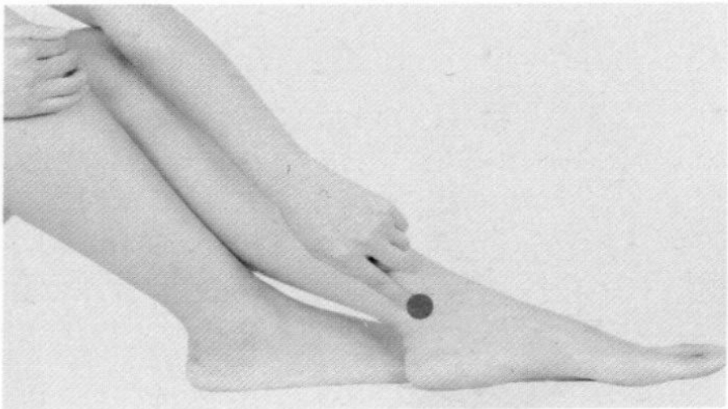

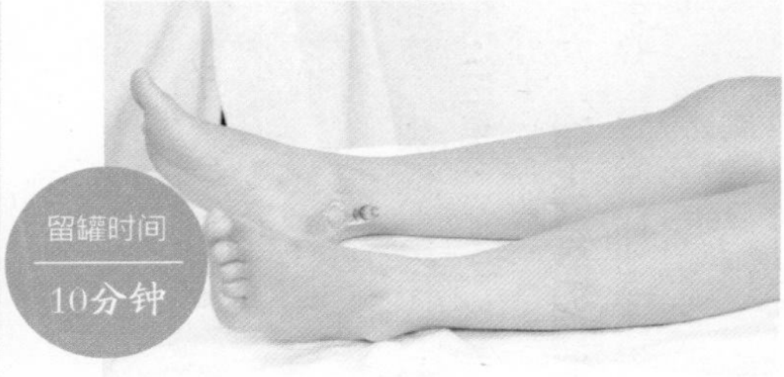

定位｜位于足内侧，内踝后方，当内踝尖与跟腱之间的凹陷处。

拔罐方法｜将气罐吸附在太溪上，调节负压吸引力度，以疼痛耐受为度。

咽喉肿痛

常见病

拔罐方法

临床症状：咽喉肿痛以咽喉红肿疼痛、吞咽不适为特征，多伴有发热咳嗽等上呼吸道感染症状及食欲不振等全身症状，在中医学属于『喉痹』等范畴。

基础治疗：大椎、风门、心俞、曲池和足三里。

随症配穴：咽干灼热加尺泽、外关；手心、足心热加太溪、涌泉。

大椎「疏风，祛邪，解表」

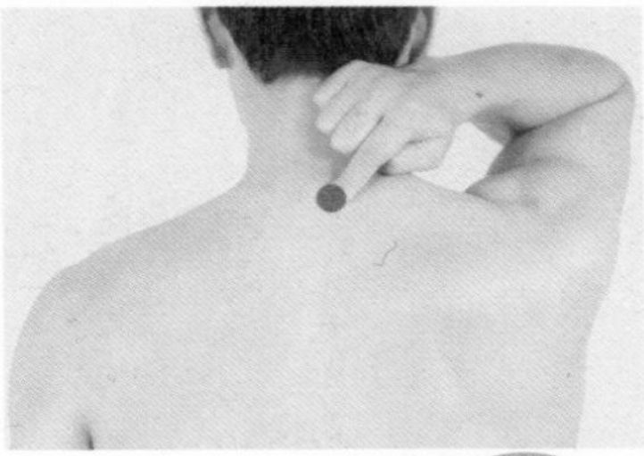

定位

位于背部，当后正中线上，第七颈椎棘突下。

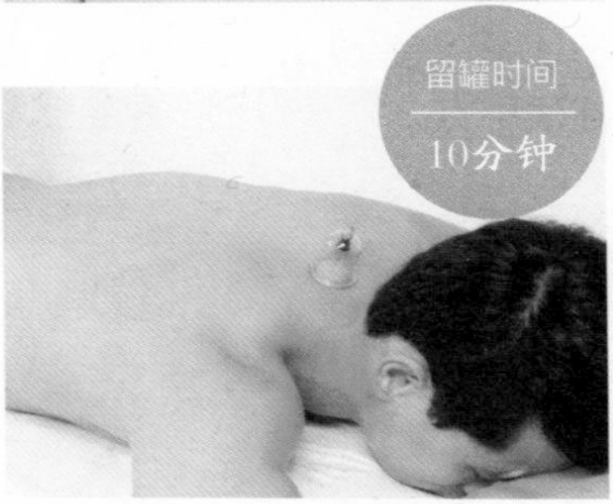

拔罐方法

将气罐吸附在大椎上，以皮肤潮红透热为度。

风门「调理肺气，疏风祛邪」

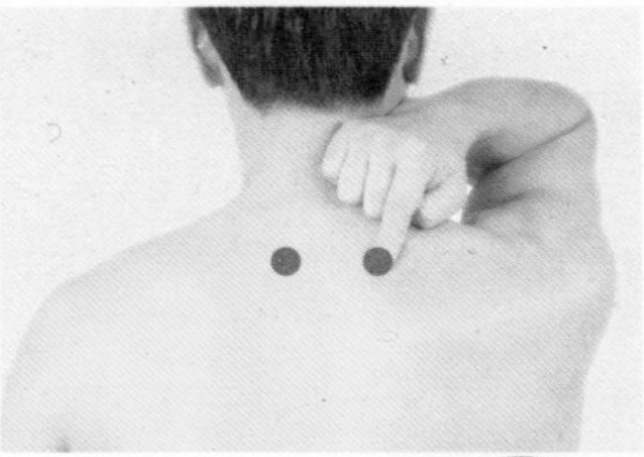

定位

位于背部，当第二胸椎棘突下，旁开1.5寸。

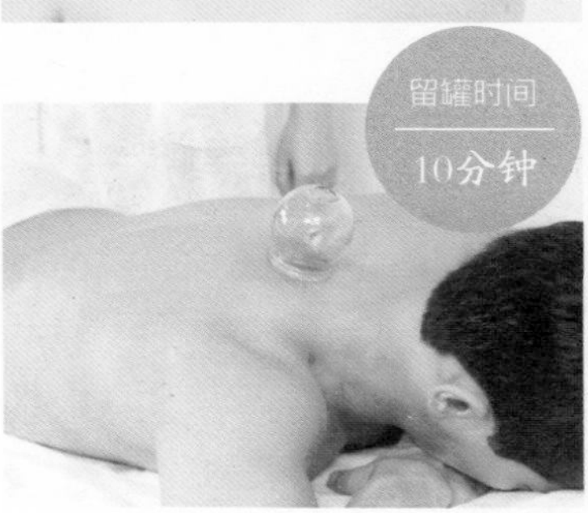

拔罐方法

将气罐吸附在风门上，以皮肤潮红透热为度。

心俞「清泻心热，消肿利咽」

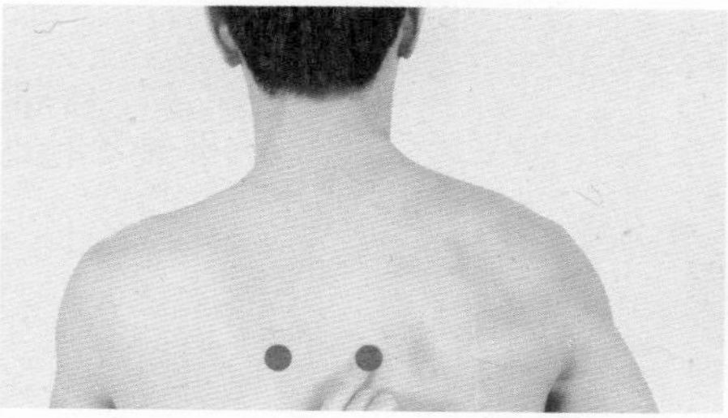

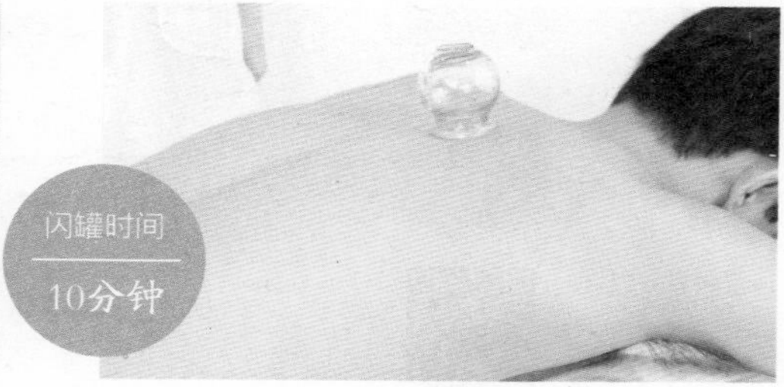

定位 | 位于背部，当第五胸椎棘突下，旁开 1.5 寸。

拔罐方法 | 将火罐扣在心俞上，拔上后立即取下，一拔一取，反复吸拔。

曲池「疏风退热」

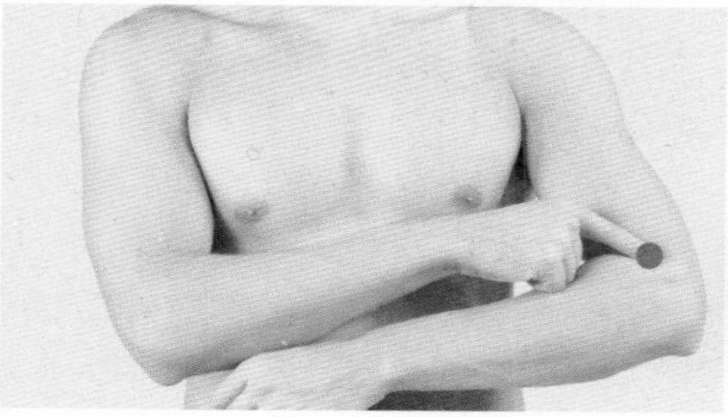

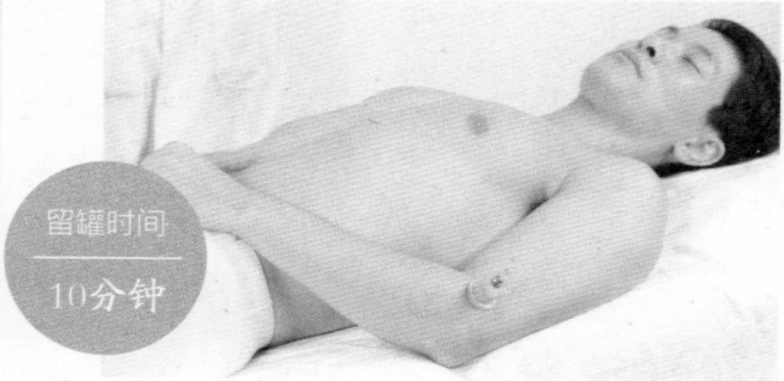

定位 | 屈肘呈直角，在肘横纹外侧端与肱骨外上髁连线中点。

拔罐方法 | 将气罐吸附在曲池上，调节负压吸引力度，以疼痛耐受为度。

足三里「清热祛湿」

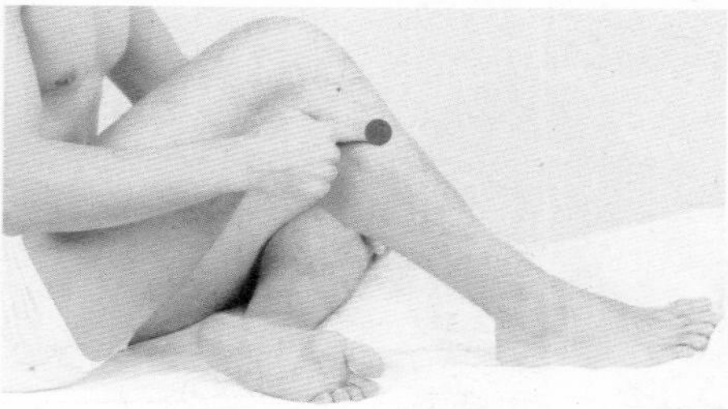

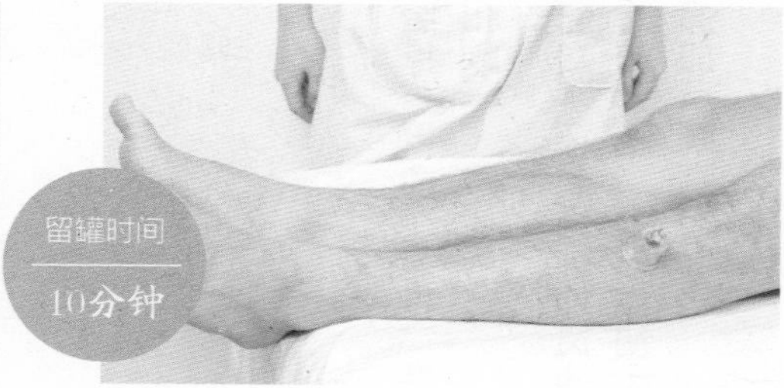

定位 | 位于小腿前外侧，犊鼻下 3 寸，距胫骨前缘一横指（中指）。

拔罐方法 | 将气罐吸附在足三里上，调节负压吸引力度，以疼痛耐受为度。

牙痛

常见病

拔罐方法

临床症状：牙痛又称齿痛，是一种常见的口腔科疾病。主要是由牙齿本身、牙周组织及颌骨的疾病等引起。临床主要表现为牙齿疼痛、长龋齿、牙龈肿胀、牙齿松动、牙龈出血等，遇冷、甜等刺激则疼痛加重。

基础治疗：胃俞、大椎、曲池、合谷和颊车。

随症配穴：牙龈红肿加风池；牙龈萎缩加太溪；上牙痛加太阳；下牙痛加承浆。

胃俞「清热，泻火，止痛」

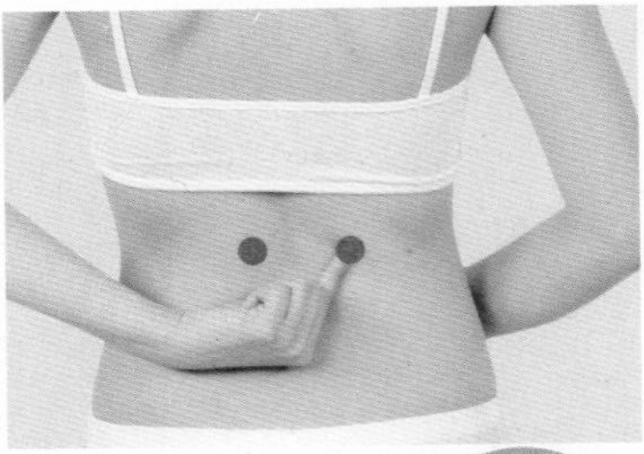

定位

位于背部，当第十二胸椎棘突下，旁开1.5寸。

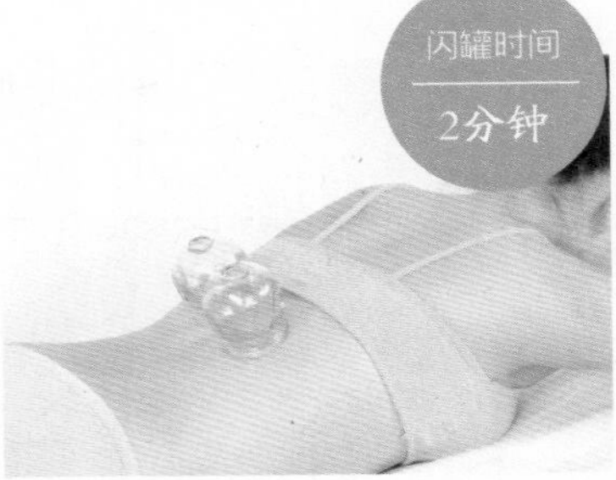

拔罐方法

将火罐扣在胃俞上，拔上后立即取下，一拔一取，如此反复吸拔。

大椎「疏风，祛邪，解表」

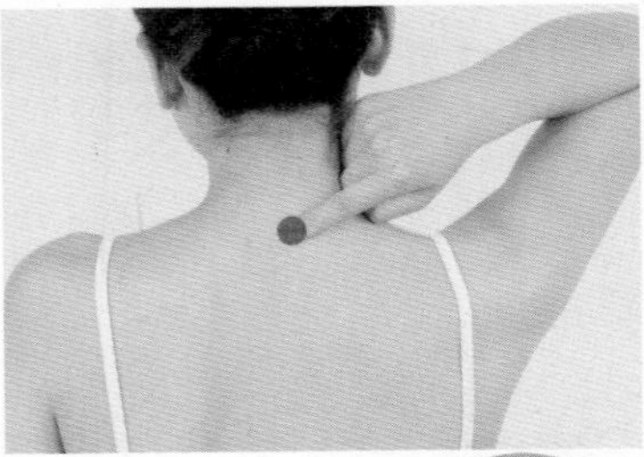

定位

位于背部，后正中线上，当第七颈椎棘突下凹陷处。

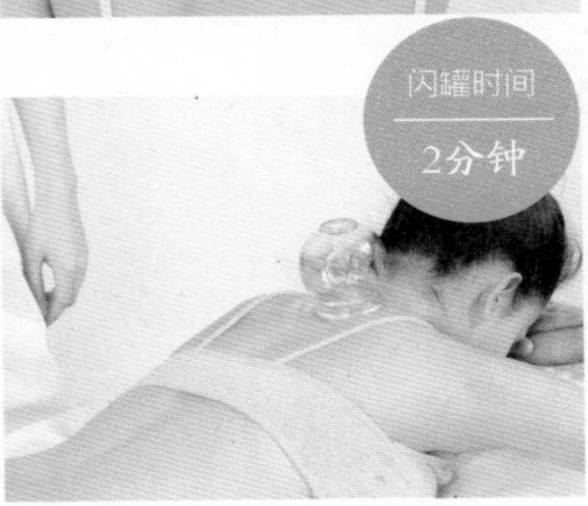

拔罐方法

将火罐扣在大椎上，拔上后立即取下，一拔一取，如此反复吸拔。

曲池「疏风清热」

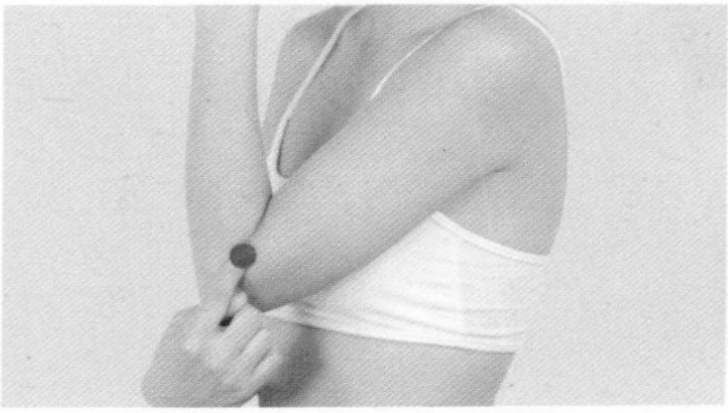

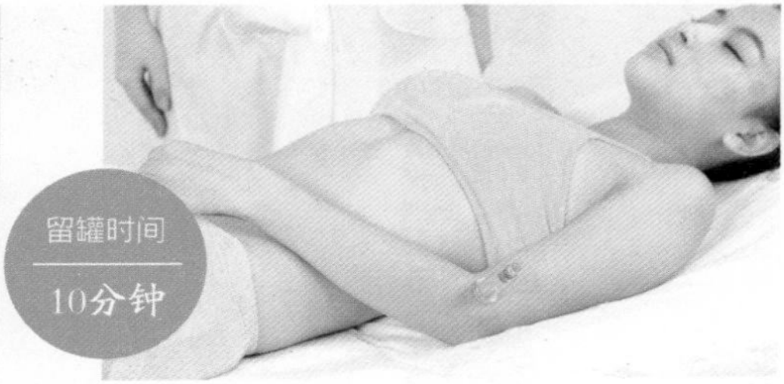

定位　屈肘呈直角，在肘横纹外侧端与肱骨外上髁连线中点。

拔罐方法　将气罐吸附在曲池上，调节负压吸引力度，以疼痛耐受为度。

合谷「清泻阳明」

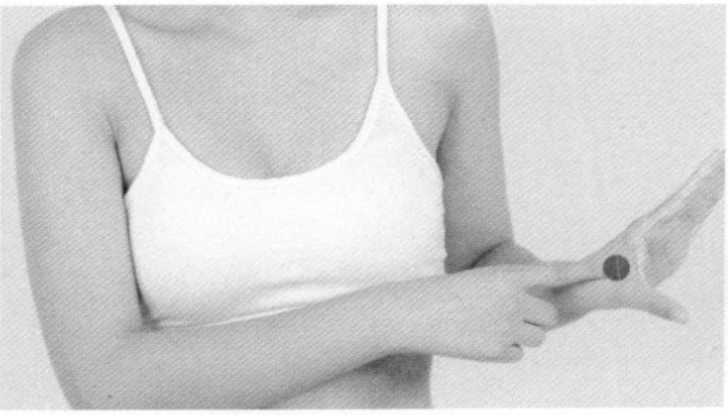

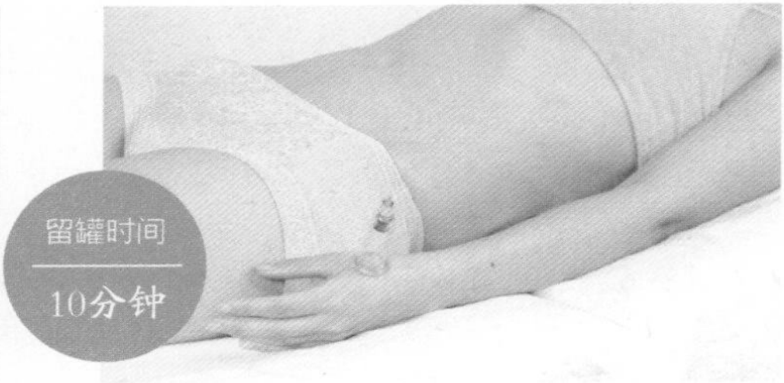

定位　位于手背，第一、二掌骨间，当第二掌骨桡侧的中点处。

拔罐方法　将气罐吸附在合谷上，调节负压吸引力度，以疼痛耐受为度。

颊车「疏调气血，活血通络」

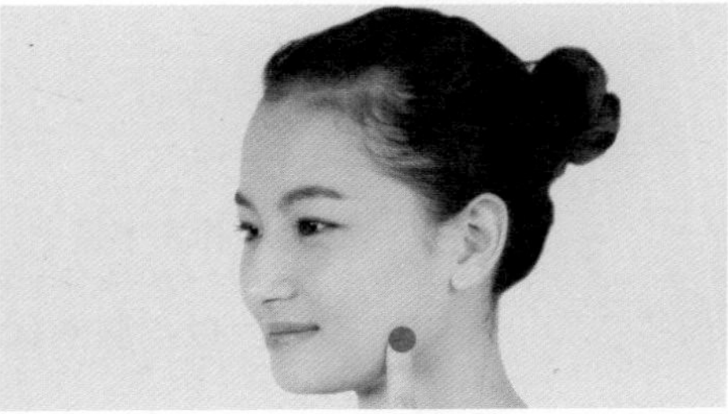

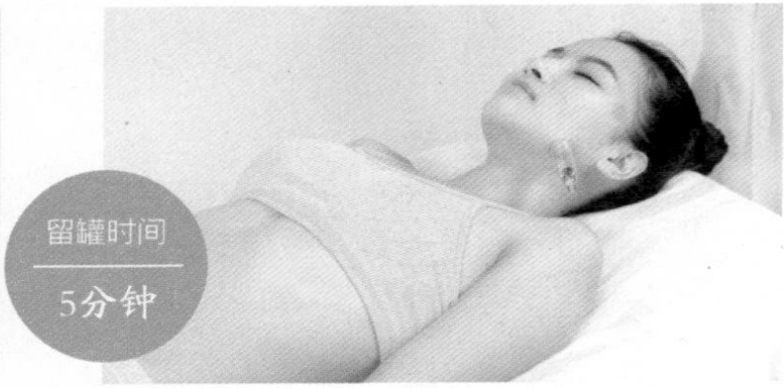

定位　位于面颊部，下颌角前上方，咀嚼时肌肉隆起时出现的凹陷处。

拔罐方法　将气罐吸附在颊车上，以皮肤潮红透热为度。

痤疮

常见病

拔罐方法

临床症状：痤疮是皮肤科最常见的疾病，又称『青春痘』、粉刺、毛囊炎，多发于面部。痤疮的发病原因较复杂，与多种因素有关，如饮食结构不合理、精神紧张、生活或工作环境不佳、某些微量元素缺乏等。

基础治疗：大椎、膈俞、脾俞、大肠俞和血海。

随症配穴：便秘加天枢、足三里；面红怕热加曲池、合谷；情志不畅加三阴交、太冲。

大椎「行气通阳」

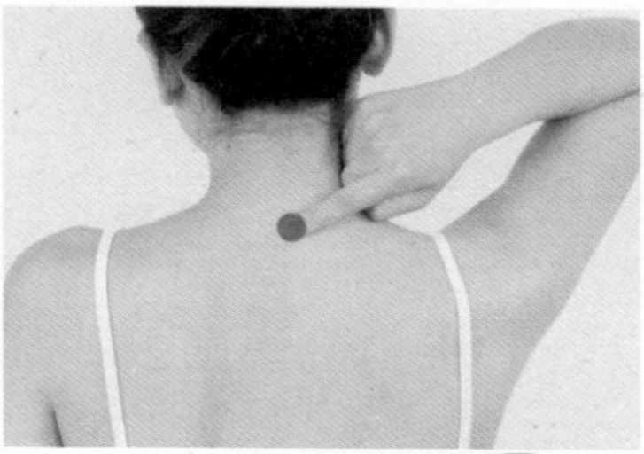

定位

位于背部，当后正中线上，第七颈椎棘突下凹陷处。

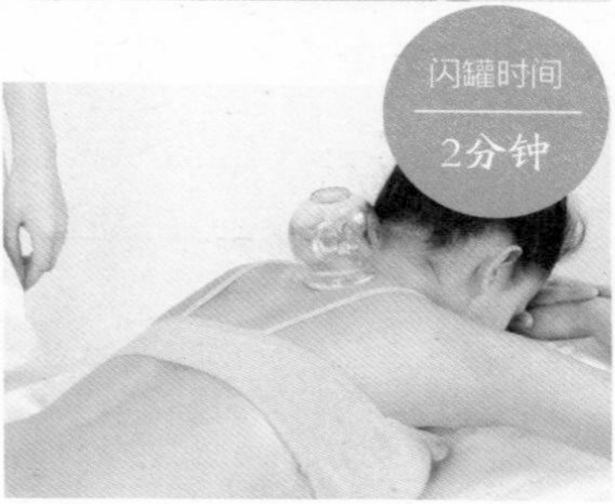

拔罐方法

将火罐扣在大椎上，拔上后立即取下，一拔一取，如此反复吸拔。

膈俞「理气宽胸，活血通脉」

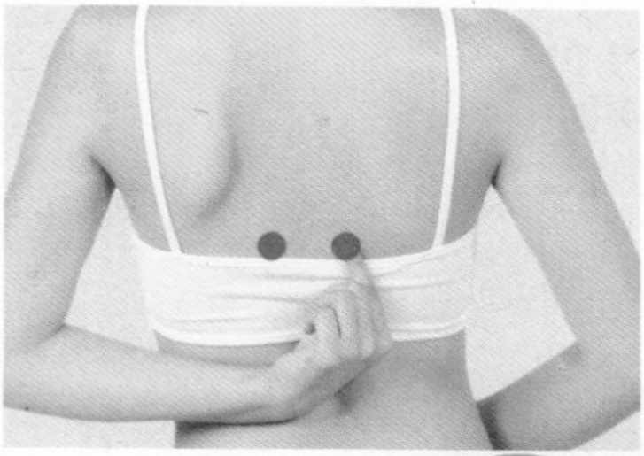

定位

位于背部，当第七胸椎棘突下，旁开1.5寸。

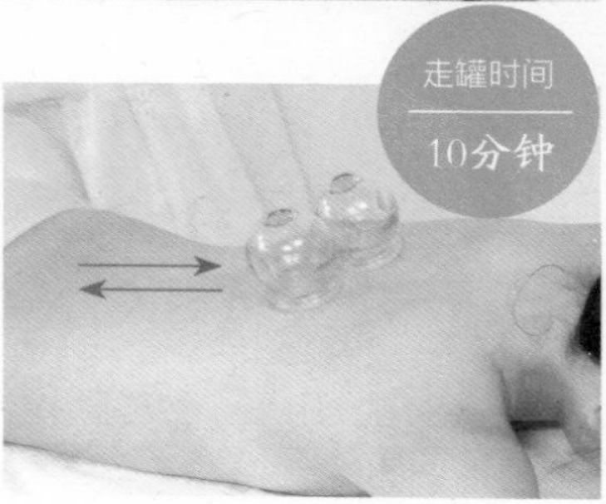

拔罐方法

将火罐扣在膈俞上，沿膀胱经依次来回走罐，以皮肤潮红为度。

脾俞 「益气健脾，清热祛湿」

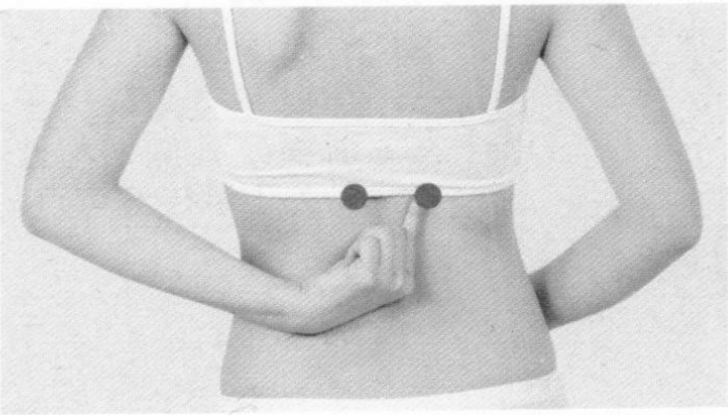

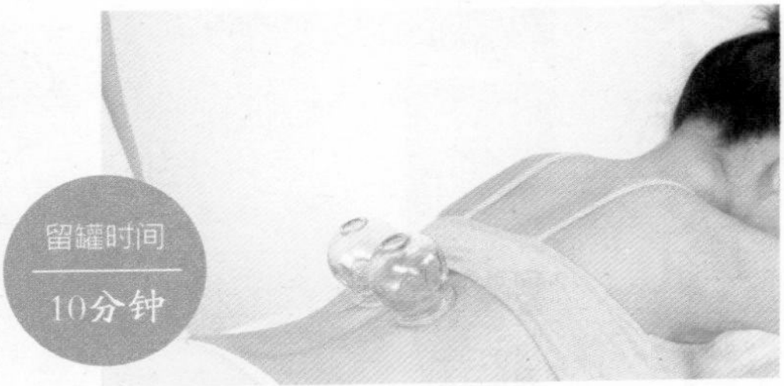

定位 位于背部，当第十一胸椎棘突下，旁开 1.5 寸。

拔罐方法 将火罐扣在脾俞上，调节负压吸引力度，以疼痛耐受为度。

大肠俞「调和肠胃，润下通便」

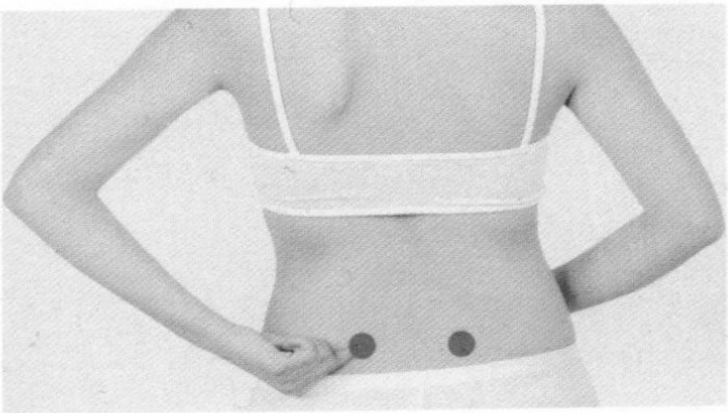

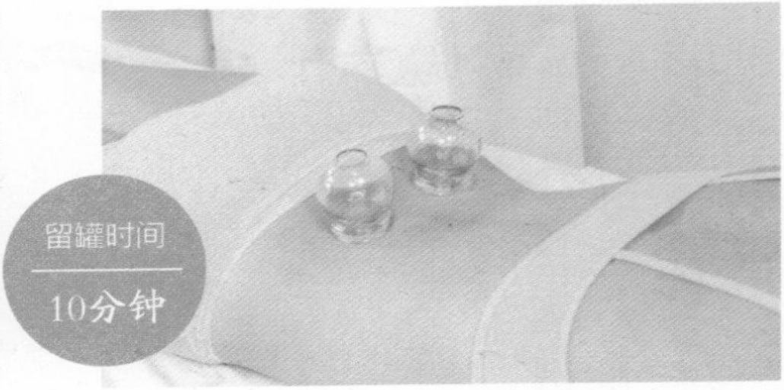

定位 位于腰部，第四腰椎棘突下，旁开 1.5 寸。

拔罐方法 将火罐扣在大肠俞上，调节负压吸引力度，以疼痛耐受为度。

血海 「养血柔肝」

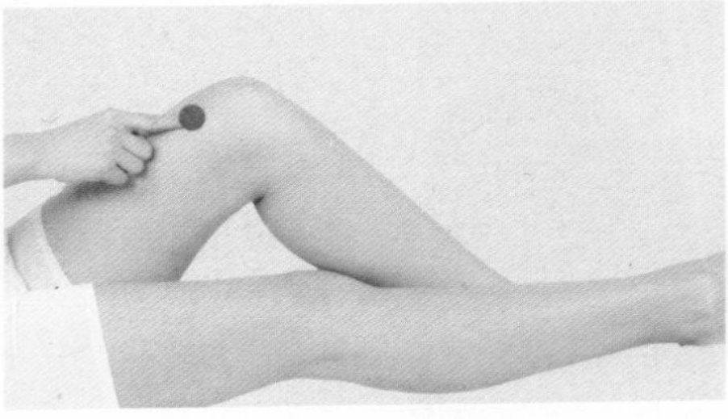

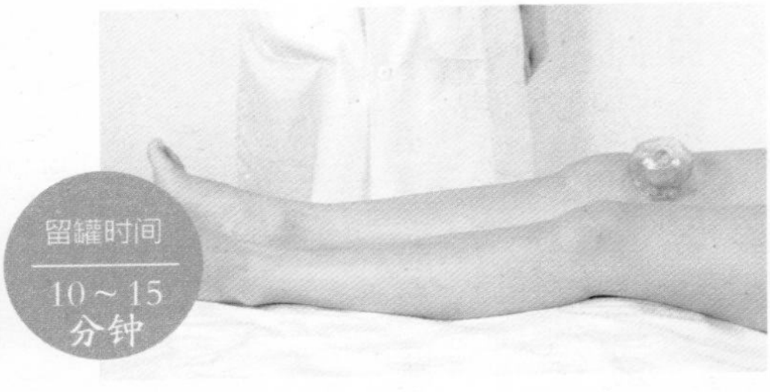

定位 位于大腿内侧髌底上 2 寸，当股四头肌内侧头的隆起处。

拔罐方法 将火罐扣在血海上，调节负压吸引力度，以疼痛耐受为度。

皮肤瘙痒

常见病

拔罐方法

临床症状：皮肤瘙痒是一种自觉皮肤瘙痒而无原发性损害的皮肤病。临床上可分为全身性皮肤瘙痒和局限性皮肤瘙痒，后者多局限在肛门和外阴部。全身性皮肤瘙痒可由内分泌失调和糖尿病、肝肾疾病等所致。

基础治疗：曲池、血海、风市、肺俞和膈俞。

随症配穴：遇风触冷发作加脾俞；夜间发作加肝俞、肾俞；皮肤潮红加大椎、合谷。

曲池「疏风清热」

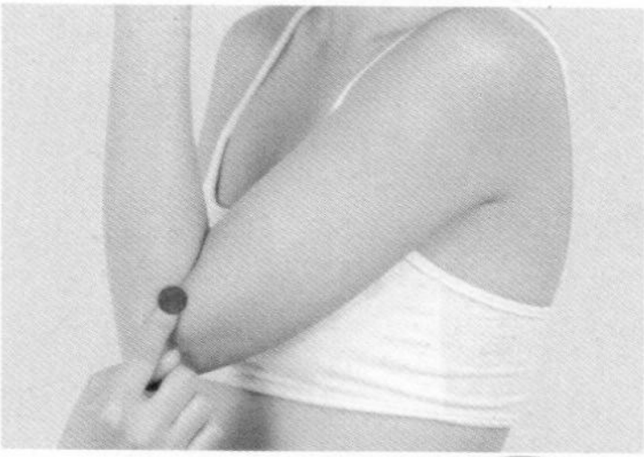

定位

屈肘呈直角，位于肘横纹外侧端与肱骨外上髁连线中点。

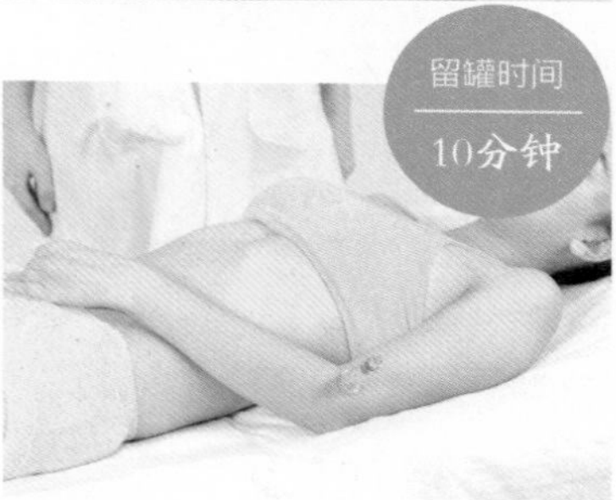

拔罐方法

将气罐吸附在曲池上，调节负压吸引力度，以疼痛耐受为度。

血海「养血润燥」

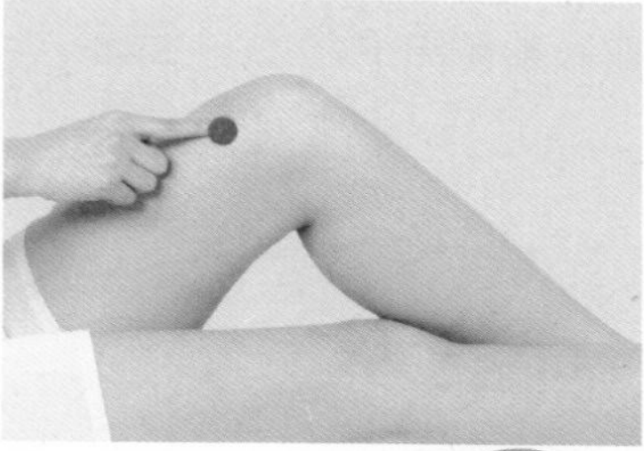

定位

位于大腿内侧，髌底内侧端上2寸，当股四头肌内侧头的隆起处。

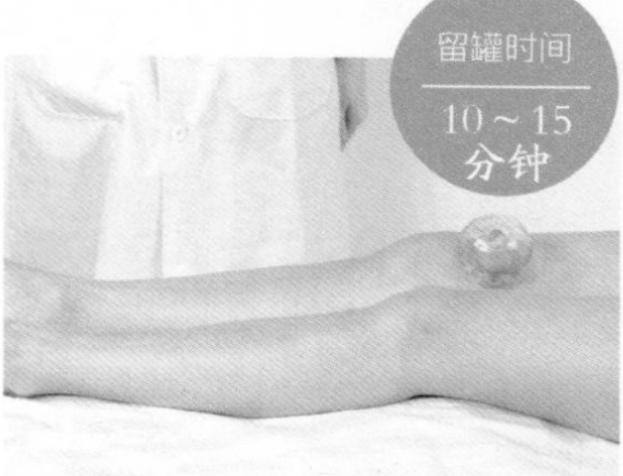

拔罐方法

将火罐扣在血海上，调节负压吸引力度，以疼痛耐受为度。

风市 「祛风化湿，通经活络」

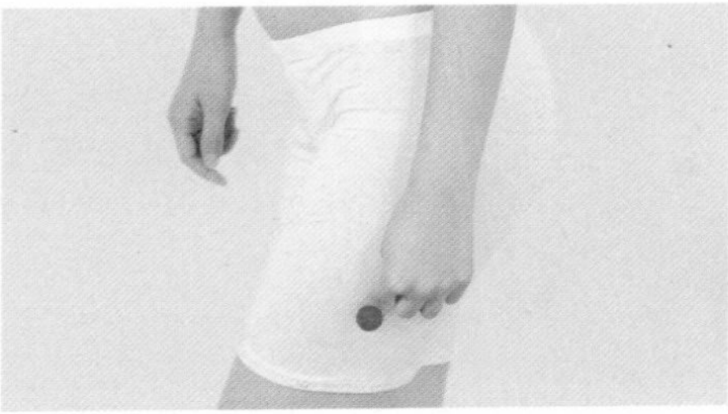

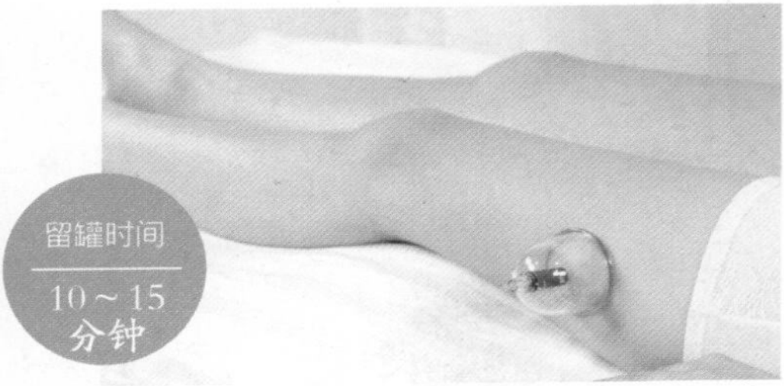

定位｜位于大腿外侧部的中线上，或直立垂手时，当中指尖处。

拔罐方法｜将气罐吸附在风市上，调节负压吸引力度，以疼痛耐受为度。

肺俞 「调理肺气，疏风祛邪」

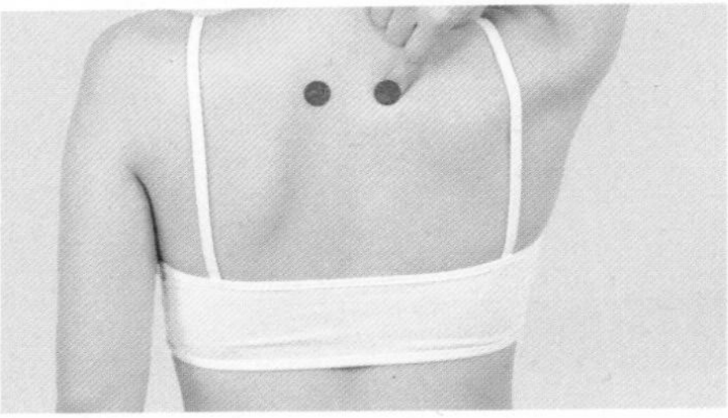

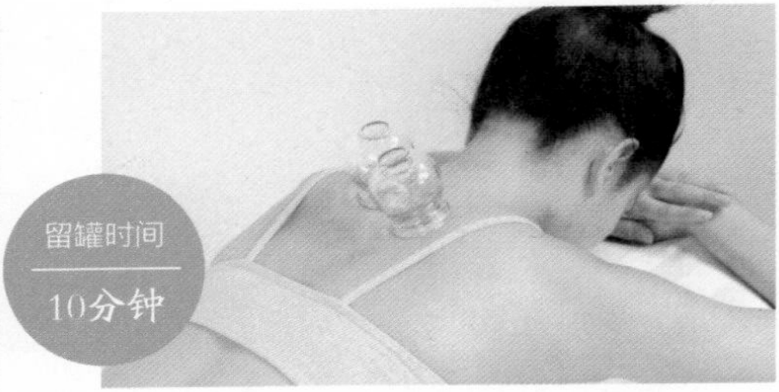

定位｜位于背部，当第三胸椎棘突下，旁开 1.5 寸。

拔罐方法｜将火罐扣在肺俞上，调节负压吸引力度，以疼痛耐受为度。

膈俞 「理气活血」

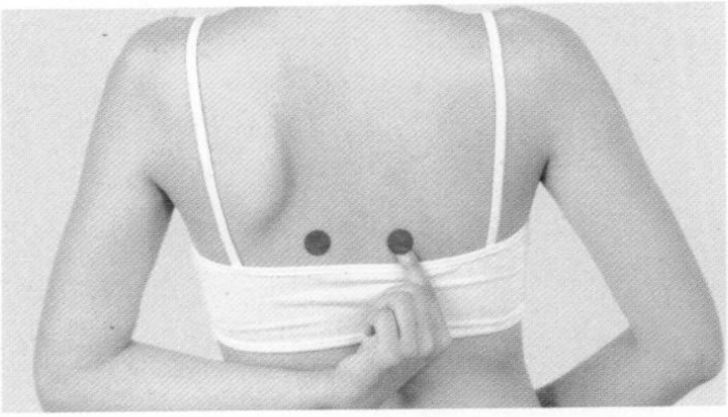

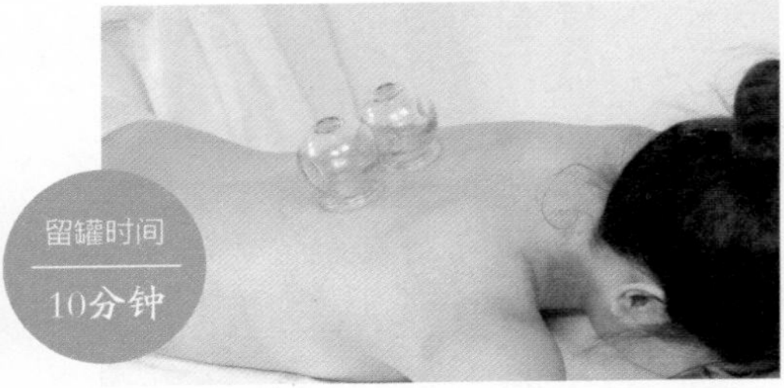

定位｜位于背部，当第七胸椎棘突下，旁开 1.5 寸。

拔罐方法｜将火罐扣在膈俞上，调节负压吸引力度，以疼痛耐受为度。

冻疮

常见病

拔罐方法

临床症状：冻疮是指长期暴露于寒冷环境中所引起的局限性红斑和炎症性皮肤损伤。患者自觉患病部位有痒感、烧灼感、肿胀感。痒感受热后加剧，有糜烂或溃疡者会出现疼痛，增强体格锻炼有助于防范冻疮。

基础治疗：脾俞、肾俞。

随症配穴：发作期加大椎、合谷；缓解期加内关。

脾俞「益气健脾」

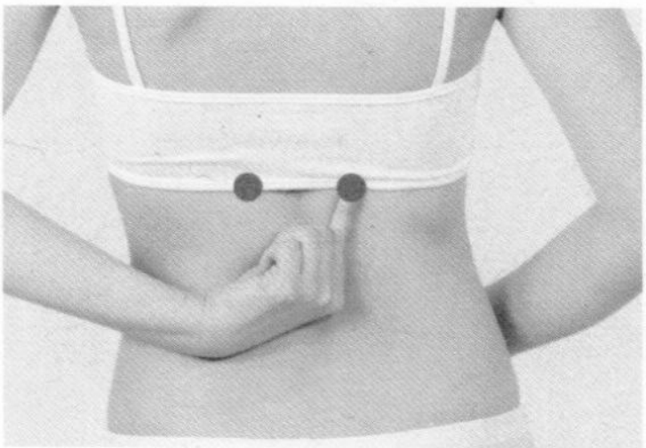

定位

位于背部，当第十一胸椎棘突下，旁开1.5寸。

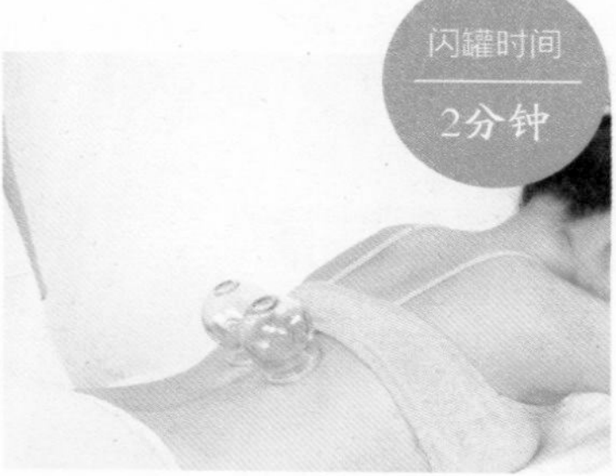

拔罐方法

将火罐扣在脾俞上，拔上后立即取下，一拔一取，如此反复吸拔。

肾俞「滋肾益肺」

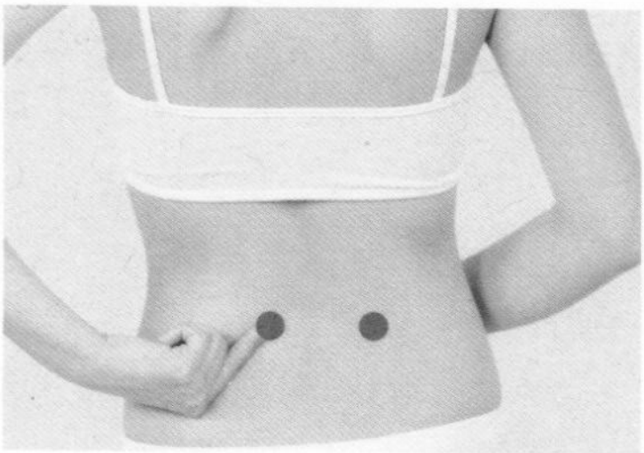

定位

位于腰部，当第二腰椎棘突下，旁开1.5寸。

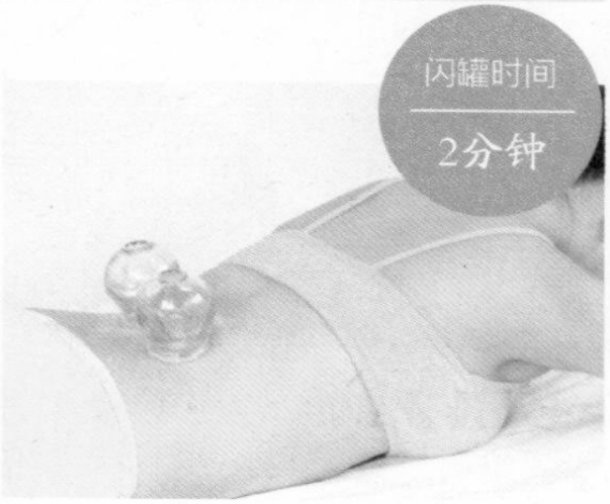

拔罐方法

将火罐扣在肾俞上，拔上后立即取下，一拔一取，如此反复吸拔。

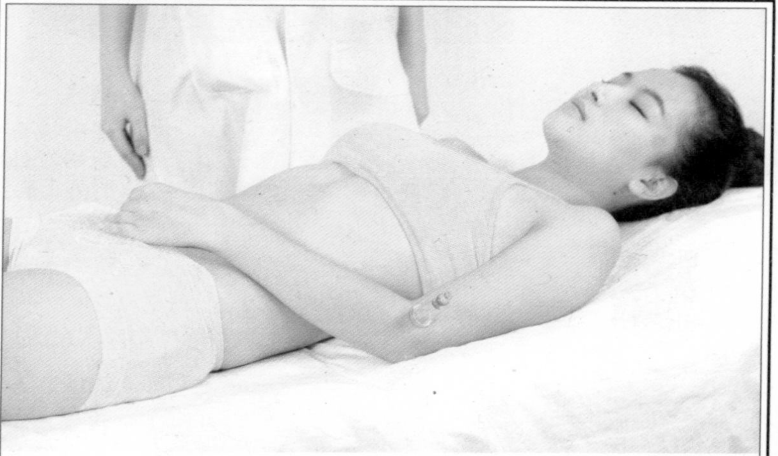

“罐”疗慢性病

第4章

当今社会，慢性病对家庭的影响越来越明显。慢性病长期用药容易对患者的身体及心理造成负担，且降低生活质量。拔罐疗法作为一种绿色的健康自然疗法，不仅无不良反应，还能改善患者的精神状态，帮助患者调节身心、增强体质、扶正祛病。

高血压

慢性病

拔罐方法

临床症状：高血压是以动脉血压升高为主要临床表现的慢性全身血管性疾病，血压高于19/12千帕即可诊断为高血压。中医学认为本病多因饮酒过度、嗜食肥甘厚味等所致，与肾阴不足、肝阳偏亢有关。

基础治疗：曲池、合谷、肾俞、足三里和丰隆。

随症配穴：眩晕加风池、肝俞；心悸加内关。

曲池 「清泻火气，平缓降压」

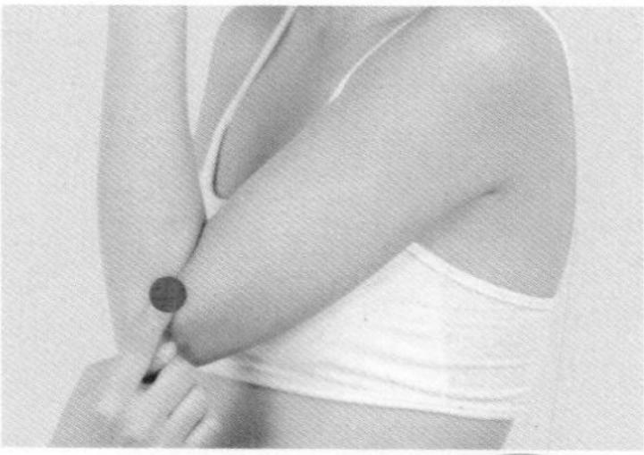

定位

屈肘成直角，位于肘横纹外侧端与肱骨外上髁连线中点。

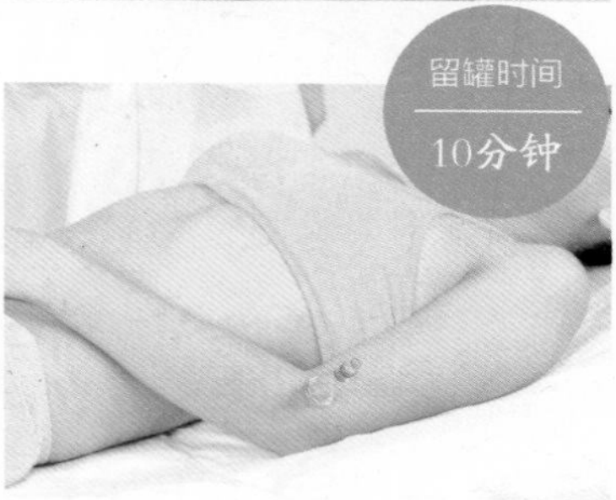

拔罐方法

将气罐吸附在曲池上，调节负压吸引力度，以疼痛耐受为度。

合谷 「清泻火气，平缓降压」

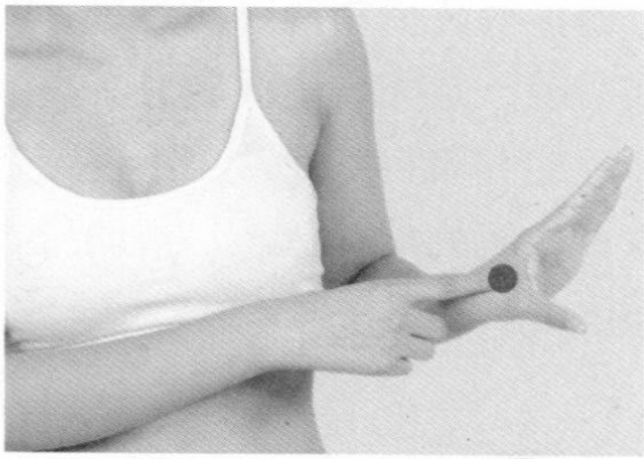

定位

位于手背，第一、二掌骨间，当第二掌骨桡侧的中点处。

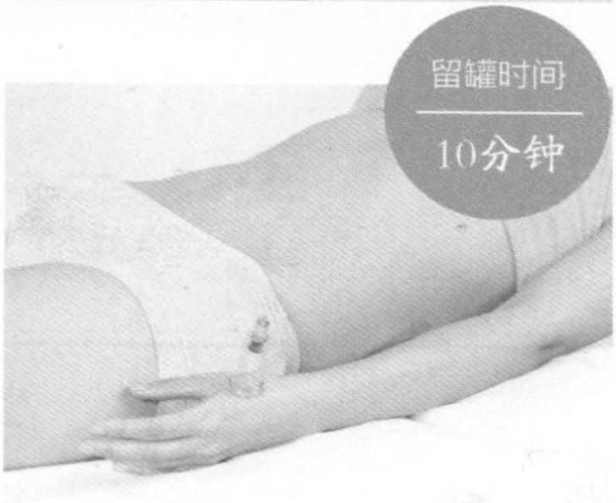

拔罐方法

将气罐吸附在合谷上，调节负压吸引力度，以疼痛耐受为度。

肾俞「培补肾元」

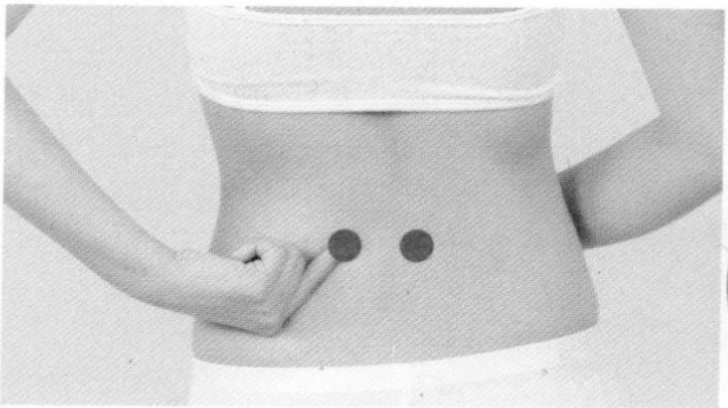

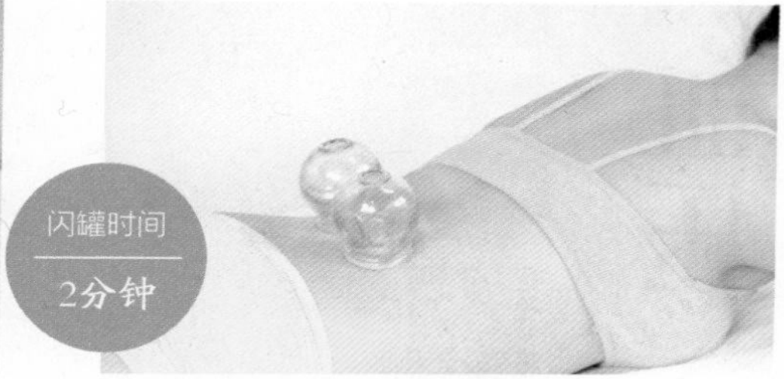

定位｜位于腰部，当第二腰椎棘突下，旁开 1.5 寸。

拔罐方法｜将火罐扣在肾俞上，拔上后立即取下，一拔一取，反复吸拔。

足三里「扶正培元，升降气机」

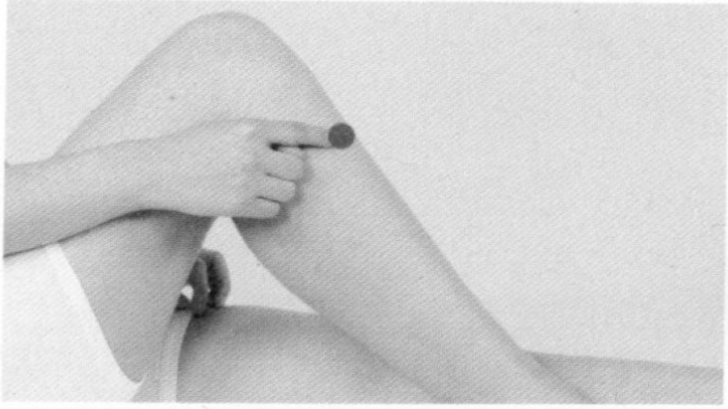

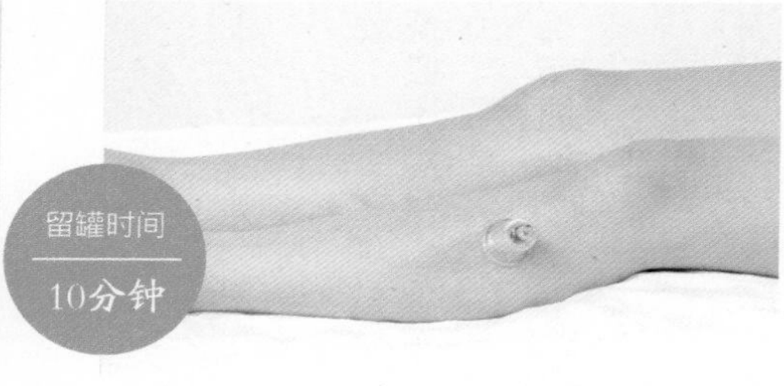

定位｜位于小腿前外侧，犊鼻下 3 寸，距胫骨前缘一横指（中指）。

拔罐方法｜将气罐吸附在足三里上，注意吸附力宜稍大，以免气罐中途脱落。

丰隆「祛湿化痰，醒脑安神」

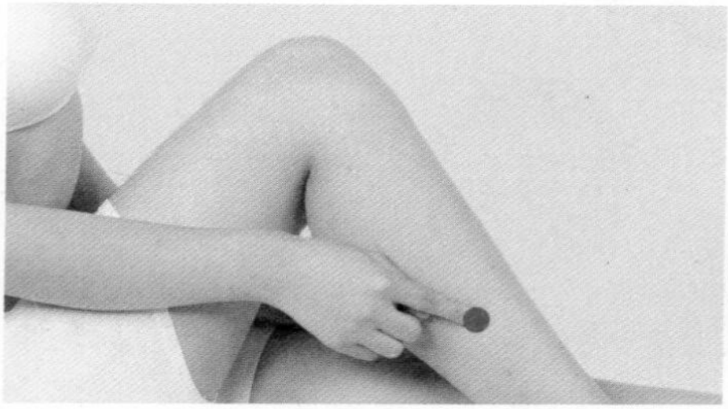

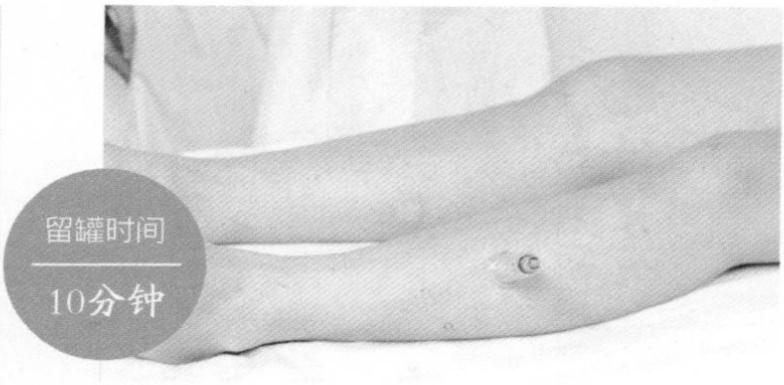

定位｜位于外踝尖上 8 寸，距胫骨前缘二横指（中指）。

拔罐方法｜将气罐吸附在丰隆上，调节负压吸引力度，以疼痛耐受为度。

低血压

慢性病

拔罐方法

临床症状：低血压指血压降低引起的一系列症状。部分人群无明显症状，病情轻微者可有头晕、头痛、食欲不振、疲劳、脸色苍白等，严重者会出现直立性眩晕、四肢冰凉、心律失常等症状。

基础治疗：膻中、气海、足三里、脾俞和肾俞。

随症配穴：食欲不振加中脘、胃俞；疲劳乏力加关元。

膻中「活血通络，醒脑提神」

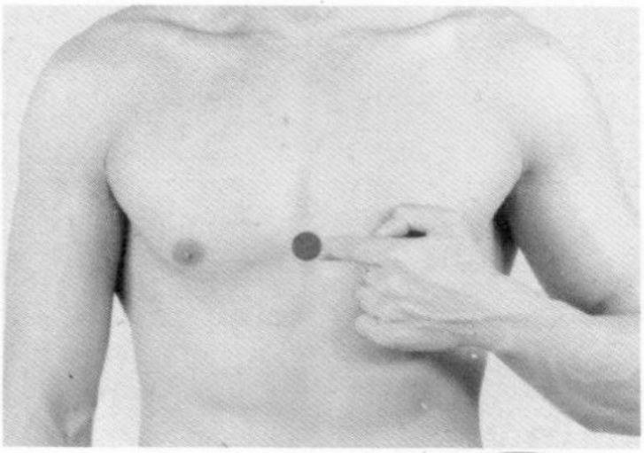

定位

位于胸部，当前正中线上，平第四肋间，两乳头连线的中点。

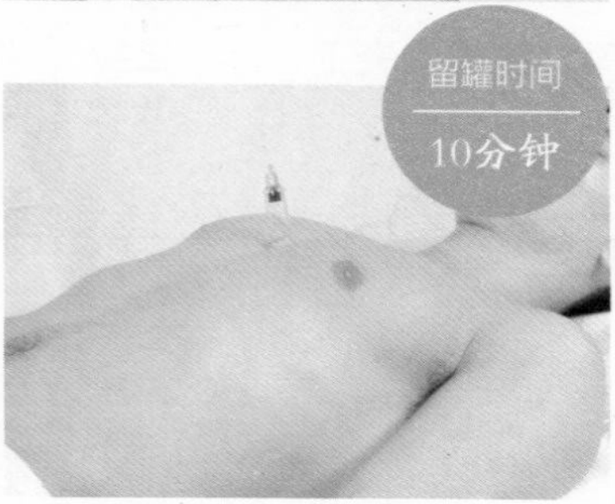

拔罐方法

将气罐吸附在膻中上，调节负压吸引力度，以疼痛耐受为度。

气海「益气助阳，延年益寿」

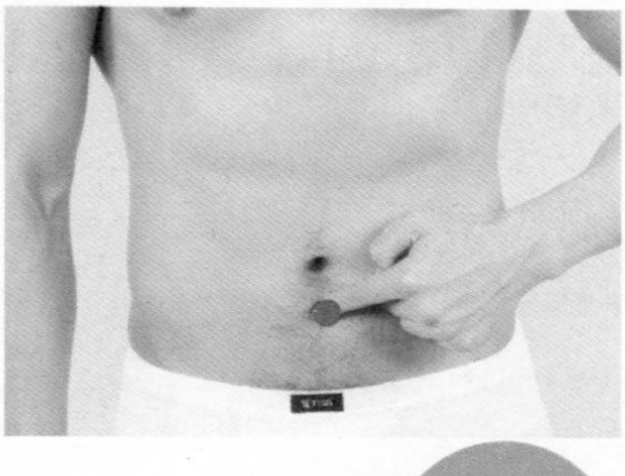

定位

位于下腹部，前正中线上，当脐下1.5寸处。

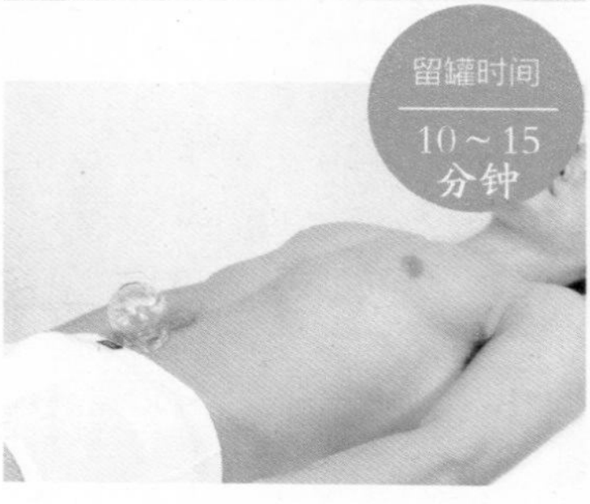

拔罐方法

将火罐扣在气海上，注意吸附力不宜过大，以免产生疼痛不适。

足三里「调理脾胃，补中益气」

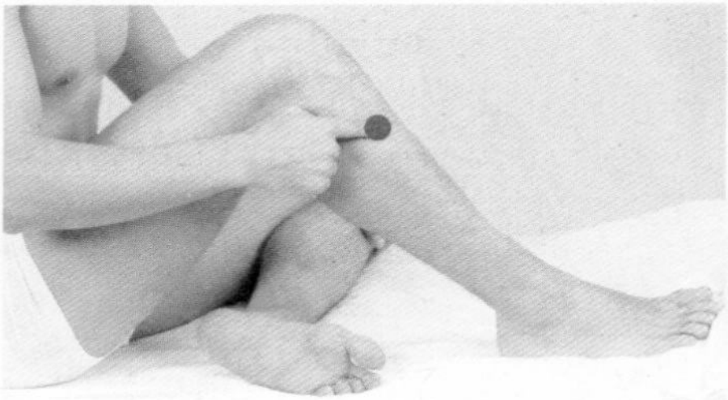

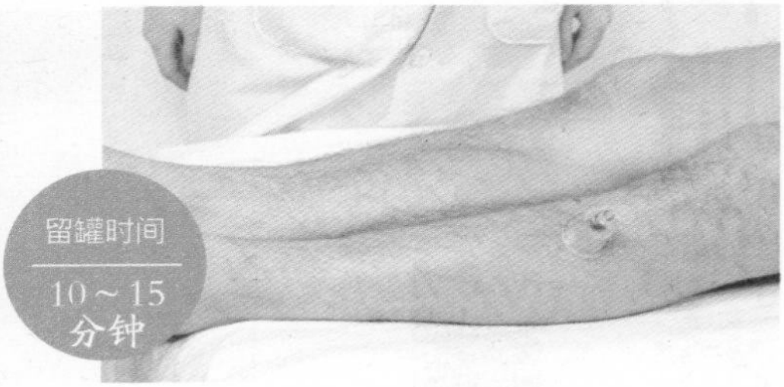

定位 位于小腿前外侧，当犊鼻下3寸，距胫骨前缘一横指。

拔罐方法 将气罐吸附在足三里上，注意吸附力宜稍大，以免气罐中途脱落。

脾俞「益气健脾」

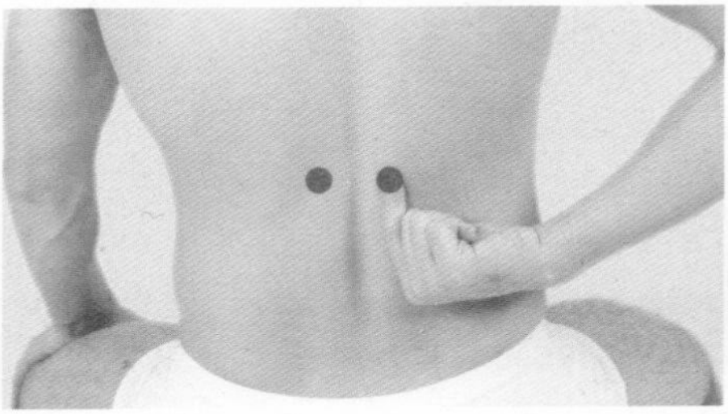

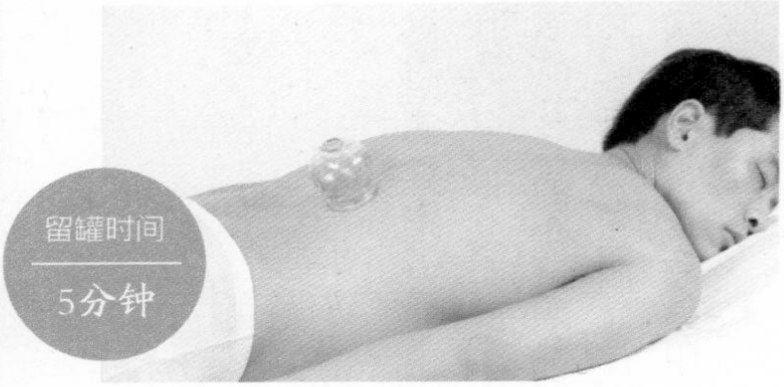

定位 位于背部，当第十一胸椎棘突下，旁开1.5寸。

拔罐方法 将火罐扣在脾俞上，以皮肤潮红透热为度。

肾俞「培补肾元」

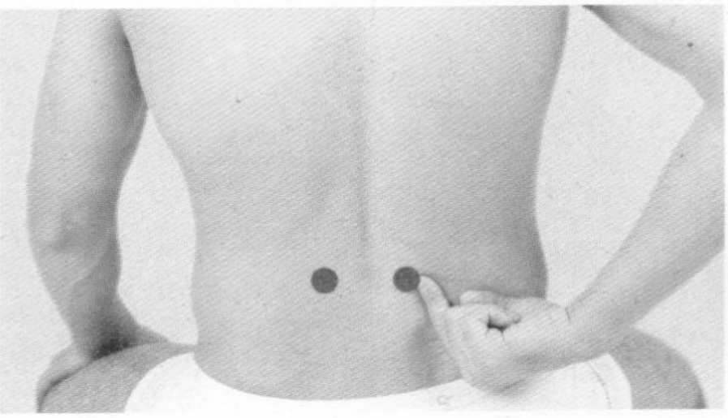

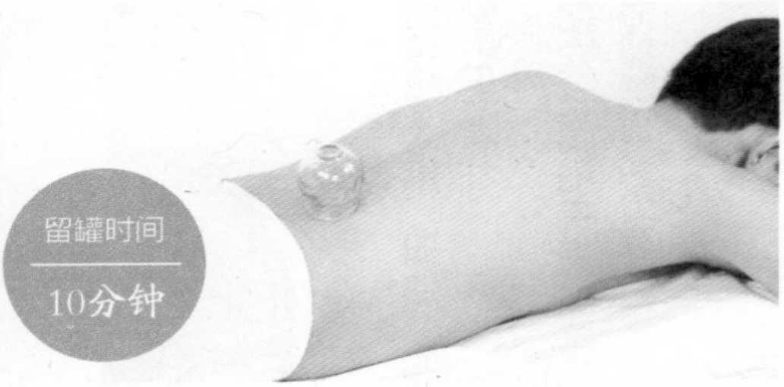

定位 位于腰部，当第二腰椎棘突下，旁开1.5寸。

拔罐方法 将火罐扣在肾俞上，以局部充血、温热为宜。

高脂血症

慢性病

拔罐方法

临床症状： 血脂主要是指血清中的胆固醇和三酰甘油。无论是胆固醇含量增高，还是三酰甘油的含量增高，或是两者皆增高，统称为高脂血症。中医学认为本病主要病机是痰瘀阻络，与心、脾、胃等脏腑有关。

基础治疗： 大椎、曲池、阴陵泉、足三里和丰隆。

随症配穴： 胸闷气短加关元；神倦乏力加脾俞；少寐多梦加太溪。

大椎 「通络助阳」

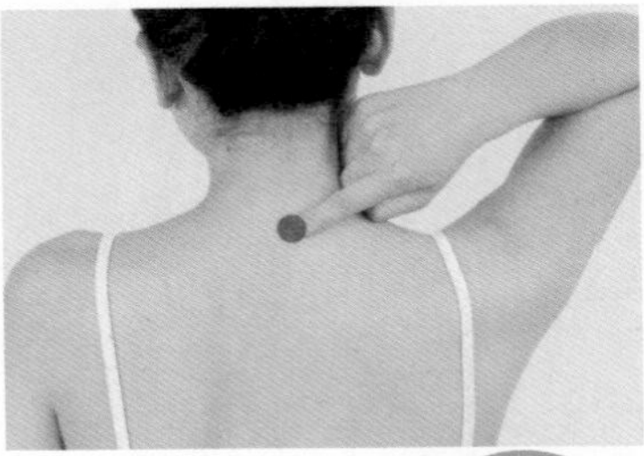

定位

位于后背，当后正中线上，第七颈椎棘突下凹陷中。

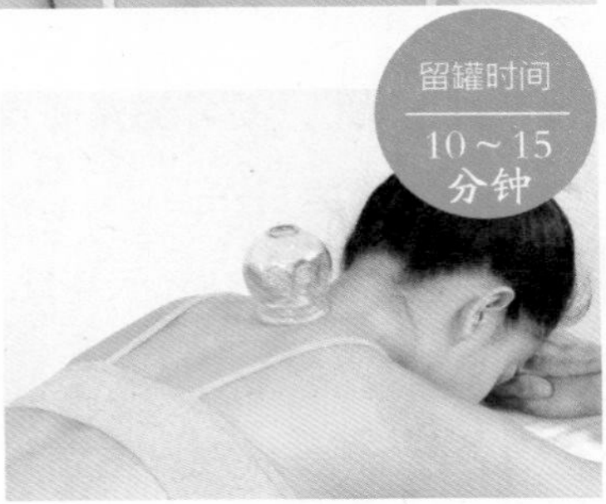

拔罐方法

将火罐扣在大椎上，轻轻摇动罐体20～30次。

曲池 「通利肠腑，降浊消脂」

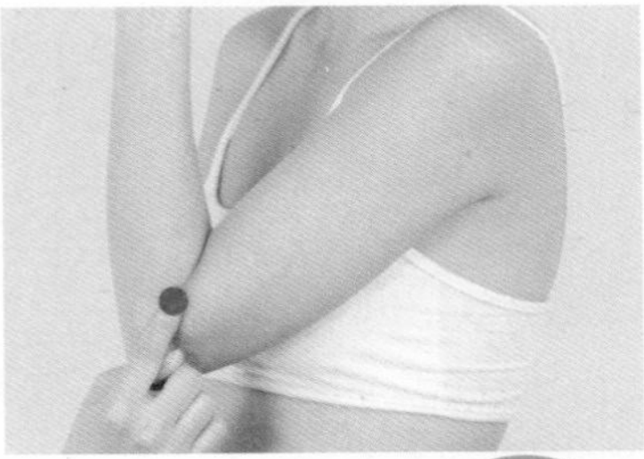

定位

屈肘呈直角，在肘横纹外侧端与肱骨外上髁连线中点。

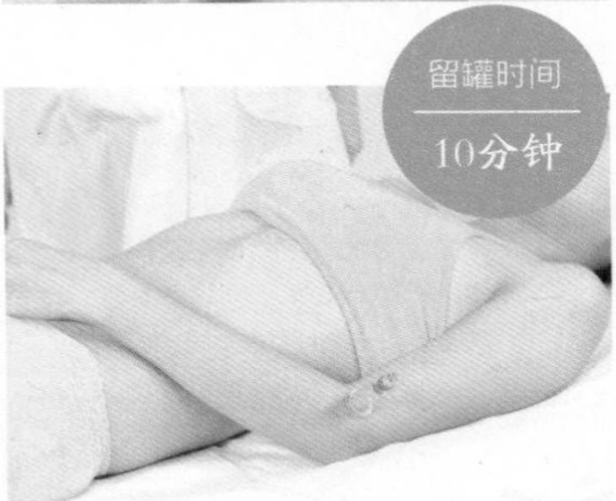

拔罐方法

将气罐吸附在曲池上，调节负压吸引力度，以疼痛耐受为度。

阴陵泉「利湿化痰」

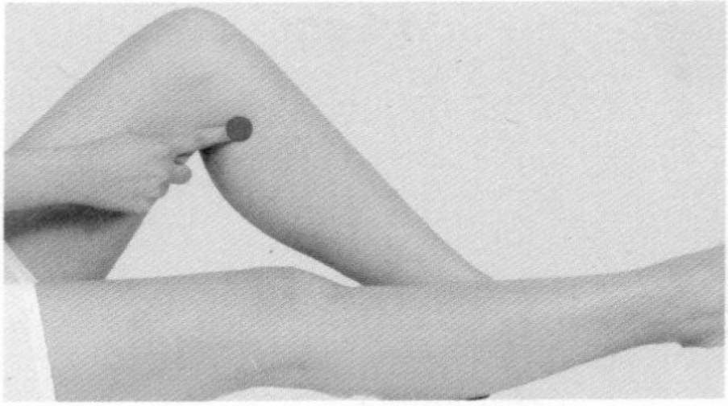

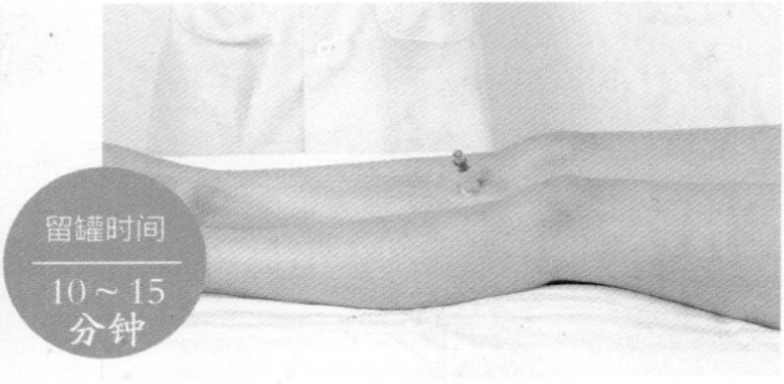

定位｜位于小腿内侧，当胫骨内侧髁后下方凹陷处。

拔罐方法｜将气罐吸附在阴陵泉上，调节负压吸引力度，以疼痛耐受为度。

足三里「理气健脾」

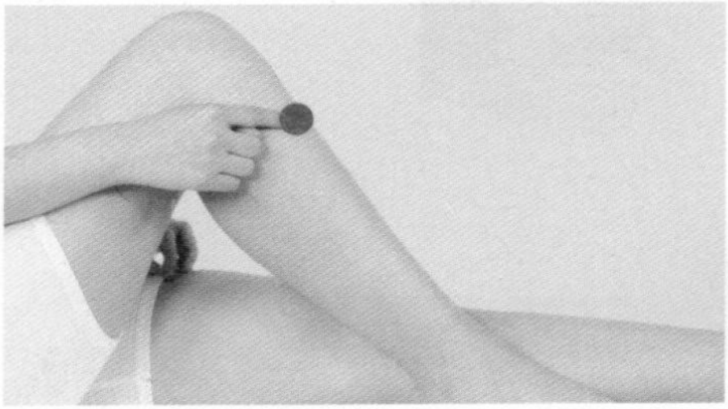

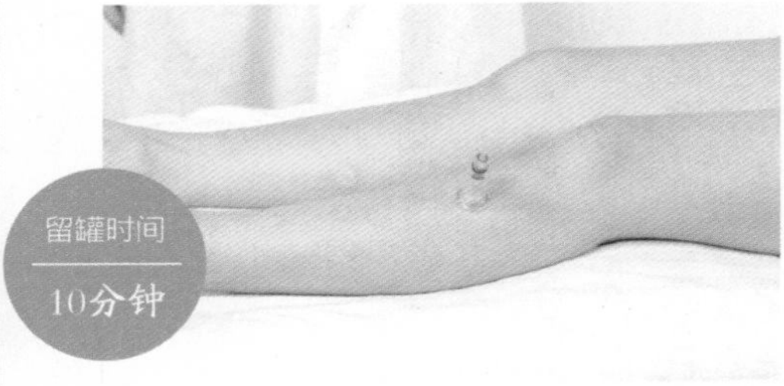

定位｜位于小腿前外侧，犊鼻下3寸，距胫骨前缘一横指（中指）。

拔罐方法｜将气罐吸附在足三里上，以局部皮肤潮红、温热为宜。

丰隆「利水化痰」

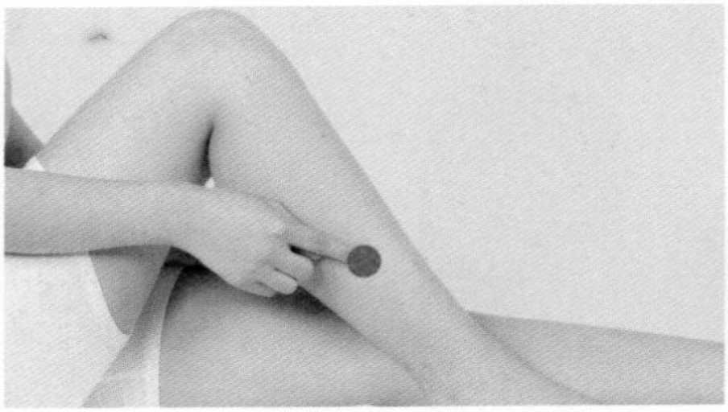

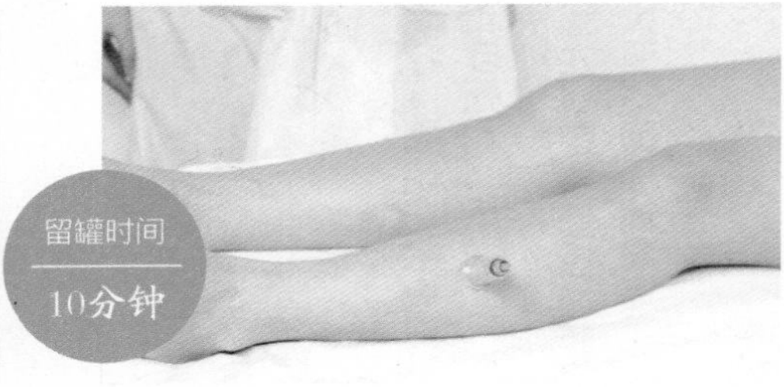

定位｜位于外踝尖上8寸，距胫骨前缘二横指（中指）。

拔罐方法｜将气罐吸附在丰隆上，以局部充血、温热为宜。

冠心病

慢性病

拔罐方法

临床症状：冠心病是由冠状动脉发生粥样硬化导致心肌缺血的疾病，是中老年人心血管疾病中最常见的一种。中医学认为本病主要是因气滞血瘀所致，与心、肝、脾、肾诸脏功能失调有关。

基础治疗：厥阴俞、心俞、膈俞、膻中和巨阙。

随症配穴：容易受惊加胆俞；失眠加太溪；胸痛加曲泽。

厥阴俞「调补心气」

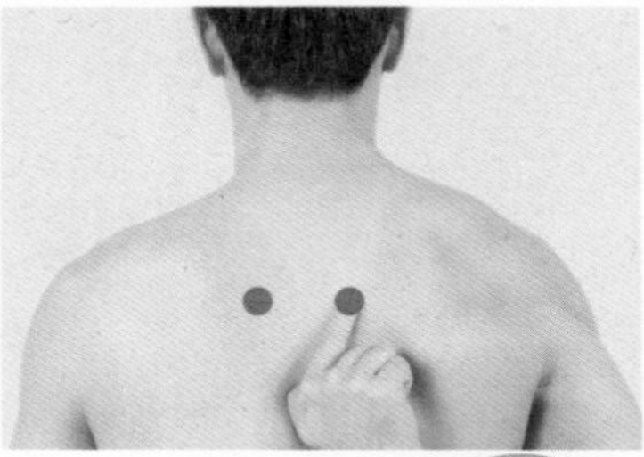

定位

位于背部，当第四胸椎棘突下，旁开1.5寸。

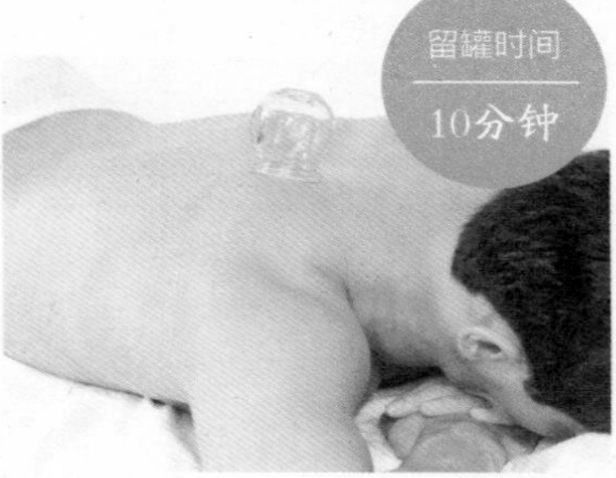

拔罐方法

将火罐扣在厥阴俞上，以皮肤潮红透热为度。

心俞「宽胸理气，宁心通络」

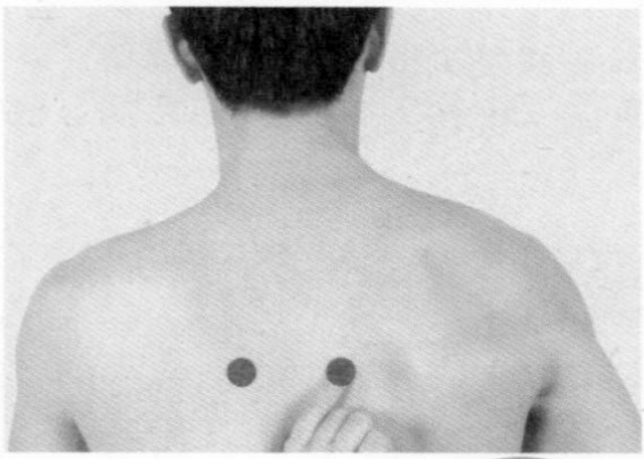

定位

位于背部，当第五胸椎棘突下，旁开1.5寸。

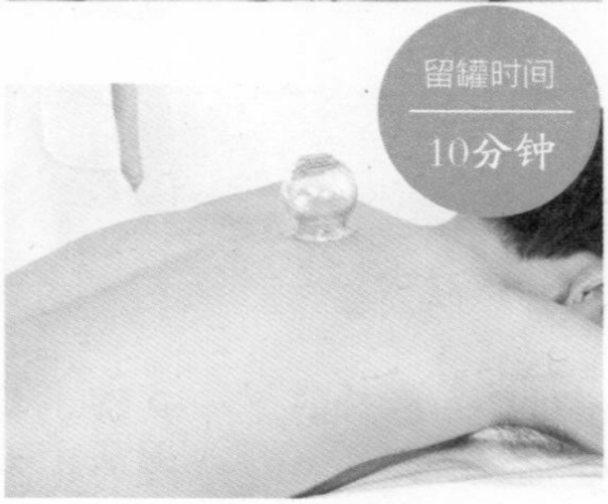

拔罐方法

将火罐扣在心俞上，调节负压吸引力度，以疼痛耐受为度。

膈俞「理气宽胸，活血通脉」

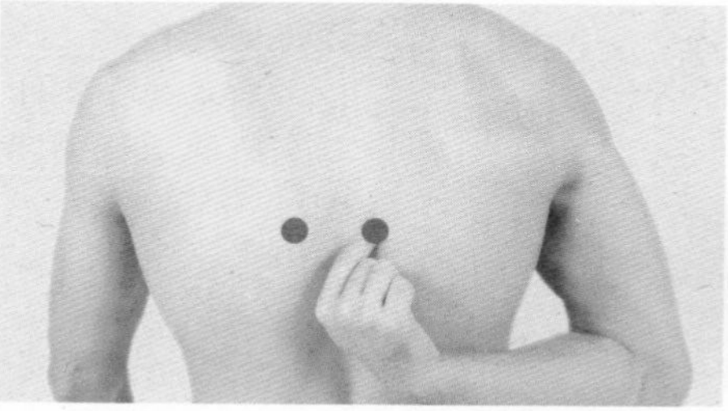

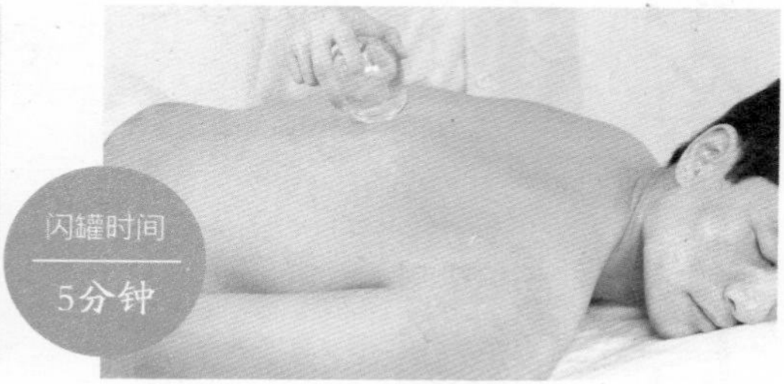

定位 位于背部，当第七胸椎棘突下，旁开 1.5 寸处。

拔罐方法 将火罐扣在膈俞上，拔上后立即取下，一拔一取，反复拔取。

膻中「宽胸理气」

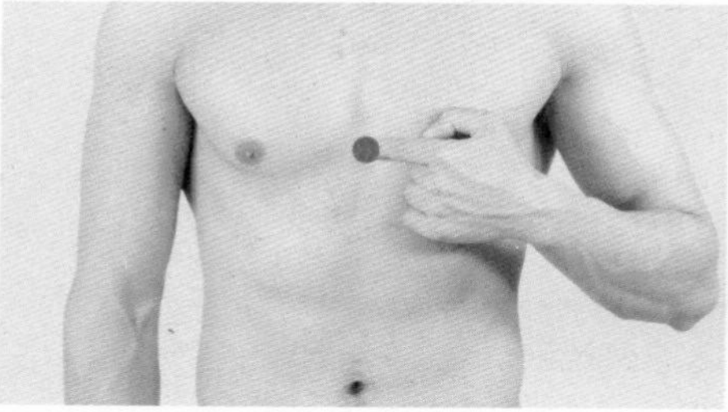

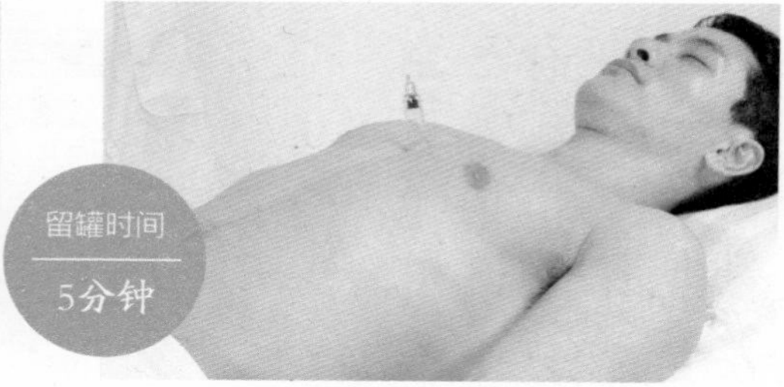

定位 位于胸部，当前正中线上，平第四肋间，两乳头连线的中点。

拔罐方法 将气罐吸附在膻中上，以皮肤潮红透热为度。

巨阙「祛除心火，宁心安神」

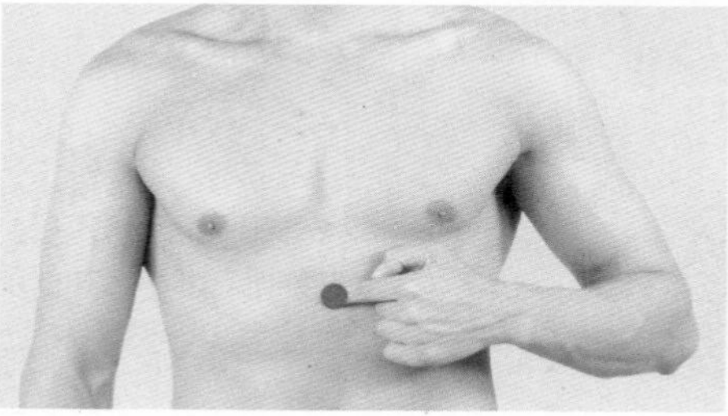

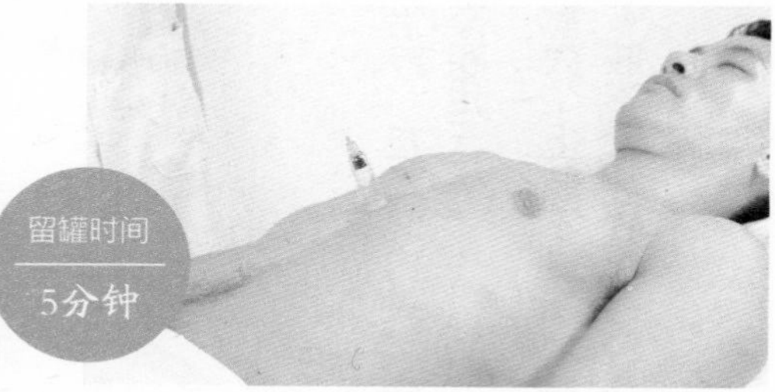

定位 位于上腹部，当前正中线上，距脐上 6 寸。

拔罐方法 将气罐吸附在巨阙上，以皮肤潮红透热为度。

脑卒中后遗症

慢性病

拔罐方法

临床症状：脑卒中是指突然口眼㖞斜、言语含糊不利、肢体出现运动障碍的一类疾病。临床实践证明：中医经络穴位疗法可有效改善口眼㖞斜等症状。

基础治疗：尺泽、内关、委中、三阴交和足三里。

随症配穴：上肢不遂加肩髃、合谷；下肢不遂加环跳、阳陵泉。

尺泽 「疏通肢体经络」

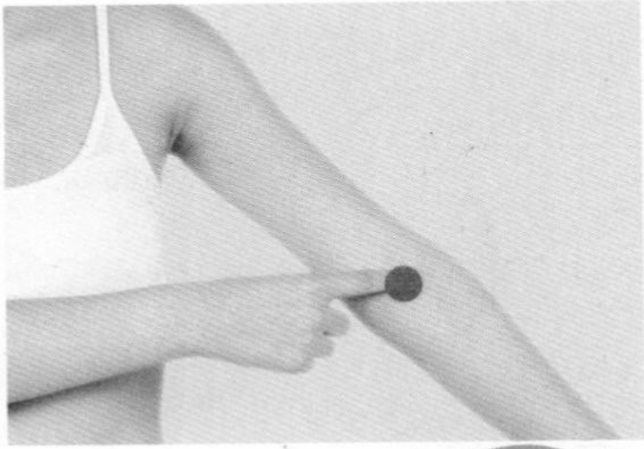

定位

位于肘横纹中，肱二头肌肌腱桡侧凹陷位置。

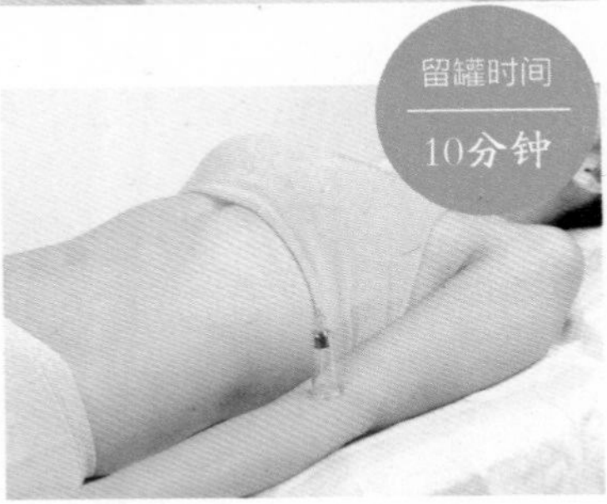

拔罐方法

将气罐吸附在尺泽上，调节负压吸引力度，以疼痛耐受为度。

内关 「宁心安神，和胃止痛」

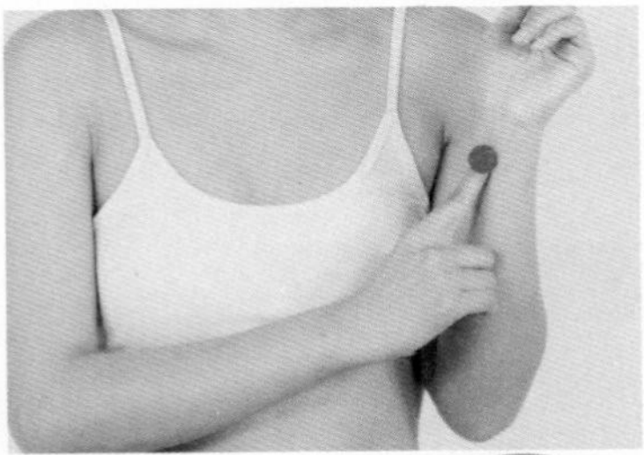

定位

位于前臂正中，腕横纹上2寸。

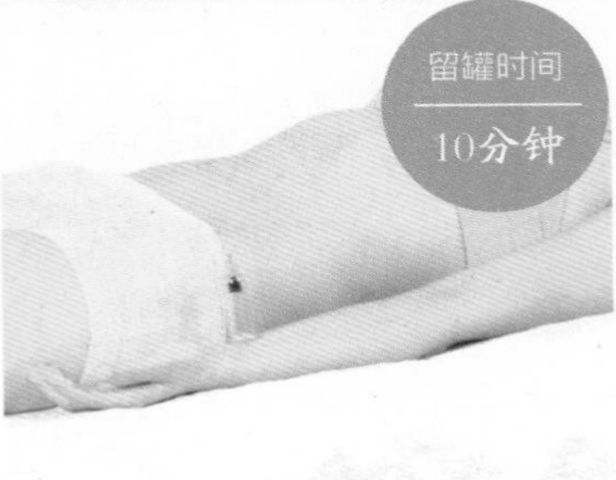

拔罐方法

将气罐吸附在内关上，调节负压吸引力度，以疼痛耐受为度。

委中「疏通肢体经络」

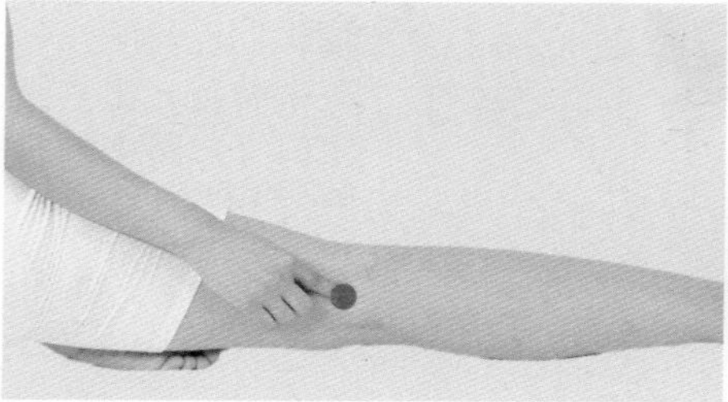

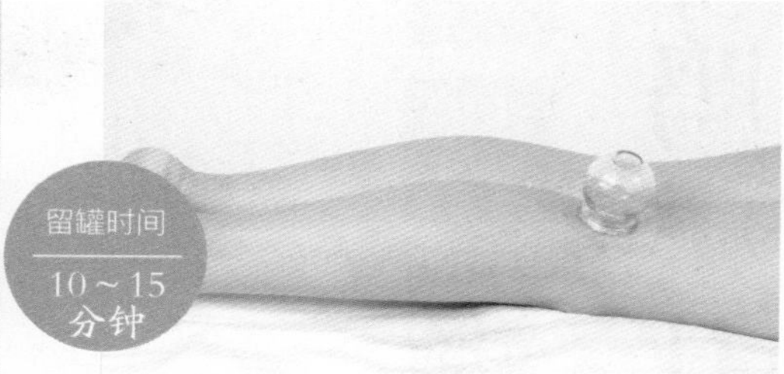

定位 | 位于腘横纹中点，当股二头肌肌腱与半腱肌肌腱的中间。

拔罐方法 | 将火罐扣在委中上，注意吸附力不宜过大，以免产生疼痛感。

三阴交「滋补肝肾」

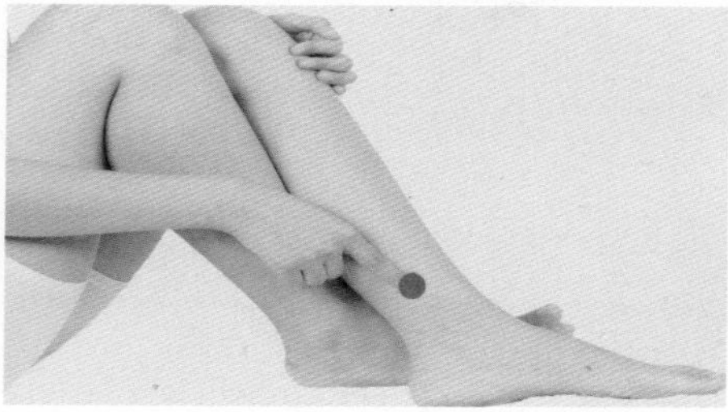

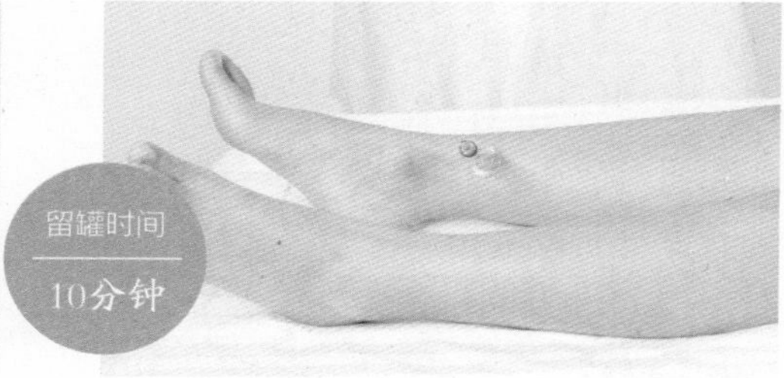

定位 | 位于小腿内侧，当足内踝尖上3寸，胫骨内侧缘后方。

拔罐方法 | 将气罐吸附在三阴交上，注意吸附力宜稍大，以免气罐中途脱落。

足三里「疏通肢体经络」

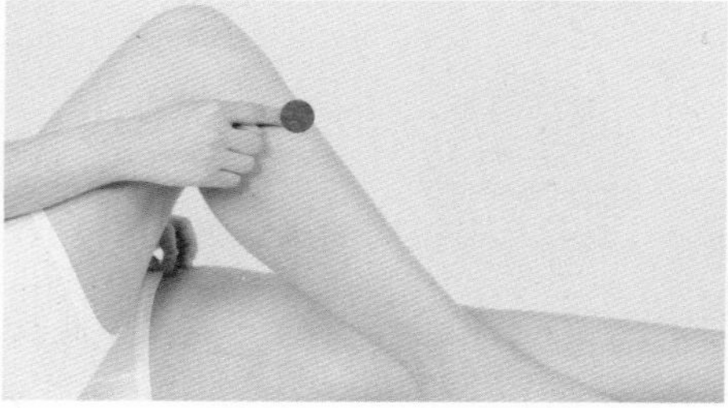

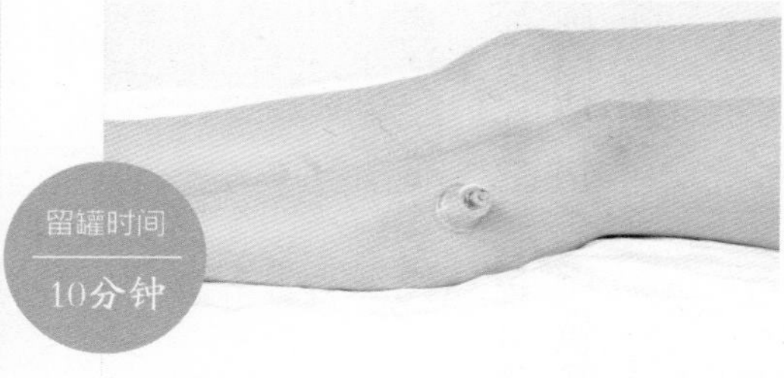

定位 | 位于小腿前外侧，犊鼻下3寸，距胫骨前缘一横指（中指）。

拔罐方法 | 将气罐吸附在足三里上，以局部充血、温热为宜。

耳鸣、耳聋

慢性病

拔罐方法

临床症状：耳鸣、耳聋在临床上常同时并见，且治疗方法大致相同，故合并论述。中医认为，本病多因暴怒、肝胆风火上逆，以致少阳之气闭阻不通所致，或因肾气虚弱、精血不能上达于耳而成。

基础治疗：大椎、命门。

随症配穴：伴随感冒加外关、合谷；胸闷痰多加丰隆；腰膝酸软加太溪、关元。

大椎「疏通经气，通畅脉络」

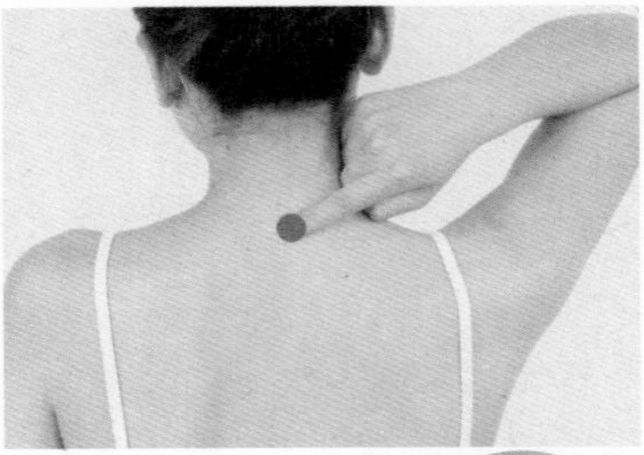

定位

位于背部，当后正中线上，第七颈椎棘突下凹陷中。

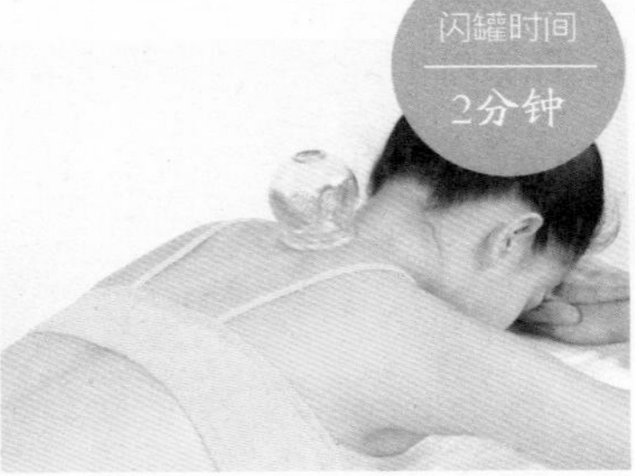

拔罐方法

将火罐扣在大椎上，拔上后立即取下，一拔一取，如此反复吸拔。

命门「温和肾阳，健腰益肾」

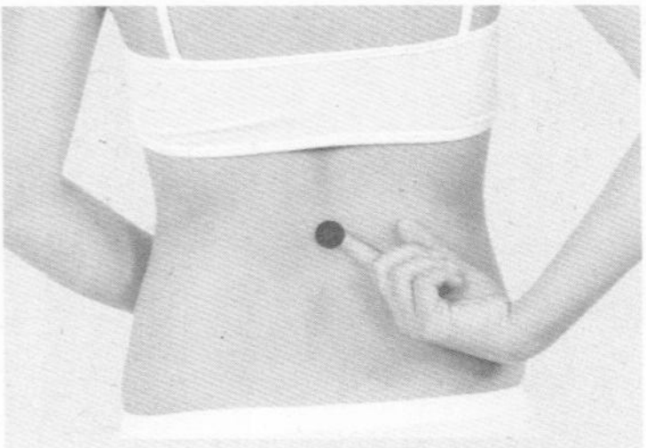

定位

位于腰部，当后正中线上，第二腰椎棘突下凹陷中。

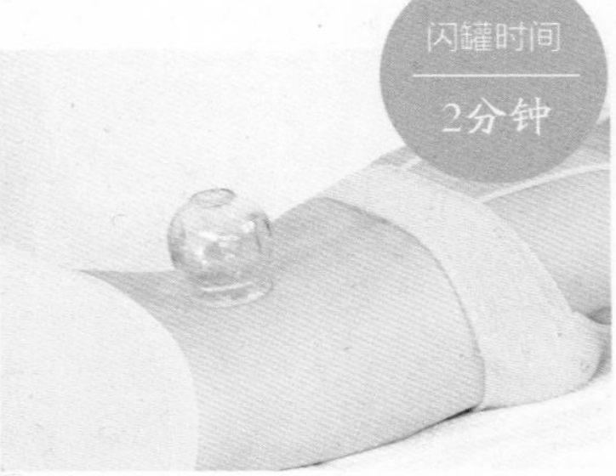

拔罐方法

将火罐扣在命门上，拔上后立即取下，一拔一取，如此反复吸拔。

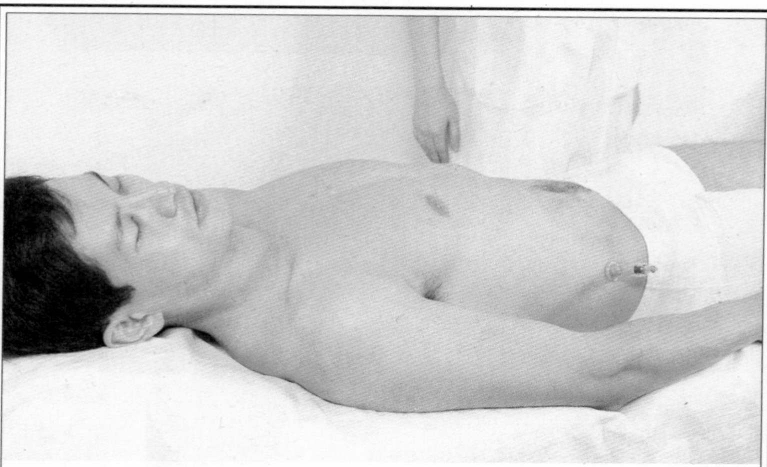

两性拔罐，祛除妇科男科隐疾

第5章

工作压力与生活环境对现阶段人们的生殖健康造成了很大的影响，生殖泌尿疾病不仅降低个人的生活质量与工作效率，而且严重影响家庭和谐。拔罐疗法作为中医自然疗法中的重要组成部分，可调补精血、疏通经络，对生殖系统疾病有显著的疗效，且安全无不良反应。不用到处寻医问药，在家就能治好难言之隐。

慢性肾炎

男科妇科

拔罐方法

临床症状：慢性肾炎是一种常见的慢性肾脏疾病。此病潜伏时间长，病情发展缓慢，以中青年男性为主。大部分患者有明显血尿、水肿、高血压症状，并有全身乏力、纳差、腹胀、贫血等症状。

基础治疗：胃仓、志室、京门、肾俞和三阴交。

随症配穴：小便短黄加肺俞、合谷；双足水肿加脾俞、足三里。

胃仓「益气壮阳」

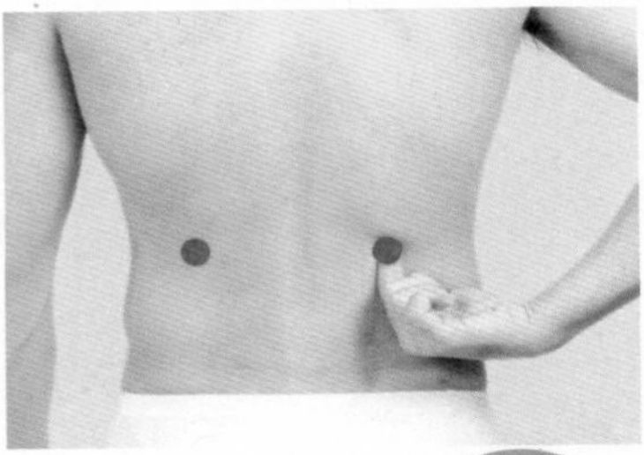

定位

位于背部，当第十二胸椎棘突下，旁开3寸。

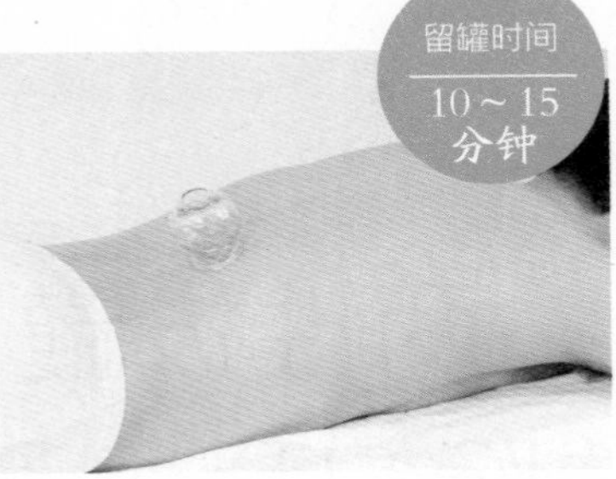

拔罐方法

将火罐扣在胃仓上，调节负压吸引力度，以疼痛耐受为度。

志室「补肾益精，通阳利尿」

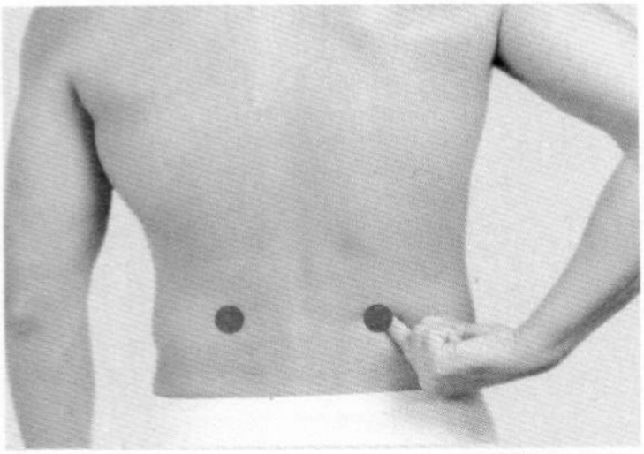

定位

位于腰部，当第二腰椎棘突下，旁开3寸。

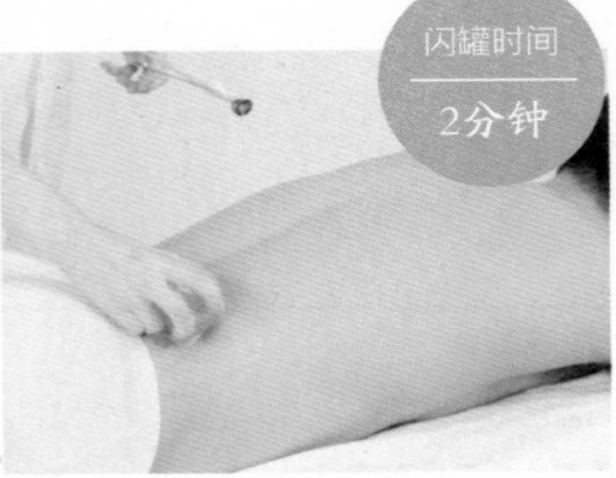

拔罐方法

将火罐扣在志室上，拔上后立即取下，一拔一取，如此反复吸拔。

京门「健脾通淋，温阳益肾」

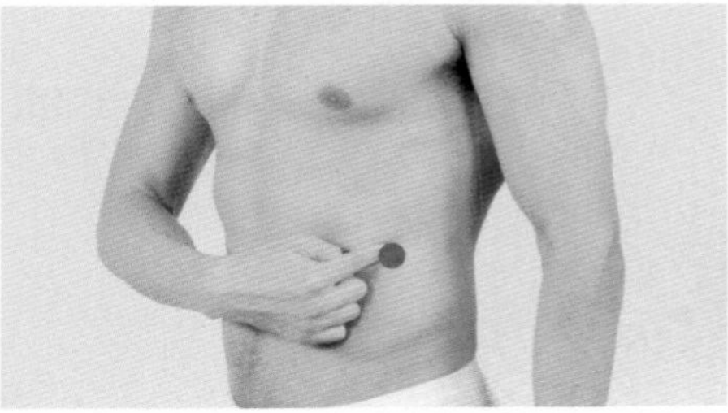

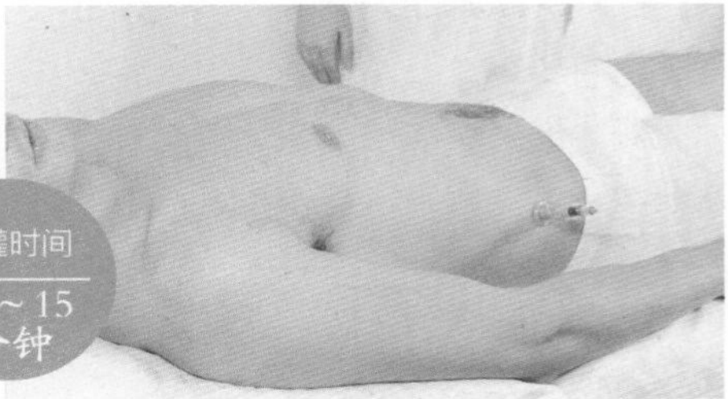

定位｜位于侧腰部，章门后 1.8 寸，当第十二肋骨游离端的下方。

拔罐方法｜将气罐吸附在京门上，注意吸附力不宜过大，以免产生疼痛感。

肾俞「滋肾益肺」

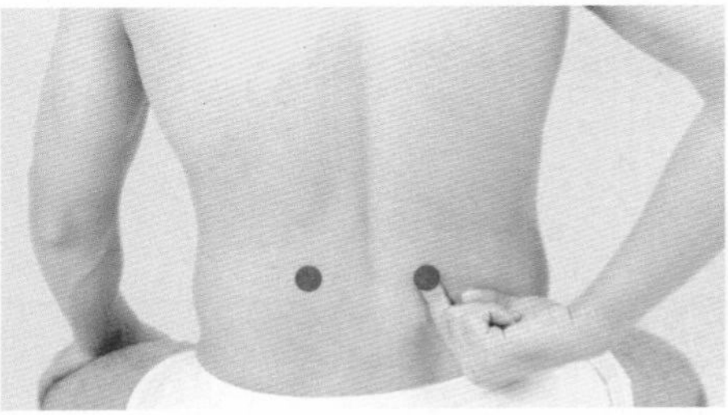

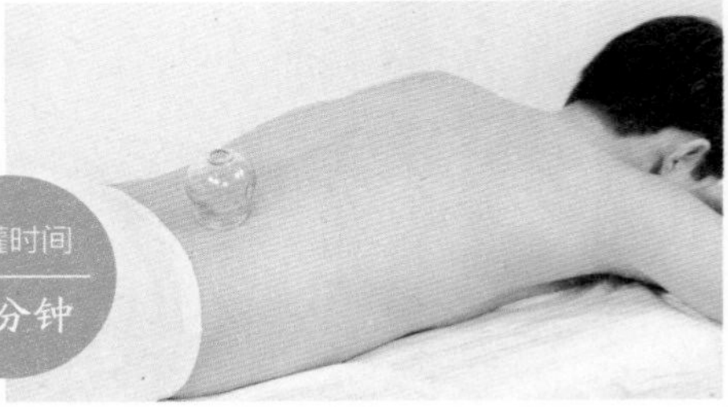

定位｜位于腰部，当第二腰椎棘突下，旁开 1.5 寸。

拔罐方法｜将火罐扣在肾俞上，轻轻摇动罐体 20～30 次。

三阴交「滋补肝肾」

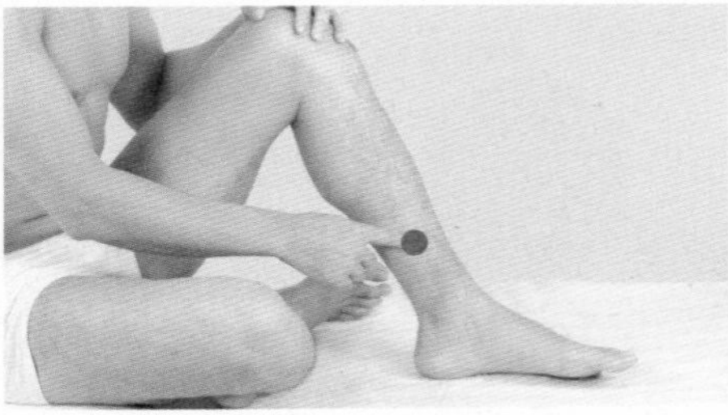

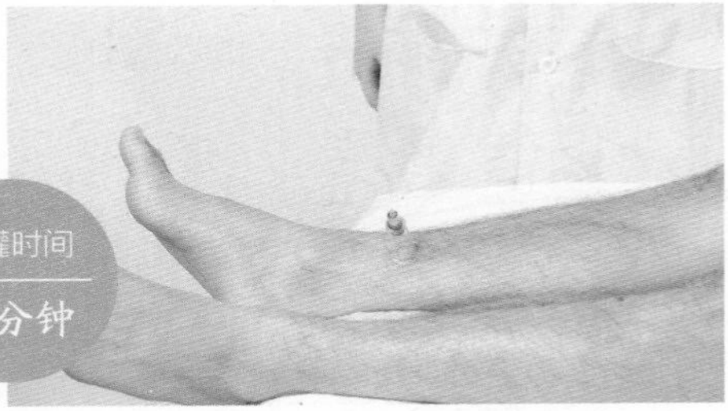

定位｜位于小腿内侧，当足内踝尖上 3 寸，胫骨内侧缘后方。

拔罐方法｜将气罐吸附在三阴交上，注意吸附力宜稍大，以免气罐中途脱落。

前列腺炎

男科妇科

拔罐方法

临床症状：前列腺炎是中青年男性生殖系统感染而导致的炎症改变。急性前列腺炎以脓尿及尿急、尿频、排尿时有烧灼感、排尿疼痛为特征；慢性前列腺炎症状不典型，脓尿较少见，常伴有不同程度的性功能障碍。

基础治疗：关元俞、肾俞、阴陵泉、三阴交和太溪。

随症配穴：头晕乏力加气海、脾俞；尿频加秩边。

关元俞「培补元气，疏通经络」

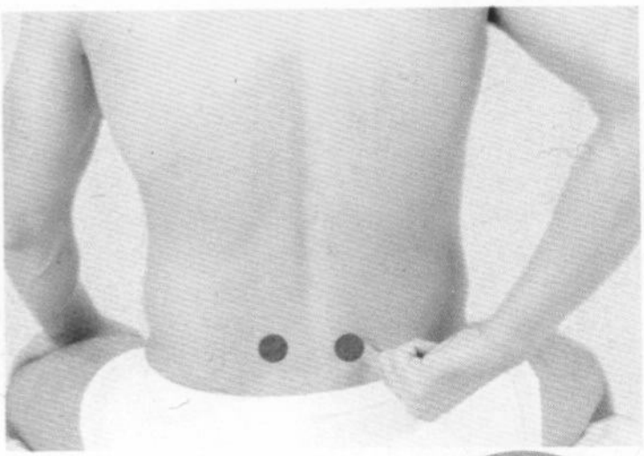

定位

位于背部，当第五腰椎棘突下，旁开1.5寸。

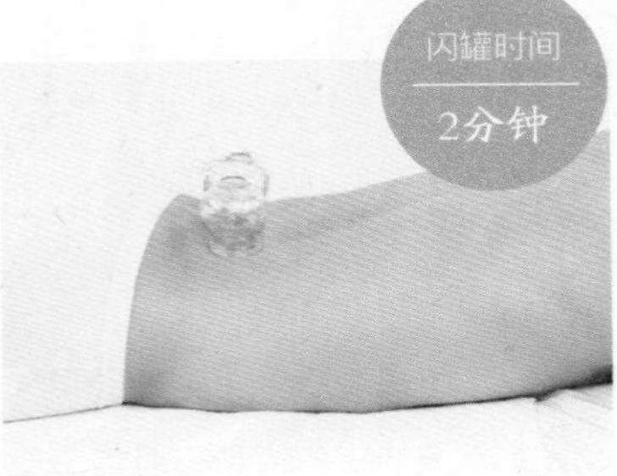

拔罐方法

将火罐扣在关元俞上，拔上后立即取下，一拔一取，如此反复吸拔。

肾俞「滋肾益肺」

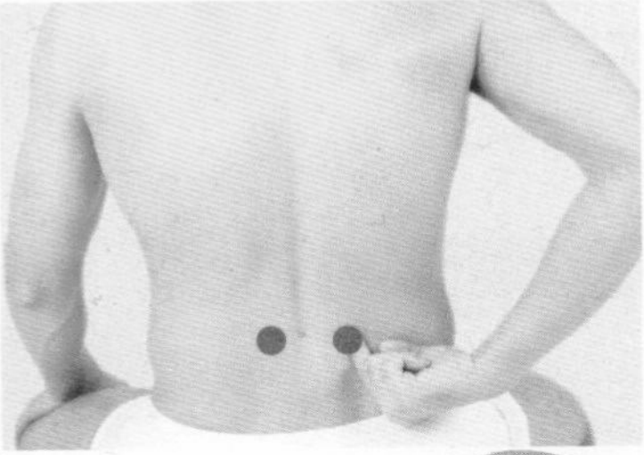

定位

位于腰部，当第二腰椎棘突下，旁开1.5寸。

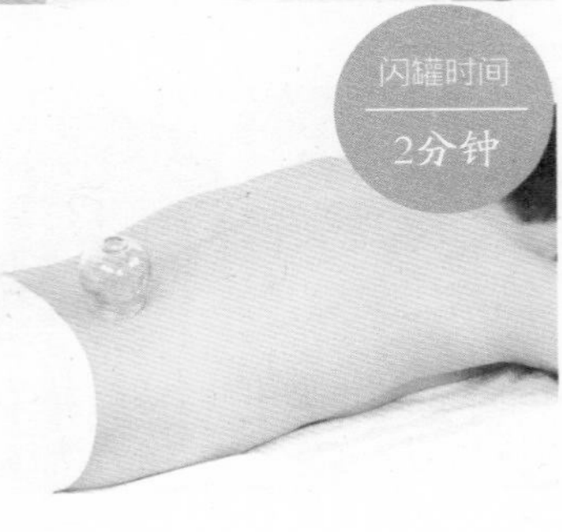

拔罐方法

将火罐扣在肾俞上，拔上后立即取下，一拔一取，如此反复吸拔。

阴陵泉「健脾渗湿，益肾固精」

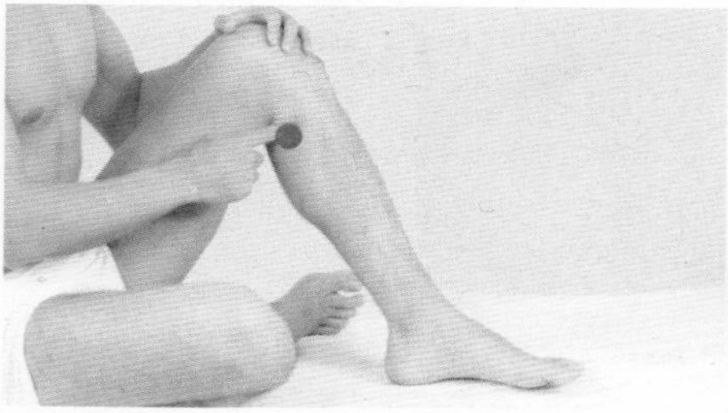

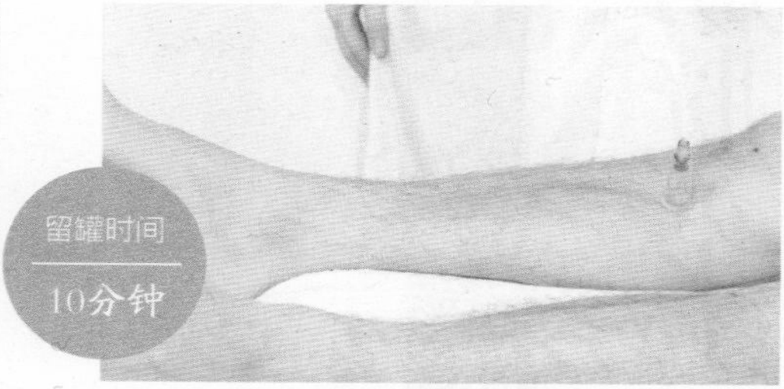

定位｜位于小腿内侧，当胫骨内侧髁后下方凹陷处。

拔罐方法｜将气罐吸附在阴陵泉上，调节负压吸引力度，以疼痛耐受为度。

三阴交「滋补肝肾」

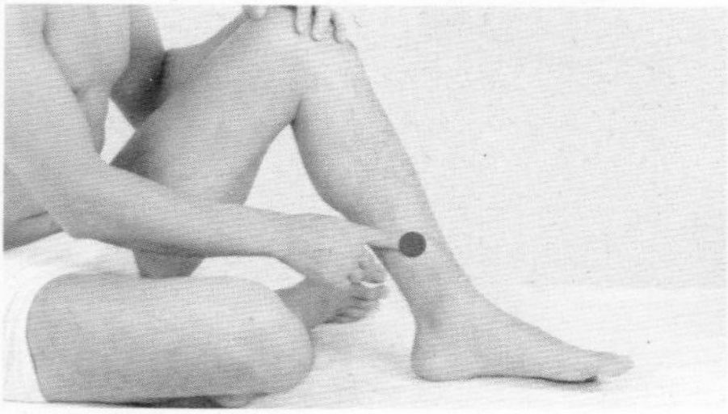

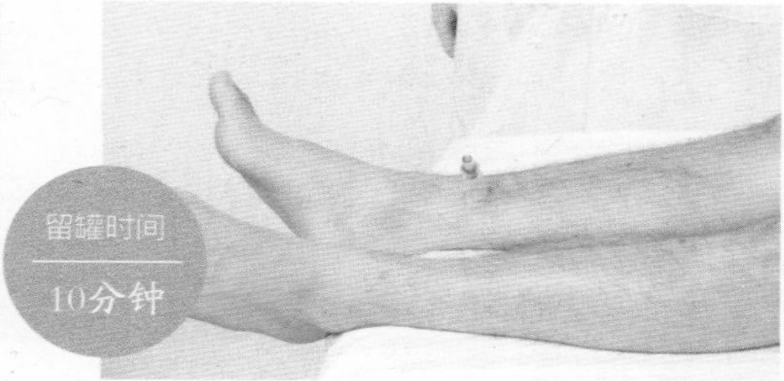

定位｜位于小腿内侧，当足内踝尖上3寸，胫骨内侧缘后方。

拔罐方法｜将气罐吸附在三阴交上，注意吸附力宜稍大，以免气罐中途脱落。

太溪「滋阴补肾，行气通络」

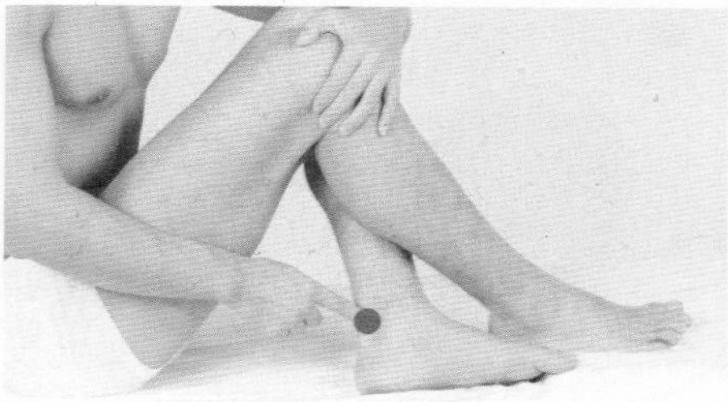

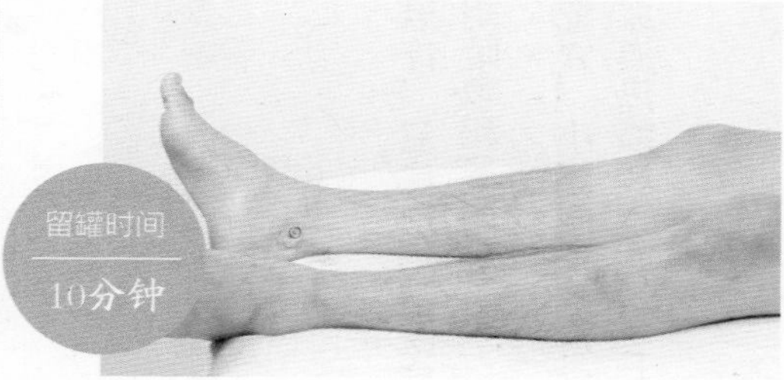

定位｜位于足内侧，内踝后方，当内踝尖与跟腱之间的凹陷处。

拔罐方法｜将气罐吸附在太溪上，调节负压吸引力度，以疼痛耐受为度。

膀胱炎

男科 妇科

拔罐方法

临床症状： 膀胱炎是泌尿系统最常见的疾病，多见于女性。膀胱炎大多是由细菌感染所引起，过于劳累、受凉、长时间憋尿、性生活不洁也容易发病。主要症状有尿频、尿急、尿痛，可见脓尿、血尿等。

基础治疗： 三焦俞、膀胱俞、命门、阴陵泉和三阴交。

随症配穴： 小腹胀痛加肝俞、太冲，尿道热痛加气海、足三里。

三焦俞「清热祛湿」

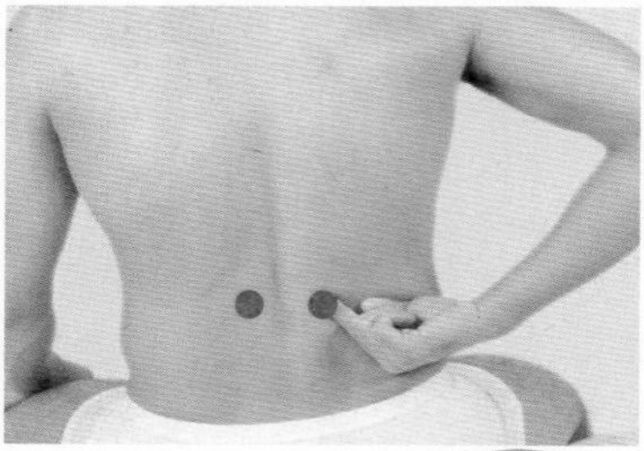

定位

位于腰部，当第一腰椎棘突下，旁开1.5寸。

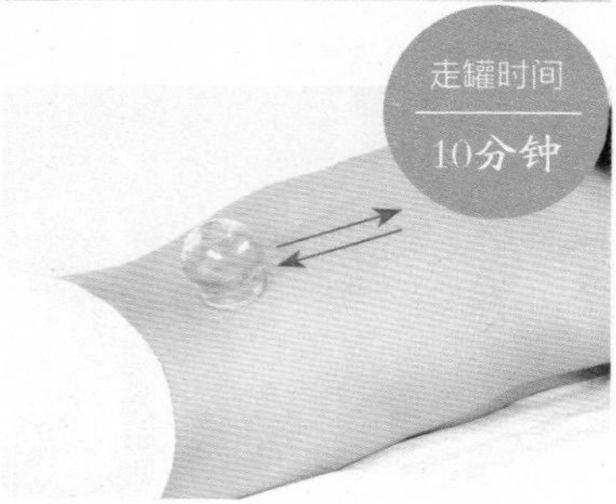

拔罐方法

将火罐扣在三焦俞上，沿膀胱经依次来回走罐，以皮肤潮红为度。

膀胱俞「通利小便，疏调气机」

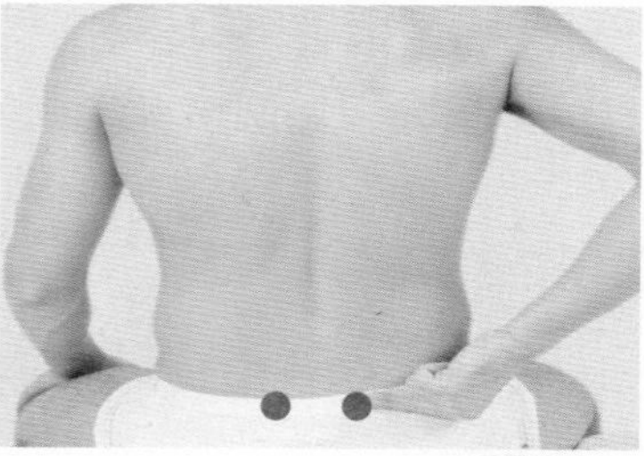

定位

位于骶部，当骶正中嵴旁1.5寸，平第二骶后孔。

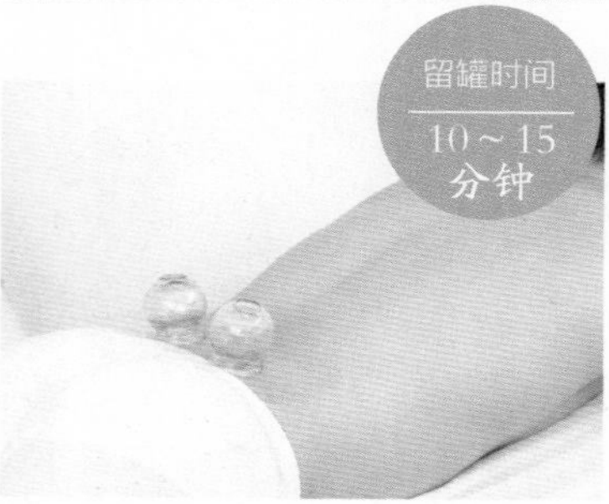

拔罐方法

将火罐扣在膀胱俞上，调节负压吸引力度，以疼痛耐受为度。

命门「温和肾阳，健腰益肾」

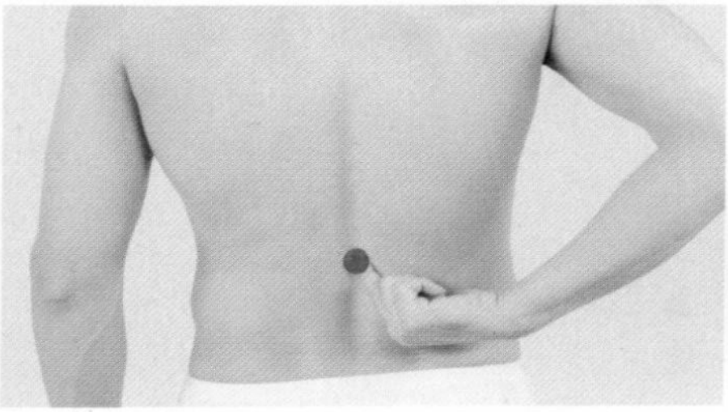

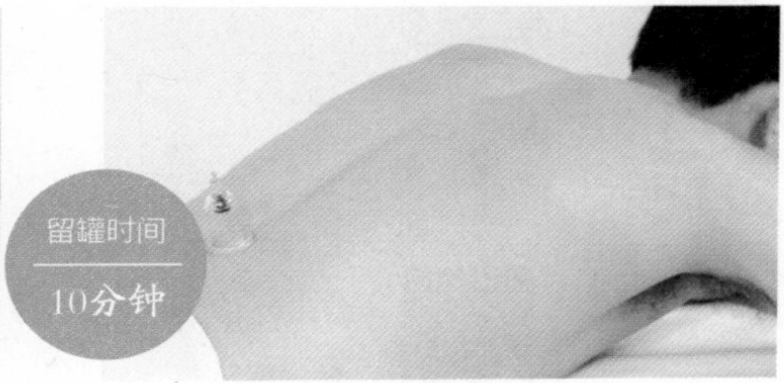

定位 | 位于腰部，当后正中线上，第二腰椎棘突下凹陷中。

拔罐方法 | 将气罐吸附在命门上，注意吸附力度宜稍大，以免气罐中途脱落。

阴陵泉「健脾渗湿，益肾固精」

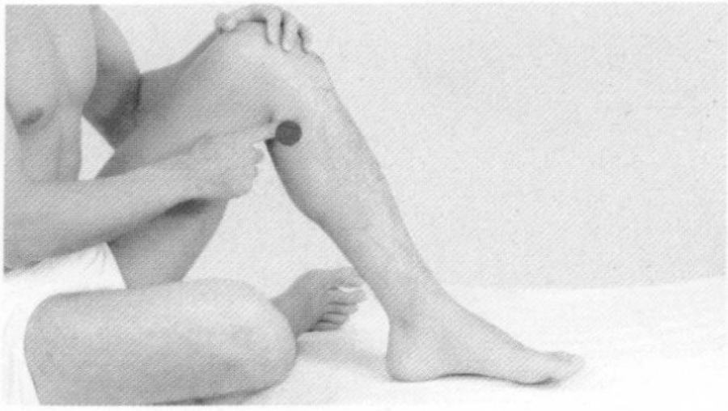

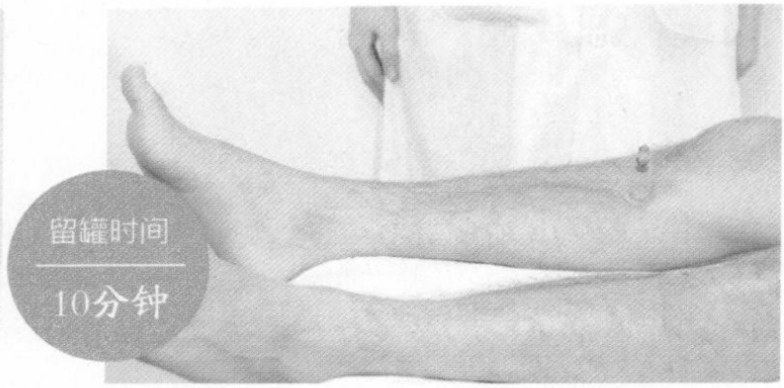

定位 | 位于小腿内侧，当胫骨内侧髁后下方凹陷处。

拔罐方法 | 将气罐吸附在阴陵泉上，调节负压吸引力度，以疼痛耐受为度。

三阴交「健脾利湿，兼调肝肾」

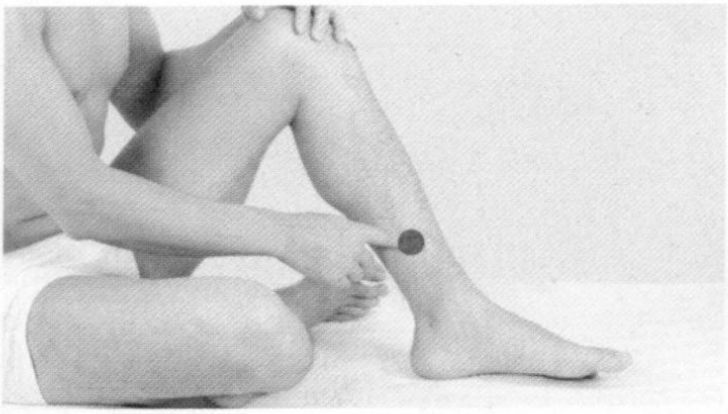

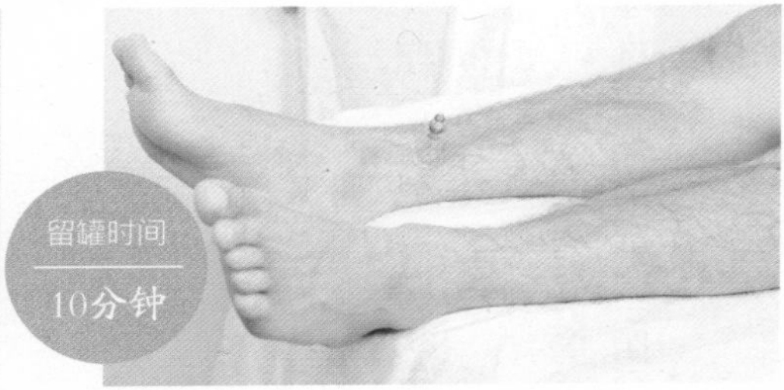

定位 | 位于小腿内侧，当足内踝尖上3寸，胫骨内侧缘后方。

拔罐方法 | 将气罐吸附在三阴交上，调节负压吸引力度，以疼痛耐受为度。

尿道炎

男科
妇科

拔罐
方法

临床症状：尿道炎是由尿道损伤、尿道内有异物、尿道梗阻、邻近器官出现炎症或性生活不洁等原因引起的尿道细菌感染。患有尿道炎的人常会有尿频、尿急、排尿时有烧灼感以致排尿困难等症状。

基础治疗：肾俞、气海、关元、腰阳关和阴陵泉。

随症配穴：小腹坠痛加肝俞、太冲，排尿伴烧灼感加血海、三阴交。

肾俞「培补肾元，通利气机」

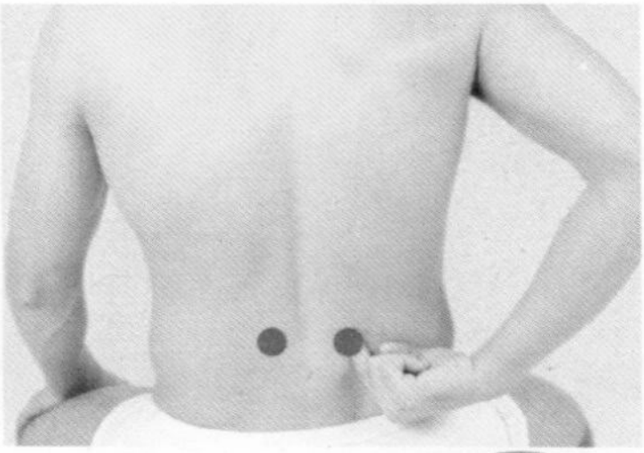

定位

位于腰部，当第二腰椎棘突下，旁开1.5寸。

闪罐时间
2分钟

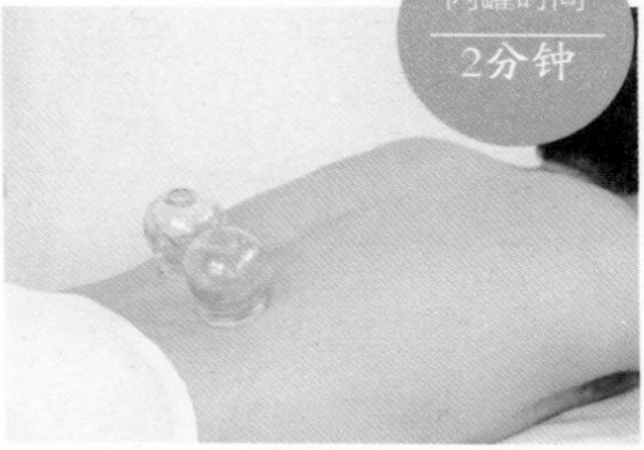

拔罐方法

将火罐扣在肾俞上，拔上后立即取下，一拔一取，如此反复吸拔。

气海「益气助阳」

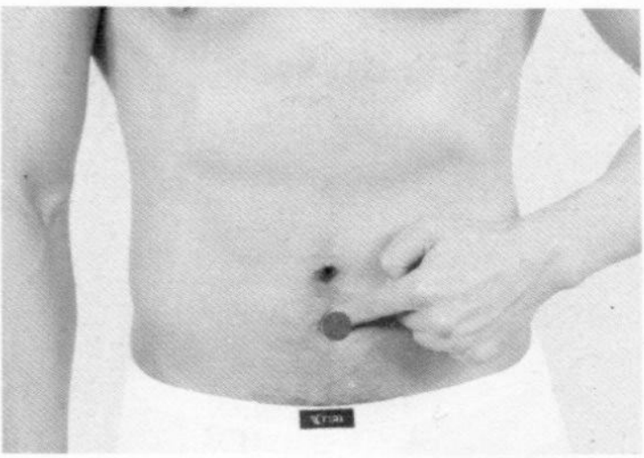

定位

位于下腹部，前正中线上，当脐下1.5寸处。

留罐时间
10～15分钟

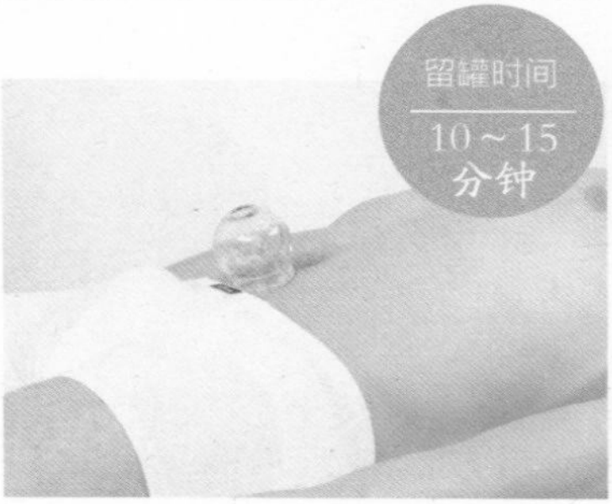

拔罐方法

将火罐扣在气海上，调节负压吸引力度，以疼痛耐受为度。

关元「培元固本、降浊升清」

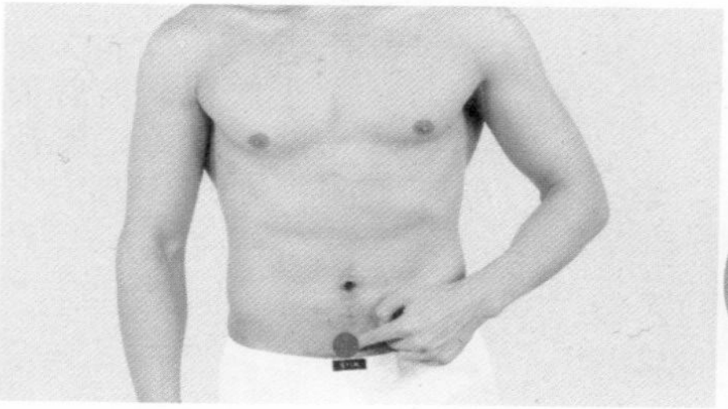

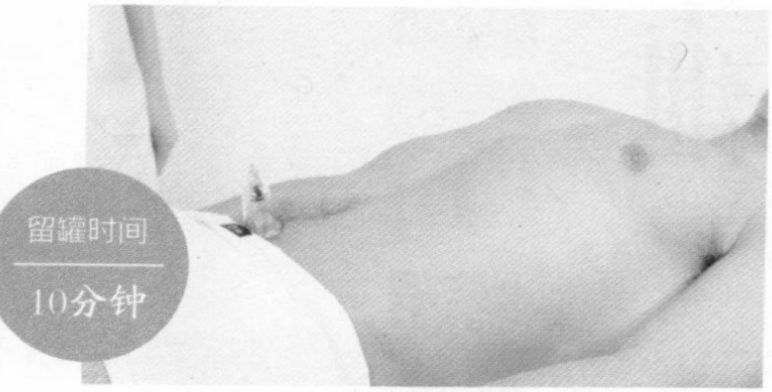

定位 | 位于下腹部，前正中线上，当脐中下3寸。

拔罐方法 | 将气罐吸附在关元上，调节负压吸引力度，以疼痛耐受为度。

腰阳关「温阳通络」

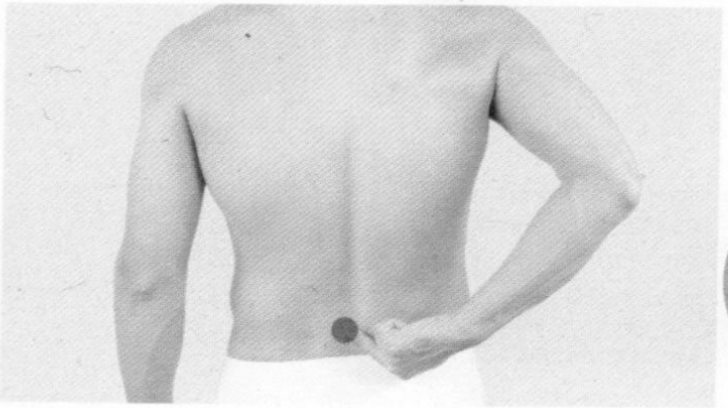

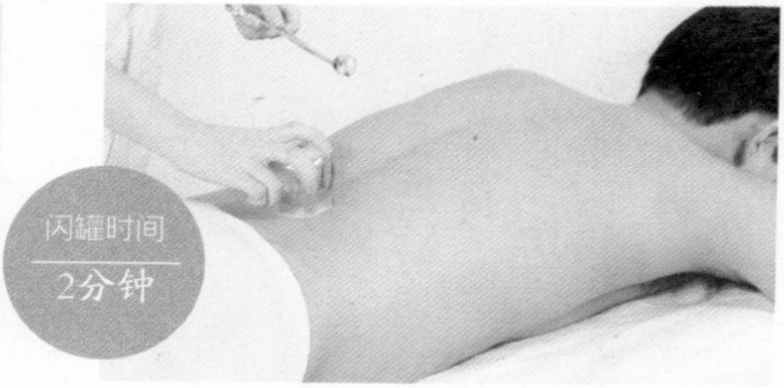

定位 | 位于第四腰椎棘突下凹陷中，后正中线上，约以髂棘相平。

拔罐方法 | 将火罐扣在腰阳关上，拔上后立即取下，一拔一取，反复吸拔。

阴陵泉「健脾渗湿，益肾固精」

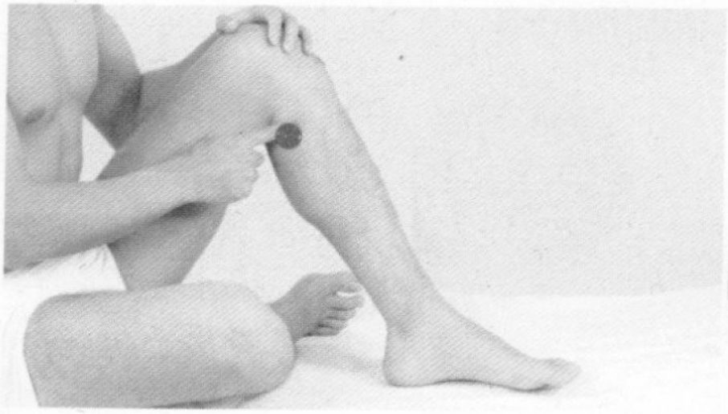

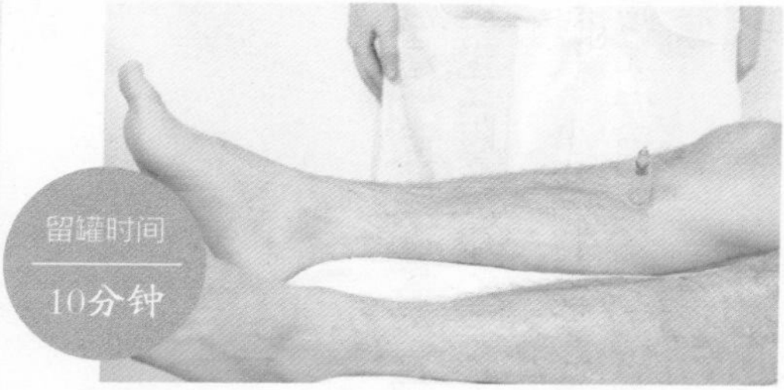

定位 | 位于小腿内侧，当胫骨内侧髁后下方凹陷处。

拔罐方法 | 将气罐吸附在阴陵泉上，调节负压吸引力度，以疼痛耐受为度。

早泄

男科妇科

拔罐方法

临床症状： 早泄是指性交时间极短，或阴茎插入阴道就射精，随后阴茎即疲软，不能正常进行性交的一种病症。中医认为此病多由于房劳过度或频繁手淫，或体虚羸弱，虚损遗精日久，导致肾阴阳俱虚所致。

基础治疗： 命门、肾俞、气海、足三里和三阴交。

随症配穴： 小便频数加太溪，心悸气短加心俞、脾俞，潮热盗汗加照海。

命门「温和肾阳，健腰益肾」

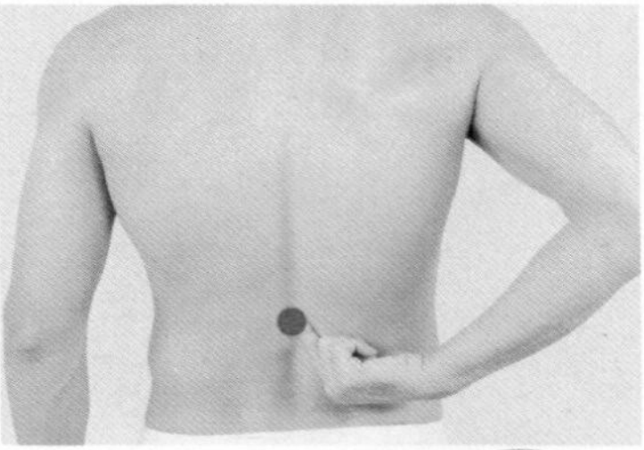

定位

位于腰部，当后正中线上，第二腰椎棘突下凹陷中。

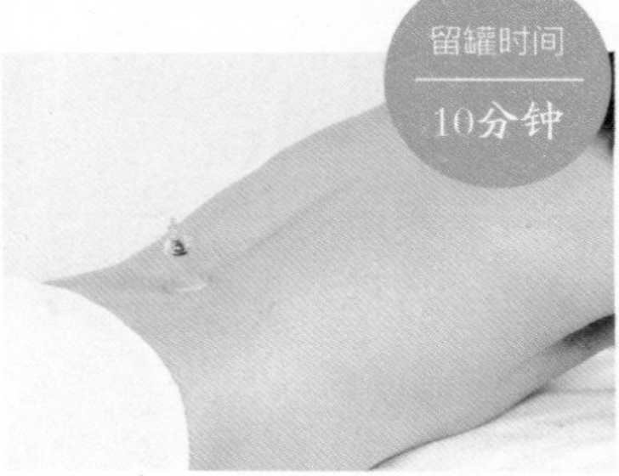

拔罐方法

将气罐吸附在命门上，以皮肤潮红透热为度。

肾俞「补益元气，培肾固本」

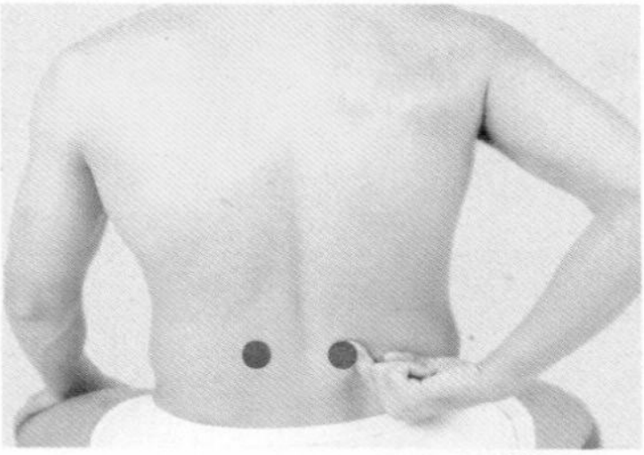

定位

位于腰部，当第二腰椎棘突下，旁开1.5寸。

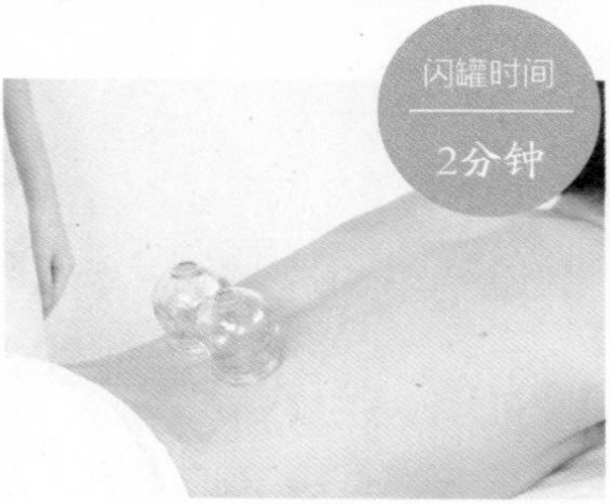

拔罐方法

将火罐扣在肾俞上，拔上后立即取下，一拔一取，如此反复。

气海「益气助阳」

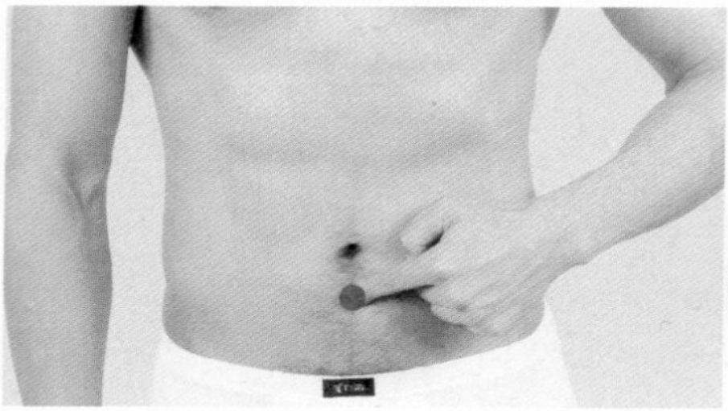

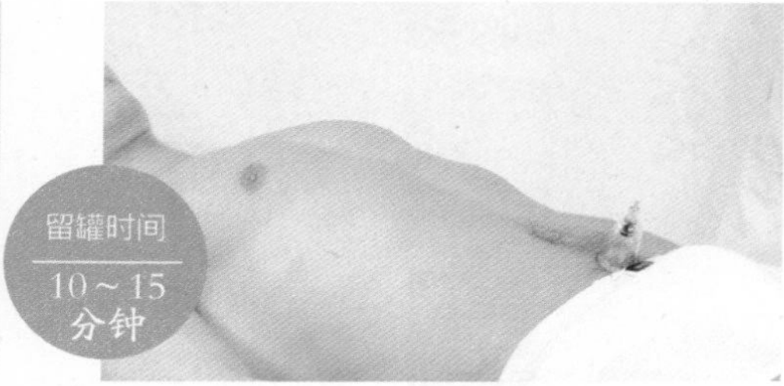

定位｜位于下腹部，前正中线上，当脐下 1.5 寸。

拔罐方法｜将气罐吸附在气海上，注意吸附力不宜过大。

足三里「行气活血，调补脾胃」

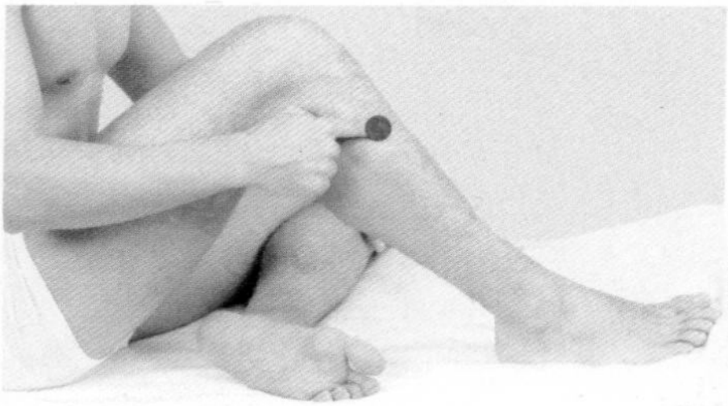

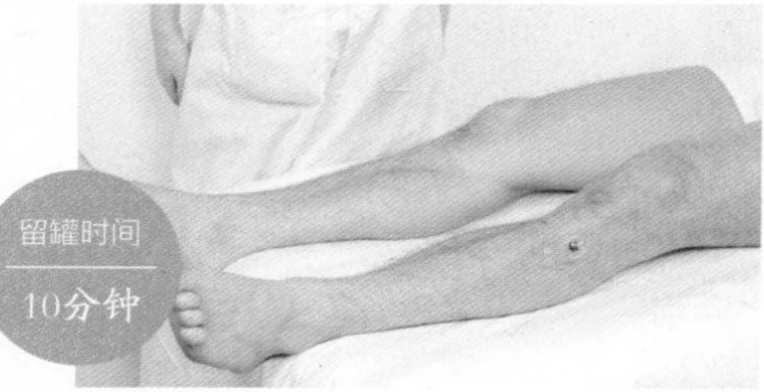

定位｜位于小腿前外侧，犊鼻下 3 寸，距胫骨前缘一横指（中指）。

拔罐方法｜将气罐吸附在足三里上，调节负压吸引力度，以疼痛耐受为度。

三阴交「滋补肝肾」

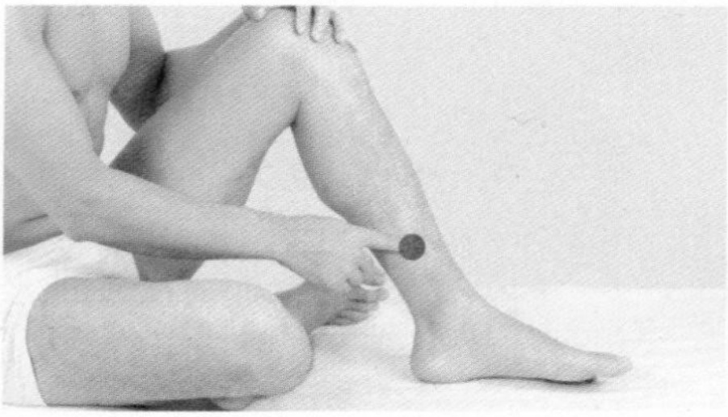

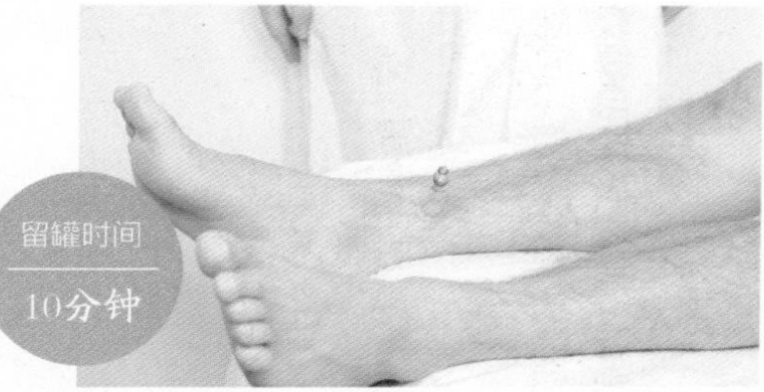

定位｜位于小腿内侧，当足内踝尖上 3 寸，胫骨内侧缘后方。

拔罐方法｜将气罐吸附在三阴交上，调节负压吸引力度，以疼痛耐受为度。

阳痿

男科妇科

拔罐方法

临床症状：阳痿即勃起功能障碍，是指在企图性交时，阴茎勃起硬度不足以插入阴道，或阴茎勃起硬度维持时间不足以完成满意的性生活的病症。中医认为此病多由于房劳过度或频繁手淫，或命门火衰导致。

基础治疗：肾俞、志室、腰阳关、关元和三阴交。

随症配穴：腰膝酸软加命门、气海；心悸自汗加心俞、脾俞；阴囊潮湿加阳陵泉。

肾俞「补益元气，培肾固本」

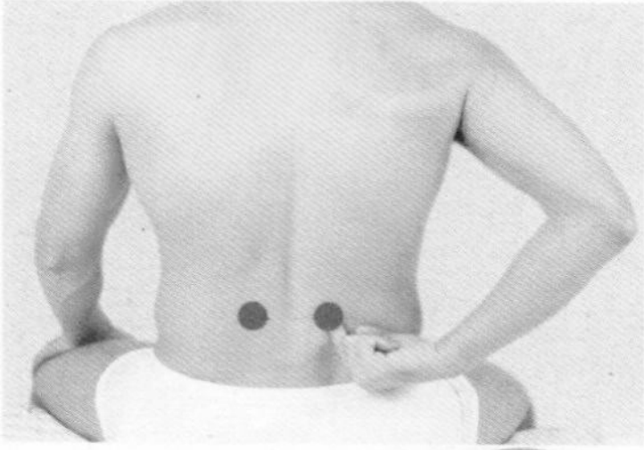

定位

位于腰部，当第二腰椎棘突下，旁开1.5寸。

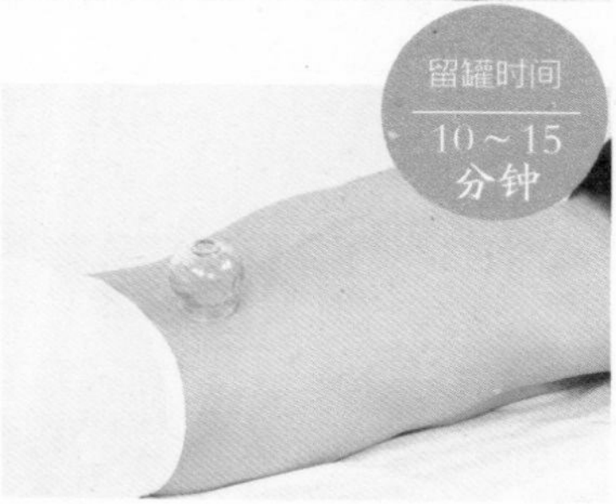

拔罐方法

将火罐扣在肾俞上，调节负压吸引力度，以疼痛耐受为度。

志室「补肾益精，行气通阳」

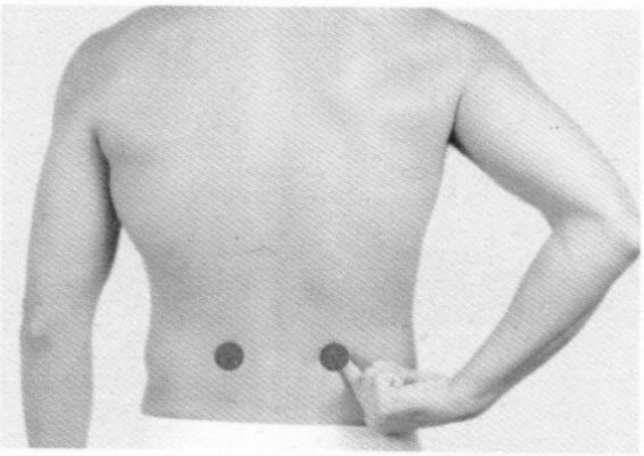

定位

位于腰部，当第二腰椎棘突下，旁开3寸。

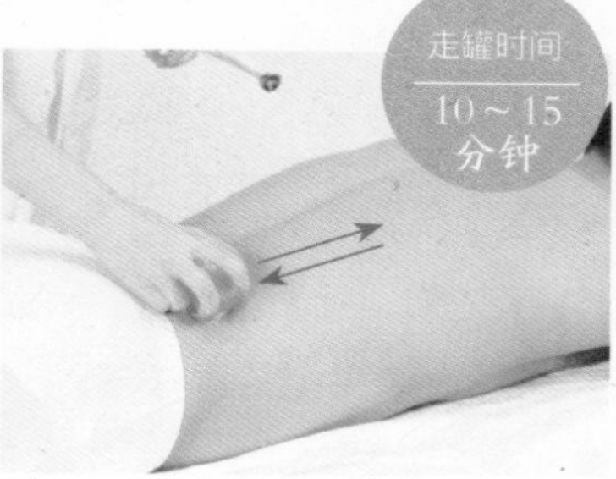

拔罐方法

将火罐扣在志室上，沿脊椎依次来回走罐，以皮肤潮红为度。

腰阳关「温阳通络」

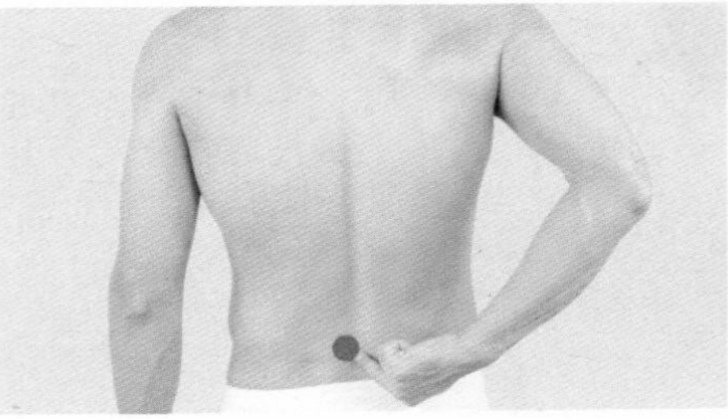

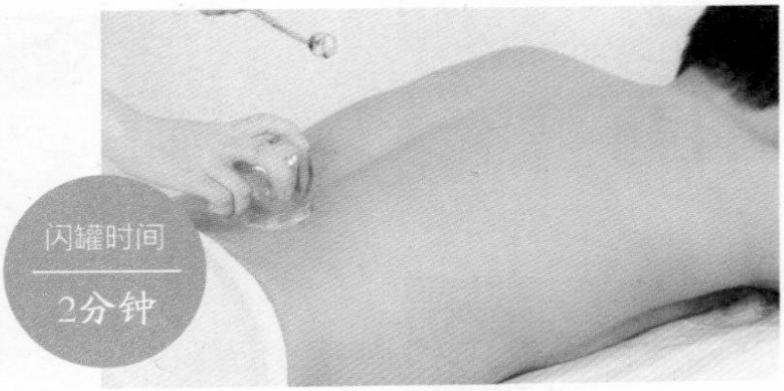

定位 位于腰部，后正中线上，第四腰椎棘突下凹陷中。

拔罐方法 将火罐扣在腰阳关上，拔上后立即取下，一拔一取，反复吸拔。

关元「补益元气，兴奋宗筋」

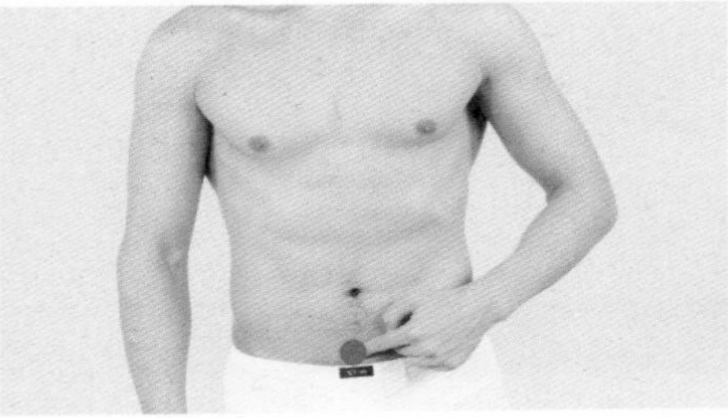

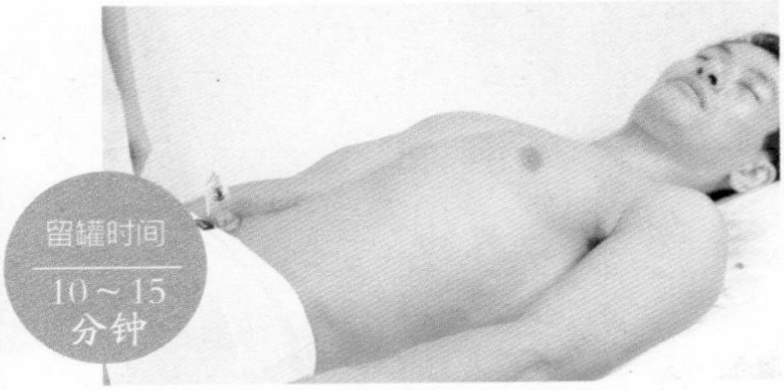

定位 位于下腹部，前正中线上，当脐中下 3 寸。

拔罐方法 将气罐吸附在关元上，注意吸附力度不宜过大。

三阴交「清热利湿，强筋起痿」

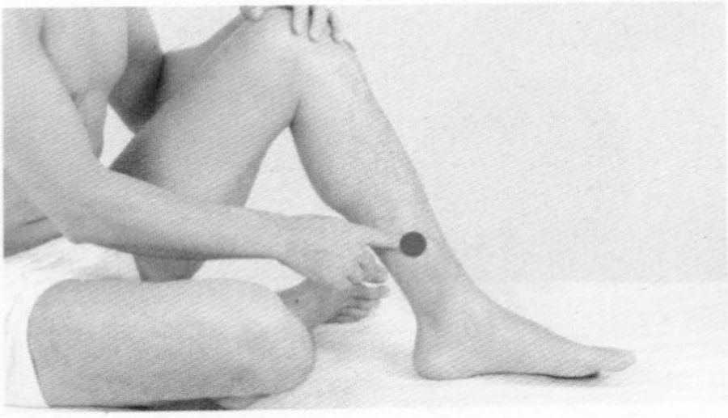

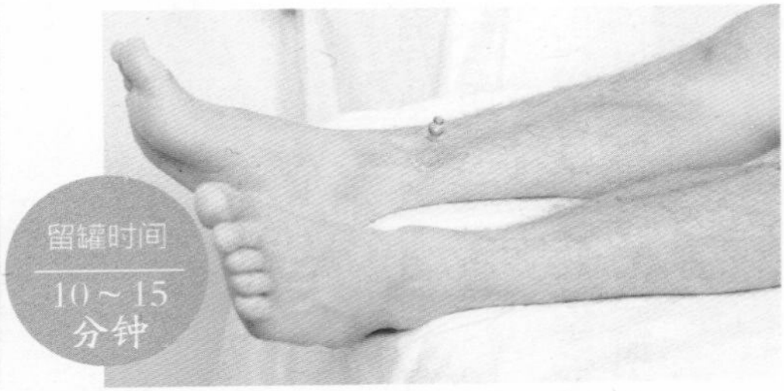

定位 位于小腿内侧，当足内踝尖上 3 寸，胫骨内侧缘后方。

拔罐方法 将气罐吸附在三阴交上，调节负压吸引力度，以疼痛耐受为度。

遗精

男科妇科

拔罐方法

临床症状：遗精是指不因性生活而精液频繁遗泄的一种男性疾病。一般成人男性遗精1周不超过1次属正常现象；如果1周数次或1日数次，并伴有精神萎靡、腰酸腿软、心慌、气喘，则属于病理病症。

基础治疗：心俞、肾俞、气海、关元和三阴交。

随症配穴：耳鸣目眩加志室，思虑过多加脾俞，夜寐不宁加太溪。

心俞 「养心健脾」

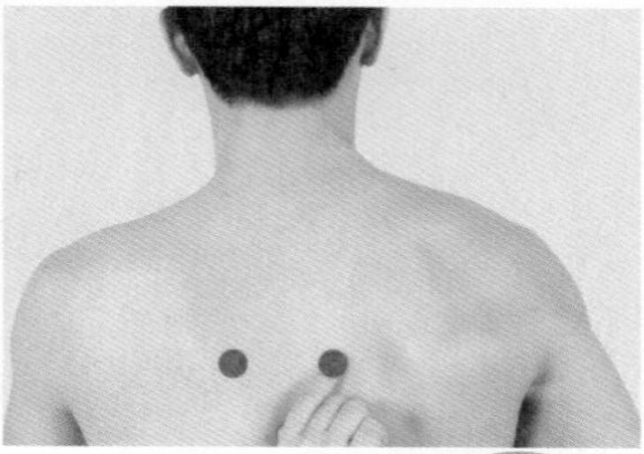

定位

位于背部，当第五胸椎棘突下，旁开1.5寸。

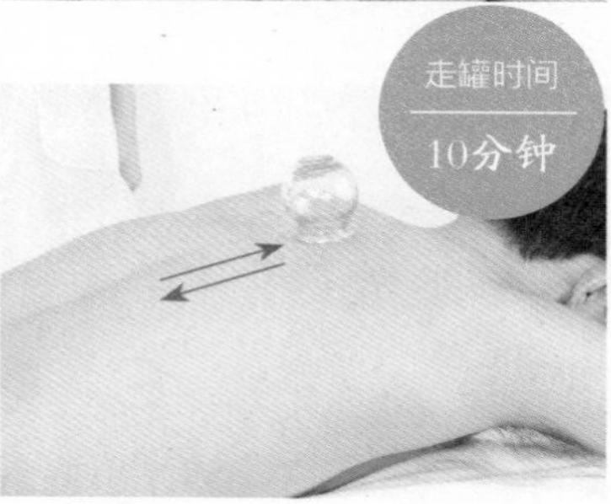

拔罐方法

将火罐扣在心俞上，沿膀胱经依次来回走罐，以皮肤潮红为度。

肾俞 「补肾固精」

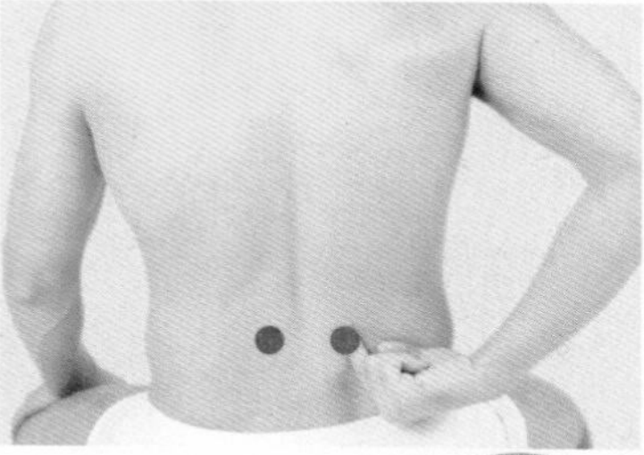

定位

位于腰部，当第二腰椎棘突下，旁开1.5寸。

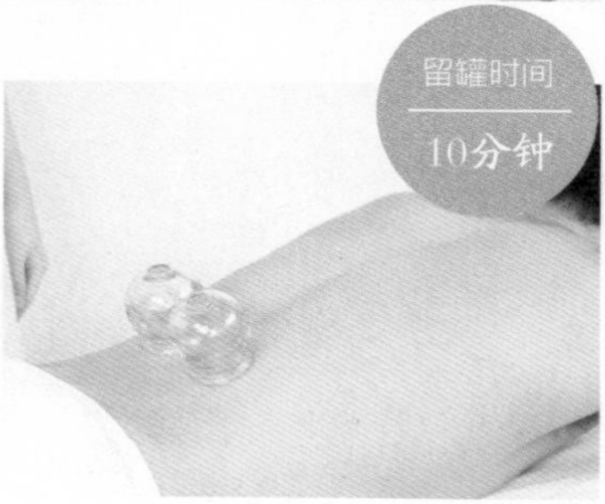

拔罐方法

将火罐扣在肾俞上，调节负压吸引力度，以疼痛耐受为度。

气海「益气助阳」

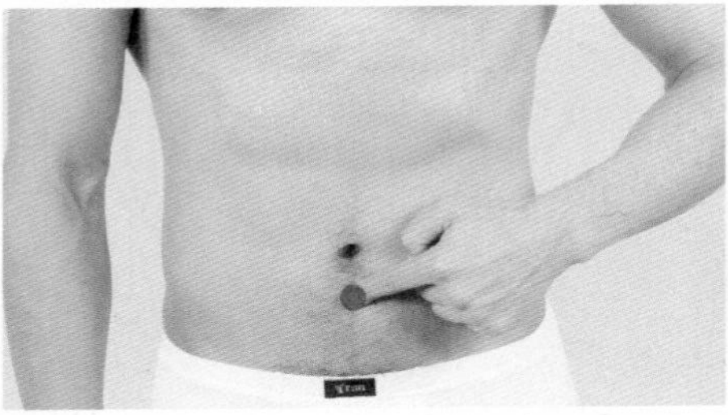

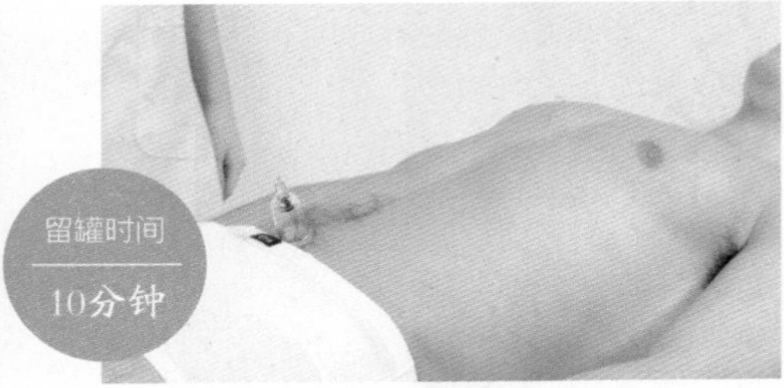

定位 | 位于下腹部，前正中线上，当脐中下 1.5 寸。

拔罐方法 | 将气罐吸附在气海上，注意吸附力度不宜过大，以免产生疼痛感。

关元「补益元气」

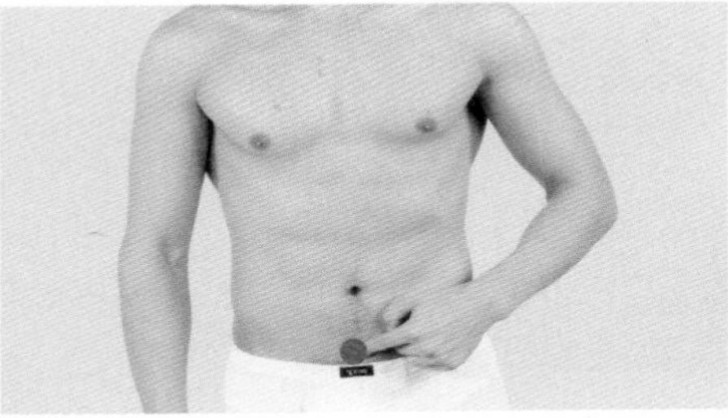

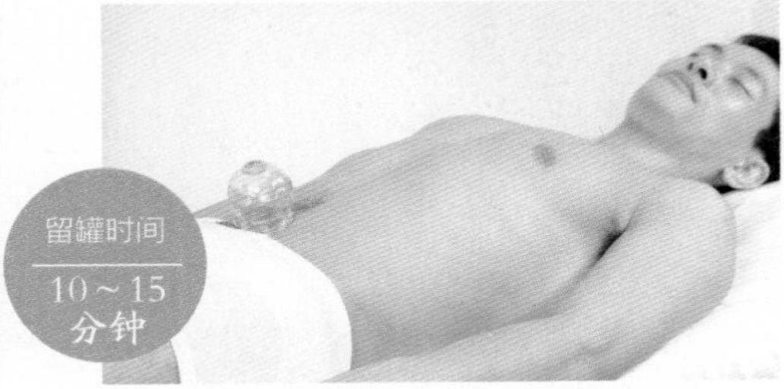

定位 | 位于下腹部，前正中线上，当脐中下 3 寸。

拔罐方法 | 将火罐扣在关元上，调节负压吸引力度，以疼痛耐受为度。

三阴交「健脾益气，补益肝肾」

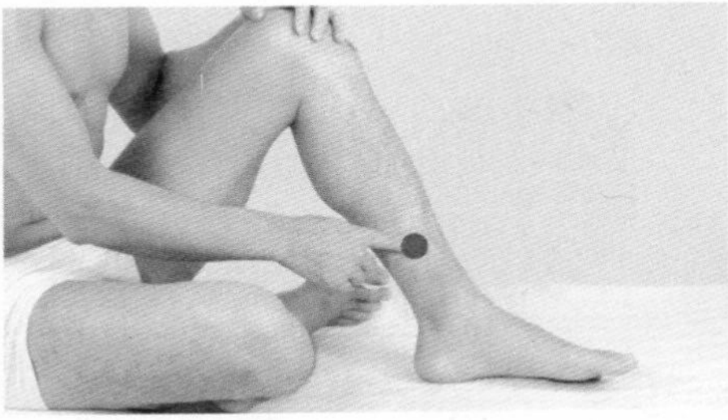

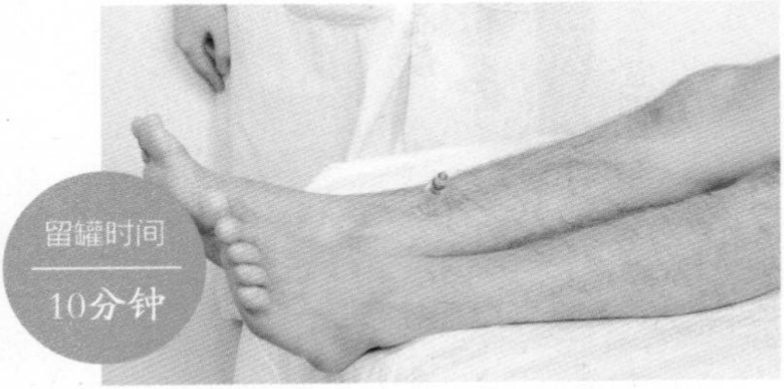

定位 | 位于小腿内侧，当足内踝尖上 3 寸，胫骨内侧缘后方。

拔罐方法 | 将气罐吸附在三阴交上，注意吸附力度宜稍大，以免气罐中途脱落。

性冷淡

男科妇科

拔罐方法

临床症状：性冷淡是指由于疾病、精神、年龄等因素导致的性欲缺乏，即对性生活缺乏兴趣。主要体现在对性爱抚无反应或快感反应不足；无性爱快感或快感不足，迟钝，缺乏性高潮等。

基础治疗：命门、肾俞、次髎、气海和关元。

随症配穴：精神抑郁加肝俞，失眠健忘加中脘、足三里。

命门「温和肾阳，健腰益肾」

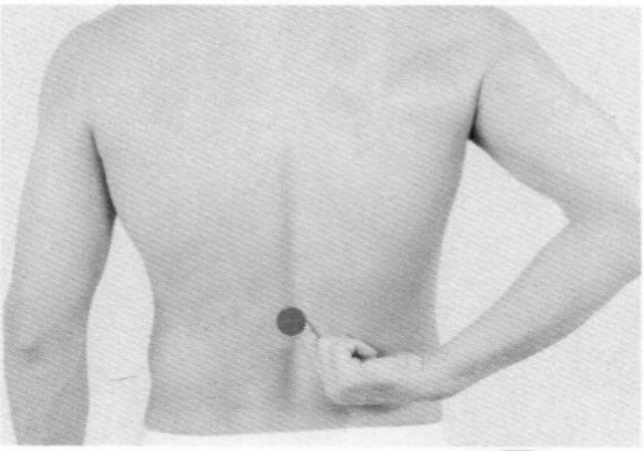

定位

位于腰部，当后正中线上，第二腰椎棘突下凹陷中。

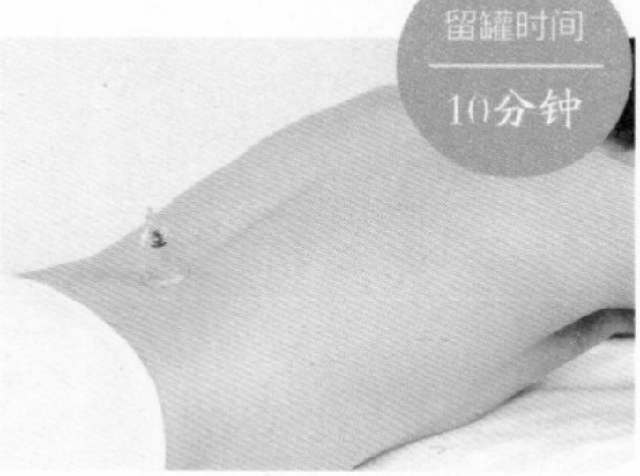

拔罐方法

将气罐吸附在命门上，以皮肤潮红透热为度。

肾俞「补益元气，培肾固本」

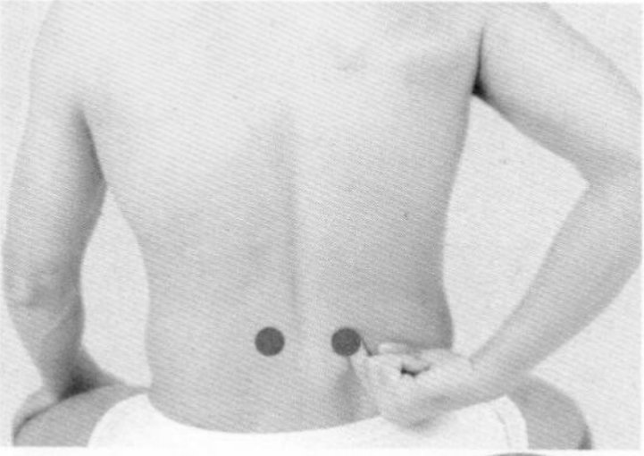

定位

位于腰部，当第二腰椎棘突下，旁开1.5寸。

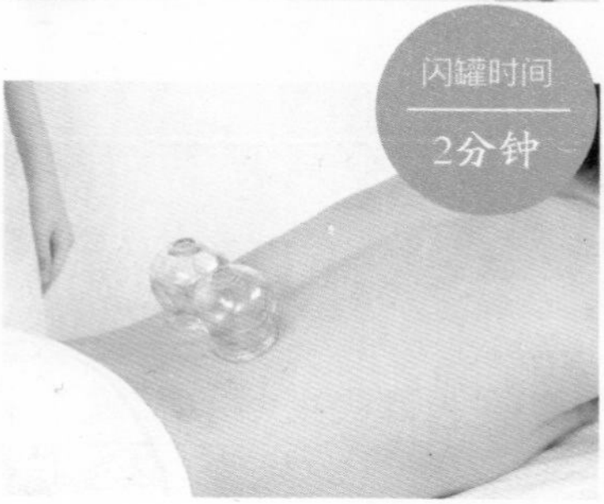

拔罐方法

将火罐扣在肾俞上，拔上后立即取下，一拔一取，如此反复吸拔。

次髎「健脾除湿」

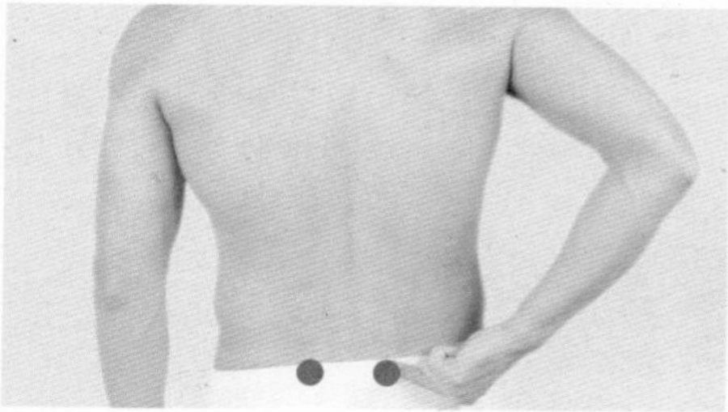

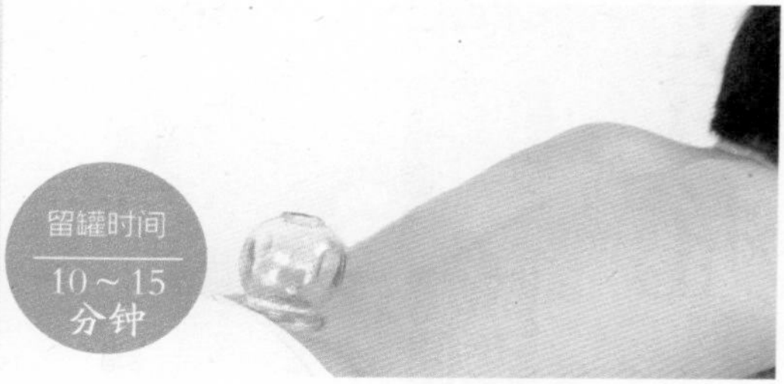

定位 | 位于髂后上棘与后正中线之间，正对第二骶后孔。

拔罐方法 | 将火罐扣在次髎上，调节负压吸引力度，以疼痛耐受为度。

气海「益气助阳」

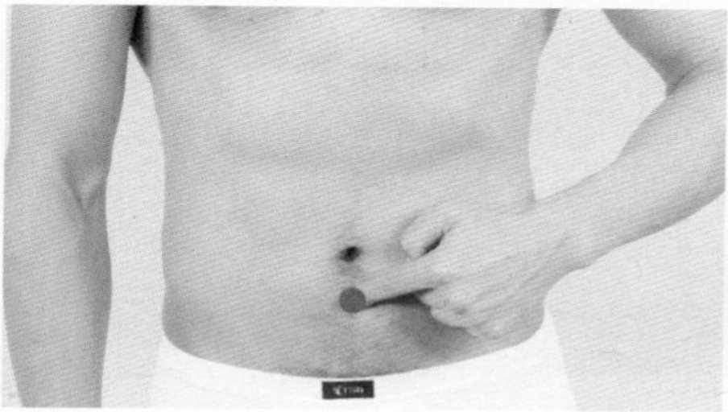

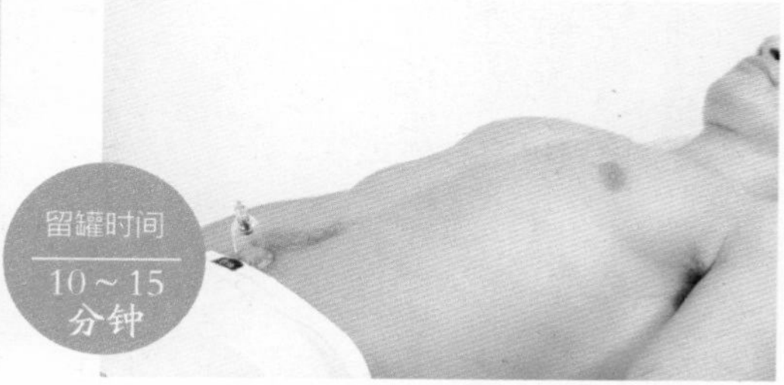

定位 | 位于下腹部，前正中线上，当脐下1.5寸。

拔罐方法 | 将气罐吸附在气海上，调节负压吸引力度，以疼痛耐受为度。

关元「补益元气」

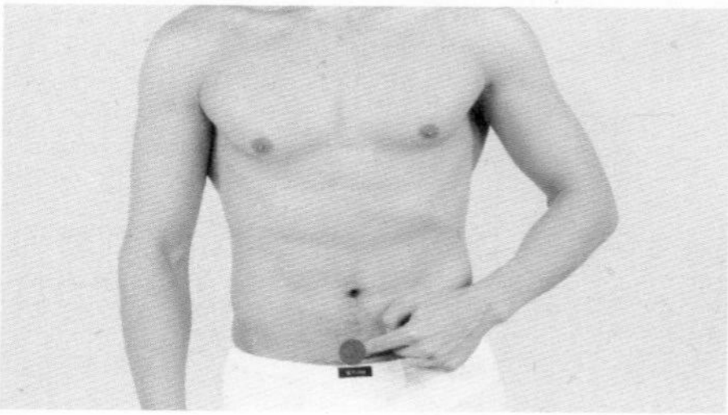

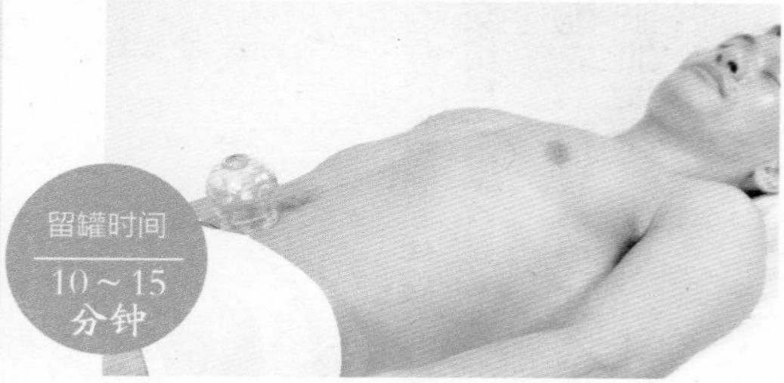

定位 | 位于下腹部，前正中线上，当脐中下3寸。

拔罐方法 | 将火罐扣在关元上，吸附力度不宜过大，以免产生疼痛感。

不育症

男科妇科

拔罐方法

临床症状：不育症是指凡育龄夫妻同居2年以上、性生活正常又未采用任何避孕措施，由于男方原因使女方不能受孕者。中医学认为，肾精亏虚、气血不足、肝郁血瘀和湿热下注等因素导致本病。

基础治疗：肾俞、气海、关元、三阴交和足三里。

随症配穴：精液量少加太溪；睾丸坠胀加太冲、膈俞。

肾俞「调补下元，益肾填精」

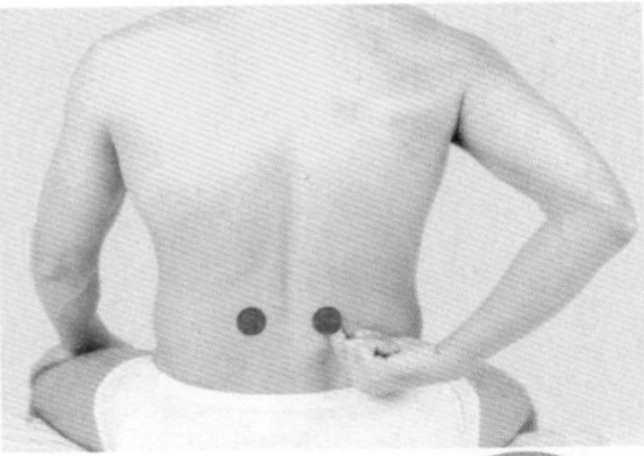

定位

位于腰部，当第二腰椎棘突下，旁开1.5寸。

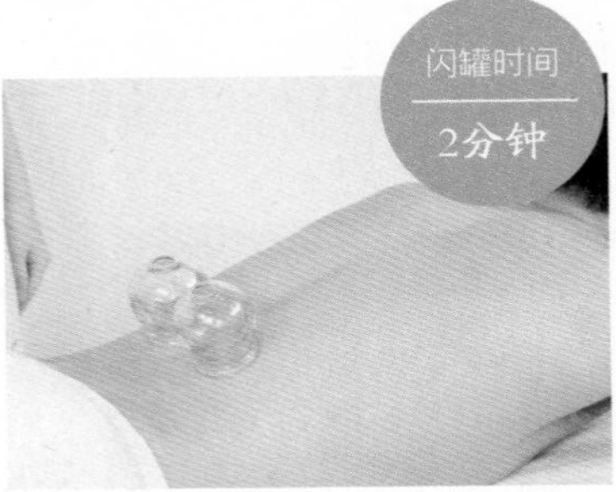

拔罐方法

将火罐扣在肾俞上，拔上后立即取下，一拔一取，如此反复吸拔。

气海「健脾益气，滋补肝肾」

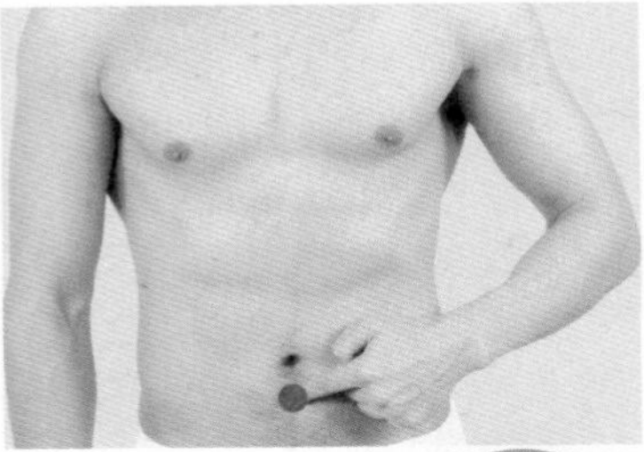

定位

位于下腹部，前正中线上，当脐下1.5寸处。

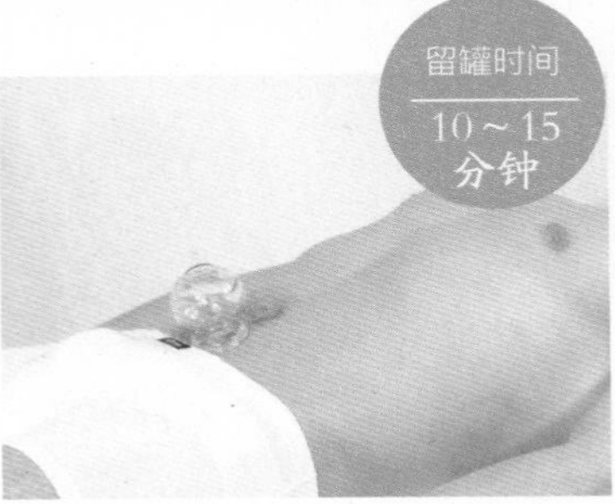

拔罐方法

将火罐扣在气海穴上，注意吸附力度不宜过大。

关元「补益元气」

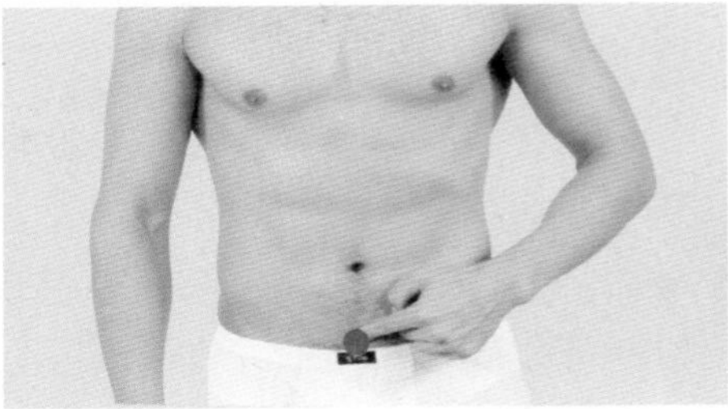

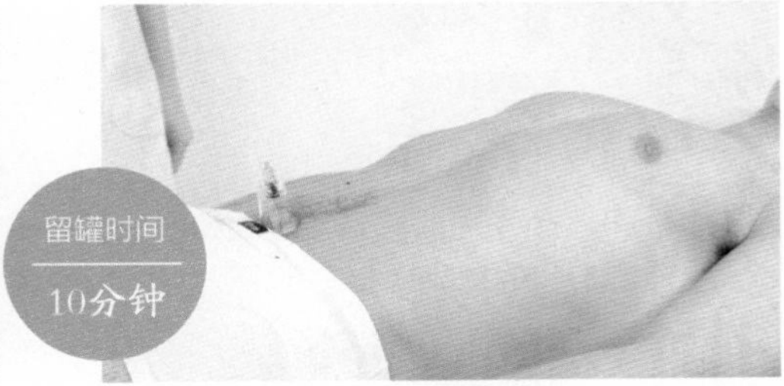

定位｜位于下腹部，前正中线上，当脐中下 3 寸。

拔罐方法｜将气罐吸附在关元上，调节负压吸引力度，以疼痛耐受为度。

三阴交「健脾益气，补益肝肾」

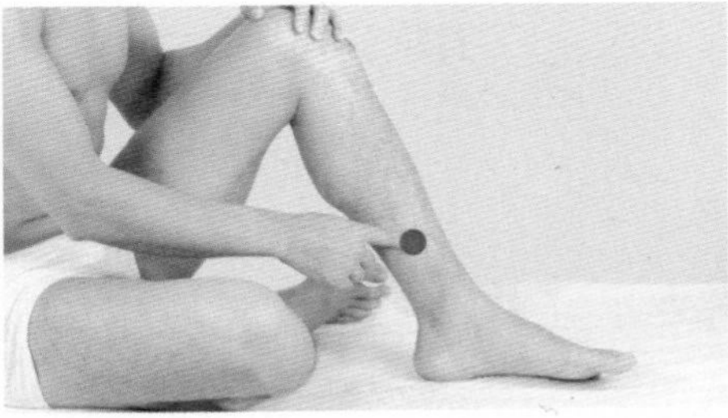

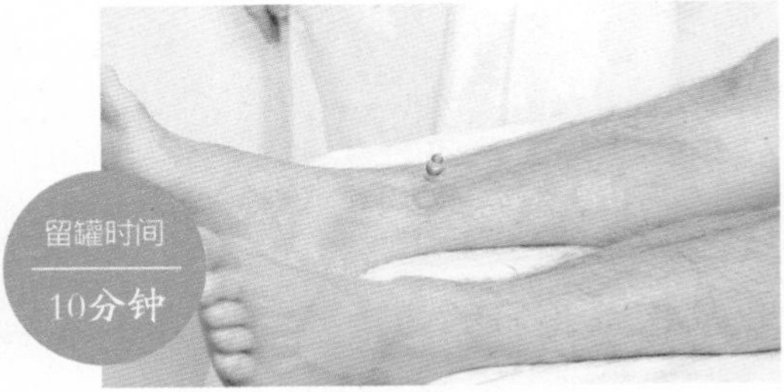

定位｜位于小腿内侧，当足内踝尖上 3 寸，胫骨内侧缘后方。

拔罐方法｜将气罐吸附在三阴交上，注意吸附力宜稍大，以免气罐中途脱落。

足三里「扶正培元，通经活络」

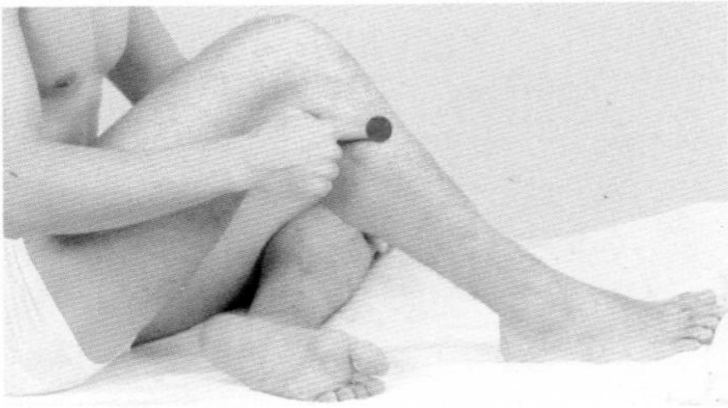

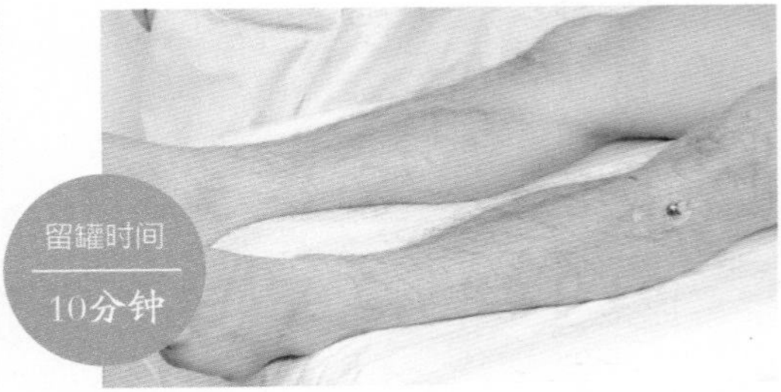

定位｜位于小腿前外侧，犊鼻下 3 寸，距胫骨前缘一横指（中指）。

拔罐方法｜将气罐吸附在足三里上，调节负压吸引力度，以疼痛耐受为度。

月经不调

男科妇科

拔罐方法

临床症状：月经是机体由于受垂体叶及卵巢内分泌激素的调节而呈现的有规律的周期性子宫内膜脱落现象。中医认为本病多由肾虚而致冲任功能失调，或肝不藏血、脾虚不能生血等造成。

基础治疗：肾俞、脾俞、关元、血海和三阴交。

随症配穴：月经色淡加足三里，胸胁胀痛加太冲、期门。

肾俞「调补肾气」

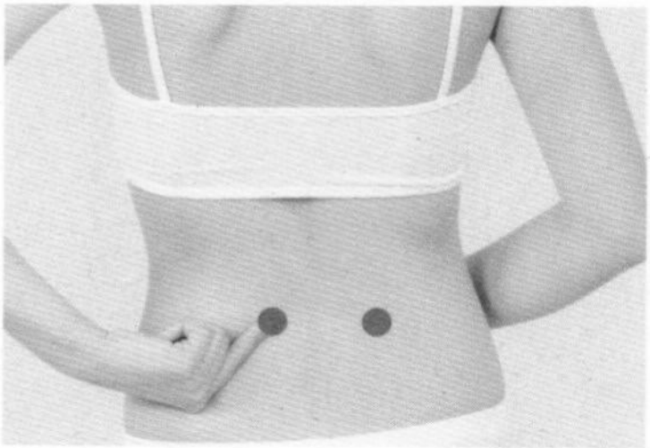

定位

位于腰部，当第二腰椎棘突下，旁开1.5寸。

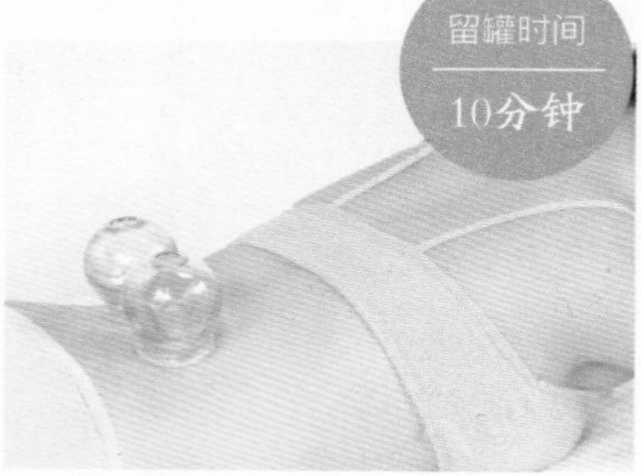

拔罐方法

将火罐扣在肾俞上，以局部充血、温热为宜。

脾俞「健脾胃，益气血」

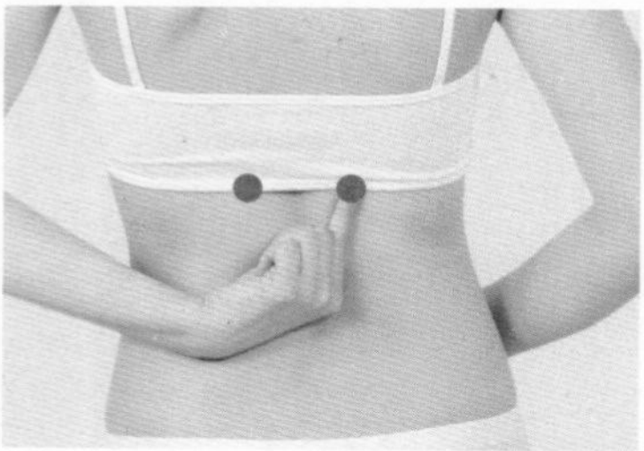

定位

位于背部，当第十一胸椎棘突下，旁开1.5寸。

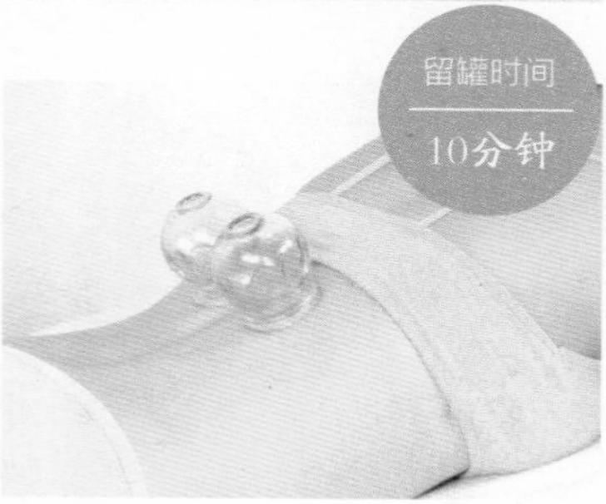

拔罐方法

将火罐扣在脾俞上，调节负压吸引力度，以疼痛耐受为度。

关元「调理冲任」

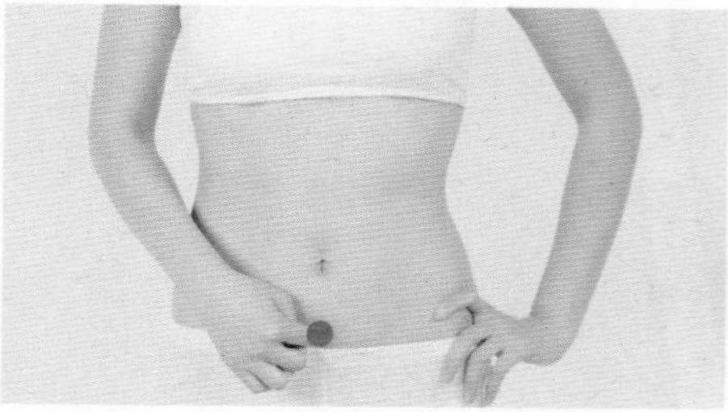

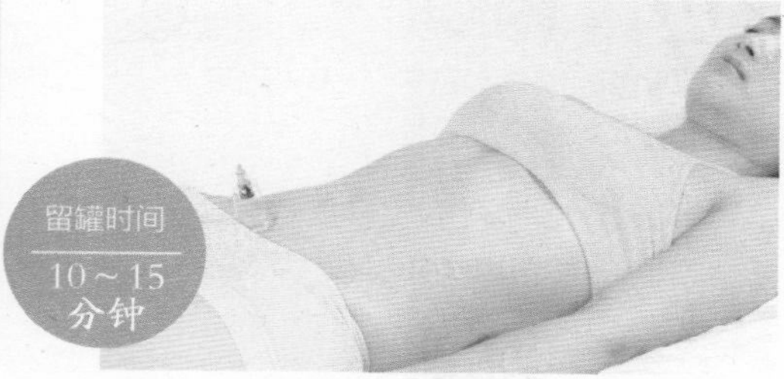

定位 | 位于下腹部，前正中线上，当脐中下3寸。

拔罐方法 | 将气罐吸附在关元上，调节负压吸引力度，以疼痛耐受为度。

血海「理血调经」

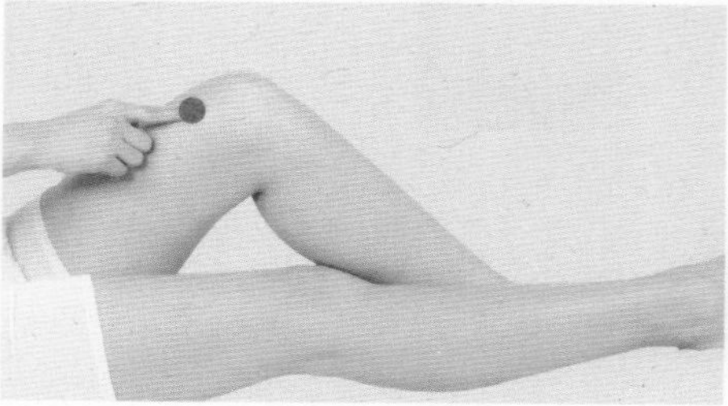

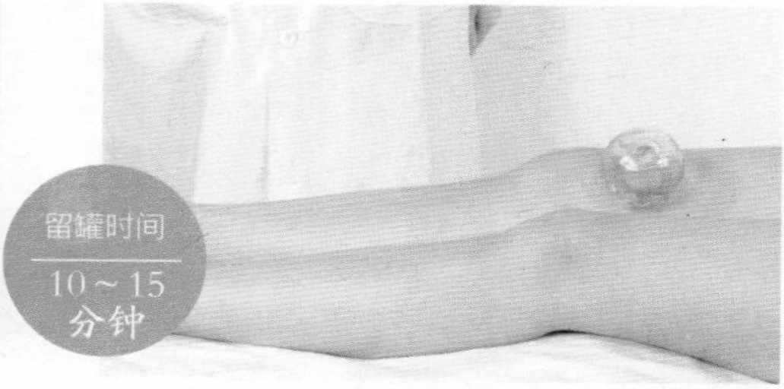

定位 | 位于髌底内侧端上2寸，当股四头肌内侧头的隆起处。

拔罐方法 | 将火罐扣在血海上，注意吸附力度不宜过大。

三阴交「理血调经」

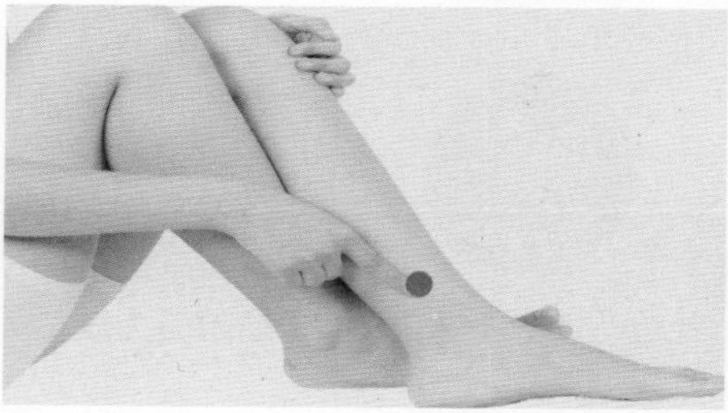

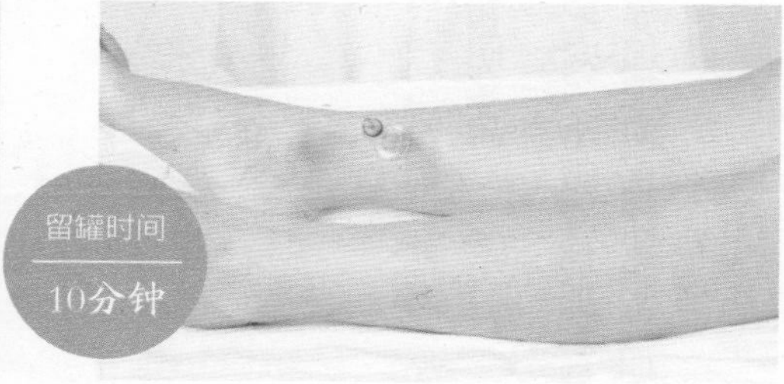

定位 | 位于小腿内侧，当足内踝尖上3寸，胫骨内侧缘后方。

拔罐方法 | 将气罐吸附在三阴交上，调节负压吸引力度，以疼痛耐受为度。

痛经

男科妇科

拔罐方法

临床症状： 痛经是指妇女在月经前后或经期，出现下腹部或腰骶部剧烈疼痛，严重时伴有恶心、呕吐、腹泻，甚则昏厥。其发病原因常与精神因素、内分泌及生殖系统局部病变有关。

基础治疗： 肾俞、血海、关元、肝俞和阴陵泉。

随症配穴： 小腹冷痛加水道，小腹隐痛加脾俞，胸胁胀痛加合谷、太冲。

肾俞「调补肾气」

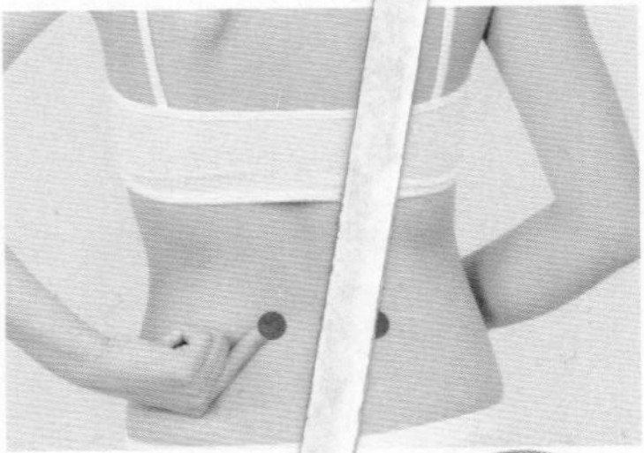

定位

位于腰部，当第二腰椎棘突下，旁开1.5寸。

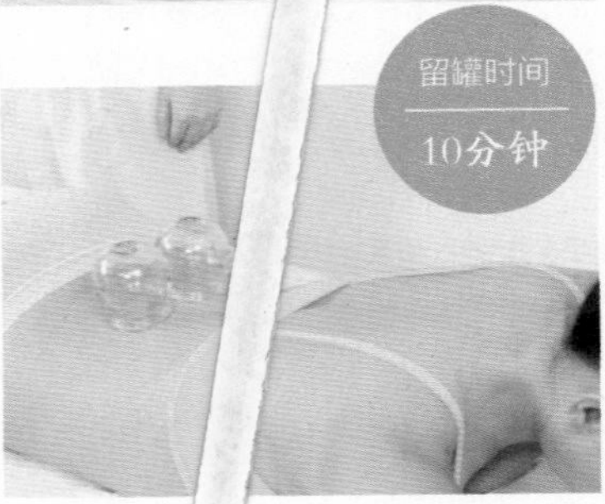

拔罐方法

将火罐扣在肾俞上，调节负压吸引力度，以疼痛耐受为度。

血海「理血调经」

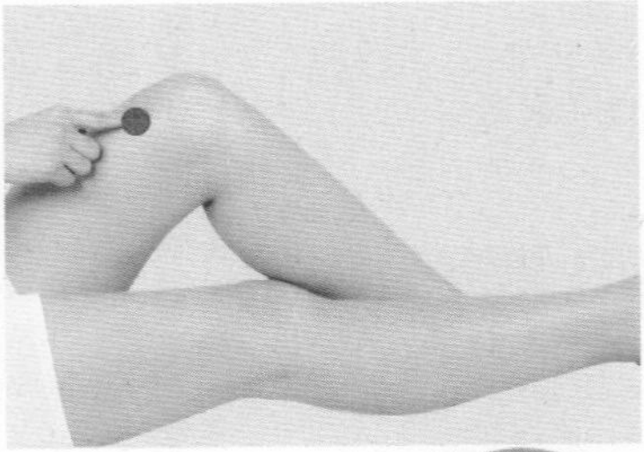

定位

位于大腿内侧，髌底内侧端上2寸，当股四头肌内侧头的隆起处。

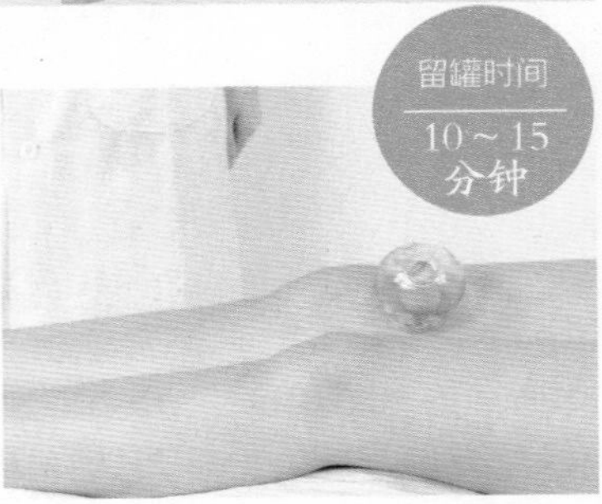

拔罐方法

将火罐扣在血海上，调节负压吸引力度，以疼痛耐受为度。

关元「行气活血，化瘀止痛」

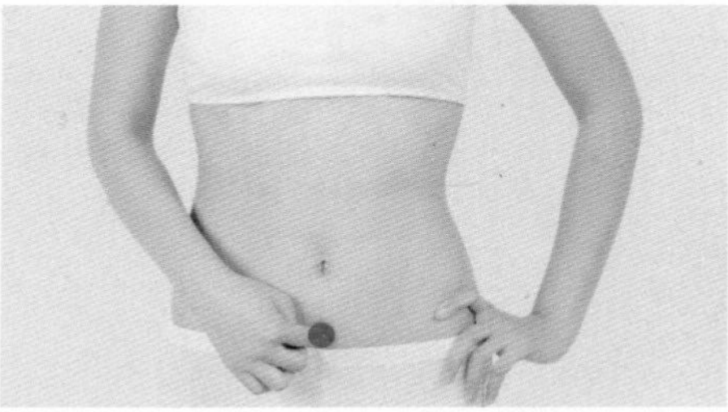

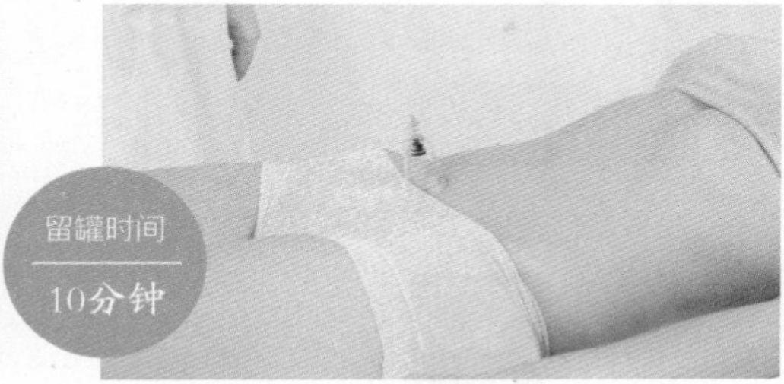

定位 位于下腹部，前正中线上，当脐中下3寸。

拔罐方法 将气罐吸附在关元上，调节负压吸引力度，以疼痛耐受为度。

肝俞「疏肝理气，养血活血」

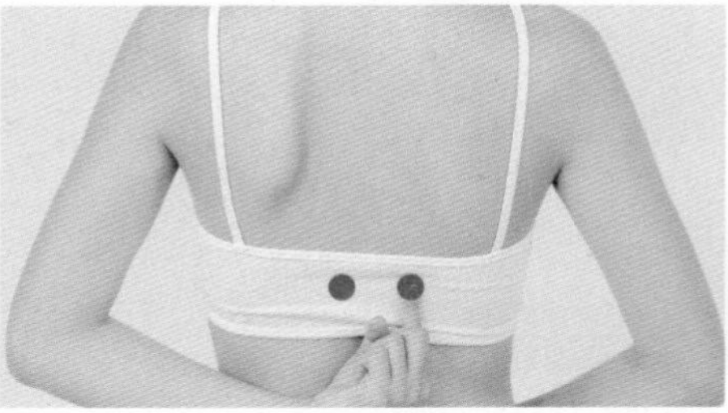

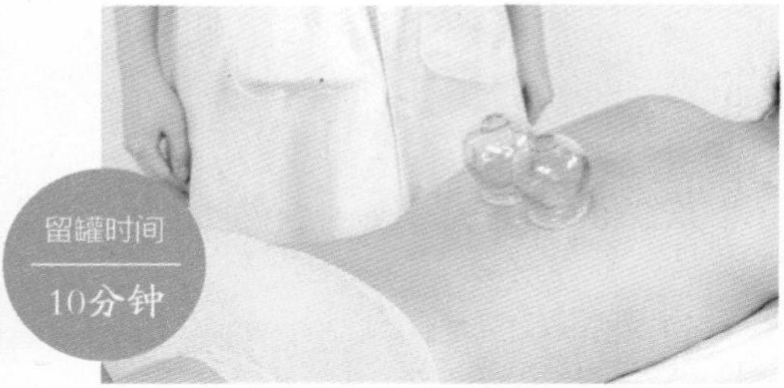

定位 位于背部，当第九胸椎棘突下，旁开1.5寸。

拔罐方法 将火罐扣在肝俞上，调节负压吸引力度，以疼痛耐受为度。

阴陵泉「健脾渗湿，益肾固精」

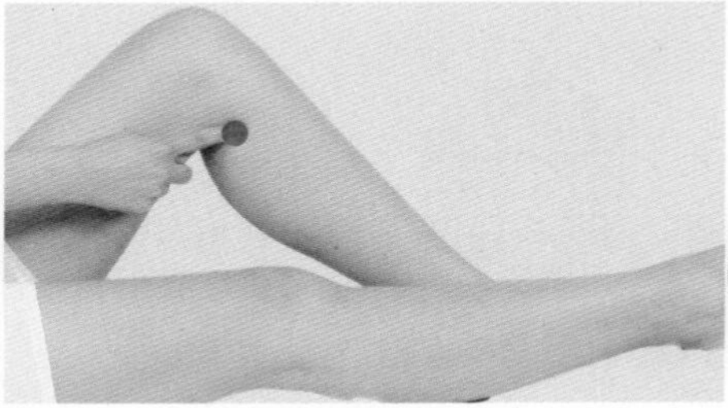

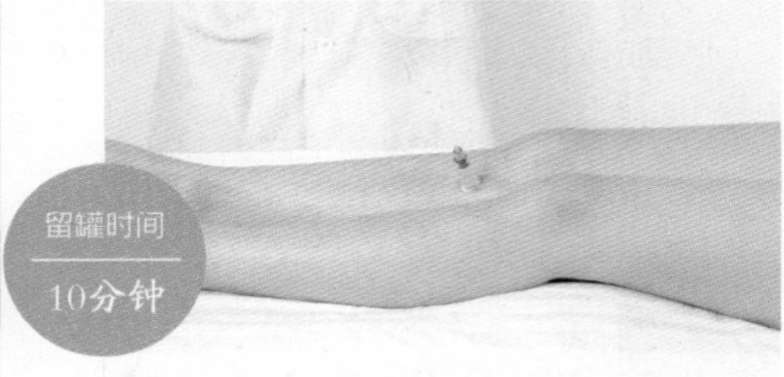

定位 位于小腿内侧，当胫骨内侧髁后下方凹陷处。

拔罐方法 将气罐吸附在阴陵泉上，调节负压吸引力度，以疼痛耐受为度。

闭经

男科 妇科

拔罐方法

临床症状：闭经是指妇女应有月经而超过一定时限仍未来潮者。凡年过18岁仍未行经者称为原发性闭经；在月经初潮以后，正常绝经以前的任何时间内，月经闭止超过6个月者称为继发性闭经。

基础治疗：肝俞、肾俞、关元、血海和阴陵泉。

随症配穴：腰膝酸软加太溪，心悸气短加气海，小腹冷痛加命门、大椎。

肝俞「疏肝理气，养血活血」

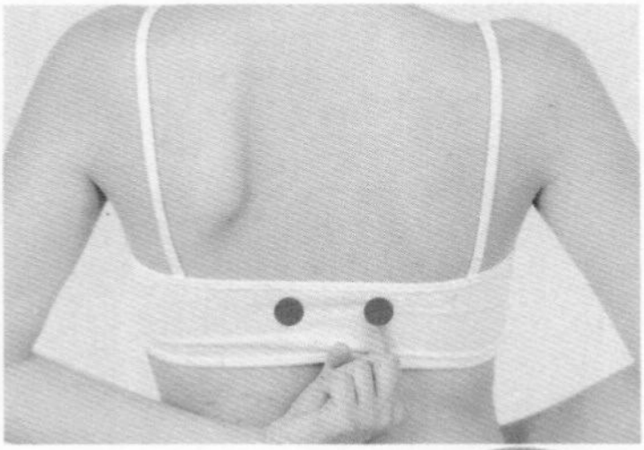

定位

位于背部，当第九胸椎棘突下，旁开1.5寸。

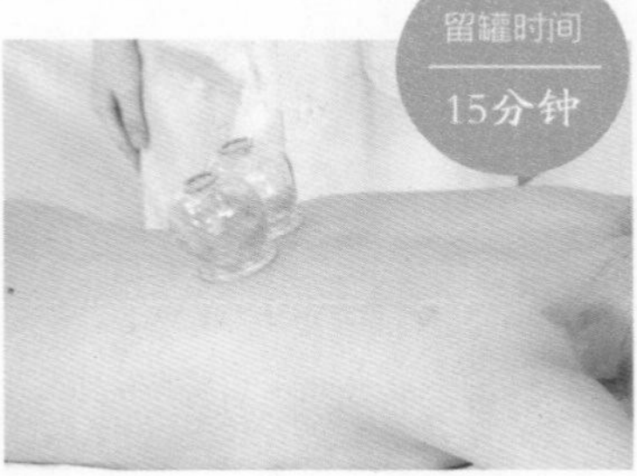

拔罐方法

将火罐扣在肝俞上，调节负压吸引力度，以疼痛耐受为度。

肾俞「培补肾元，理气和血」

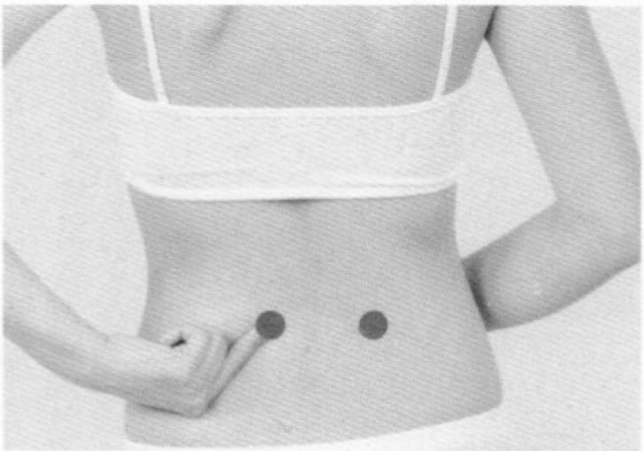

定位

位于腰部，当第二腰椎棘突下，旁开1.5寸。

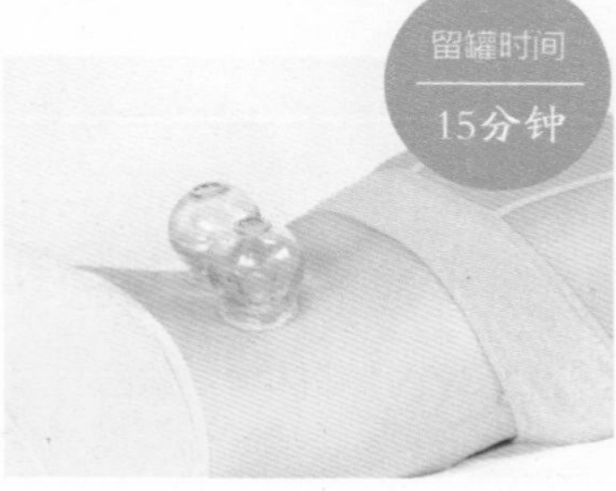

拔罐方法

将火罐扣在肾俞上，调节负压吸引力度，以疼痛耐受为度。

关元「培补元气，理气和血」

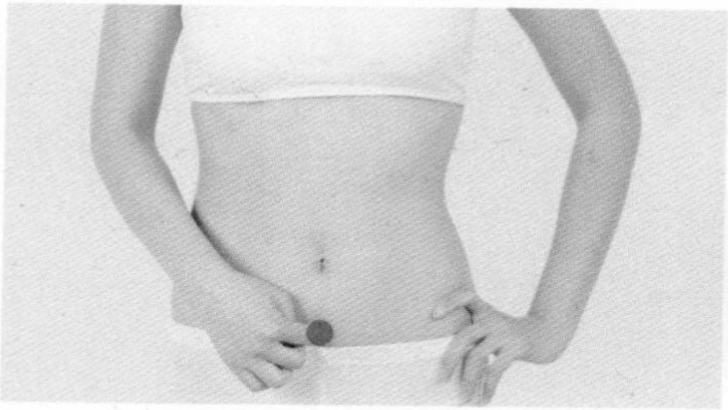

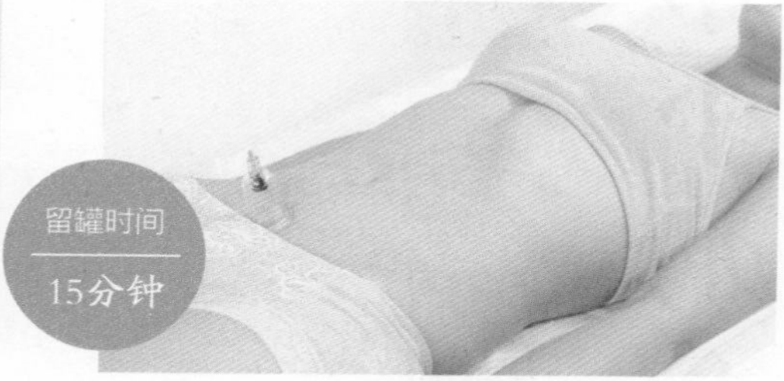

定位 位于下腹部，前正中线上，当脐中下3寸。

拔罐方法 将气罐吸附在关元上，调节负压吸引力度，以疼痛耐受为度。

血海「健脾化湿，补血益气」

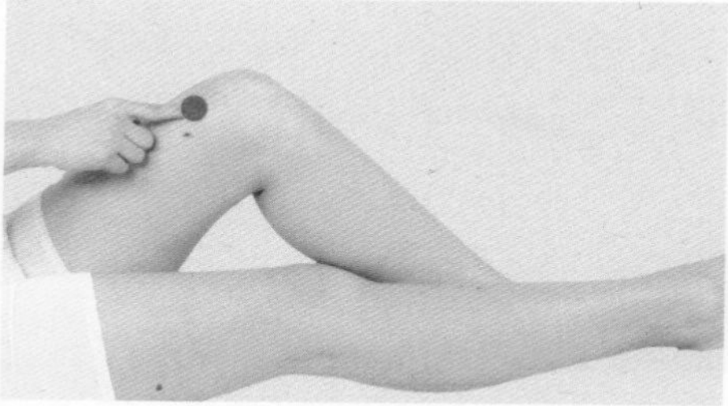

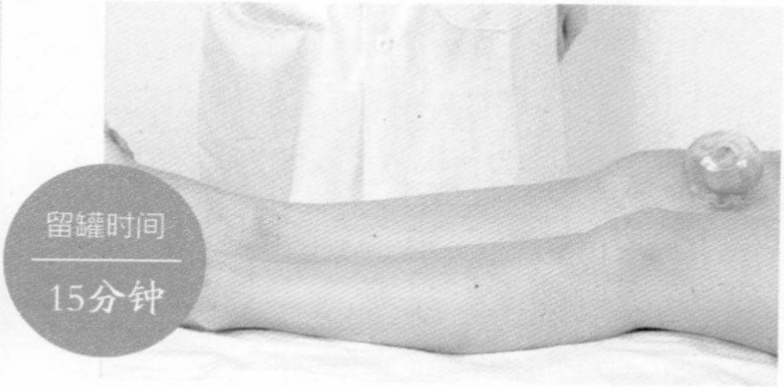

定位 屈膝，髌底内侧端上2寸，当股四头肌内侧头的隆起处。

拔罐方法 将火罐扣在血海上，调节负压吸引力度，以疼痛耐受为度。

阴陵泉「健脾渗湿，益肾固精」

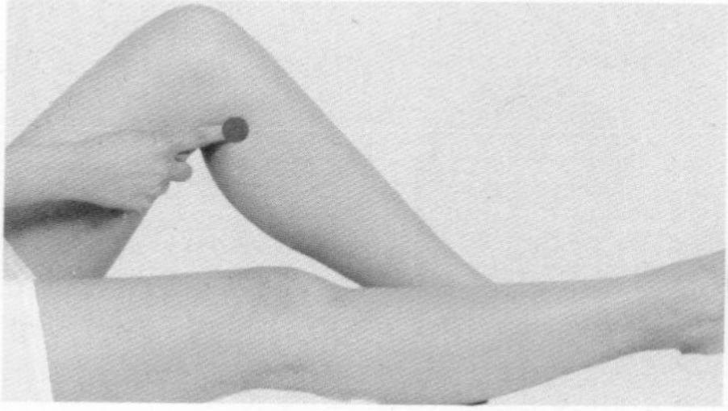

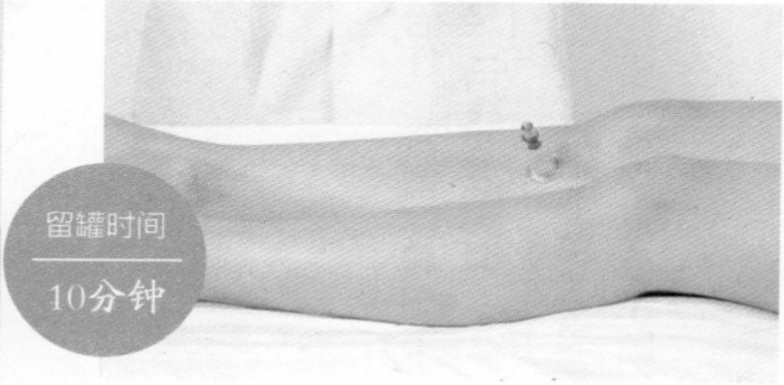

定位 位于小腿内侧，当胫骨内侧髁后下方凹陷处。

拔罐方法 将气罐吸附在阴陵泉上，调节负压吸引力度，以疼痛耐受为度。

带下病

男科妇科

拔罐方法

临床症状：带下病指阴道分泌或多或少的白色分泌物，有臭味及异味，色泽异常，常与生殖系统局部炎症、肿瘤或身体虚弱等因素有关。中医学认为本病多因湿热下注或气血亏虚使带脉失约、冲任失调所致。

基础治疗：肾俞、腰阳关、十七椎、足三里和三阴交。

随症配穴：带下色黄臭秽加中极、次髎；带下淋漓不断，色白清冷加太溪。

肾俞「补益元气，培肾固本」

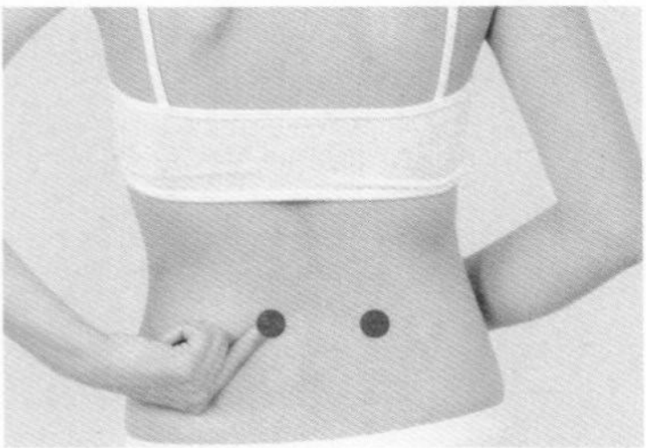

定位

位于腰部，当第二腰椎棘突下，旁开1.5寸。

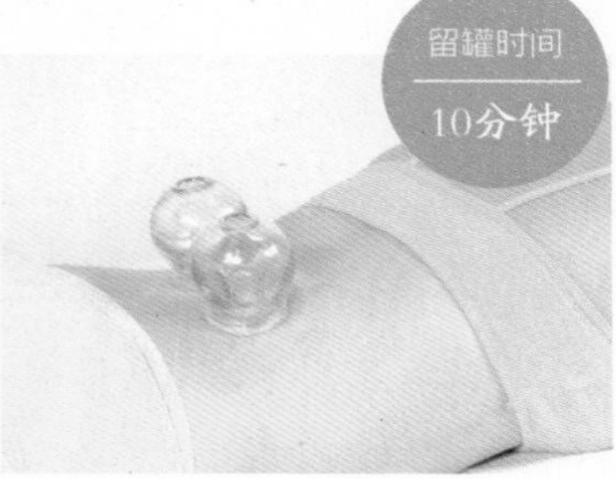

拔罐方法

将火罐扣在肾俞上，拔上后立即取下，闪罐20次后留罐。

腰阳关「温阳通络」

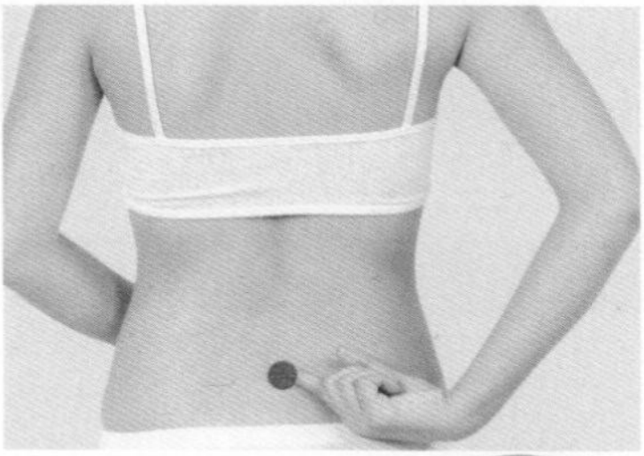

定位

位于腰部，后正中线上，第四腰椎棘突下凹陷中。

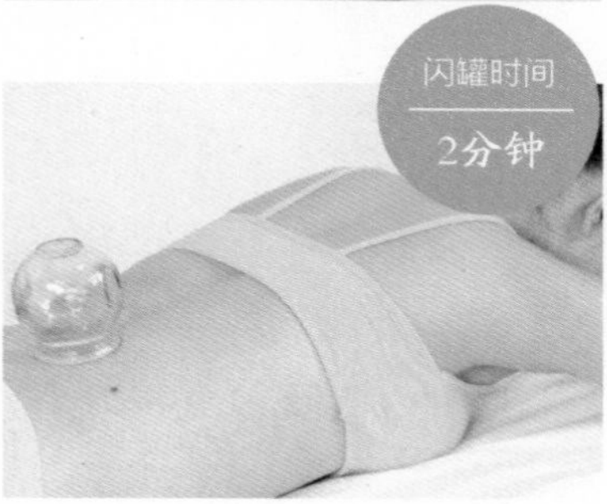

拔罐方法

将火罐扣在腰阳关上，拔上后立即取下，一拔一取，如此反复吸拔。

十七椎「利湿止带」

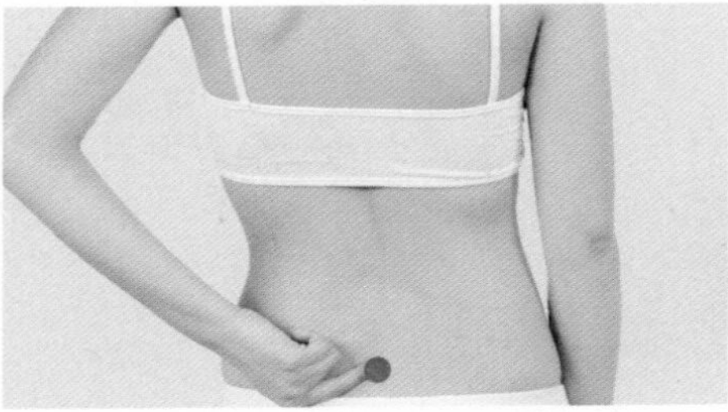

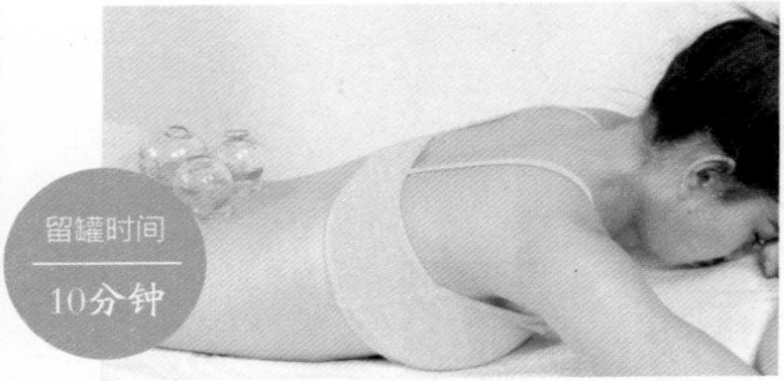

定位｜位于腰部，当后正中线上，第五腰椎棘突下凹陷中。

拔罐方法｜将火罐扣在十七椎上，注意吸附力不宜过大。

足三里「疏通经络，清热祛湿」

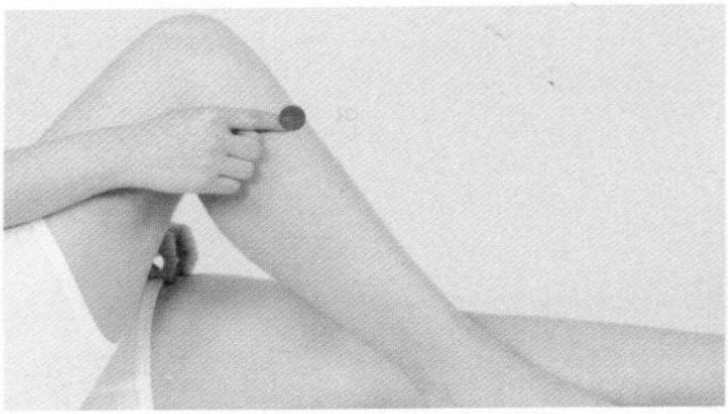

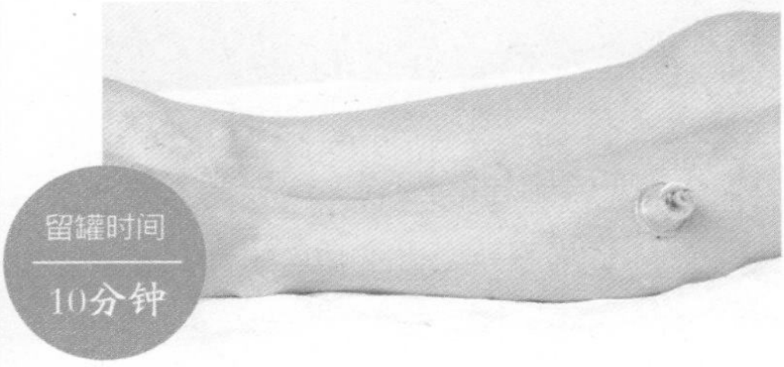

定位｜位于小腿前外侧，当犊鼻下3寸，距胫骨前缘一横指。

拔罐方法｜将气罐吸附在足三里上，调节负压吸引力度，以疼痛耐受为度。

三阴交「调理脾、肝、肾」

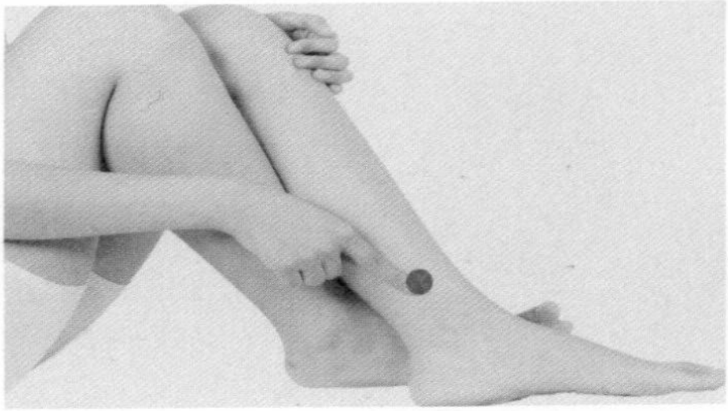

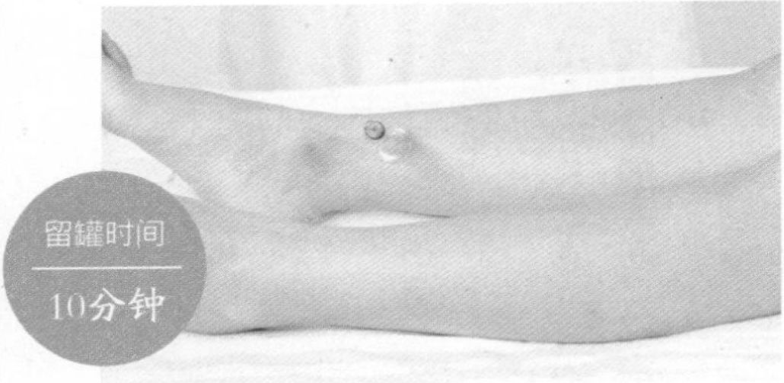

定位｜位于小腿内侧，当足内踝尖上3寸，胫骨内侧缘后方。

拔罐方法｜将气罐吸附在三阴交上，调节负压吸引力度，以疼痛耐受为度。

慢性盆腔炎

男科妇科

拔罐方法

临床症状：慢性盆腔炎指的是女性内生殖器官、周围结缔组织及盆腔腹膜发生的慢性炎症。该病会反复发作，经久不愈。常因急性炎症治疗不彻底或因患者体质差，病情复发所致。

基础治疗：带脉、中极、关元、次髎和三阴交。

随症配穴：带下色黄加阴陵泉；小腹胀痛而硬加太冲、膈俞。

带脉 「调冲任，理下焦」

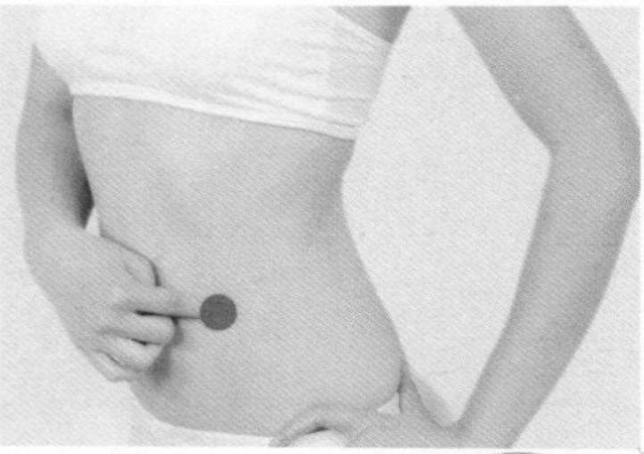

定位

位于侧腹部，第十一肋骨游离端直下平脐处。

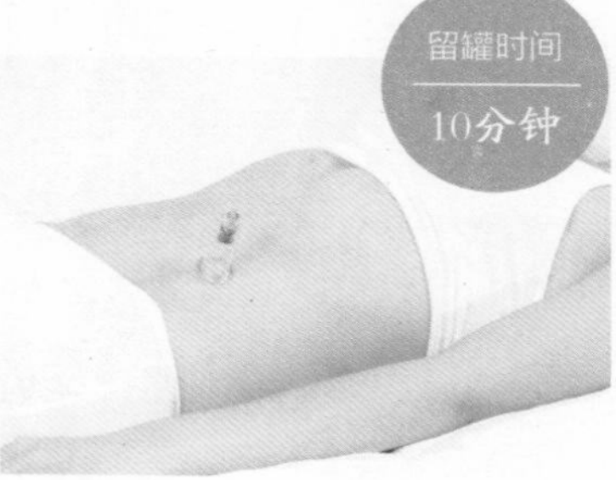

拔罐方法

将气罐吸附在带脉上，调节负压吸引力度，以疼痛耐受为度。

中极 「调理冲任，理气活血」

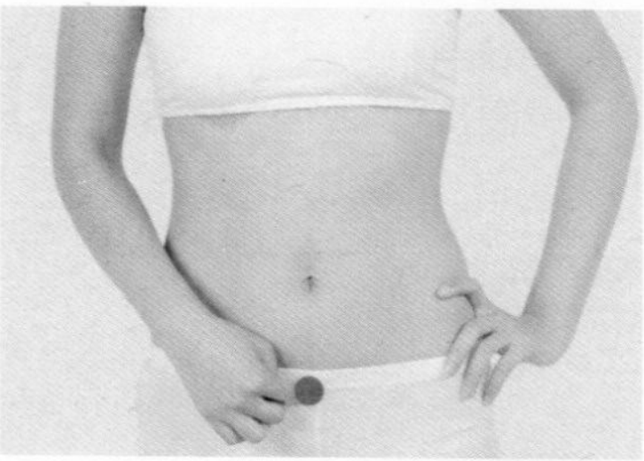

定位

位于下腹部，前正中线上，当脐中下4寸。

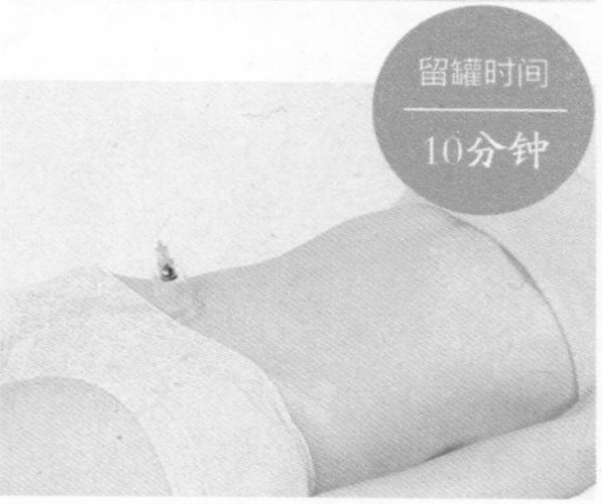

拔罐方法

将气罐吸附在中极上，调节负压吸引力度，以疼痛耐受为度。

关元「培补元气，理气和血」

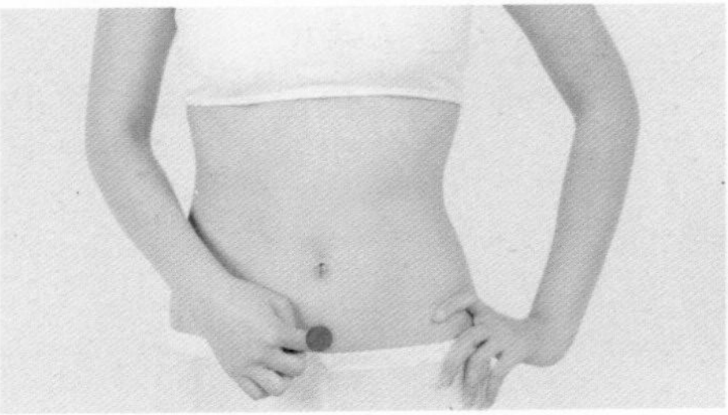

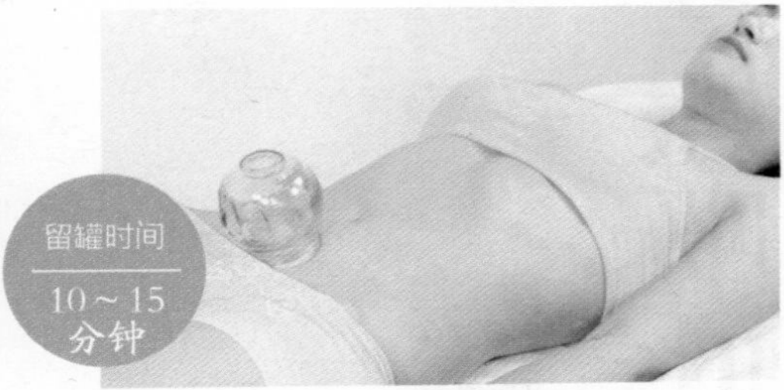

定位｜位于下腹部，前正中线上，当脐下 3 寸。

拔罐方法｜将火罐扣在关元上，调节负压吸引力度，以疼痛耐受为度。

次髎「活血止痛」

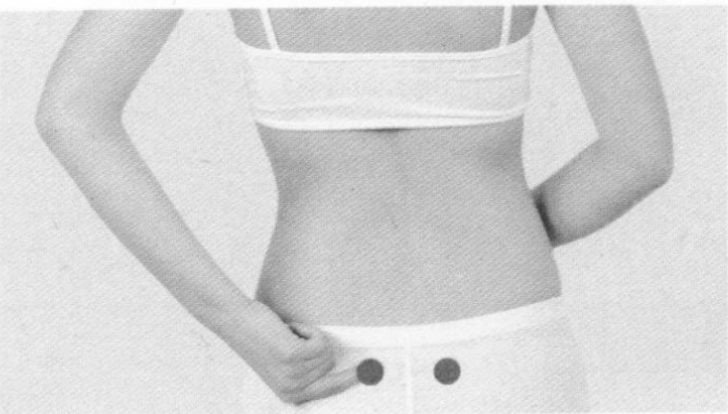

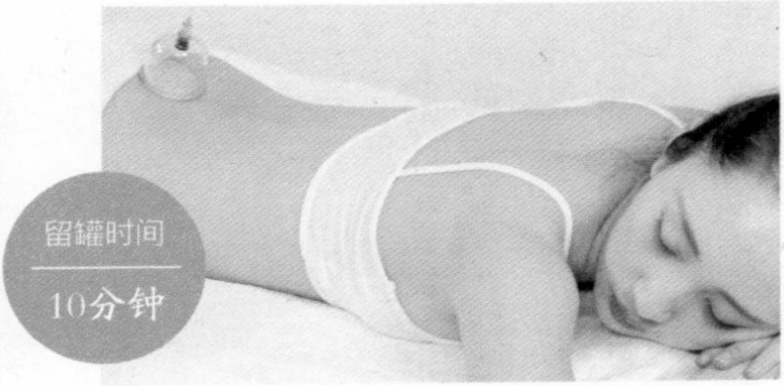

定位｜位于髂后上棘与后正中线之间，正对第二骶后孔。

拔罐方法｜将气罐吸附在次髎上，调节负压吸引力度，以疼痛耐受为度。

三阴交「健脾胃，理气血」

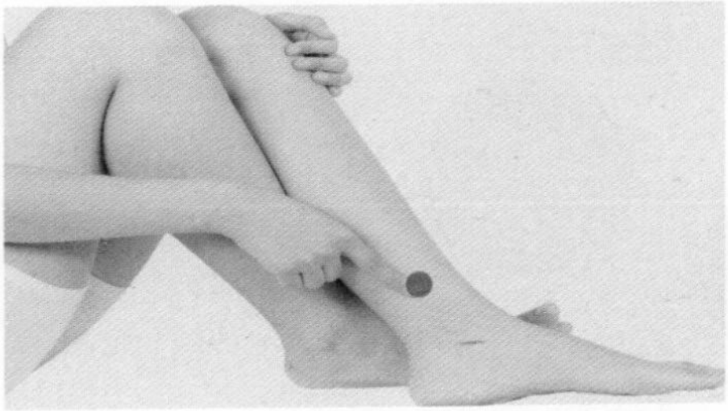

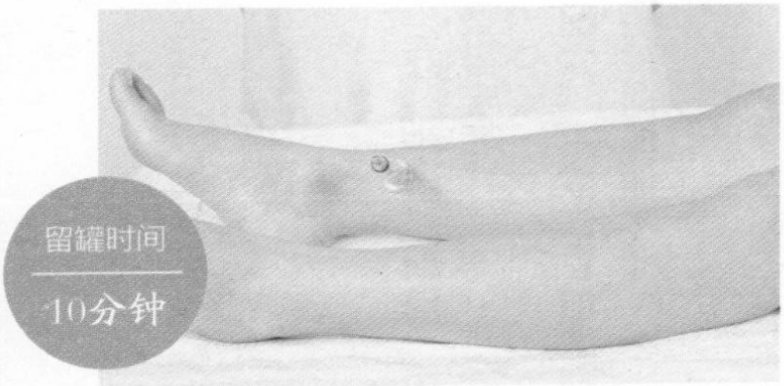

定位｜位于小腿内侧，当足内踝尖上 3 寸，胫骨内侧缘后方。

拔罐方法｜将气罐吸附在三阴交上，调节负压吸引力度，以疼痛耐受为度。

妊娠呕吐

男科妇科

拔罐方法

临床症状：妊娠呕吐是以反复出现恶心、呕吐、厌食，甚至闻食即呕、食入即吐、不能进食和饮水为特征，妊娠早期的常见病症。中医学认为本病病位在胃，病机为胃失和降，与肝、脾、冲、任的功能失调有关。

基础治疗：中脘、期门、内关、足三里和丰隆。

随症配穴：不欲饮食加脾俞、胃俞；精神抑郁加太冲。

中脘「通调腑气，和胃降逆」

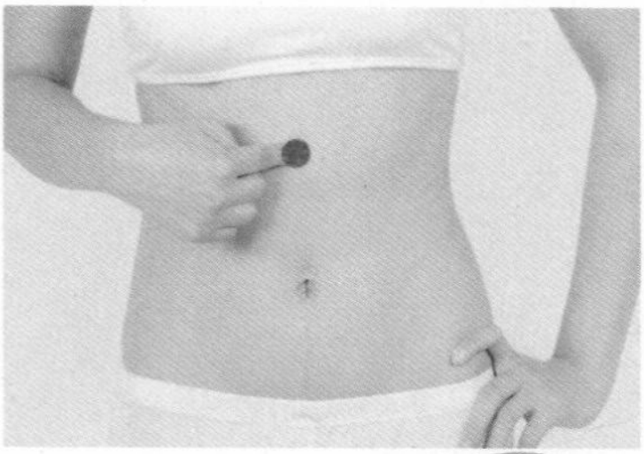

定位

位于上腹部，前正中线上，当脐中上4寸。

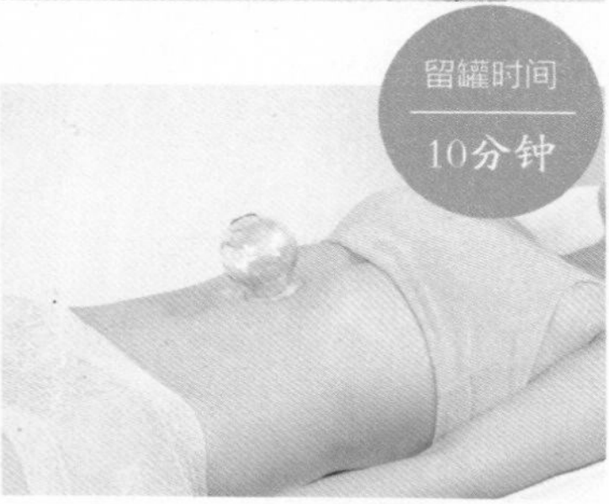

拔罐方法

将火罐扣在中脘上，调节负压吸引力度，以疼痛耐受为度。

期门「疏肝行气」

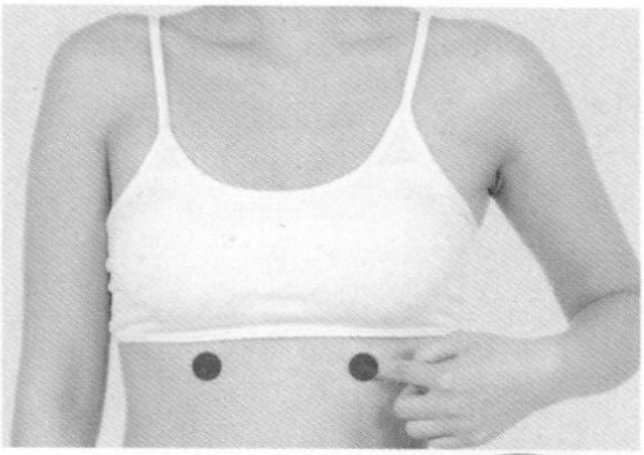

定位

位于胸部，当乳头直下，第六肋间隙，前正中线旁开4寸。

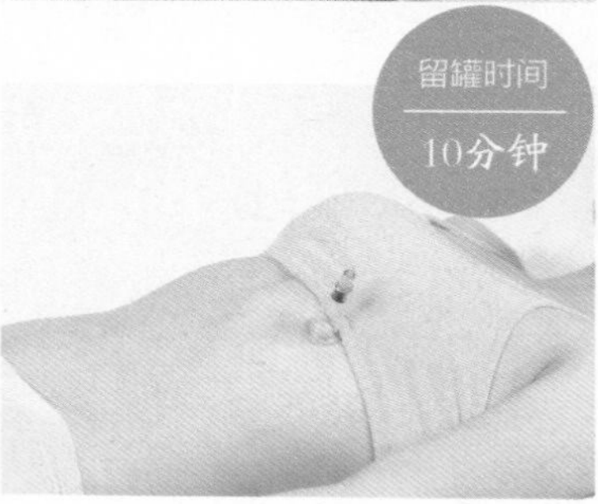

拔罐方法

将气罐吸附在期门上，调节负压吸引力度，以疼痛耐受为度。

内关「沟通三焦，调理气机」

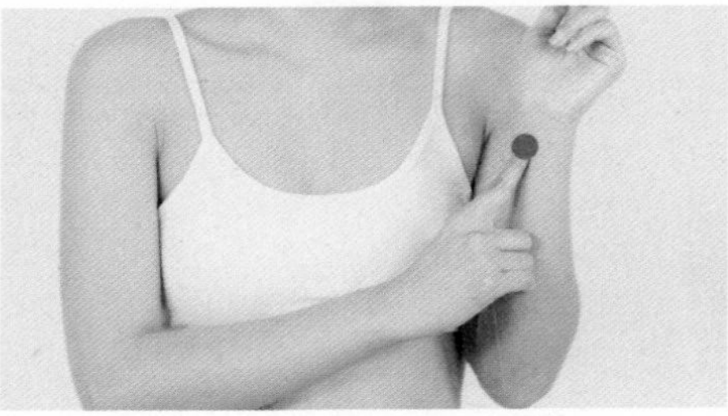

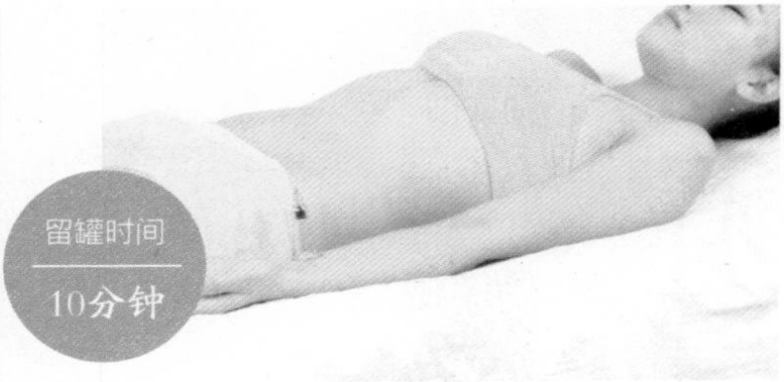

定位｜位于前臂掌侧，腕横纹上2寸，掌长肌腱与桡侧腕屈肌腱之间。

拔罐方法｜将气罐吸附在内关上，调节负压吸引力度，以疼痛耐受为度。

足三里「健脾强胃，理气降逆」

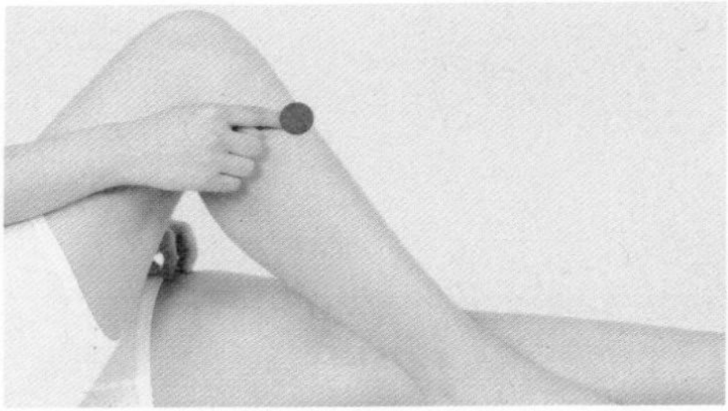

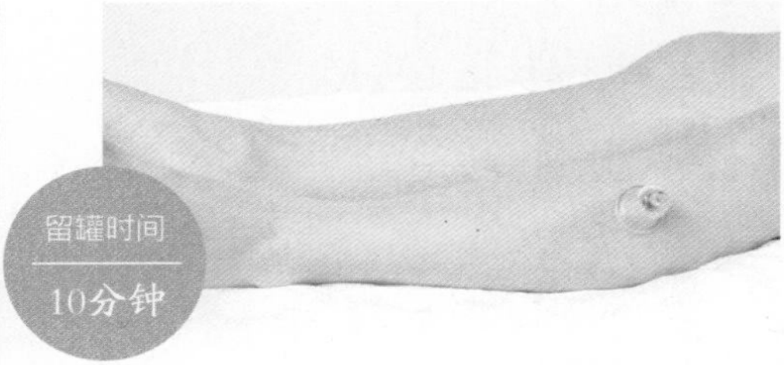

定位｜位于小腿前外侧，犊鼻下3寸，距胫骨前缘一横指（中指）。

拔罐方法｜将气罐吸附在足三里上，调节负压吸引力度，以疼痛耐受为度。

丰隆「健脾利湿」

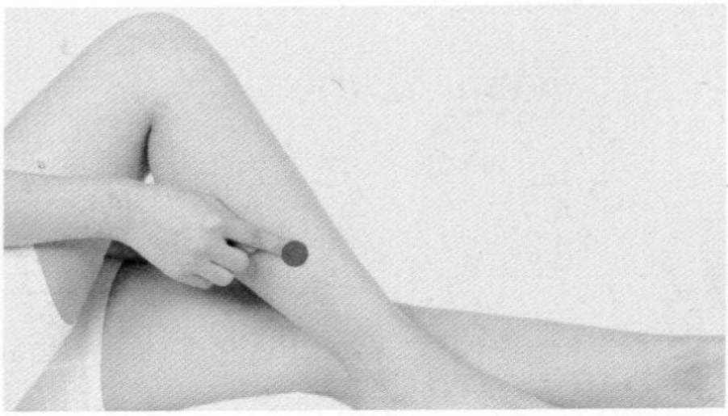

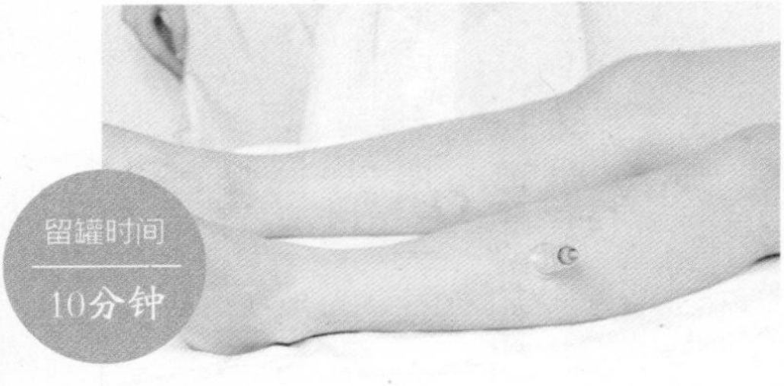

定位｜位于外踝尖上8寸，距胫骨前缘二横指（中指）。

拔罐方法｜将气罐吸附在丰隆上，调节负压吸引力度，以疼痛耐受为度。

不孕症

男科 妇科

拔罐方法

临床症状：不孕症是指夫妇同居而未避孕，经过较长时间不能怀孕的病症。临床上分为原发性不孕和继发性不孕。同居3年以上未受孕，称原发性不孕；婚后曾有过妊娠，相距3年以上未受孕，称继发性不孕。

基础治疗：气海、关元。

随症配穴：腰酸腹冷加命门、肾俞；白带量多加丰隆。

气海「益气助阳」

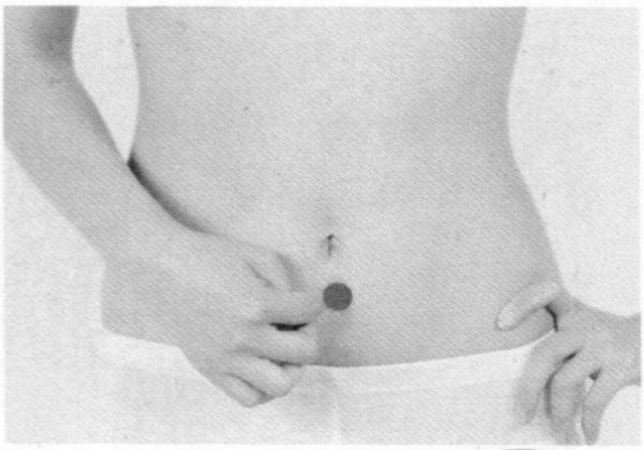

定位

位于下腹部，前正中线上，当脐下1.5寸处。

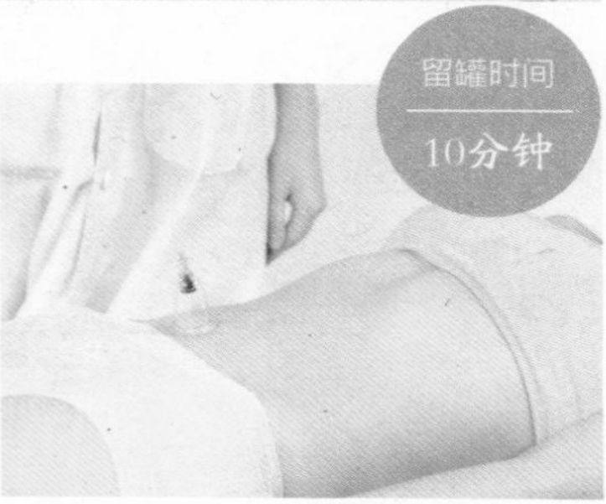

拔罐方法

将气罐吸附在气海上，调节负压吸引力度，以疼痛耐受为度。

关元「培元固本、降浊升清」

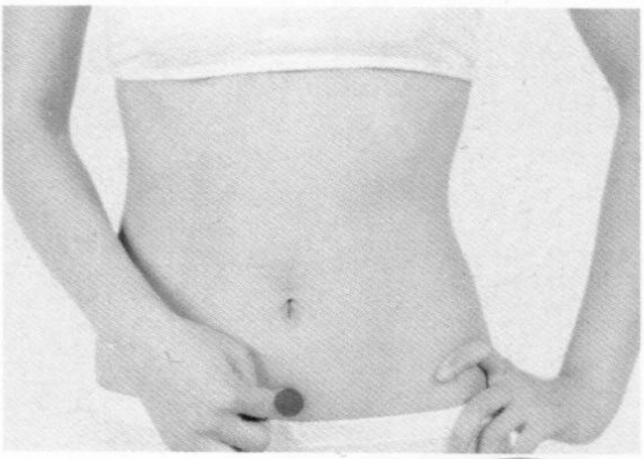

定位

位于下腹部，前正中线上，当脐下3寸处。

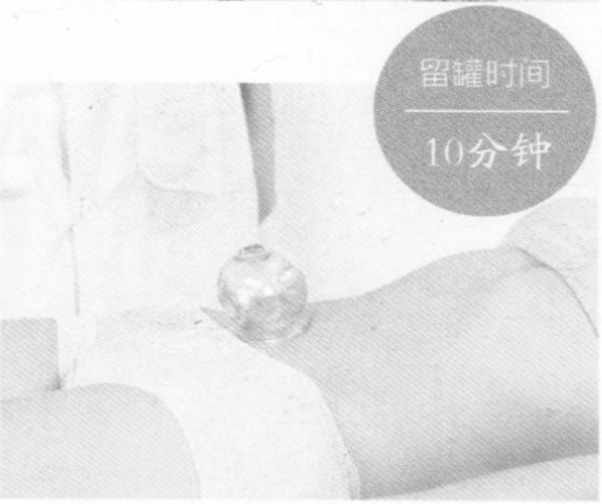

拔罐方法

将火罐扣在关元上，轻轻摇动罐体20～30次。

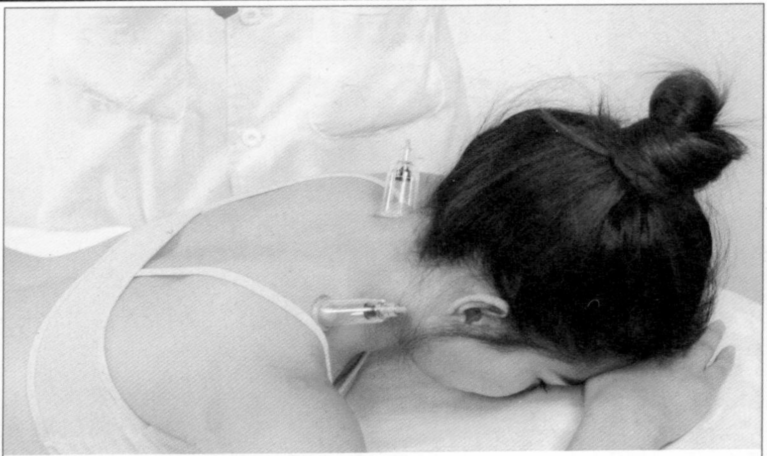

颈肩腰腿拔罐，筋骨强健一身轻松

第6章

中医认为经络、筋脉、气血运行不畅，阻滞不通，即形成不通则痛；而气血暗耗，失于濡养，即导致不荣则痛。拔罐疗法可以疏通经络、行气活血、祛除瘀滞、逐寒祛湿、促进微循环、改善局部供血，对因外伤劳损或年老体衰导致的颈肩腰腿痛有很好的疗效。

落枕

颈肩腰腿

拔罐方法

临床症状：落枕多因睡卧时体位不当，造成颈部肌肉损伤，致使经络不通、气血凝滞、筋脉拘急而成。临床主要表现为颈项部强直、酸痛不适，不能转动自如，并向一侧歪斜，甚则疼痛牵引到患侧肩背及上肢。

基础治疗：外关、大椎、肩井、天宗和肩中俞。

随症配穴：痛在颈背部加肩外俞；痛在颈及肩臂加秉风。

外关「疏风，祛邪，解表」

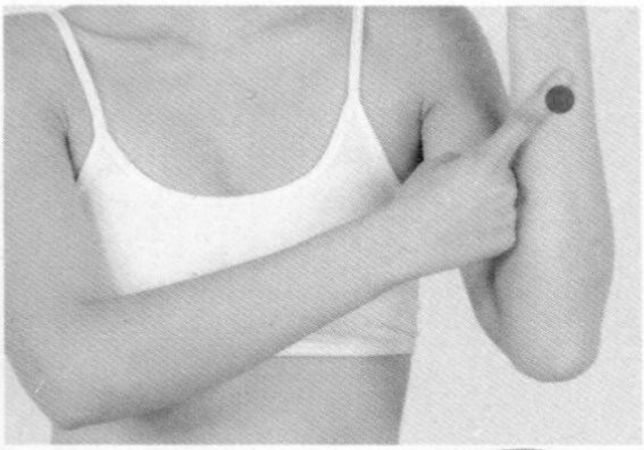

定位

位于前臂背侧，当阳池与肘尖的连线上，腕背横纹上2寸处。

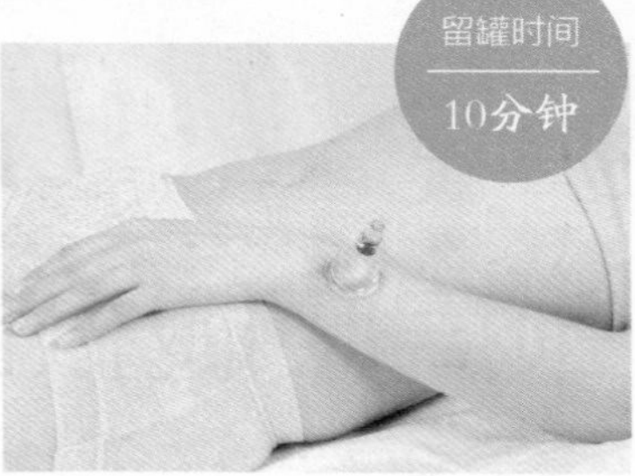

拔罐方法

将气罐吸附在外关上，吸附力宜稍大，以免气罐中途脱落。

大椎「疏通经气，通畅脉络」

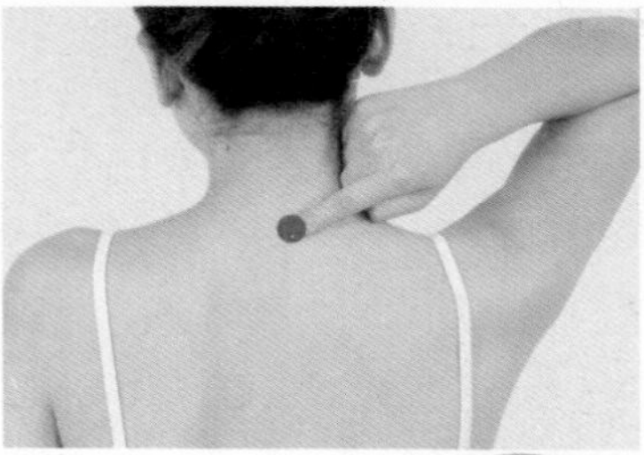

定位

位于背部，当后正中线上，第七颈椎棘突下凹陷中。

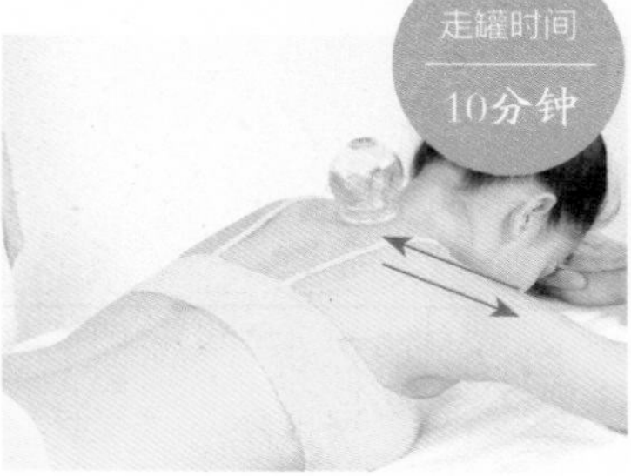

拔罐方法

将火罐扣在大椎上，向肩井方向直线来回走罐，以皮肤潮红为度。

肩井「祛风，活血，通络」

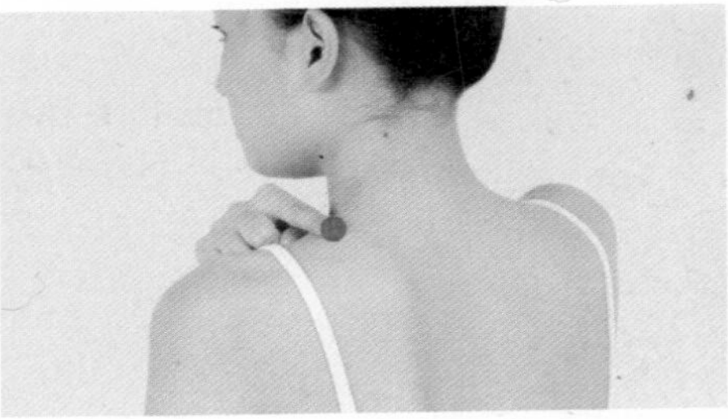

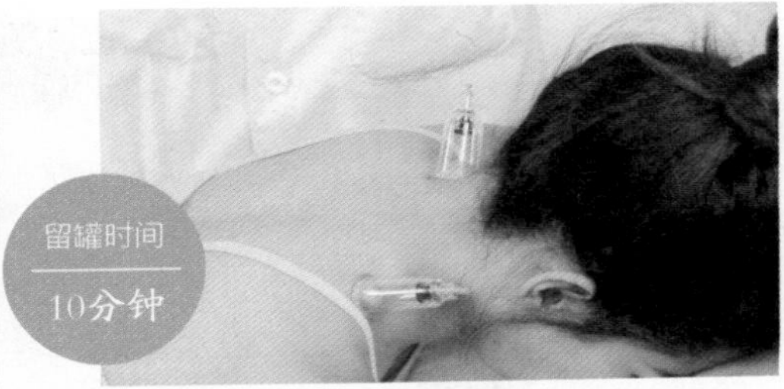

定位 | 位于大椎与肩峰端连线的中点上，前直对乳中。

拔罐方法 | 将气罐吸附在肩井上，调节负压吸引力度，以疼痛耐受为度。

天宗「通阳散风，舒筋止痛」

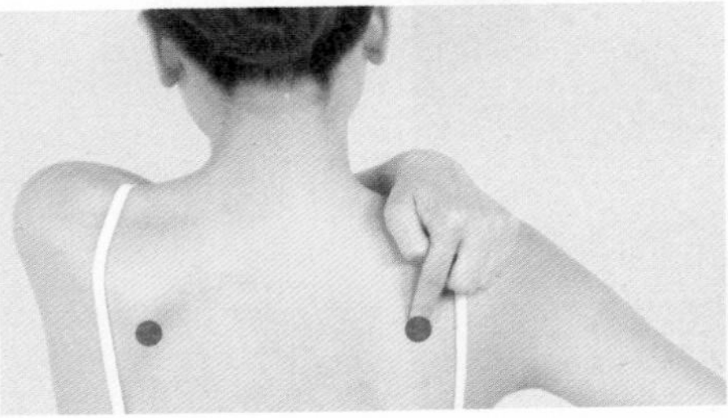

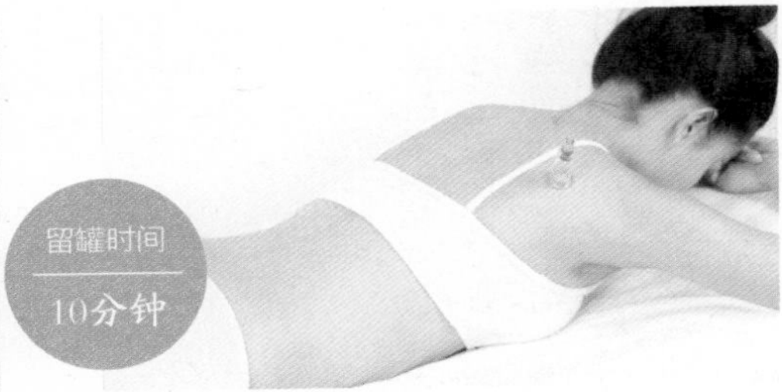

定位 | 位于肩胛部，当冈下窝中央凹陷处，与第四胸椎相平。

拔罐方法 | 将气罐吸附在天宗上，以皮肤潮红透热为度。

肩中俞「解表宣肺」

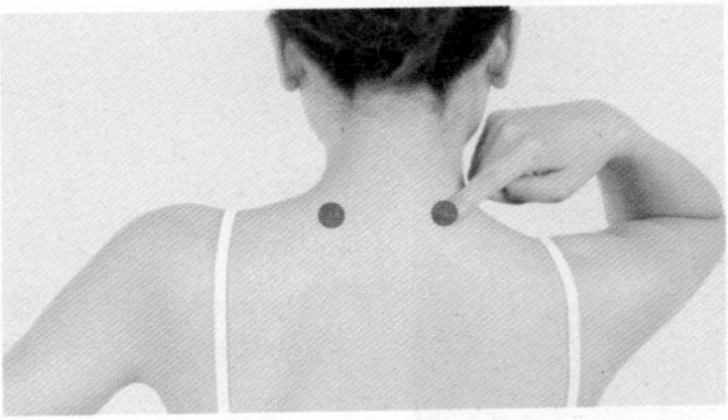

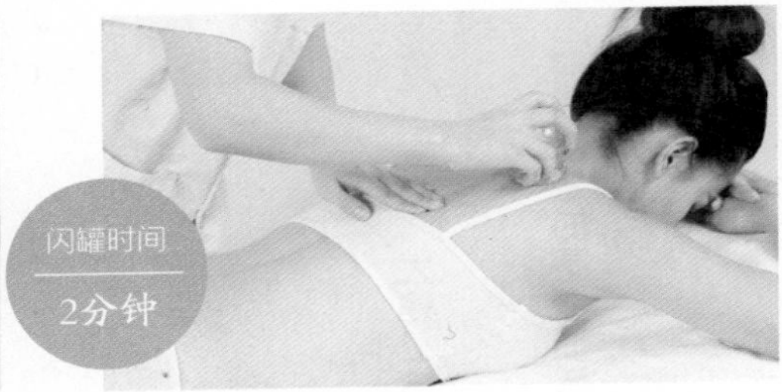

定位 | 位于背部，当第七颈椎棘突下，旁开 2 寸。

拔罐方法 | 将火罐扣在肩中俞上，拔上后立即取下，一拔一取，反复吸拔。

颈椎病

颈肩腰腿

拔罐方法

临床症状：颈椎病多因颈椎骨、椎间盘及其周围纤维结构损害，致使颈椎间隙变窄、关节囊松弛、平衡失调所致。主要临床表现为头、颈、肩、臂、上胸、背疼痛或麻木、酸沉、头晕，无力，上肢及手的感觉明显减退。

基础治疗：大椎、大杼、肩井、肩外俞、悬钟。

随症配穴：遇寒加重者加风府；肩颈劳伤者加膈俞、合谷。

大椎「疏通经气，通畅脉络」

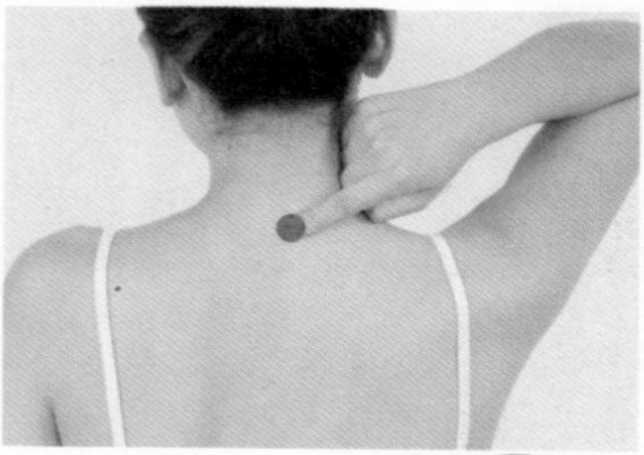

定位

位于后正中线上，第七颈椎棘突下凹陷中。

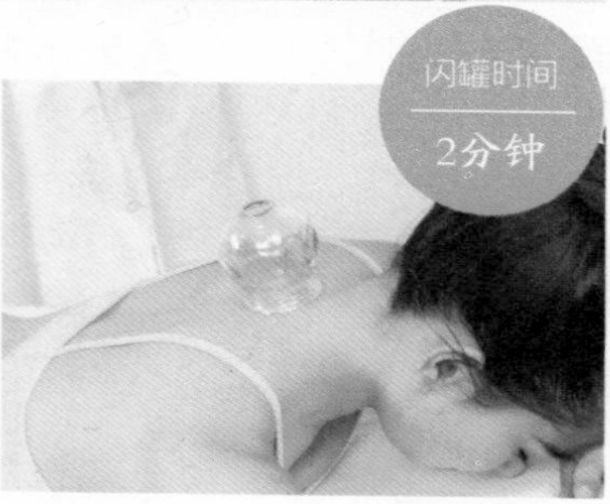

拔罐方法

将火罐扣在大椎上，拔上后立即取下，一拔一取，如此反复吸拔。

大杼「清热祛风，强筋骨」

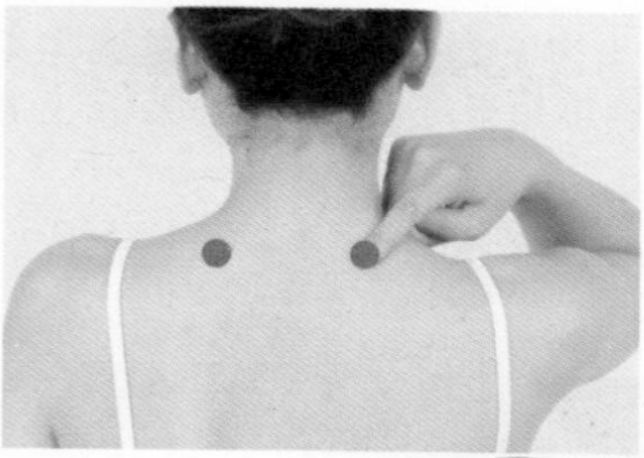

定位

位于背部，当第一胸椎棘突下，旁开1.5寸。

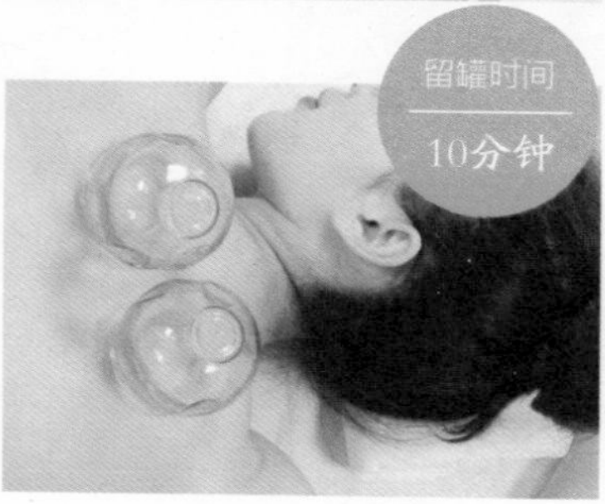

拔罐方法

将火罐扣在大杼穴上，以皮肤潮红透热为度。

肩井「祛风清热，活血通络」

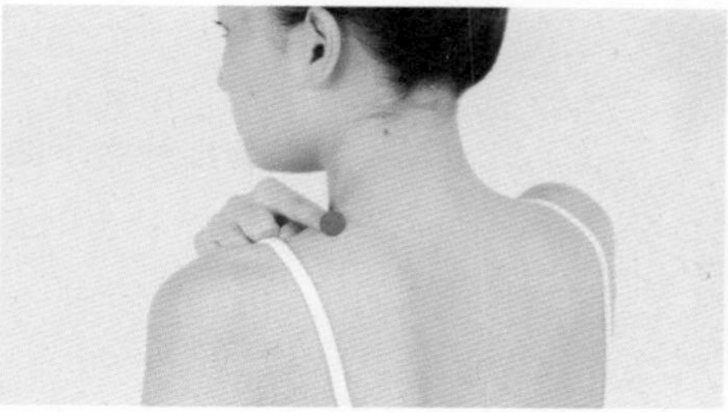

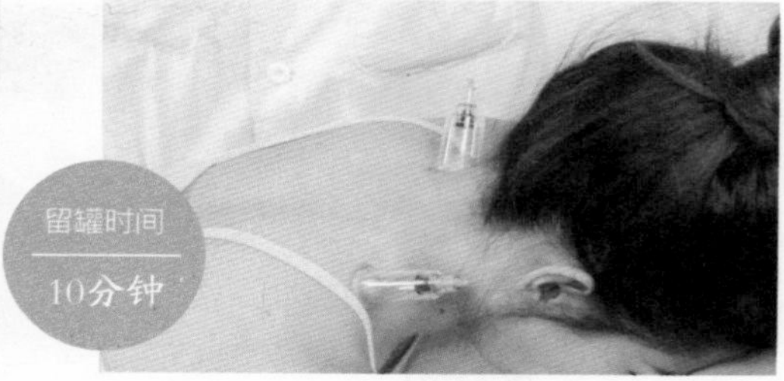

定位｜位于大椎与肩峰端连线的中点上，前直对乳中。

拔罐方法｜将气罐吸附在肩井上，以皮肤潮红透热为度。

肩外俞「舒筋活络，祛风止痛」

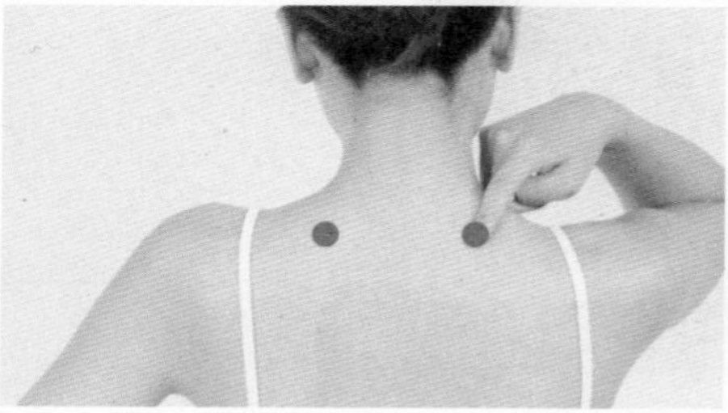

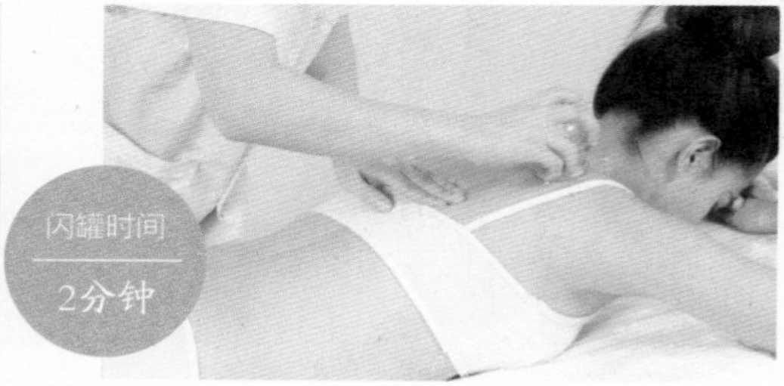

定位｜位于背部，当第一胸椎棘突下，旁开 3 寸。

拔罐方法｜将火罐扣在肩外俞上，拔上后立即取下，一拔一取，反复吸拔。

悬钟「疏通经络，宣通气血」

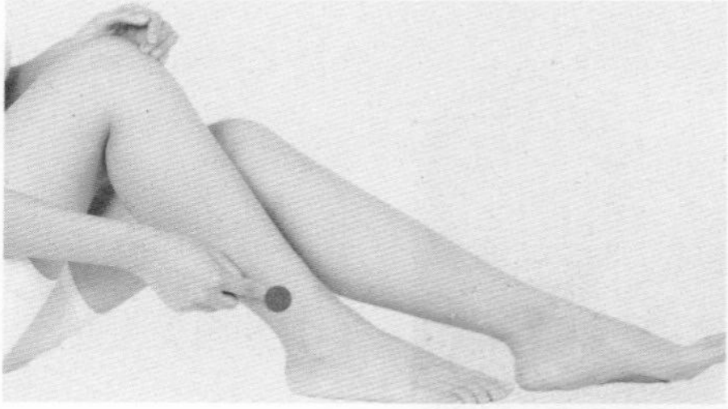

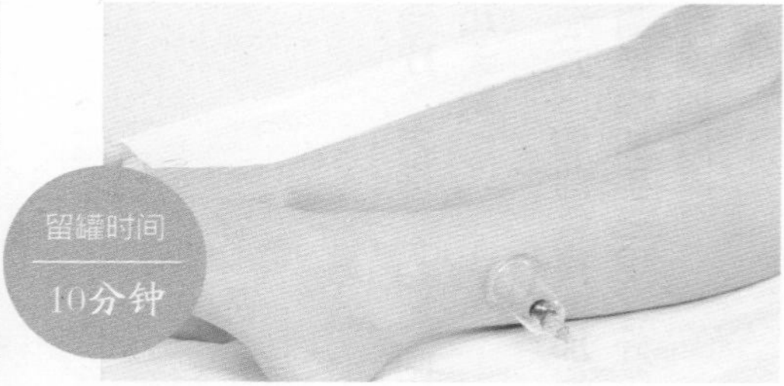

定位｜位于小腿外侧，当外踝尖上 3 寸，腓骨前缘稍前方。

拔罐方法｜将气罐吸附在悬钟上，调节负压吸引力度，以疼痛耐受为度。

肩周炎

颈肩腰腿

拔罐方法

临床症状：肩周炎是肩部关节囊和关节周围软组织的一种退行性、炎症性慢性疾病。中医认为本病多由气血不足，营卫不固，风、寒、湿之邪侵袭肩部经络，致使筋脉收引，气血运行不畅所致；或因外伤劳损所致。

基础治疗：大椎、大杼、阳陵泉、肩井和天宗。

随症配穴：肩前区疼痛加尺泽；肩外侧疼痛加手三里、外关；肩后侧疼痛加后溪。

大椎 「疏通经气，通畅脉络」

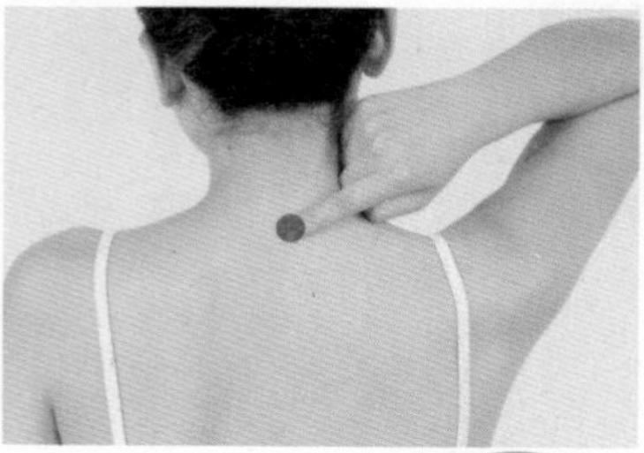

定位

位于后正中线上，第七颈椎棘突下凹陷中。

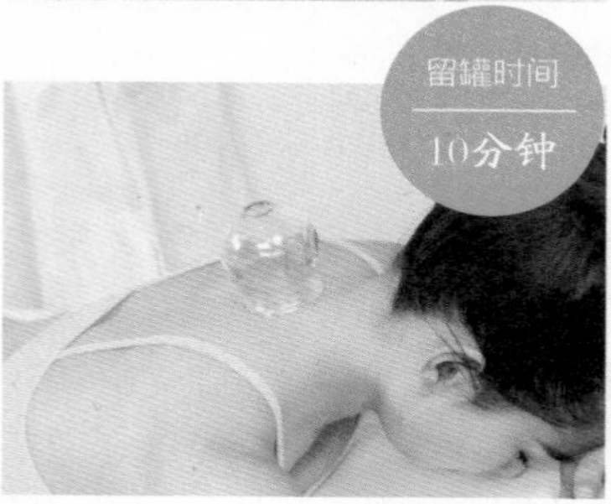

拔罐方法

将火罐扣在大椎上，调节负压吸引力度，以疼痛耐受为度。

大杼 「清热祛风，强筋骨」

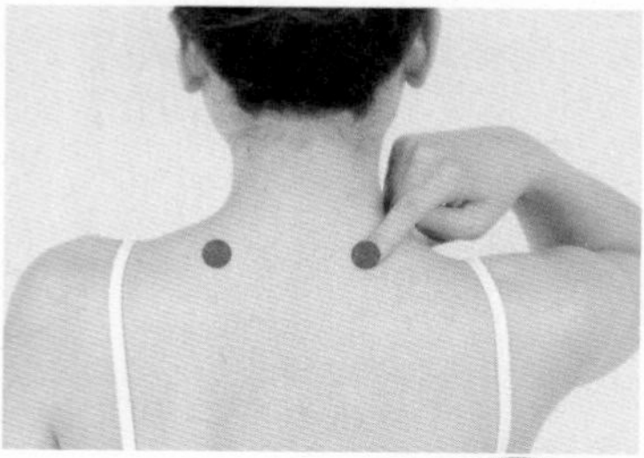

定位

位于背部，当第一胸椎棘突下，旁开1.5寸。

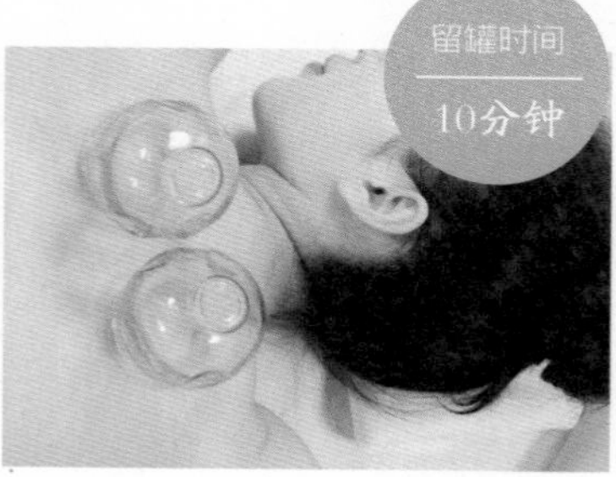

拔罐方法

将火罐扣在大杼上，调节负压吸引力度，以疼痛耐受为度。

阳陵泉「疏筋活络，通经止痛」

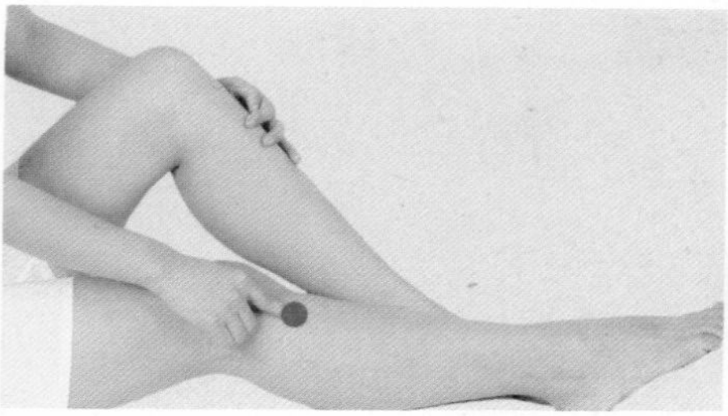

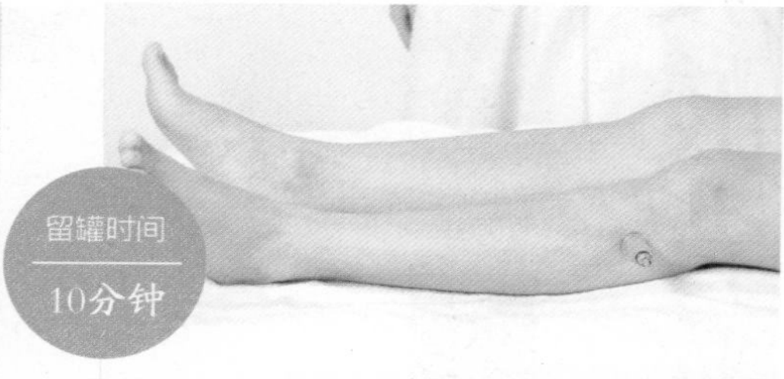

定位 | 位于小腿外侧，当腓骨头前下方凹陷处。

拔罐方法 | 将气罐吸附在阳陵泉上，力度稍大，以免气罐中途脱落。

肩井「祛风清热，活血通络」

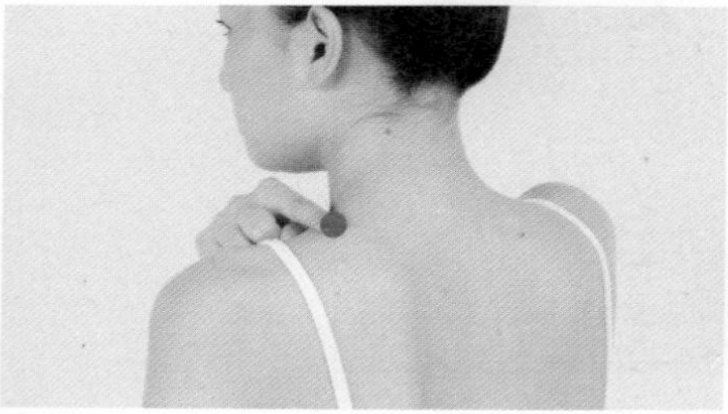

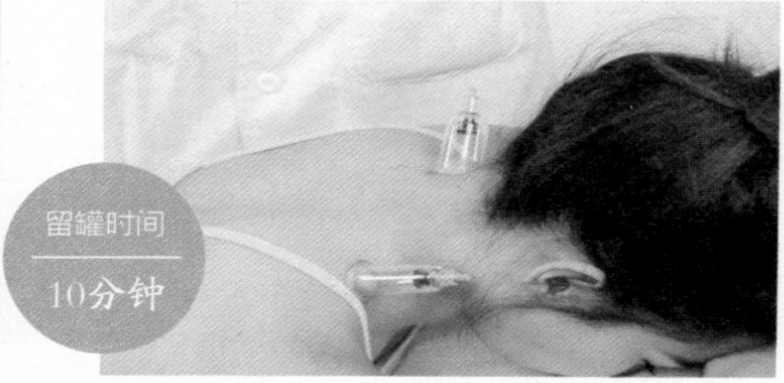

定位 | 位于大椎与肩峰端连线的中点上，前直对乳中。

拔罐方法 | 将气罐吸附在肩井上，调节负压吸引力度，以疼痛耐受为度。

天宗「通阳散风，舒筋止痛」

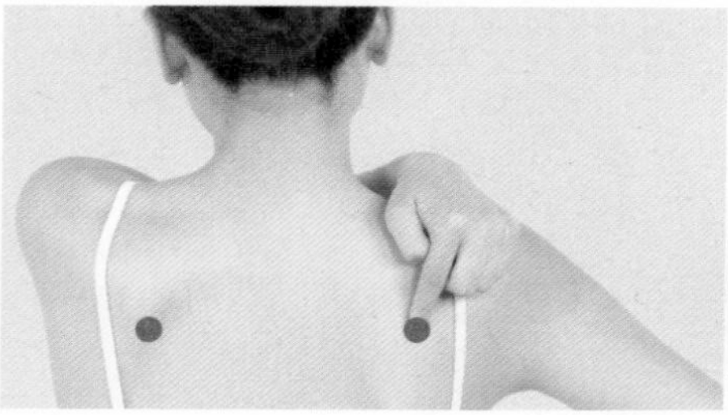

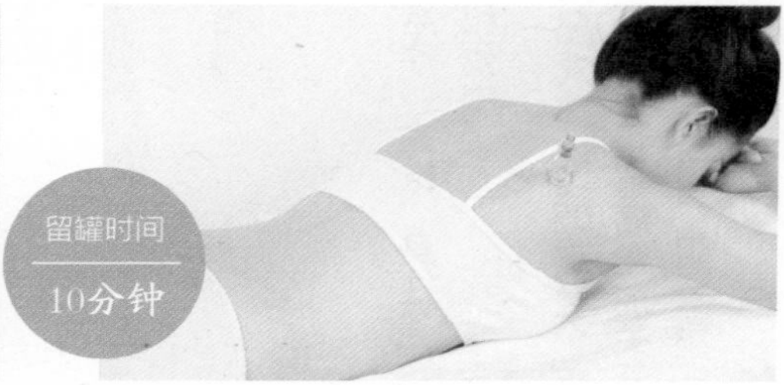

定位 | 位于肩胛部，当冈下窝中央凹陷处，与第四胸椎相平。

拔罐方法 | 将气罐吸附在天宗上，力度稍大，以免气罐中途脱落。

腰酸背痛

颈肩腰腿

拔罐方法

临床症状：腰背部疼痛是由于肌肉挛缩、外伤或脊柱变形造成的，特征是以腰部、背部、肩部、腿部的放射性疼痛、酸痛、挤压痛、咳嗽痛、牵拉痛等为主，轻则影响正常生活，重则损害健康，严重者可丧失劳动能力。

基础治疗：大椎、身柱、腰阳关、脾俞和委中。

随症配穴：疼痛转移不定加膈俞、血海；遇寒痛增加关元；肌肉麻木加足三里、阴陵泉。

大椎「疏风，祛邪，解表」

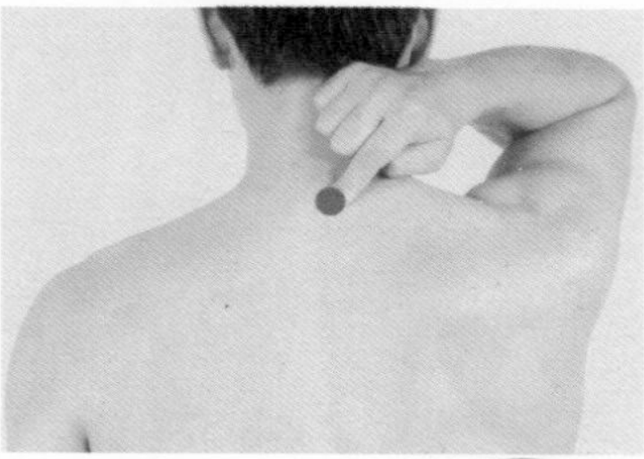

定位

位于背部，当后正中线上，第七颈椎棘突下凹陷中。

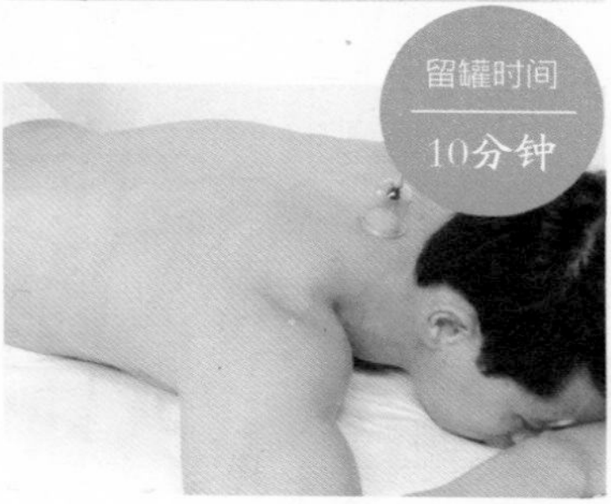

拔罐方法

将气罐吸附在大椎上，调节负压吸引力度，以疼痛耐受为度。

身柱「行气通阳」

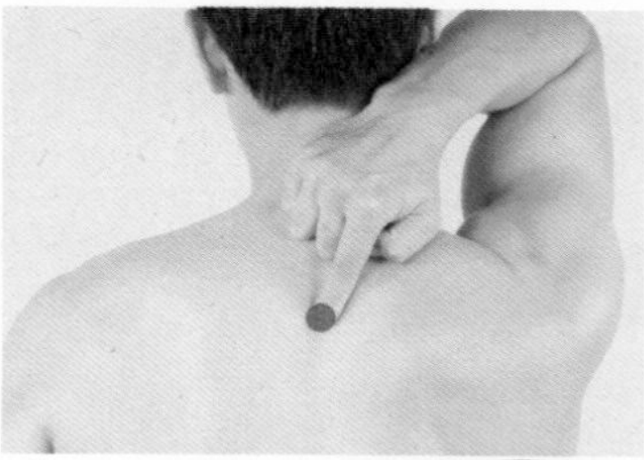

定位

位于第三胸椎棘突下凹陷中。

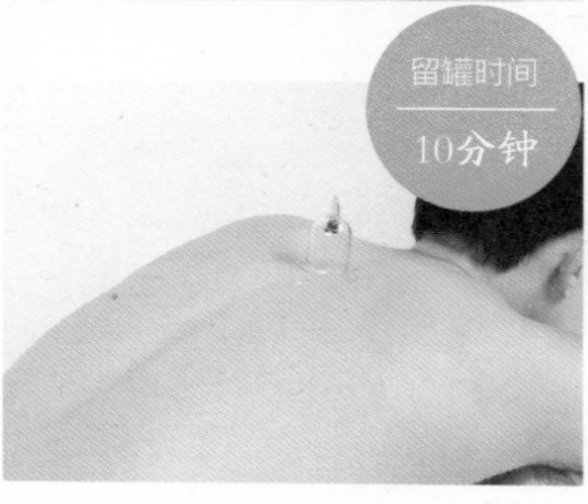

拔罐方法

将气罐吸附在身柱上，以局部充血、温热为度。

腰阳关「温阳通络」

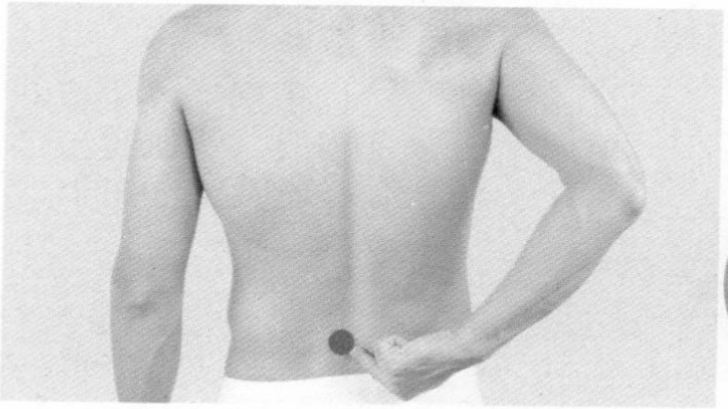

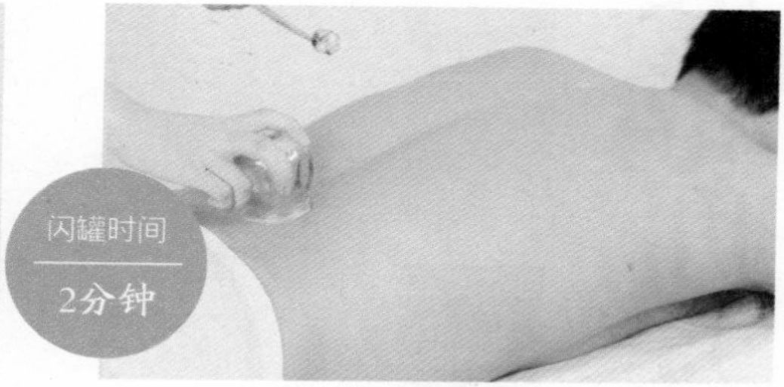

定位｜位于第四腰椎棘突下凹陷中，后正中线上，约以髂棘相平。

拔罐方法｜将火罐扣在腰阳关上，拔上后立即取下，一拔一取，反复吸拔。

脾俞「补益脾胃」

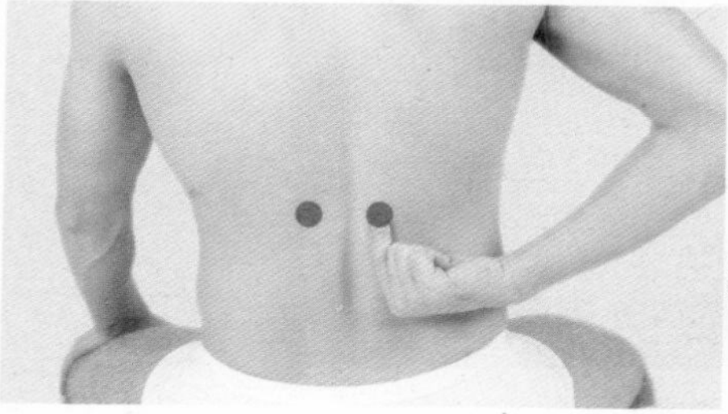

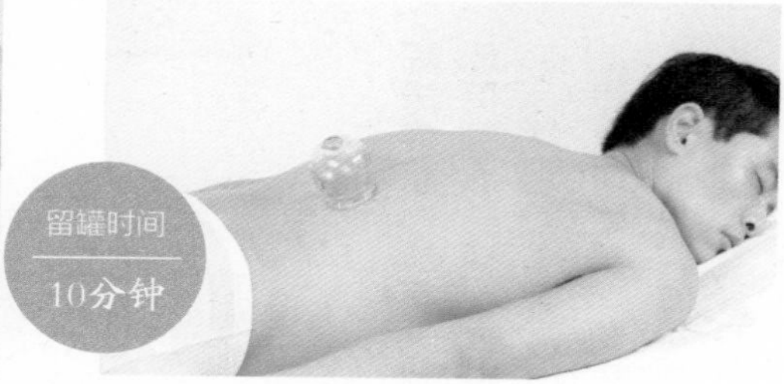

定位｜位于背部，当第十一胸椎棘突下，旁开 1.5 寸。

拔罐方法｜将火罐扣在脾俞上，以局部皮肤潮红、温热为宜。

委中「疏调腰背部经脉之气」

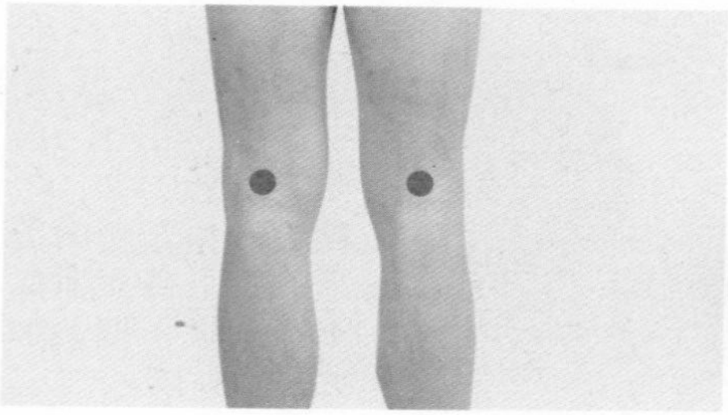

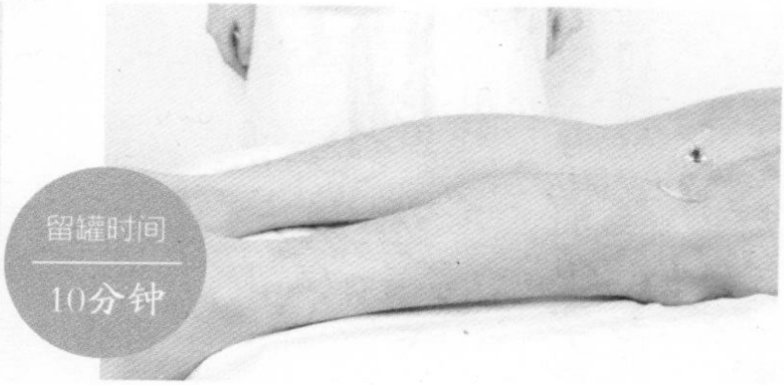

定位｜位于腘横纹中点，当股二头肌腱与半腱肌肌腱的中间。

拔罐方法｜将气罐吸附在委中上，调节负压吸引力度，以疼痛耐受为度。

腰椎间盘突出

颈肩腰腿

拔罐方法

临床症状： 腰椎间盘突出症是指由于腰椎间盘退行性改变后弹性下降而膨出，椎间盘纤维环破裂，髓核突出，压迫神经根、脊髓而引起的以腰腿痛为主的临床常见病。

基础治疗： 委中、腰阳关、大肠俞、肾俞和阳陵泉。

随症配穴： 遇冷加重加大椎；腰肌僵硬加膈俞；神疲乏力加命门。

委中「疏调腰背部经脉之气」

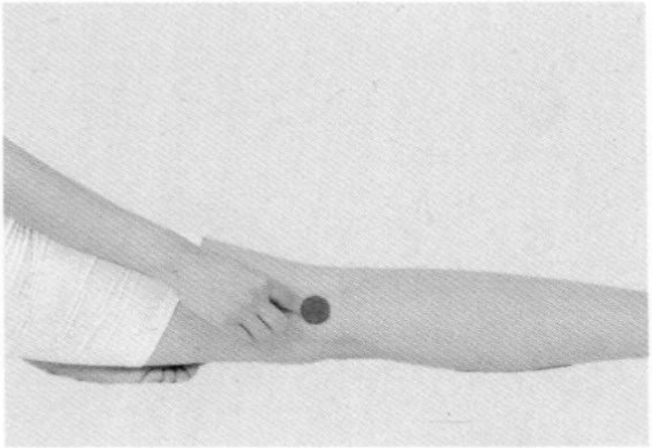

定位

位于腘横纹中点，当股二头肌腱与半腱肌肌腱的中间。

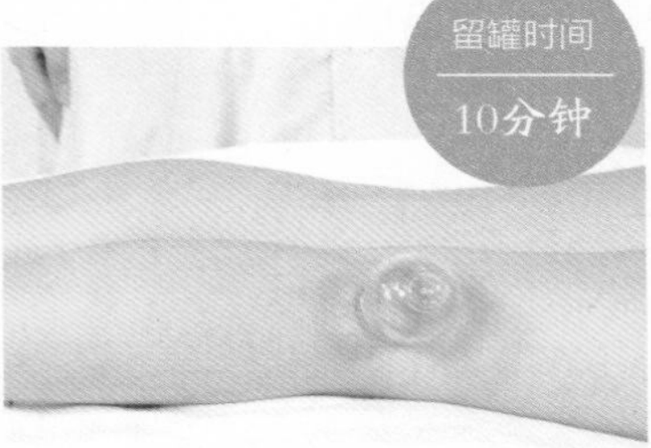

拔罐方法

将火罐扣在委中上，调节负压吸引力度，以疼痛耐受为度。

腰阳关「温阳通络」

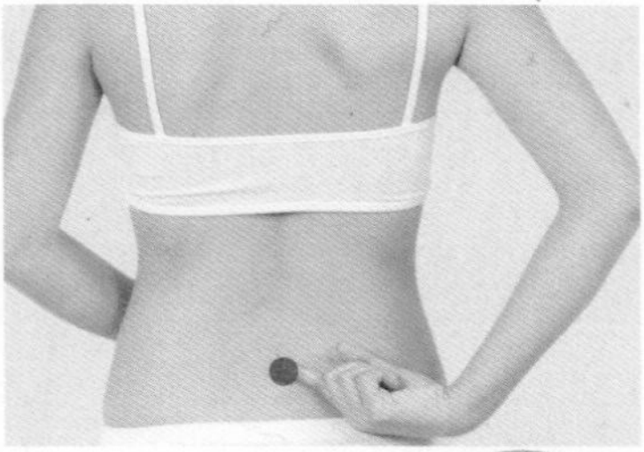

定位

位于脊柱区，第四腰椎棘突下凹陷中，后正中线上，约以髂棘相平。

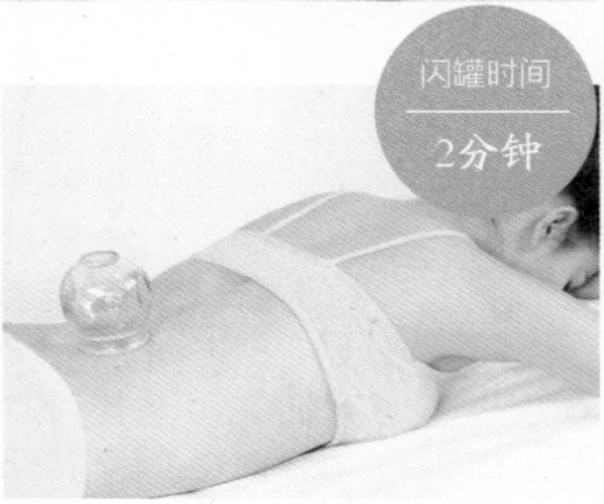

拔罐方法

将火罐扣在腰阳关上，拔上后立即取下，一拔一取，如此反复吸拔。

大肠俞「通经止痛」

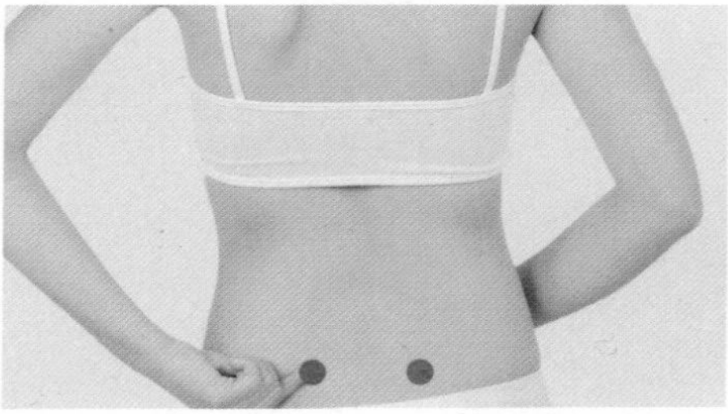

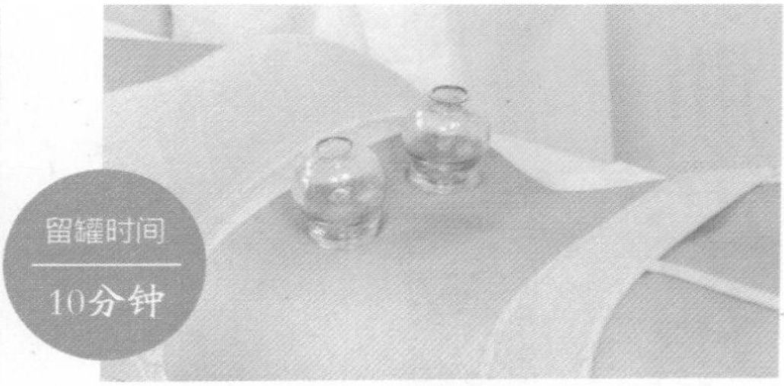

定位 位于腰部，当第四腰椎棘突下，旁开 1.5 寸。

拔罐方法 将火罐扣在大肠俞上，调节负压吸引力度，以疼痛耐受为度。

肾俞「壮腰益肾」

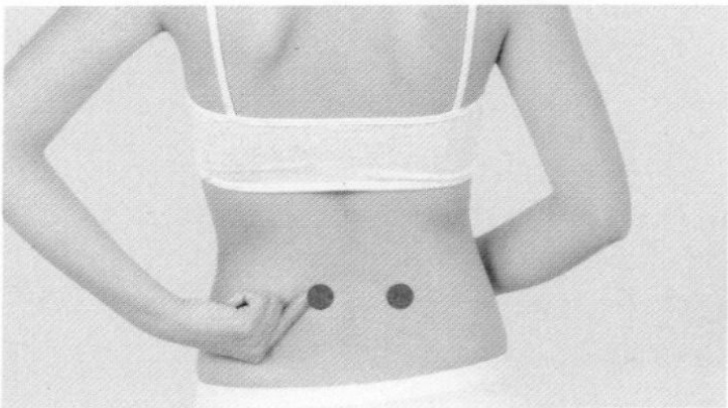

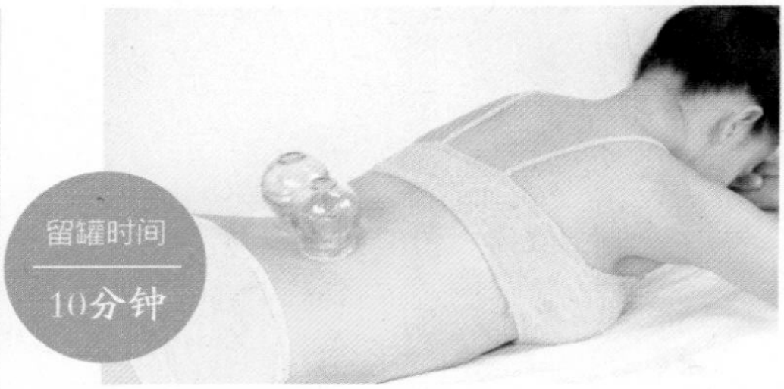

定位 位于腰部，当第二腰椎棘突下，旁开 1.5 寸。

拔罐方法 将火罐扣在肾俞上，调节负压吸引力度，以疼痛耐受为度。

阳陵泉「疏筋活络，通经止痛」

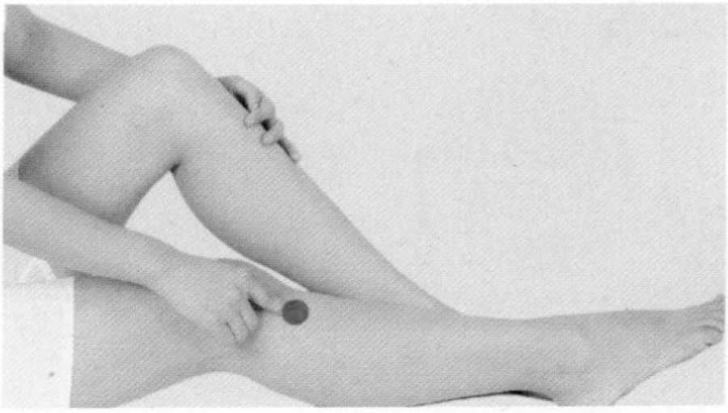

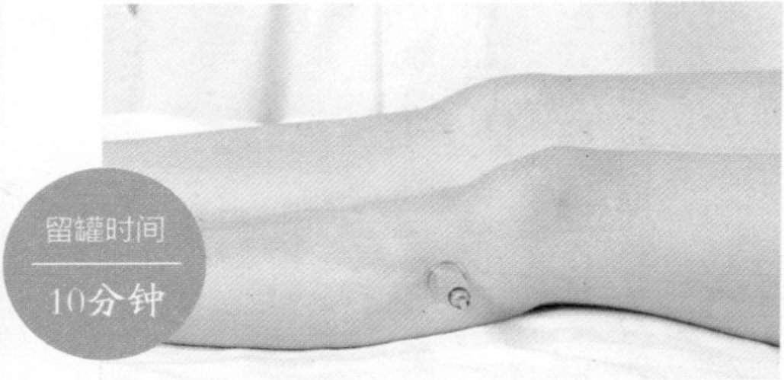

定位 位于小腿外侧，当腓骨头前下方凹陷处。

拔罐方法 将气罐吸附在阳陵泉上，力度稍大，以免气罐中途脱落。

腰肌劳损

颈肩腰腿

拔罐方法

临床症状：腰肌劳损是指无明显外伤引起的腰部疼痛。中医学认为，腰为肾之府，若劳损伤肾，肾的精气不能充养筋骨、经络，则患部气血不畅或瘀血滞留于经络，筋脉不舒，而致腰部痉挛、疼痛。

基础治疗：肾俞、腰眼、关元俞、委中和命门。

随症配穴：遇冷加重加大椎；腰肌僵硬加膈俞；神疲乏力加承山。

肾俞 「培补肾元」

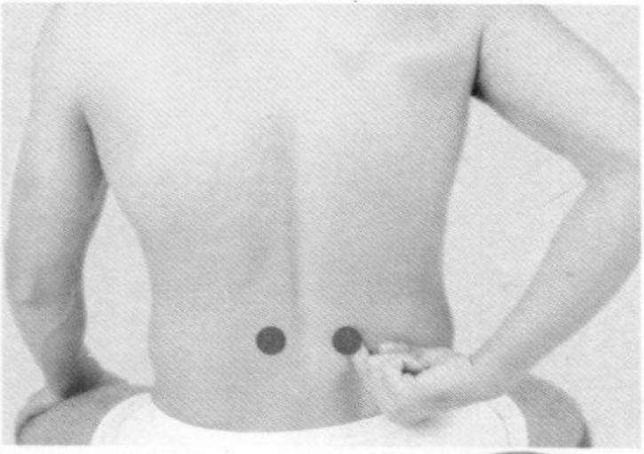

定位

位于腰部，当第二腰椎棘突下，旁开1.5寸。

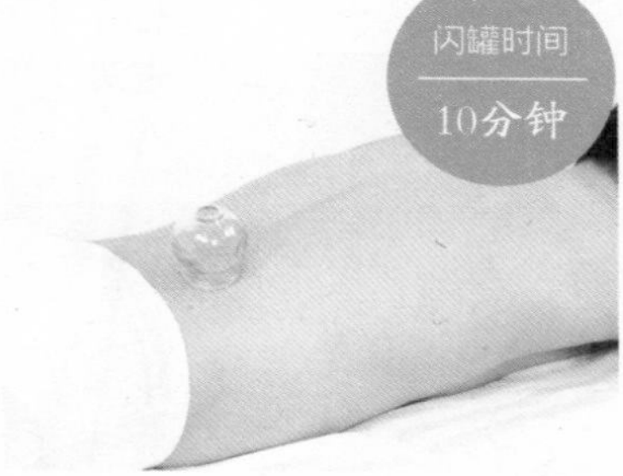

拔罐方法

将火罐扣在肾俞上，拔上后立即取下，一拔一取，如此反复吸拔。

腰眼 「疏通局部经络」

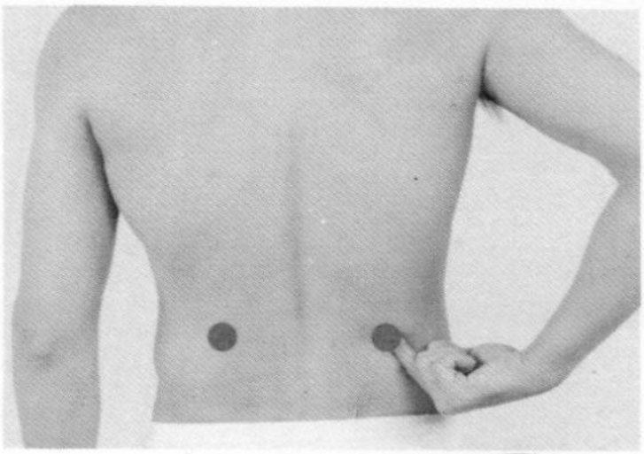

定位

位于腰部，当第四腰椎棘突下，旁开约3.5寸凹陷中。

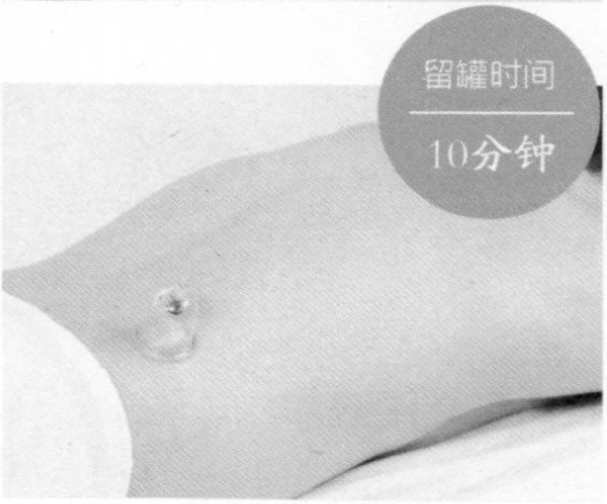

拔罐方法

将气罐吸附在腰眼上，调节负压吸引力度，以疼痛耐受为度。

关元俞「培补元气，疏通经络」

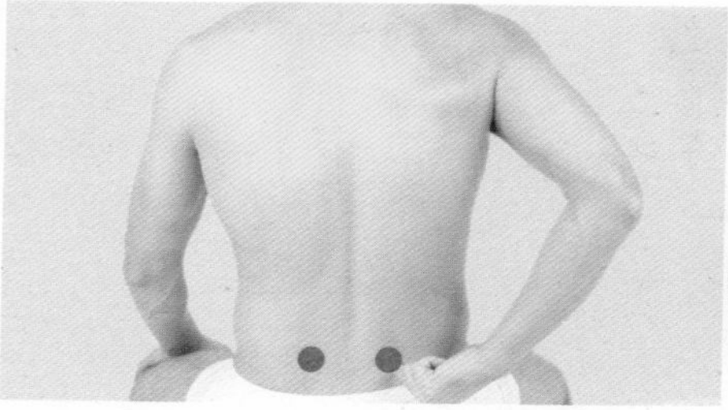

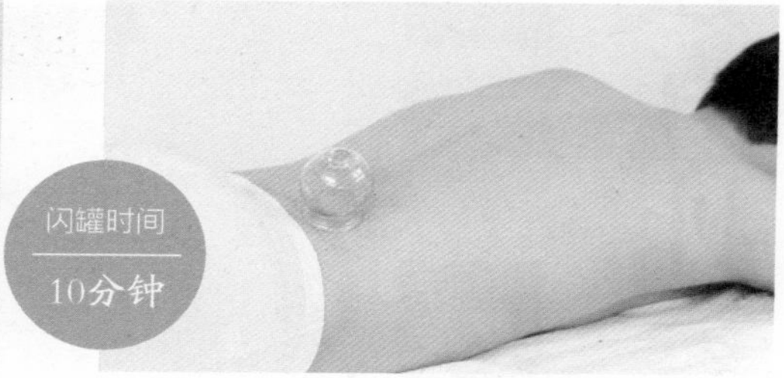

定位｜位于腰部，当第五腰椎棘突下，旁开 1.5 寸。

拔罐方法｜将火罐扣在关元俞上，拔上后立即取下，一拔一取，反复吸拔。

委中「疏通肢体经络」

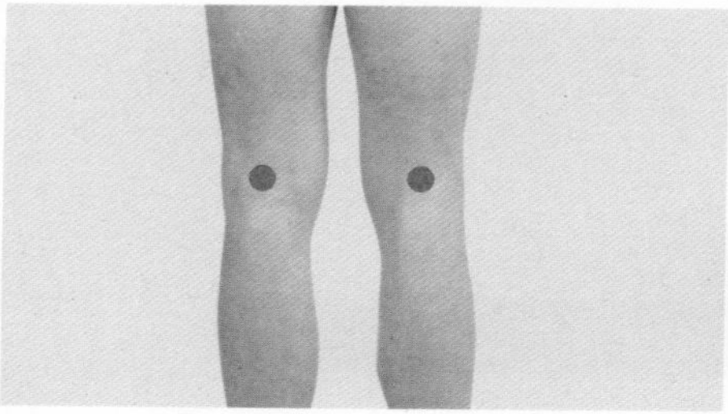

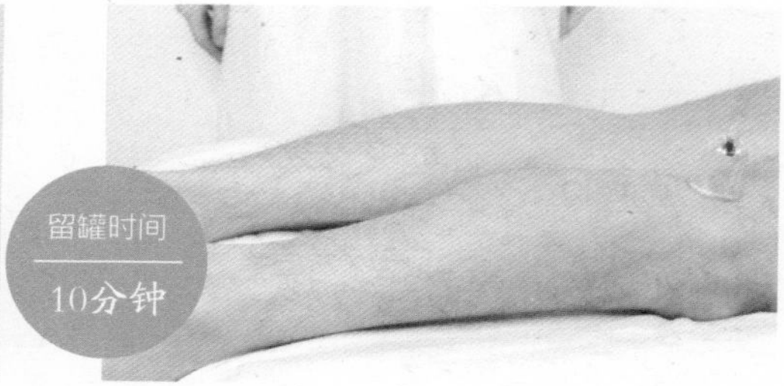

定位｜位于腘横纹中点，当股二头肌腱与半腱肌肌腱的中间。

拔罐方法｜将气罐吸附在委中上，调节负压吸引力度，以疼痛耐受为度。

命门「温和肾阳，健腰益肾」

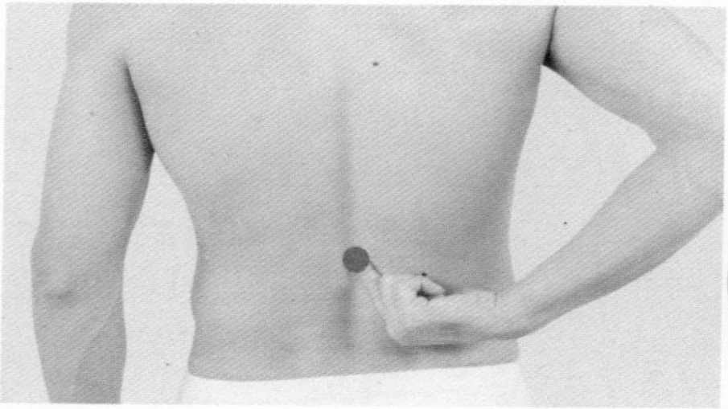

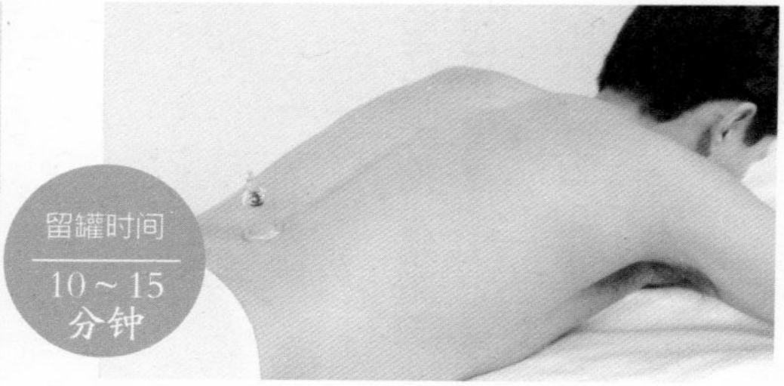

定位｜位于腰部，当后正中线上，第二腰椎棘突下凹陷中。

拔罐方法｜将气罐吸附在命门上，调节负压吸引力度，以疼痛耐受为度。

强直性脊柱炎

颈肩腰腿

拔罐方法

临床症状： 强直性脊柱炎是一种慢性炎性疾病，主要侵犯骶髂关节、脊柱骨突、脊柱旁软组织及外周关节，可伴发关节外表现。患者早期无明显不适症状。

基础治疗：大椎、腰阳关、夹脊、血海和足三里。

随症配穴：头身困重加身柱；腰膝酸软加肾俞、太溪。

大椎 「疏风，祛邪，解表」

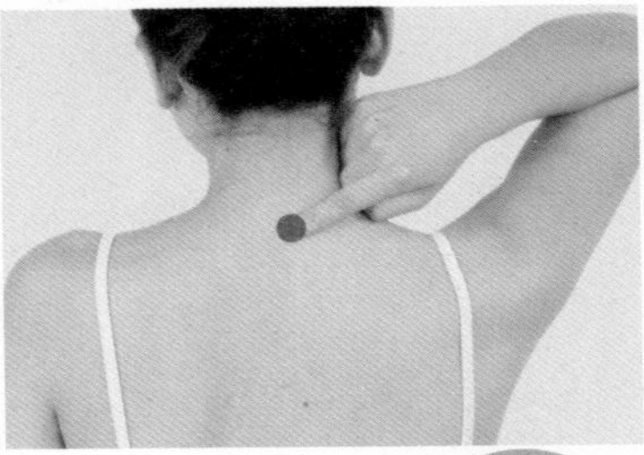

定位

位于背后，当后正中线上，第七颈椎棘突下。

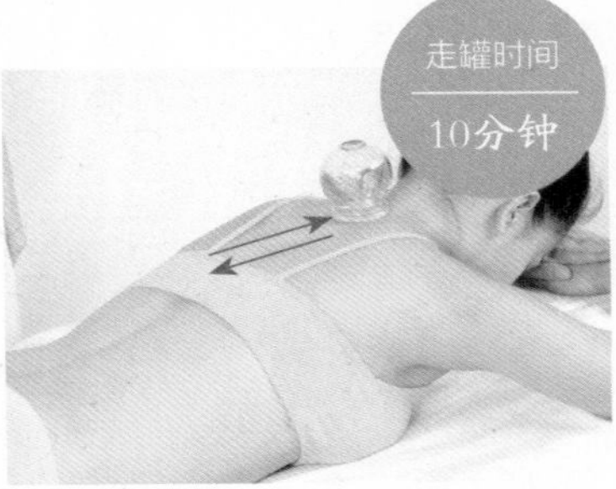

拔罐方法

将火罐扣在大椎穴上，沿脊椎依次来回走罐，以皮肤潮红为度。

腰阳关 「温阳通络」

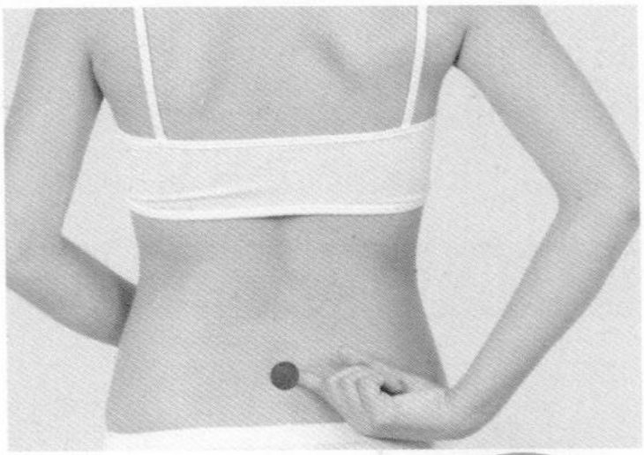

定位

位于脊柱区，第四腰椎棘突下凹陷中，后正中线上，约与髂棘相平。

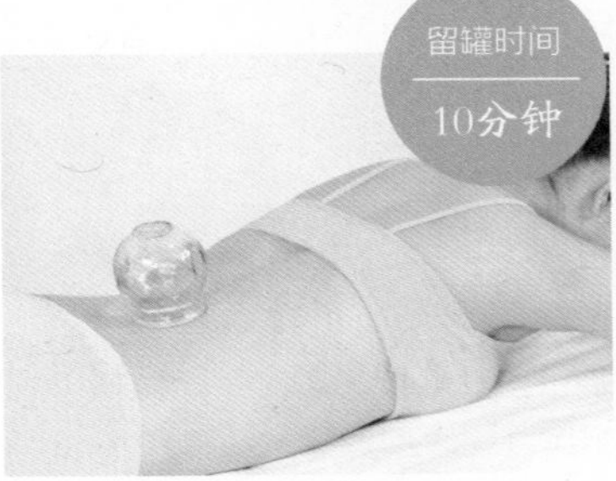

拔罐方法

将火罐扣在腰阳关上，以皮肤潮红透热为度。

夹脊「益气通阳」

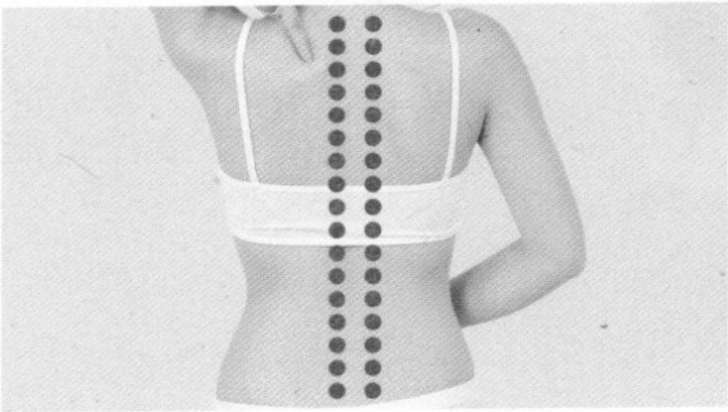

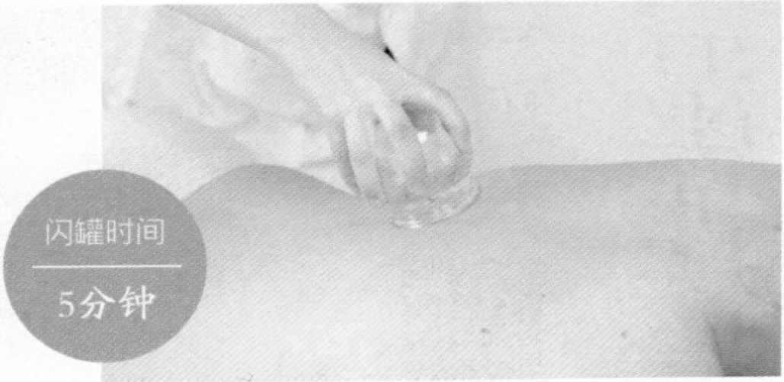

定位｜位于第一胸椎至第五腰椎，各椎棘突下旁开 0.5 寸。

拔罐方法｜将火罐扣在夹脊上，拔上后立即取下，沿着脊椎两侧反复吸拔。

血海「养血柔筋，息风止搐」

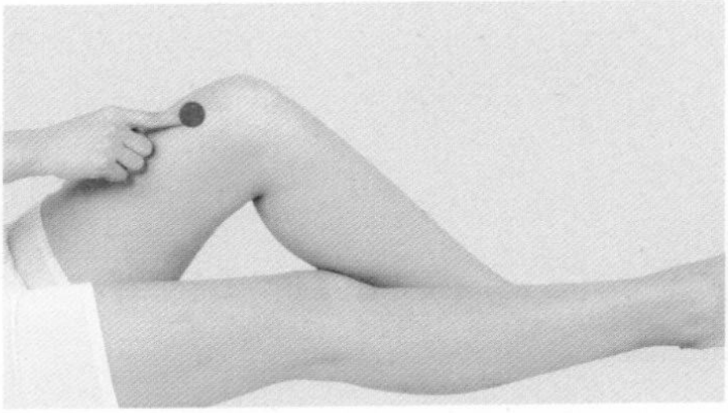

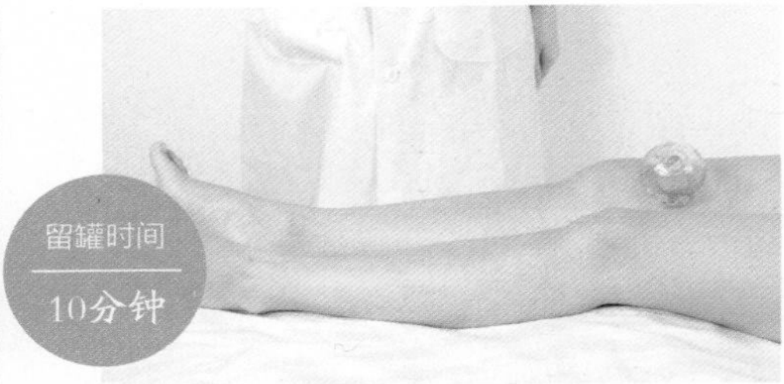

定位｜位于大腿内侧髌底上 2 寸，当股四头肌内侧头的隆起处。

拔罐方法｜将火罐扣在血海上，调节负压吸引力度，以疼痛耐受为度。

足三里「疏通经络，调理气血」

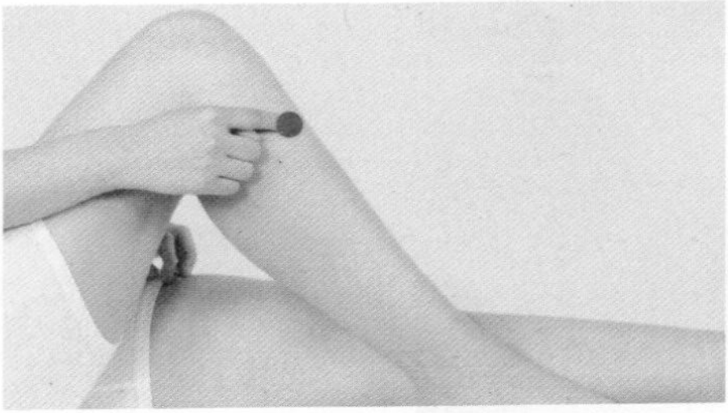

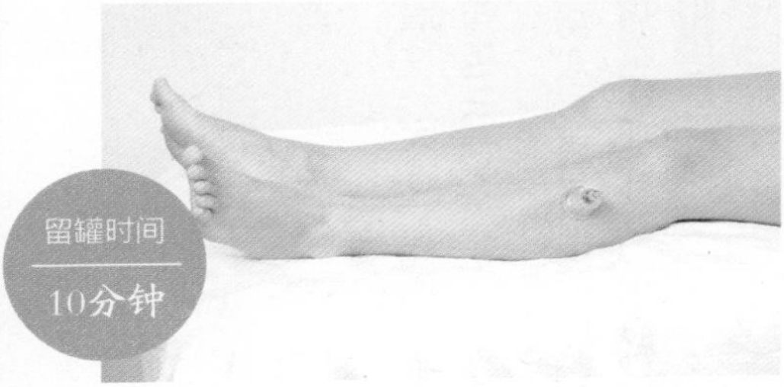

定位｜位于小腿前外侧，当髌骨底下 3 寸，距胫骨前缘一横指。

拔罐方法｜将气罐吸附在足三里上，吸附力稍大，以免气罐中途脱落。

风湿性关节炎

颈肩腰腿

拔罐方法

临床症状：风湿性关节炎是一种急性或慢性结缔组织性炎症，多以急性发热及关节疼痛起病，好发于膝、肘、腕等大关节部位，以病变局部呈现红、肿、灼热，肌肉游走性酸楚、疼痛为特征。

基础治疗：大椎、膈俞、脾俞、血海和足三里。

随症配穴：病肩部加肩髃、肩髎；病腕部加外关；病膝部加梁丘、阳陵泉。

大椎 「疏通经气，散寒除湿」

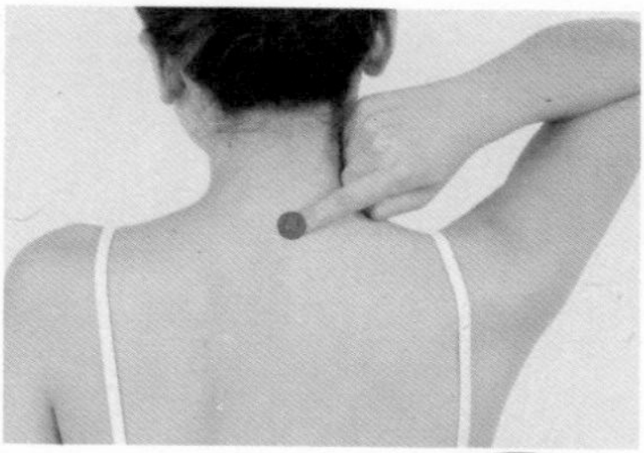

定位

位于背后，当后正中线上，第七颈椎棘突下。

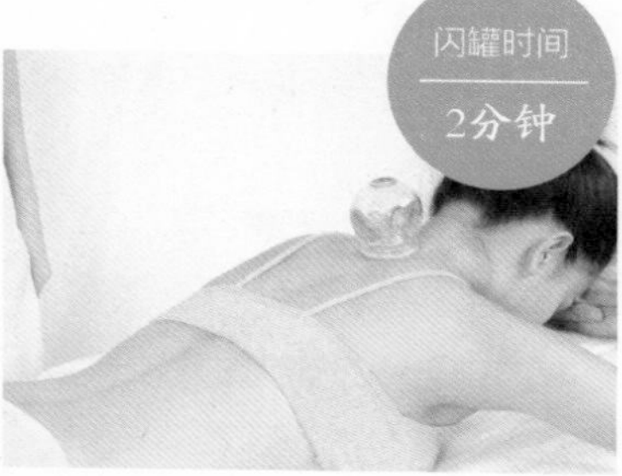

拔罐方法

将火罐扣在大椎上，拔上后立即取下，一拔一取，如此反复吸拔。

膈俞 「理气宽胸，活血通脉」

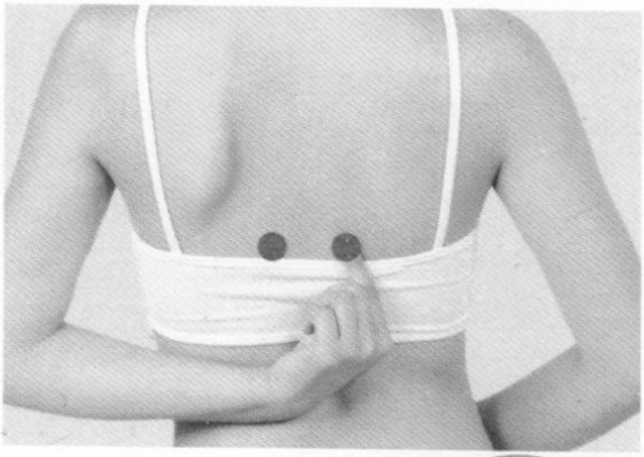

定位

位于背部，当第七胸椎棘突下，旁开1.5寸。

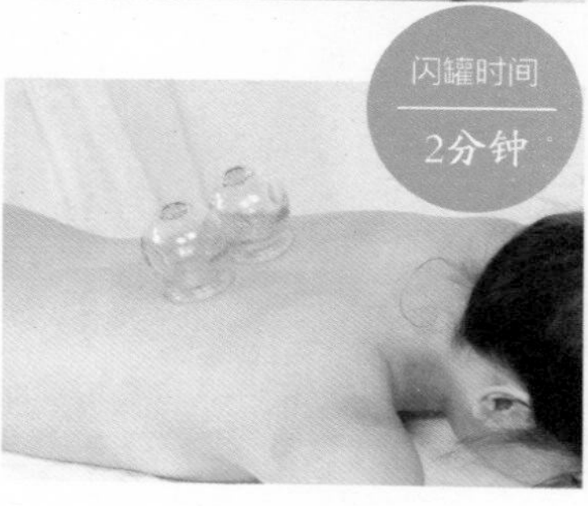

拔罐方法

将火罐扣在膈俞上，拔上后立即取下，一拔一取，如此反复吸拔。

脾俞「补益脾胃，调理气血」

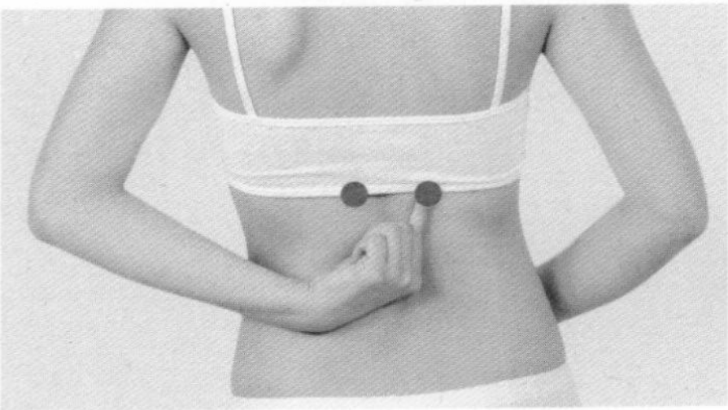

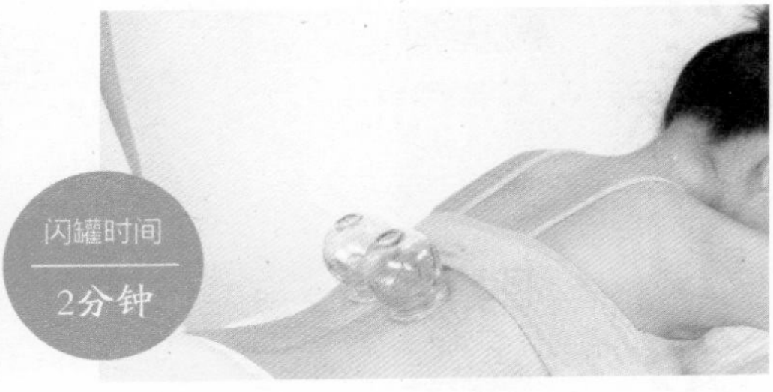

定位 | 位于背部，当第十一胸椎棘突下，旁开 1.5 寸。

拔罐方法 | 将火罐扣在脾俞上，拔上后立即取下，一拔一取，反复吸拔。

血海「养血柔筋，息风止搐」

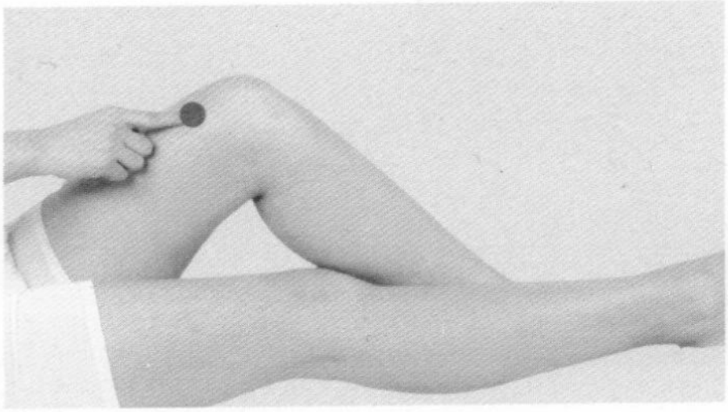

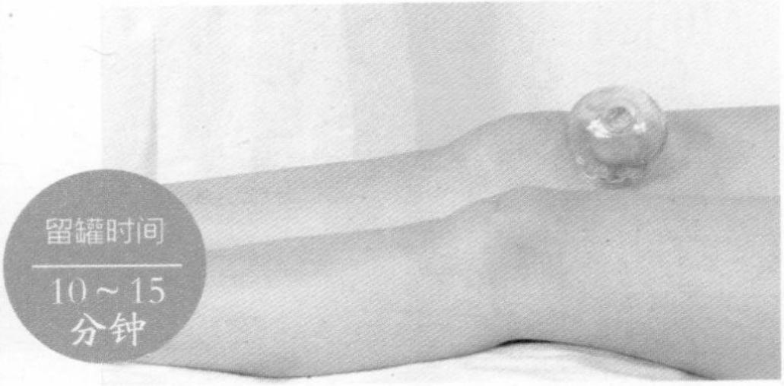

定位 | 位于大腿内侧髌底上 2 寸，当股四头肌内侧头的隆起处。

拔罐方法 | 将火罐扣在血海上，调节负压吸引力度，以疼痛耐受为度。

足三里「疏通经络，调理气血」

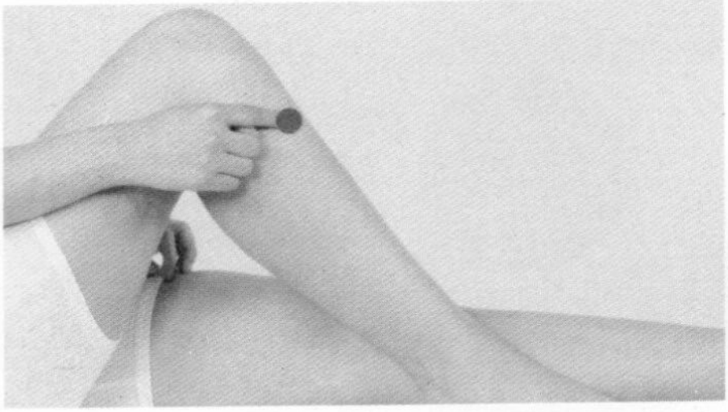

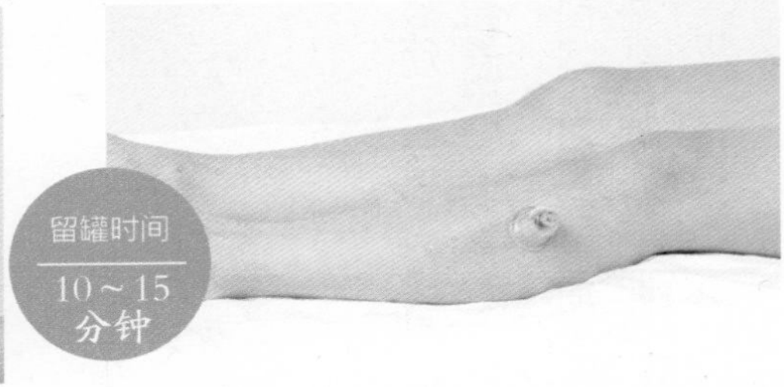

定位 | 位于小腿前外侧，当髌骨底下 3 寸，距胫骨前缘一横指。

拔罐方法 | 将气罐吸附在足三里上，吸附力稍大，以免气罐中途脱落。

膝关节炎

颈肩腰腿

拔罐方法

临床症状：膝关节炎是最常见的关节炎，是软骨退行性病变和关节边缘骨赘的慢性进行性退化性疾病，以软骨磨损为主要因素，好发于体重偏重者和中老年人。在发病的前期，没有明显的症状。

基础治疗：鹤顶、内膝眼、犊鼻、梁丘和委中。

随症配穴：遇寒痛增加关元；局部灼热红肿加大椎、曲池。

鹤顶「通利关节，祛风除湿」

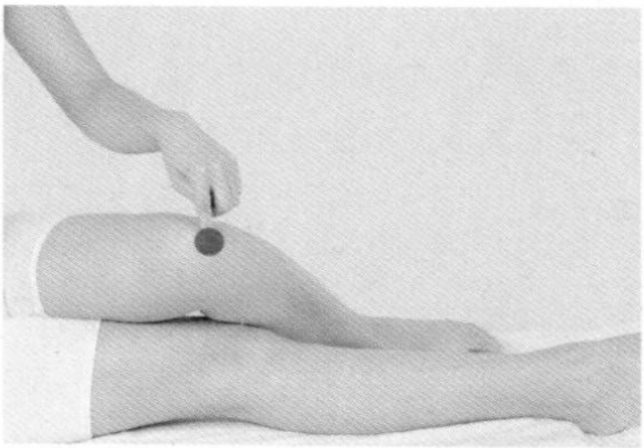

定位

位于膝上部，当髌底的中点上方凹陷位置。

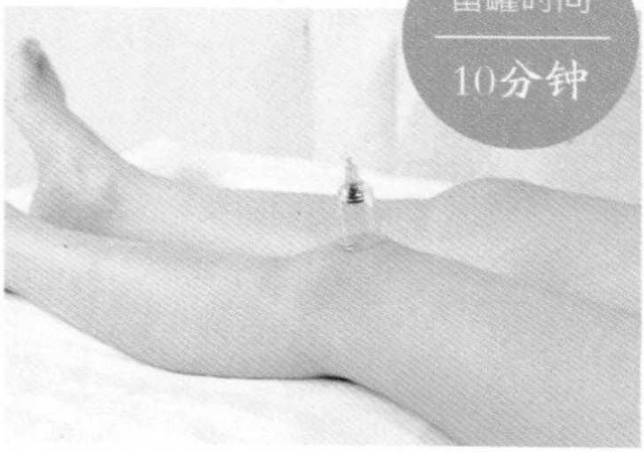

留罐时间 10分钟

拔罐方法

将气罐吸附在鹤顶上，力度稍重，以免气罐脱落。

内膝眼「活血通络，疏利关节」

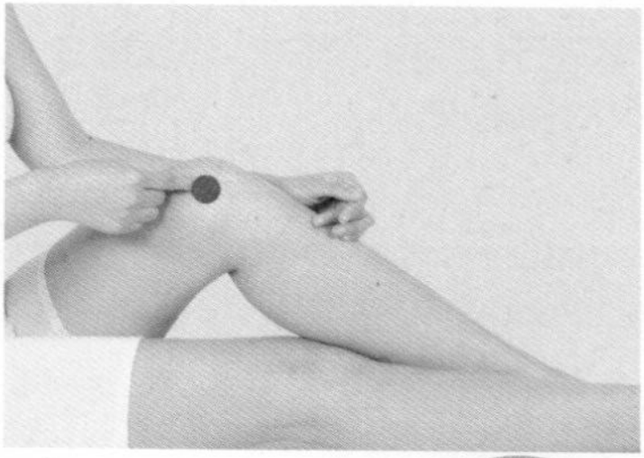

定位

位于髌韧带内侧凹陷处。

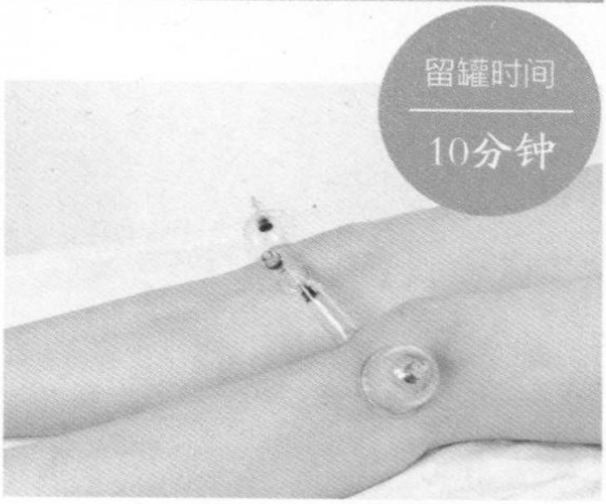

留罐时间 10分钟

拔罐方法

将气罐吸附在内膝眼和膝关节外侧，调节负压吸引力度，以疼痛耐受为度。

犊鼻 「通经活络，疏风散寒」

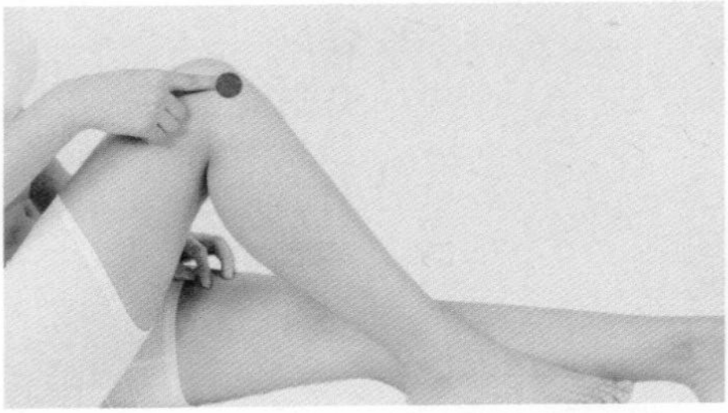

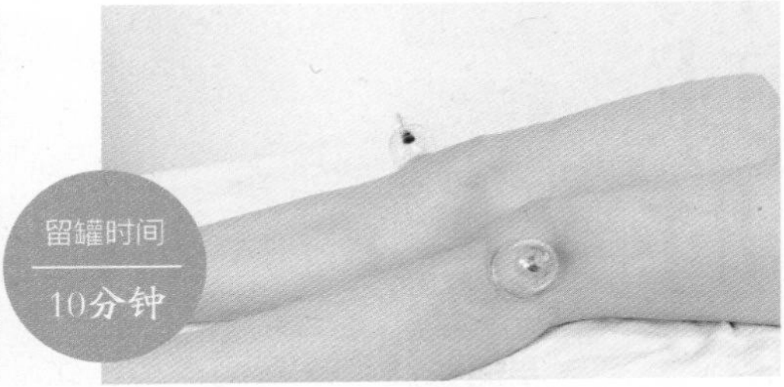

定位 位于膝部，髌骨与髌韧带外侧凹陷中。

拔罐方法 将气罐吸附在犊鼻上，力度稍重，以免气罐脱落。

梁丘 「调理气血，疏通经络」

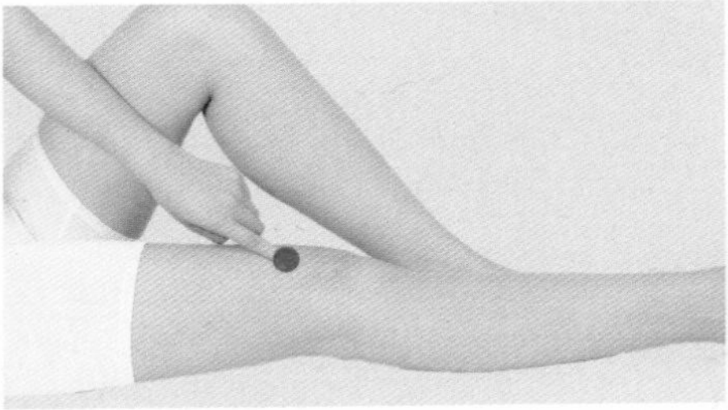

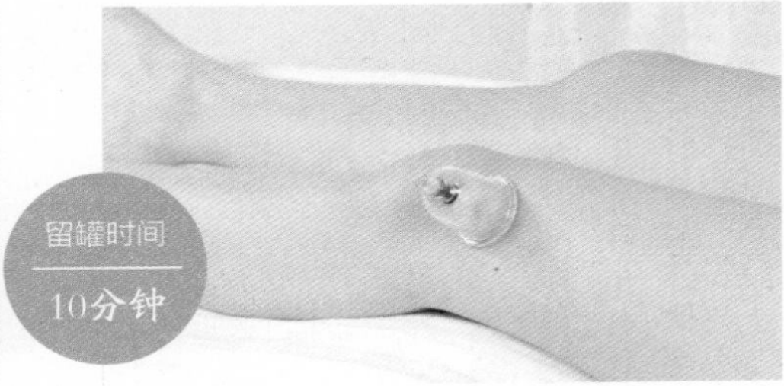

定位 位于髂前上棘与髌底外侧端的连线上，髌底上 2 寸。

拔罐方法 将气罐吸附在梁丘上，以皮肤潮红透热为度。

委中 「疏通肢体经络」

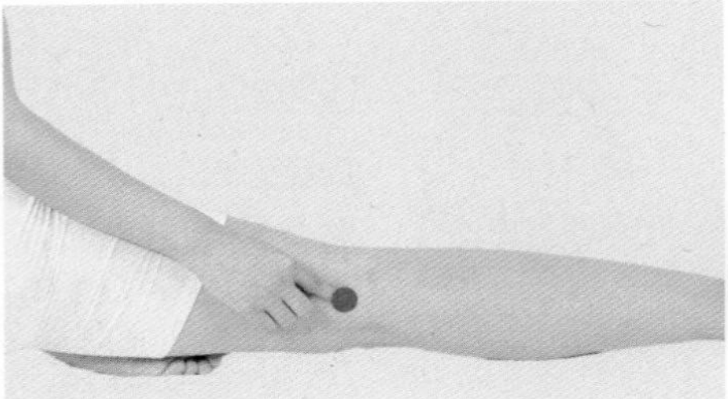

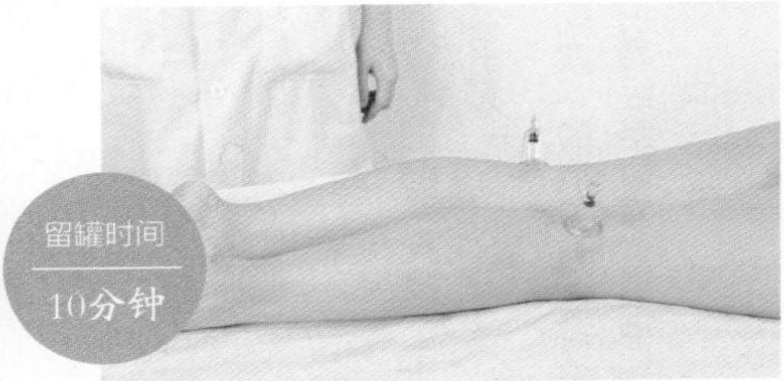

定位 位于腘横纹中点，当股二头肌腱与半腱肌肌腱的中间。

拔罐方法 将气罐吸附在委中上，力度稍重，以免气罐脱落。

网球肘

颈肩腰腿

拔罐方法

临床症状：网球肘又称肱骨外上髁炎，是指手肘外侧肌腱疼痛发炎，多见于网球运动员等从事单纯臂力收缩运动工作的人群。本病发病慢，其主要临床表现有肘关节外侧部疼痛、手臂无力、酸胀不适等症状。

基础治疗：曲池、尺泽、手三里、外关和孔最。

随症配穴：酸痛无力者可按酸痛部位沿着经络取穴，以活血通络。

曲池「祛风湿，利关节」

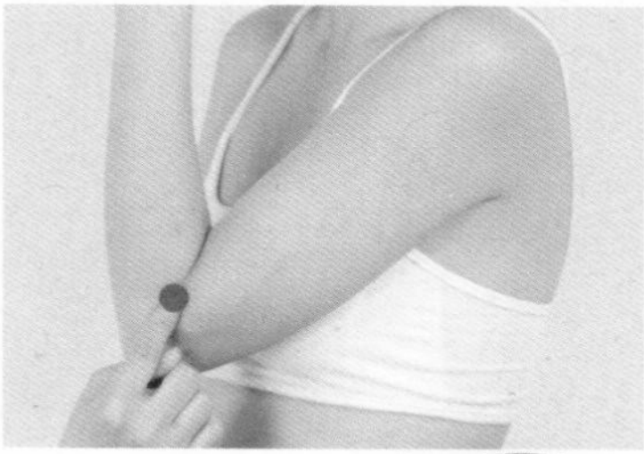

定位

屈肘呈直角，在肘横纹外侧端与肱骨外上髁连线中点。

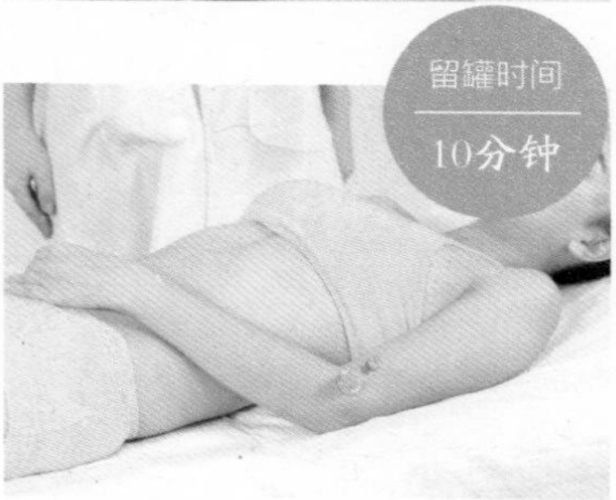

拔罐方法

将气罐吸附在曲池穴上，吸附力宜稍大，以皮肤潮红透热为度。

尺泽「疏通肢体经络」

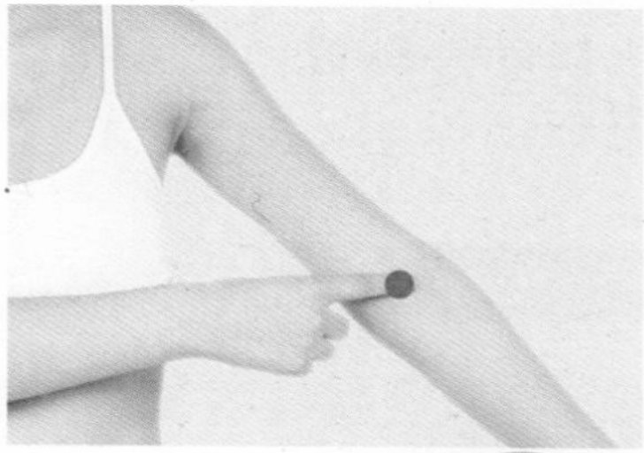

定位

位于肘横纹中，肱二头肌腱桡侧凹陷位置。

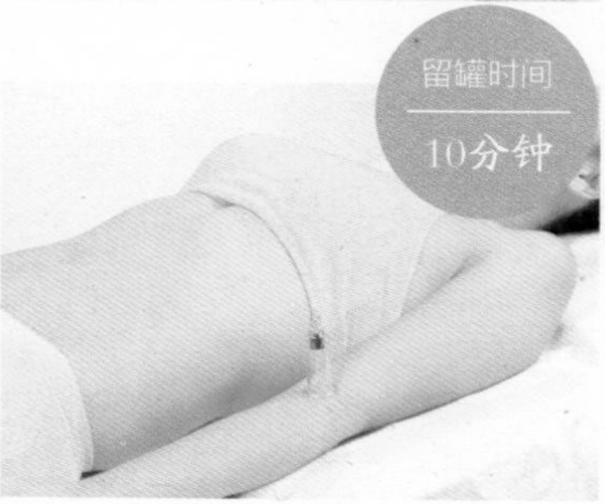

拔罐方法

将气罐吸附在尺泽上，吸附力宜稍大，以免气罐中途脱落。

手三里「行气，活血，通络」

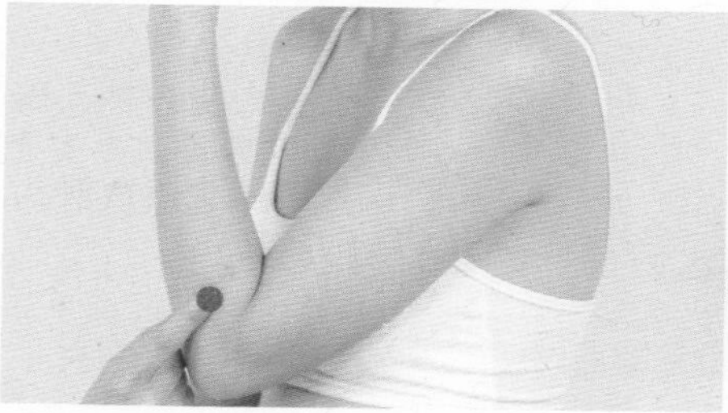

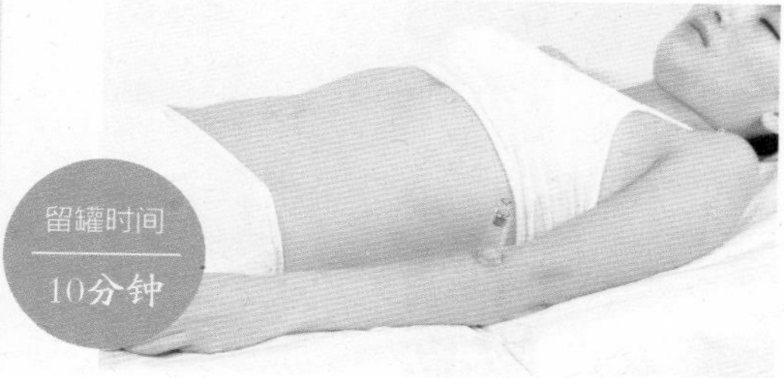

定位　位于前臂背面桡侧，当阳溪与曲池连线上，肘横纹下2寸。

拔罐方法　将气罐吸附在手三里上，调节负压吸引力度，以疼痛耐受为度。

外关「疏风，祛邪，解表」

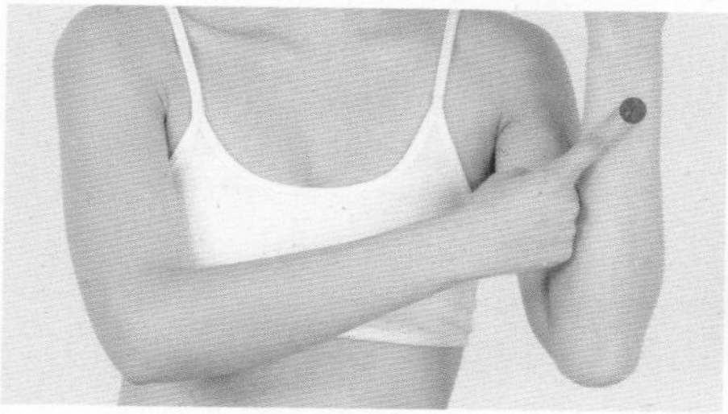

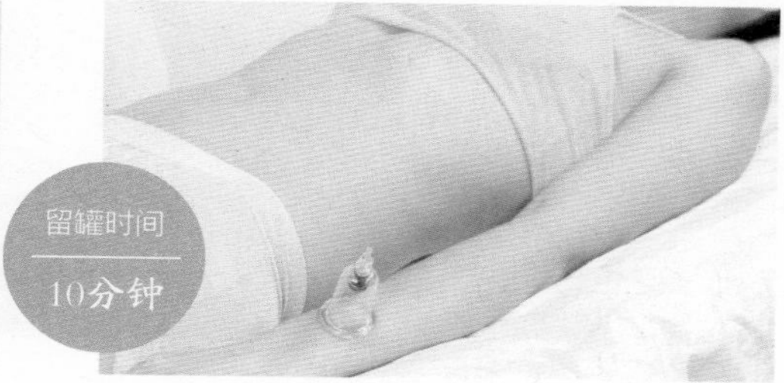

定位　位于前臂背侧，当阳池与肘尖的连线上，腕背横纹上2寸。

拔罐方法　将气罐吸附在外关上，吸附力度可以偏大，以疼痛耐受为宜。

孔最「疏通肢体经络」

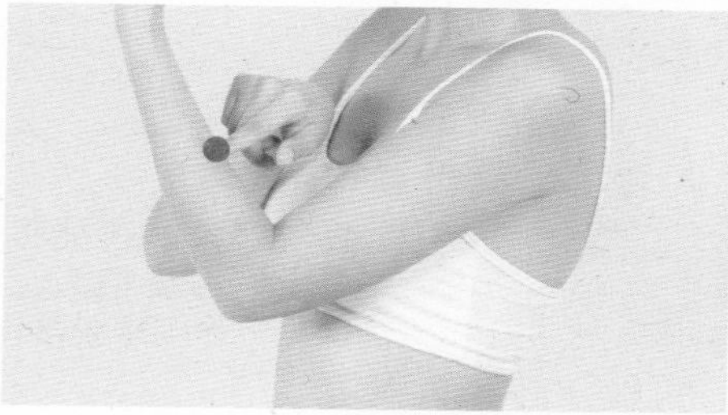

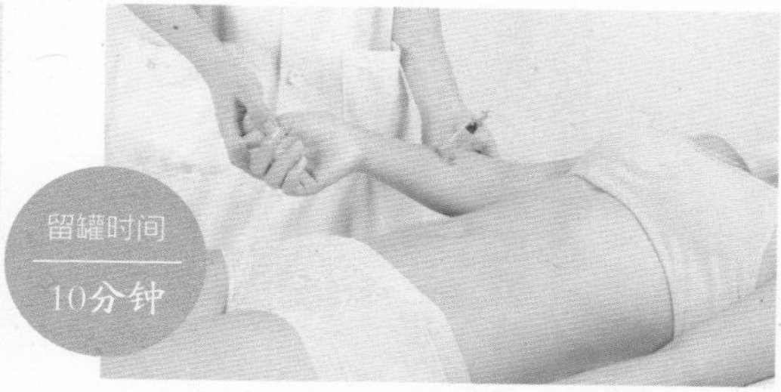

定位　位于前臂掌面桡侧，当尺泽与太渊连线上，腕横纹上7寸处。

拔罐方法　将气罐吸附在孔最上，以皮肤潮红透热为度。

脚气

颈肩腰腿
拔罐方法

临床症状：脚气，即足癣，俗称『香港脚』，是一种常见的感染性皮肤病，主要由真菌感染引起，好发于足趾部和趾间，皮肤癣菌感染也可延及足跟及足背。其主要症状是足跖部和脚趾间瘙痒、脱皮、起疱等。

基础治疗：血海、足三里。

随症配穴：痒甚加风池、三阴交；脱皮较甚加肝俞。

血海「养血润燥」

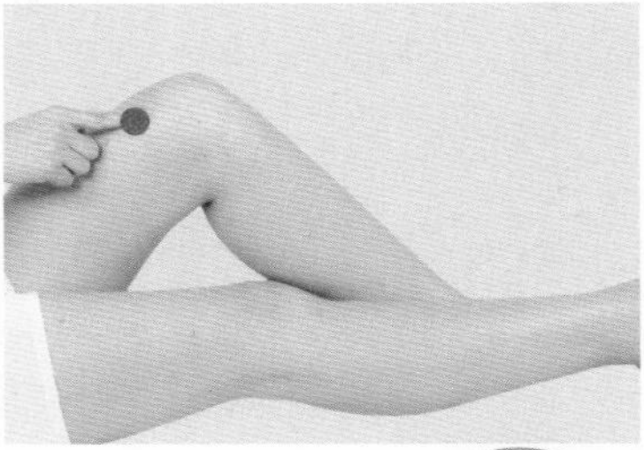

定位

位于大腿内侧，髌底内侧端上2寸，当股四头肌内侧头的隆起处。

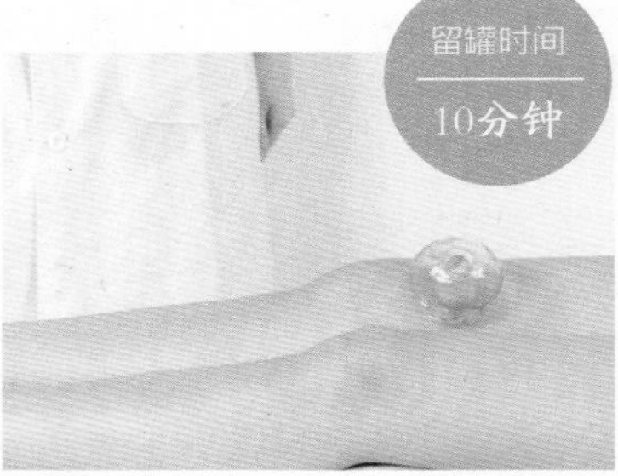

拔罐方法

将火罐扣在血海上，调节负压吸引力度，以疼痛耐受为度。

足三里「健脾化湿，补益气血」

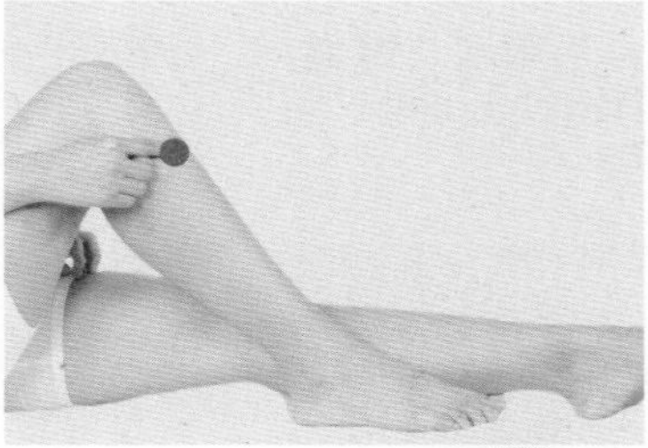

定位

位于小腿前外侧，当髌骨底下3寸，距胫骨前缘一横指（中指）。

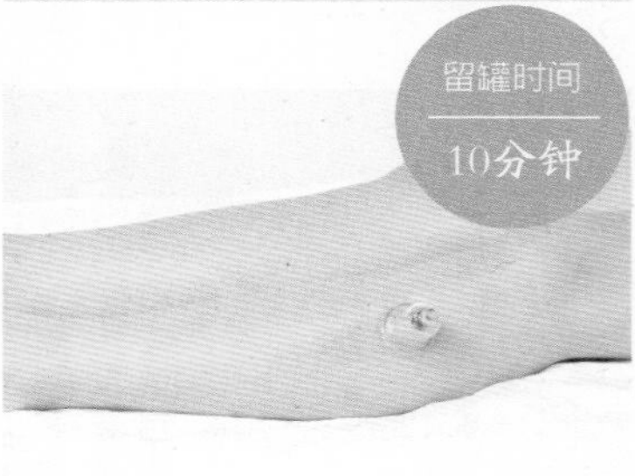

拔罐方法

将气罐吸附在足三里上，力度稍大，以免中途气罐脱落。

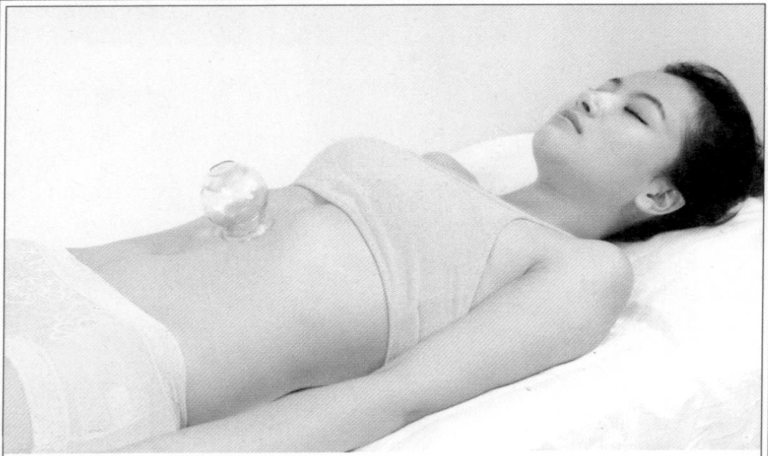

拔罐养生，防病保健康

第7章

著名医家朱丹溪在《格致余论》中说："与其求疗于有病之后，不若摄养于无疾之先……未病而先治，所以明摄生之理。"拔罐疗法通过对身体局部的刺激，能有效地促进人体新陈代谢，调整各脏腑功能的协调统一，可以增强自身的抗病能力，消除局部症状，加速机体的恢复，达到舒筋活血、健身防病之效果。

健脾养胃

未病先防

拔罐方法

临床症状：人们工作和生活节奏快和压力大、饮食不规律，导致各种胃部疾病的发作，造成『脾虚』，胃胀痛、食欲差、疲倦乏力等症状。其实脾胃都要『三分治七分养』，刺激穴位可以行气活血，健脾养胃。

基础调养：脾俞、胃俞、中脘、阳陵泉和足三里。

脾俞「益气健脾」

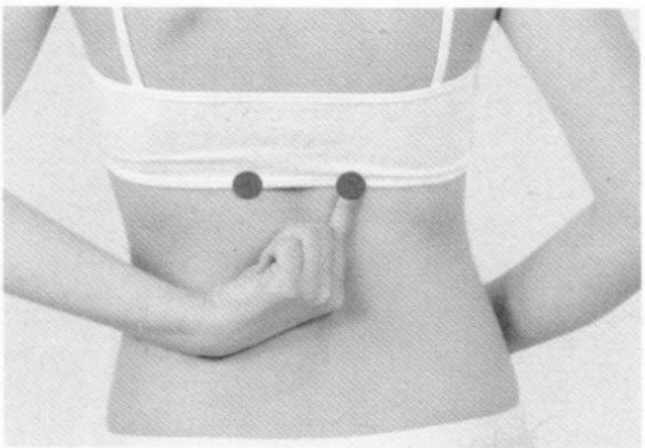

定位

位于背部，当第十一胸椎棘突下，旁开1.5寸。

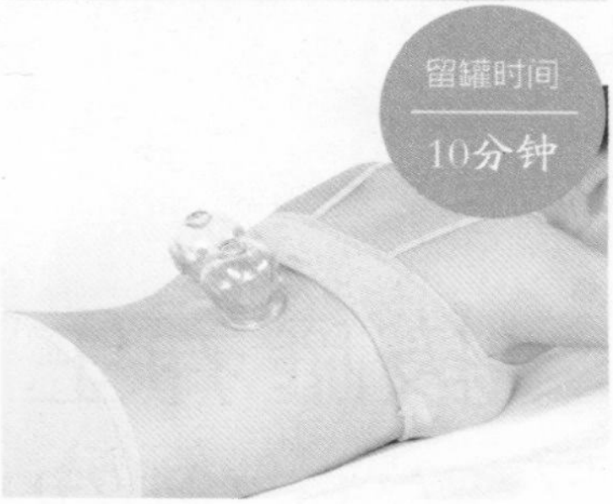

拔罐方法

将火罐扣在脾俞上，以皮肤潮红、充血为宜。

胃俞「和胃降逆，健脾助运」

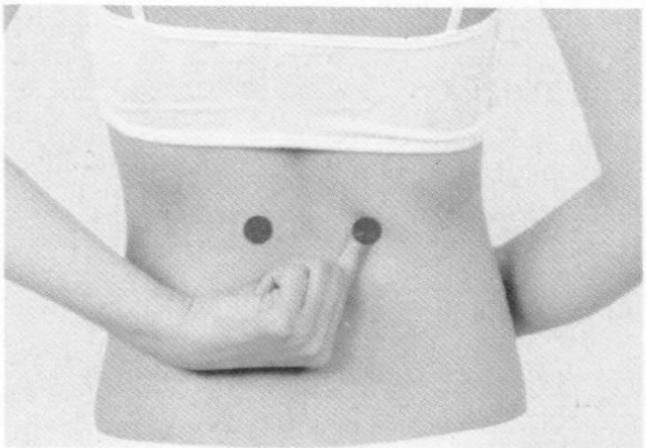

定位

位于背部，当第十二胸椎棘突下，旁开1.5寸。

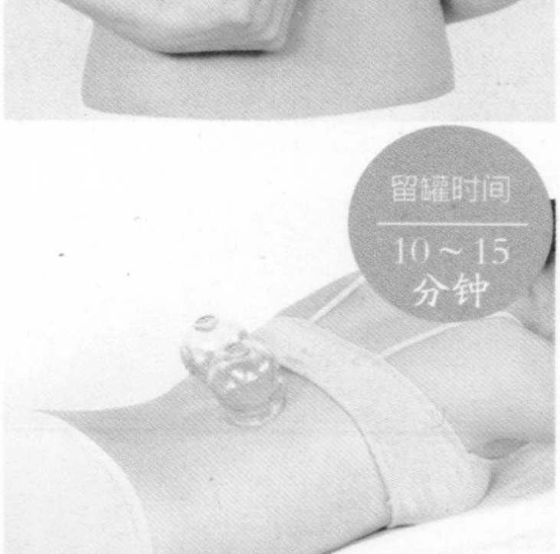

拔罐方法

将火罐扣在胃俞上，调节负压吸引力度，以疼痛耐受为度。

中脘「健脾和胃，通腑降气」

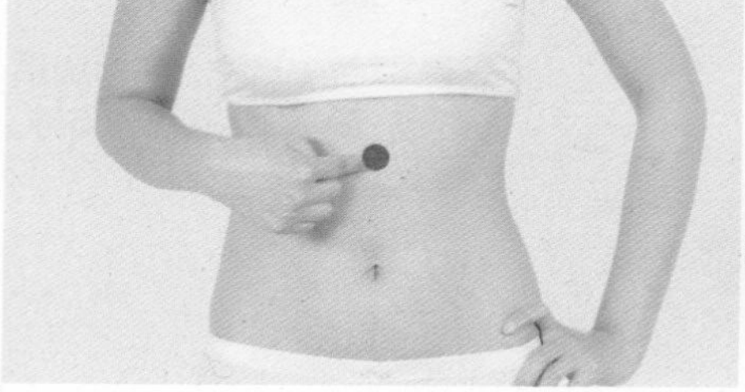

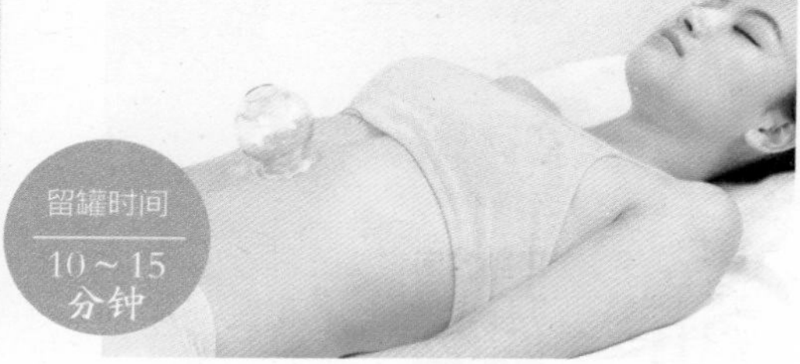

定位 | 位于上腹部，前正中线上，当脐中上 4 寸。

拔罐方法 | 将火罐扣在中脘上，吸附力不宜过大，以皮肤潮红为宜。

阳陵泉「理气和胃」

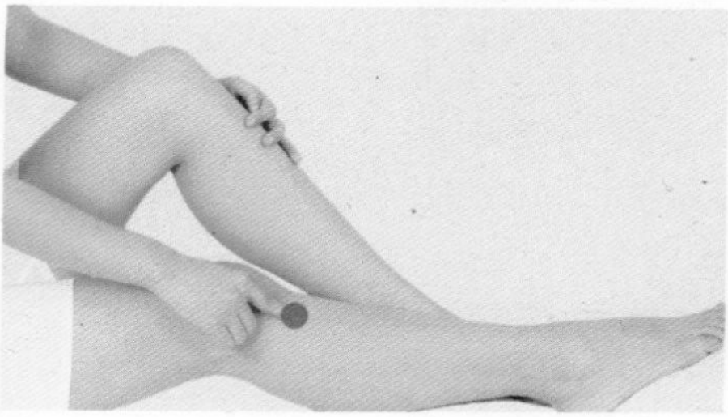

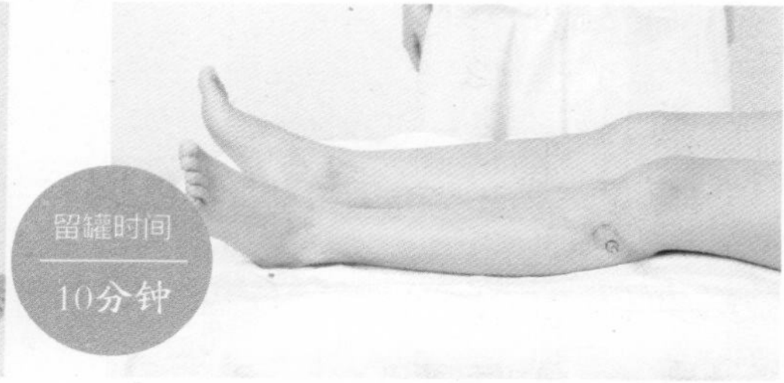

定位 | 位于小腿外侧，当腓骨头前下方凹陷处。

拔罐方法 | 将气罐吸附在阳陵泉上，吸附力不宜过大，以皮肤潮红为宜。

足三里「扶正培元，升降气机」

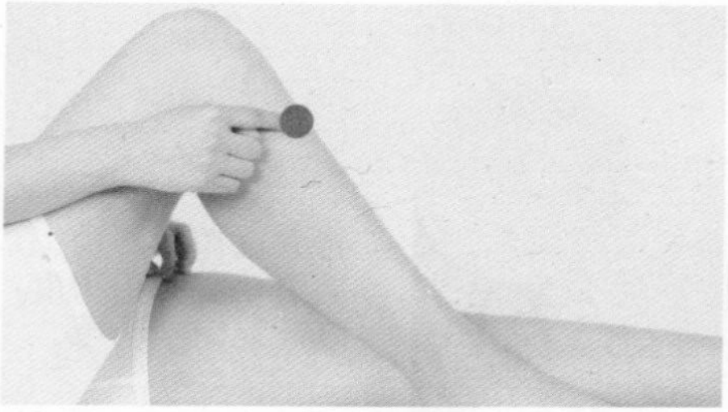

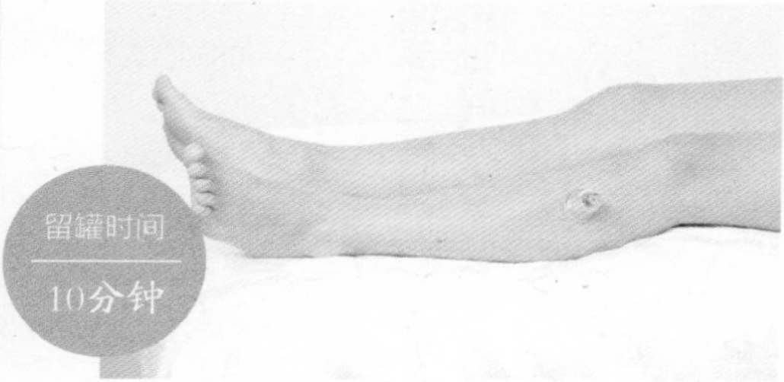

定位 | 位于小腿前外侧，犊鼻下 3 寸，距胫骨前缘一横指（中指）。

拔罐方法 | 将气罐吸附在足三里上，调节负压吸引力度，以疼痛耐受为度。

养心安神

未病先防

拔罐方法

临床症状：心烦意乱，睡眠浅表，稍有动静就会惊醒是焦虑性失眠症的常见症状，也是亚健康的表现之一。刺激人体穴位可以疏解心烦气闷，有助于睡眠，能达到安神的效果，也可以辅助保障自己的身体健康。

基础调养：厥阴俞、心俞、膈俞、脾俞和肾俞。

厥阴俞「调补心气」

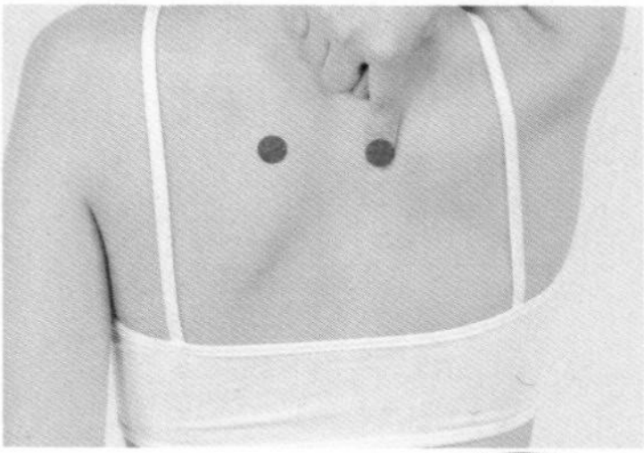

定位

位于背部，第四胸椎棘突下，旁开1.5寸。

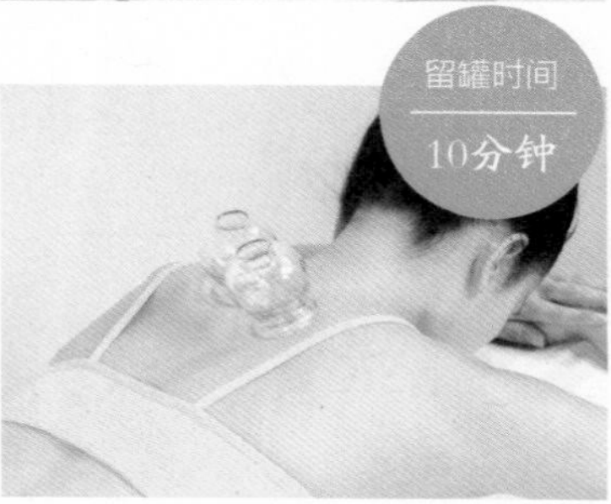

拔罐方法

将火罐扣在厥阴俞上，调节负压吸引力度，以疼痛耐受为度。

心俞「宁心养血」

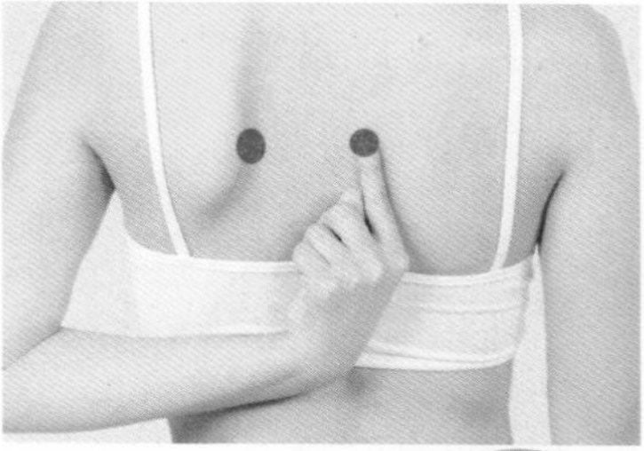

定位

位于背部，当第五胸椎棘突下，旁开1.5寸。

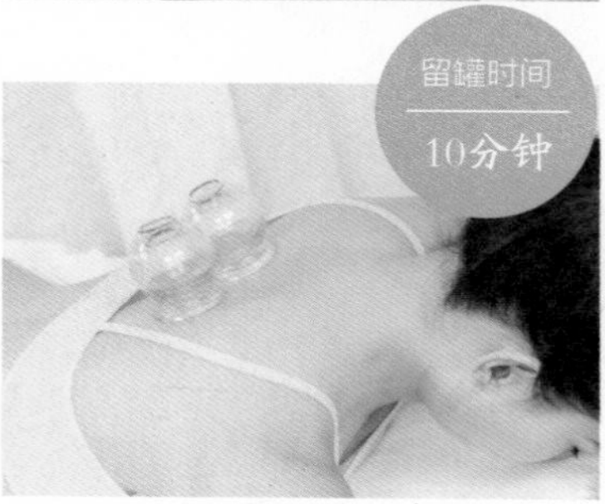

拔罐方法

将火罐扣在心俞上，调节负压吸引力度，以疼痛耐受为度。

膈俞 「理气宽胸，活血通脉」

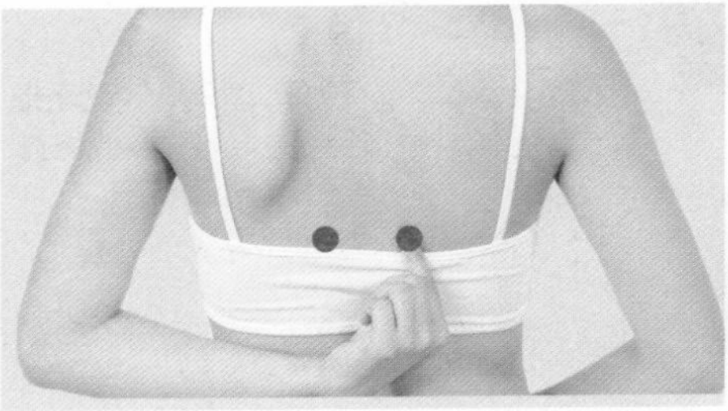

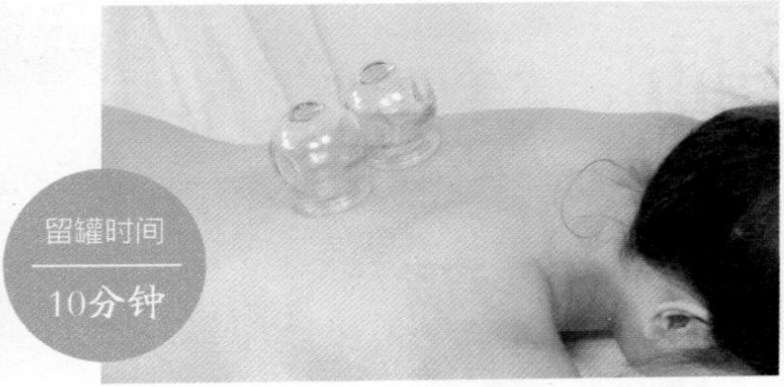

定位 | 位于背部，第七胸椎棘突下，旁开 1.5 寸处。

拔罐方法 | 将火罐扣在膈俞上，调节负压吸引力度，以疼痛耐受为度。

脾俞 「益气健脾」

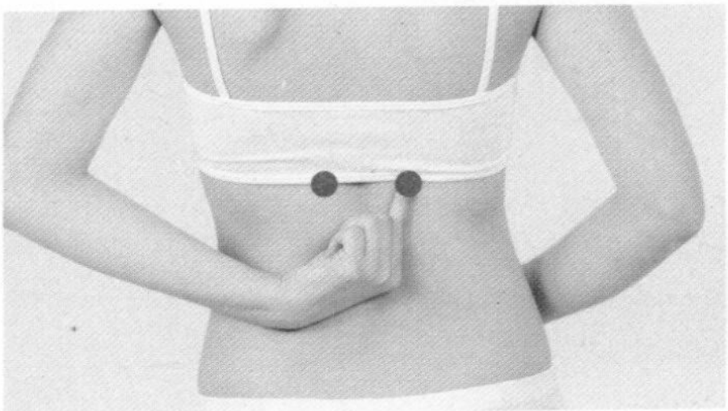

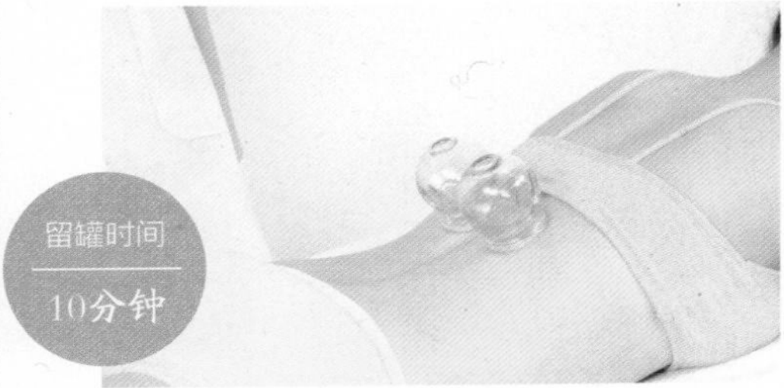

定位 | 位于背部，当第十一胸椎棘突下，旁开 1.5 寸。

拔罐方法 | 将火罐扣在脾俞上，以皮肤潮红、充血为宜。

肾俞 「培补肾元」

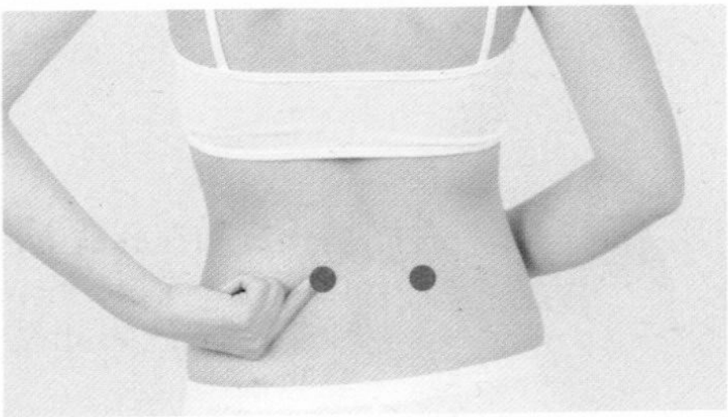

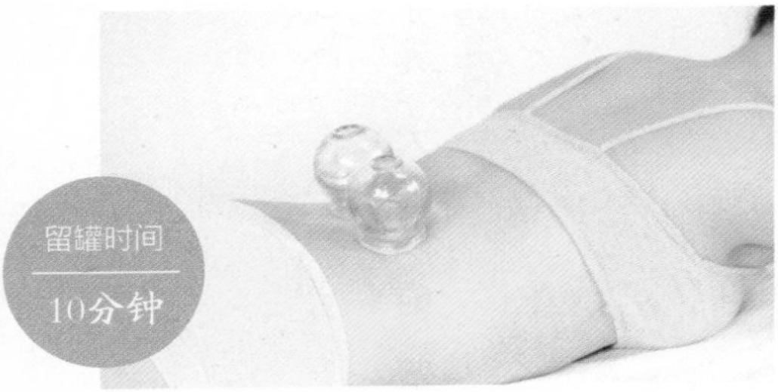

定位 | 位于腰部，当第二腰椎棘突下，旁开 1.5 寸。

拔罐方法 | 将火罐扣在肾俞上，调节负压吸引力度，以疼痛耐受为度。

宣肺理气

未病先防

拔罐方法

临床症状：肺病是目前临床上比较常见的疾病之一，是在外感或内伤等因素影响下，造成肺脏功能失调和病理变化的病症，经常会有咳嗽、流涕、气喘等症状。刺激人体穴位可以滋阴润肺、开瘀通窍、调理肺气。

基础调养：大椎、肺俞、肾俞、尺泽和孔最。

大椎「疏风解表，行气通阳」

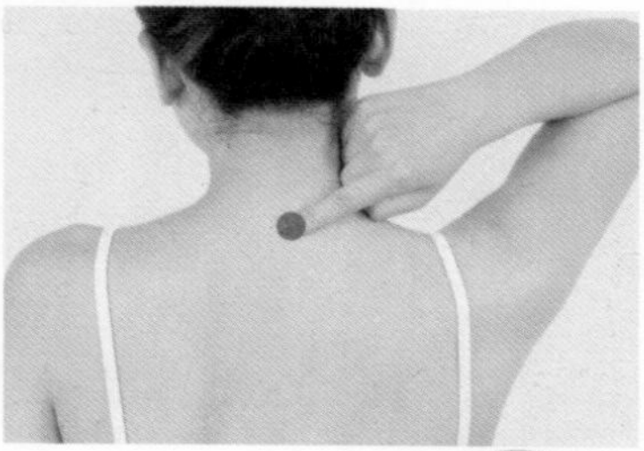

定位

位于背后，当后正中线上，第七颈椎棘突下凹陷中。

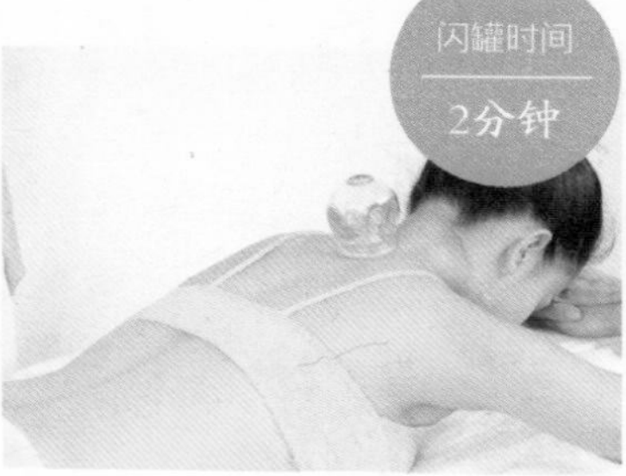

拔罐方法

将火罐扣在大椎上，拔上后立即取下，一拔一取，如此反复吸拔。

肺俞「调理肺气，疏风祛邪」

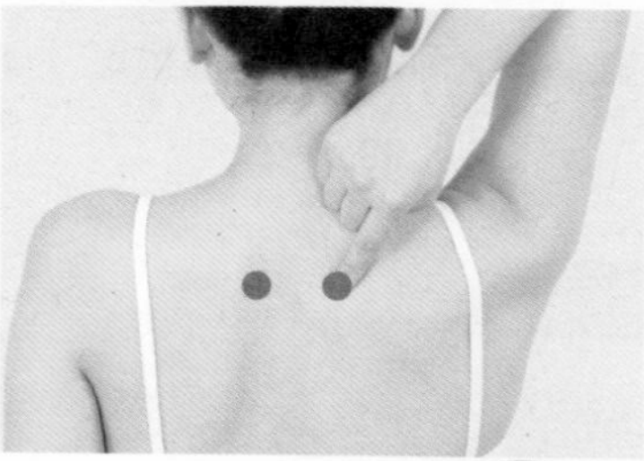

定位

位于背部，当第三胸椎棘突下，旁开1.5寸。

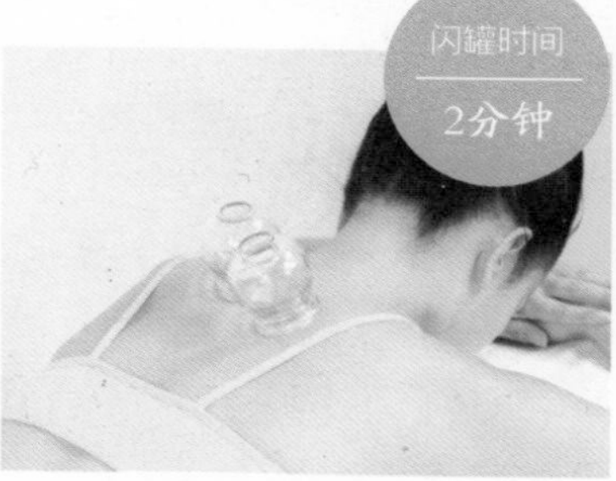

拔罐方法

将火罐扣在肺俞上，拔上后立即取下，一拔一取，如此反复吸拔。

肾俞 「培补肾元」

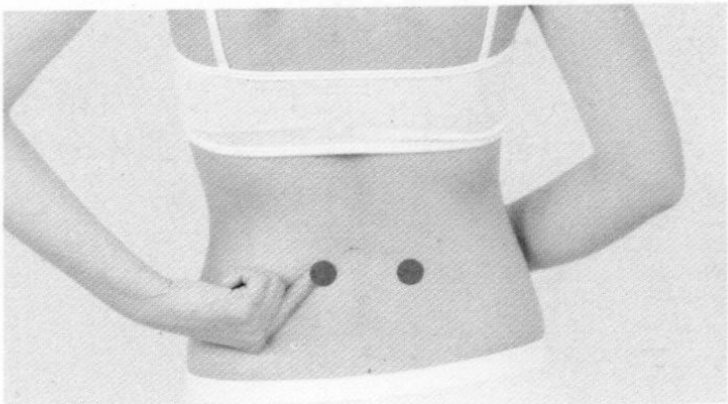

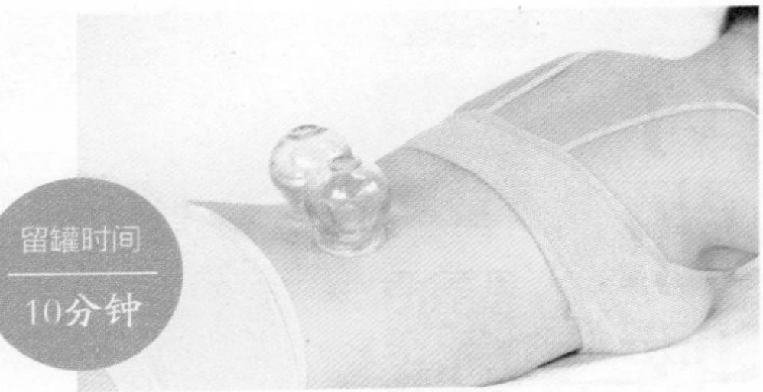

定位 | 位于腰部，当第二腰椎棘突下，旁开 1.5 寸。

拔罐方法 | 将火罐扣在肾俞上，调节负压吸引力度，以疼痛耐受为度。

尺泽 「疏通经络」

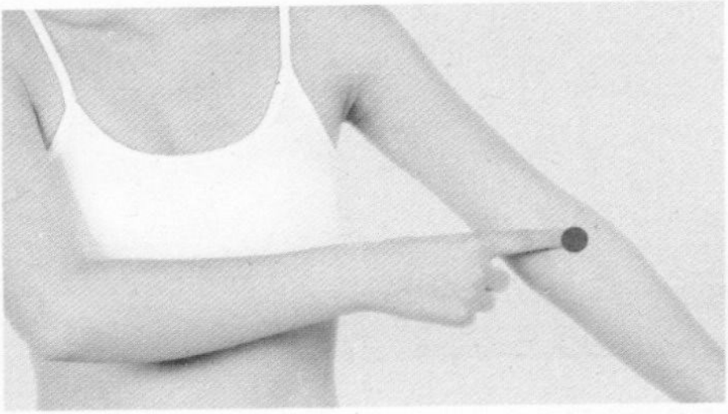

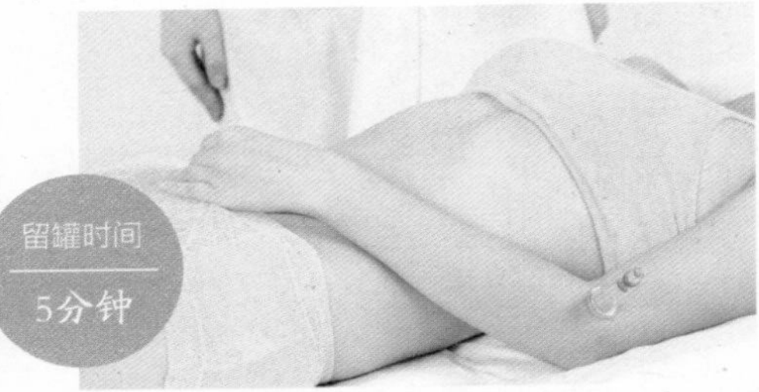

定位 | 位于肘横纹中，肱二头肌肌腱桡侧凹陷处。

拔罐方法 | 将气罐吸附在尺泽上，以局部充血、温热为宜。

孔最 「润肺理气」

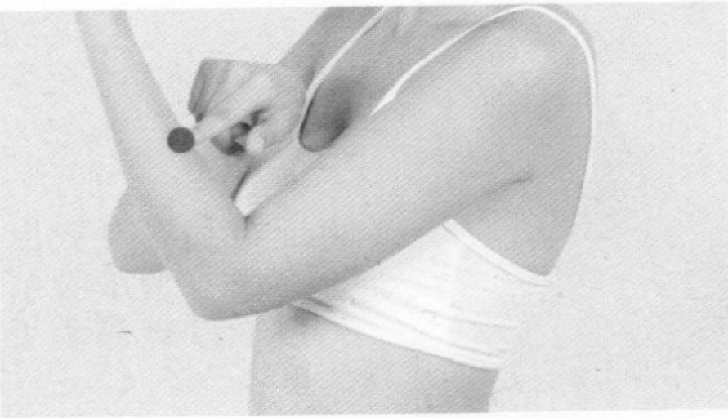

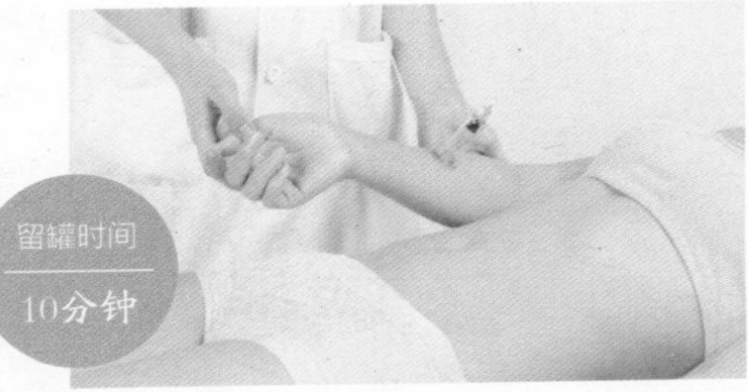

定位 | 位于前臂掌面桡侧，当尺泽与太渊连线上，腕横纹上 7 寸处。

拔罐方法 | 将气罐吸附在孔最上，吸附力不要过大，以皮肤潮红为宜。

补肾强腰

未病先防

拔罐方法

临床症状：夜尿频多、失眠多梦、腰腿酸软、脱发白发、卵巢早衰等肾虚症状在现代女性当中较为多见。女性要行经、生产、哺乳，这些都很消耗精气神。刺激人体穴位可以疏通经络，调理精气神，补充肾气。

基础调养：肾俞、关元俞、关元、太溪和涌泉。

肾俞「培补肾元」

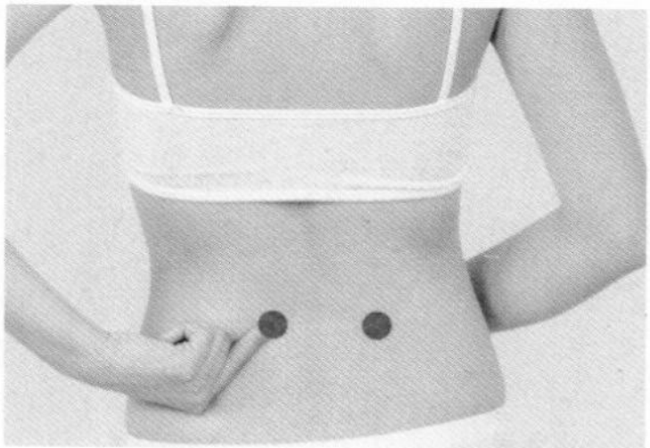

定位

位于腰部，当第二腰椎棘突下，旁开1.5寸。

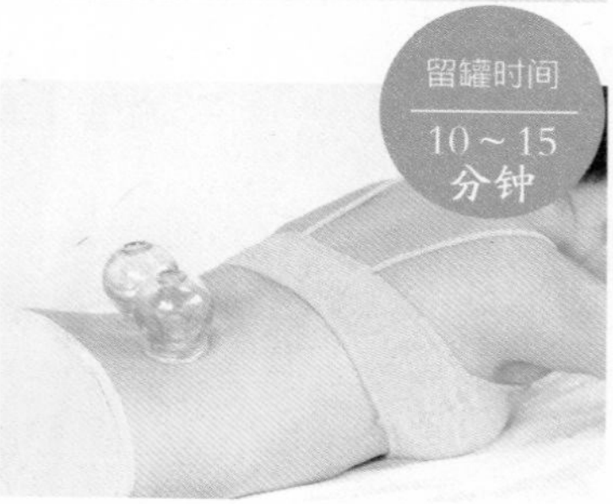

拔罐方法

将火罐扣在肾俞上，以皮肤潮红透热为度。

关元俞「培补元气，调理下焦」

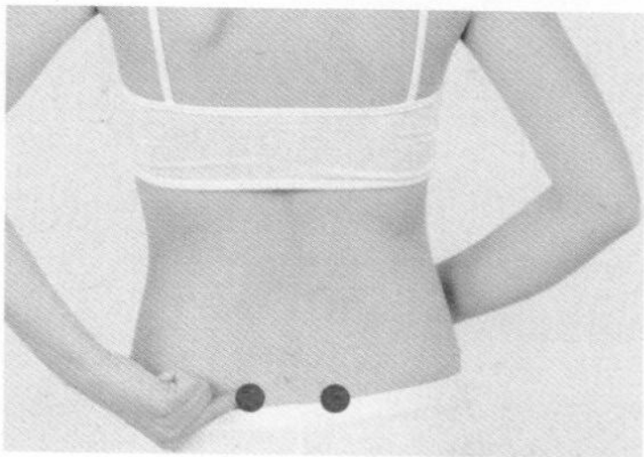

定位

位于背部，当第五腰椎棘突下，旁开1.5寸。

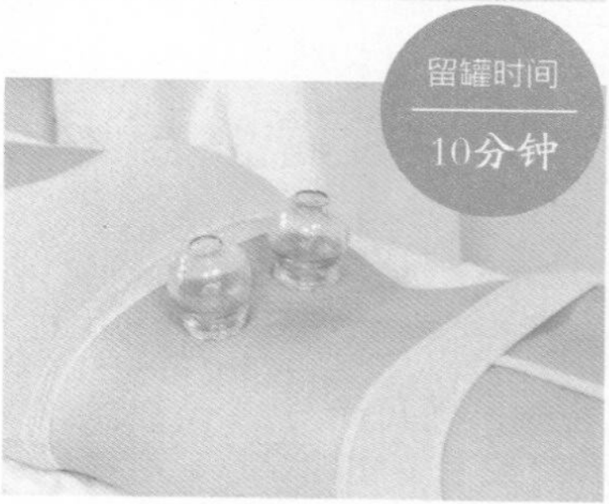

拔罐方法

将火罐扣在关元俞上，调节负压吸引力度，以疼痛耐受为度。

关元「培补元气，理气和血」

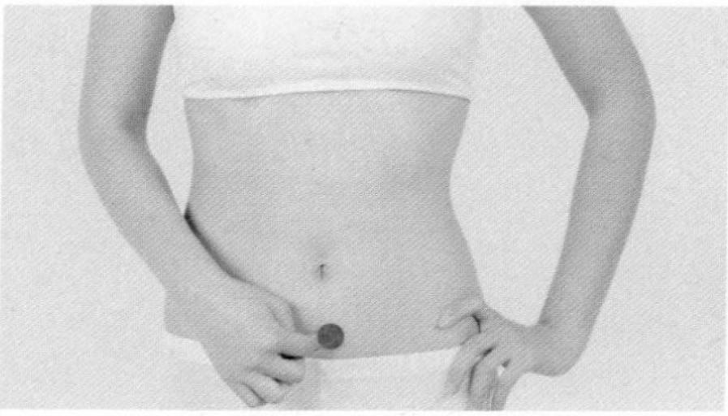

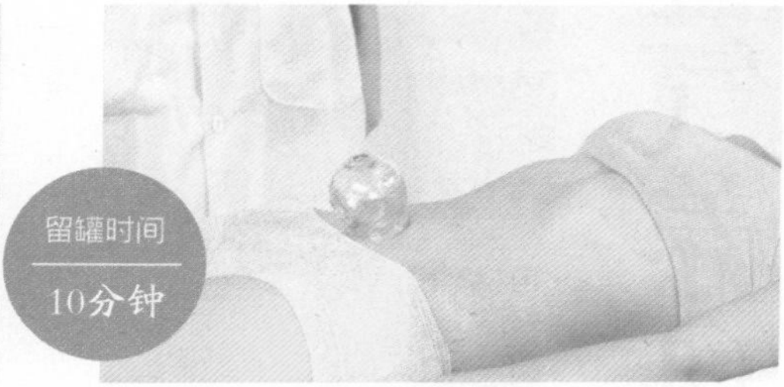

定位 | 位于下腹部，当脐下 3 寸。

拔罐方法 | 将火罐扣在关元上，吸附力不宜过大，以皮肤潮红为宜。

太溪「滋阴补肾，滋养脑窍」

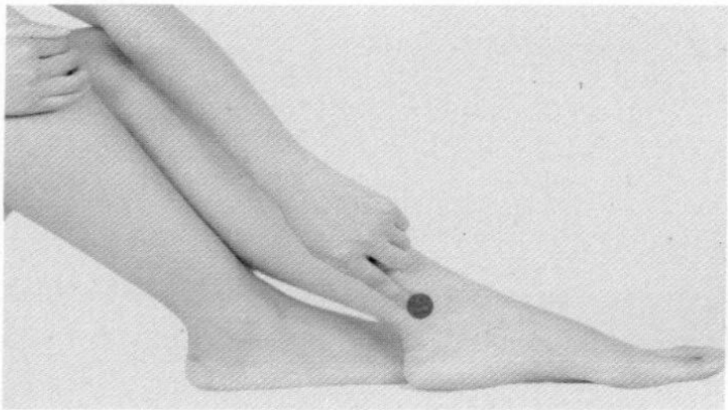

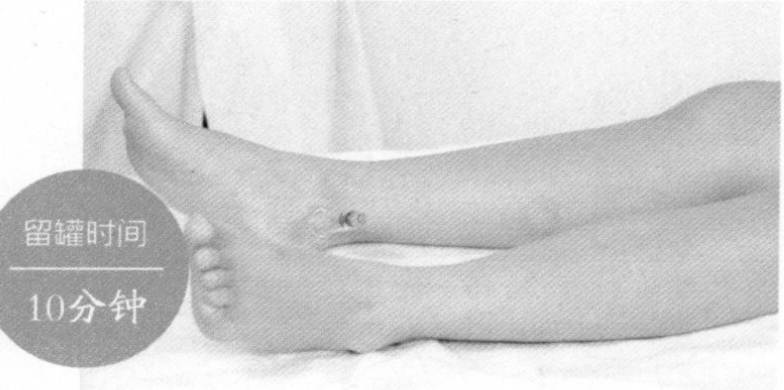

定位 | 位于足内侧，内踝后方，当内踝尖与跟腱之间的凹陷处。

拔罐方法 | 将气罐吸附在太溪上，调节负压吸引力度，以疼痛耐受为度。

涌泉「益精补肾，滋养脏腑」

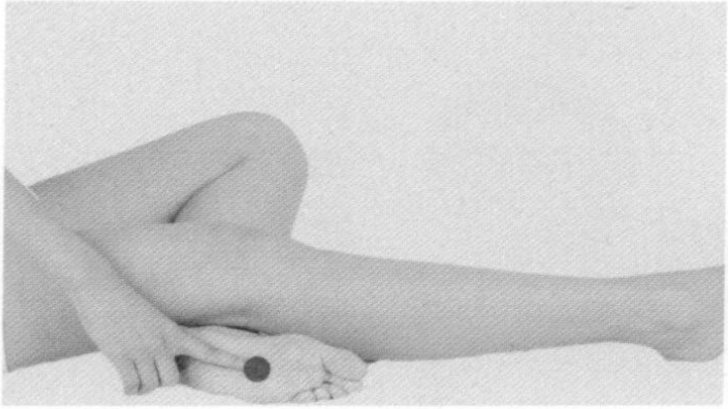

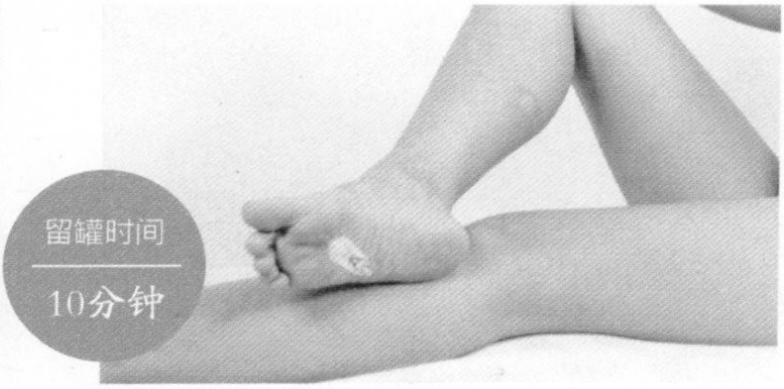

定位 | 位于足底凹陷处，第二、三趾缝纹头端与足跟连线的前 1/3 处。

拔罐方法 | 将气罐吸附在涌泉上，力度稍大，以免气罐中途脱落。

益气养血

未病先防

拔罐方法

临床症状：气血对人体最重要的作用就是滋养。若气血不足则皮肤容易粗糙、发暗、发黄、长斑等。刺激人体某些穴位可以疏导经络，利于机体内气血的运行，可以互相辅助脏腑的功能，达到益气养血的效果。

基础调养：气海、关元、足三里、三阴交和命门。

气海 「益气助阳」

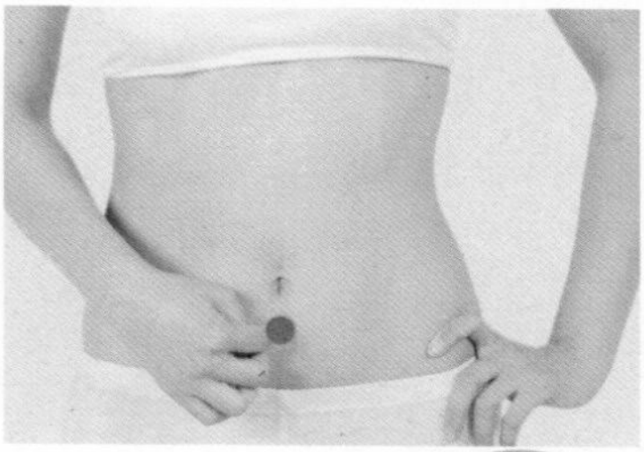

定位

位于下腹部，前正中线上，当脐下 1.5 寸处。

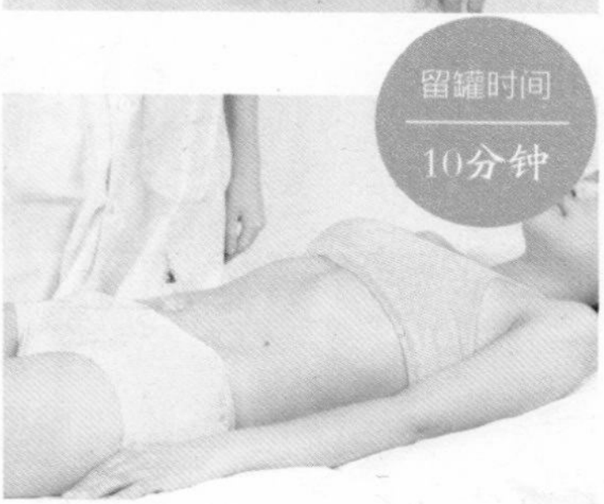

拔罐方法

将气罐吸附在气海上，吸附力不要过大，以皮肤潮红为宜。

关元 「培元固本，降浊升清」

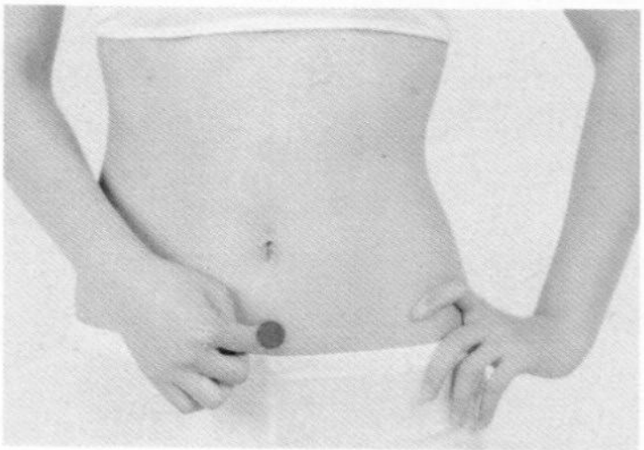

定位

位于前正中线上，当脐下 3 寸。

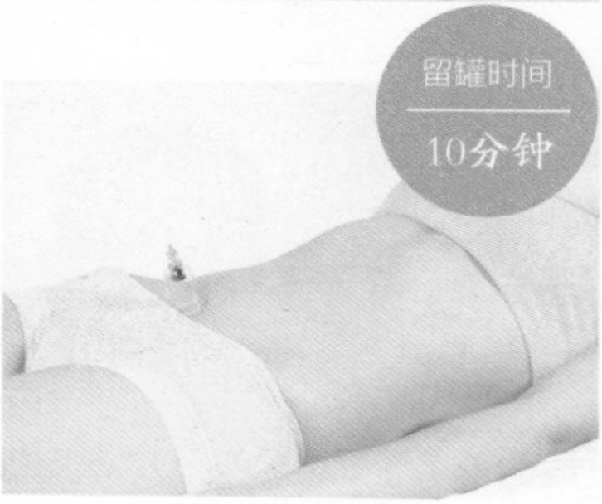

拔罐方法

将气罐吸附在关元上，调节负压吸引力度，以疼痛耐受为度。

足三里「调理气血」

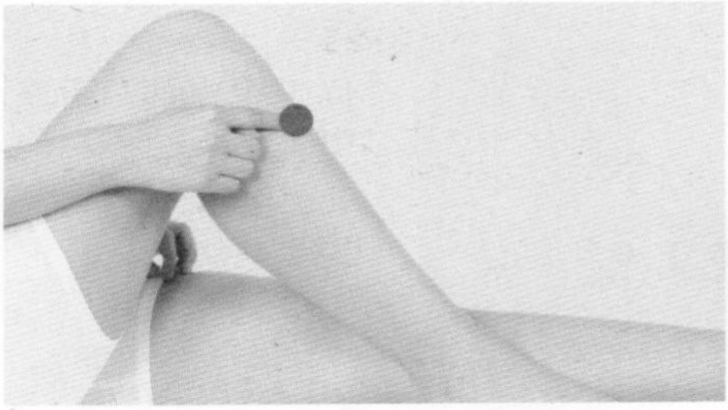

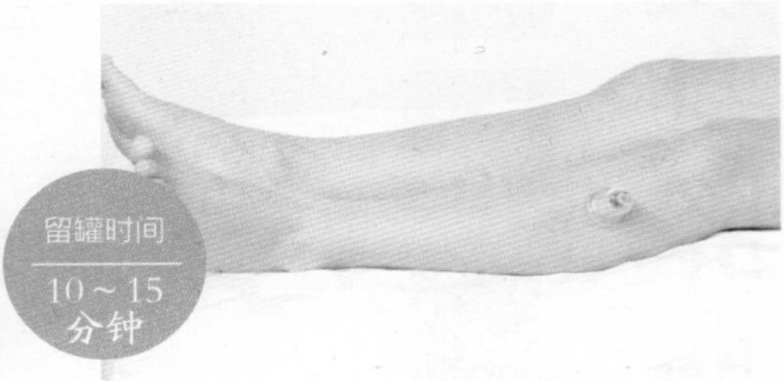

定位 | 位于小腿前外侧，犊鼻下 3 寸，距胫骨前缘一横指（中指）处。

拔罐方法 | 将气罐吸附在足三里上，调节负压吸引力度，以疼痛耐受为度。

三阴交「滋补肝肾」

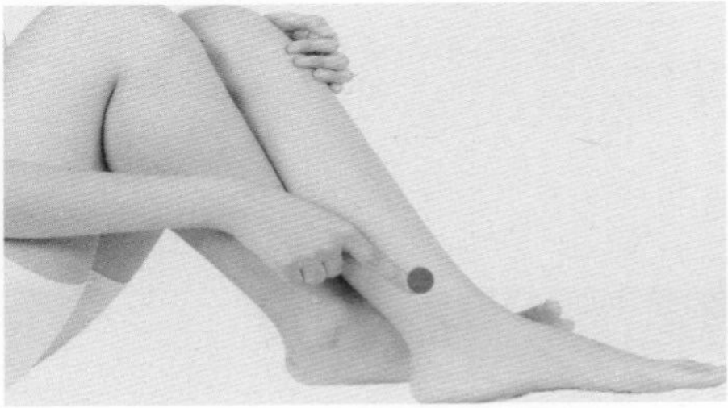

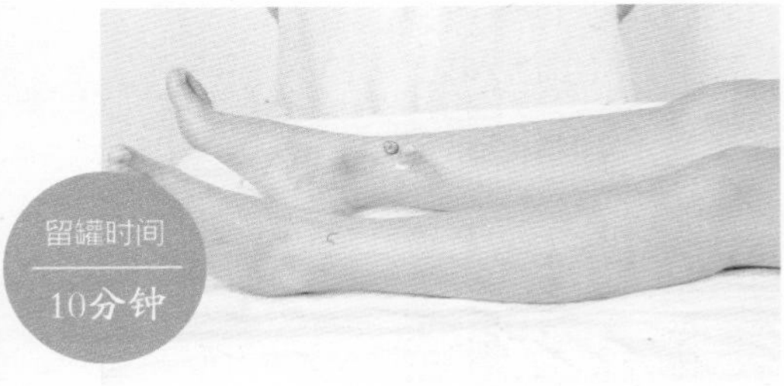

定位 | 位于小腿内侧，当足内踝尖上 3 寸，胫骨内侧缘后方。

拔罐方法 | 将气罐吸附在三阴交上，以皮肤潮红为宜，疼痛耐受为度。

命门「温和肾阳，健腰益肾」

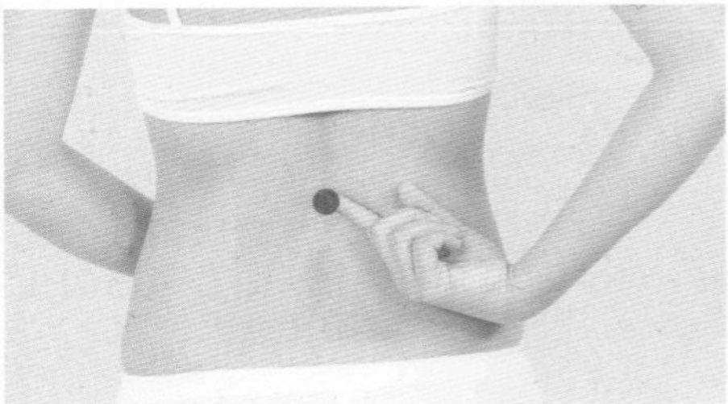

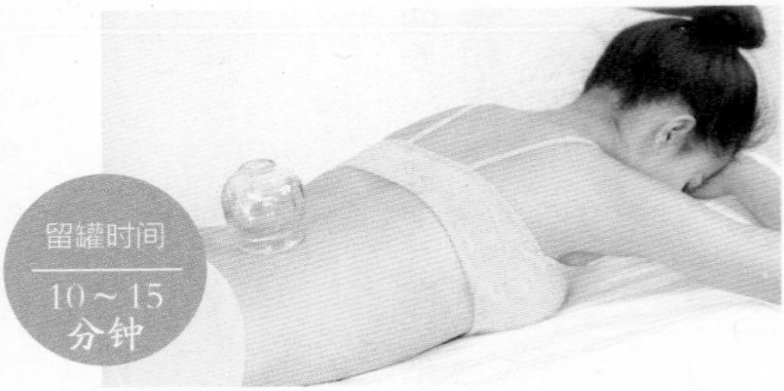

定位 | 位于腰部，当后正中线上，第二腰椎棘突下凹陷中。

拔罐方法 | 将火罐扣在命门上，调节负压吸引力度，以疼痛耐受为度。

瘦身降脂

未病先防

拔罐方法

临床症状：现今社会物质日渐充盈，人们的能量摄入比身体的能量消耗大得多，这也是导致很多人发胖的根本原因。刺激人体穴位可以舒经活络，加速体内脂肪燃烧，促进新陈代谢，从而达到瘦身降脂的效果。

基础调养：天枢、气海、关元、足三里和丰隆。

天枢「调理肠胃」

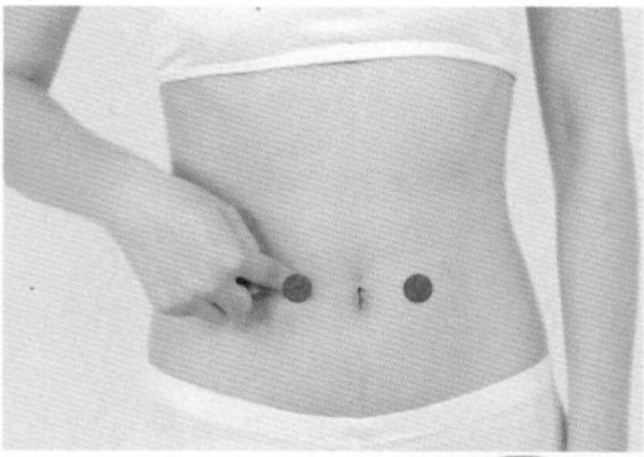

定位

位于腹中部，距脐中2寸。

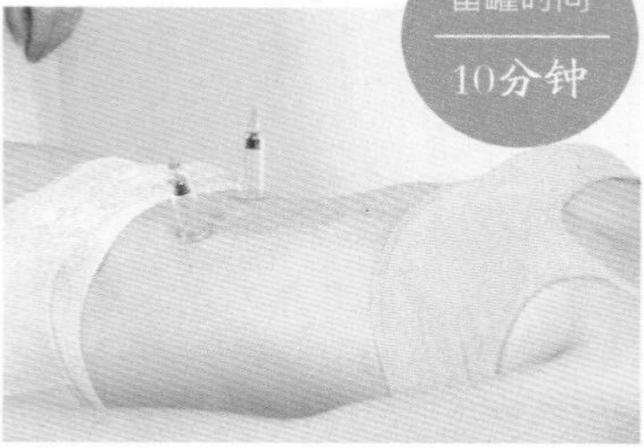

留罐时间

10分钟

拔罐方法

将气罐吸附在天枢上，调节负压吸引力度，以疼痛耐受为度。

气海「益气助阳」

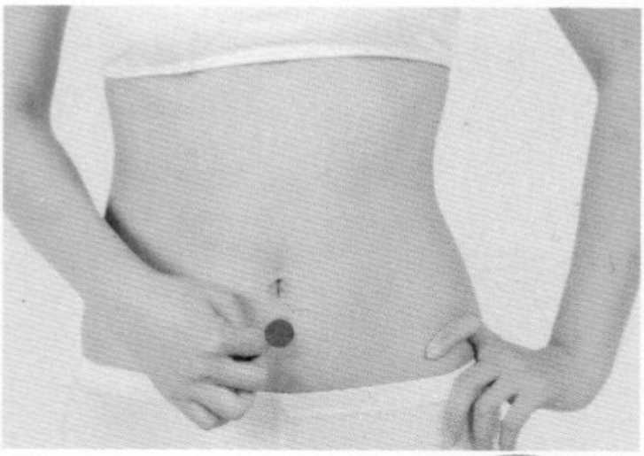

定位

位于下腹部，前正中线上，当脐下1.5寸。

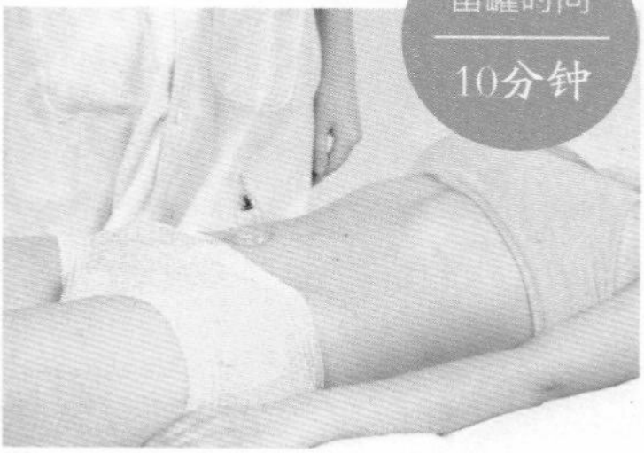

留罐时间

10分钟

拔罐方法

将气罐吸附在气海上，注意吸附力度不要太大。

关元「培元固本，降浊升清」

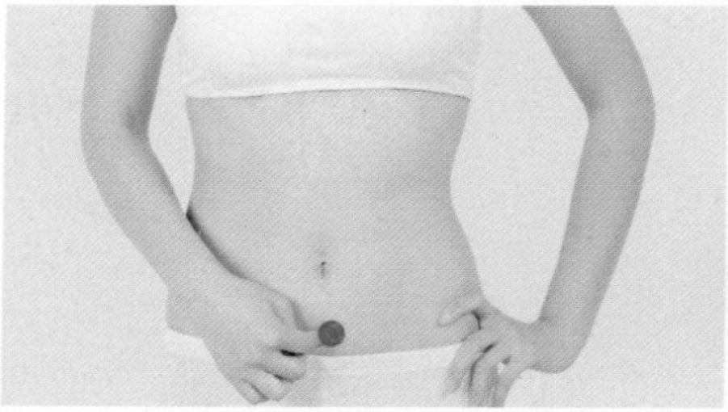

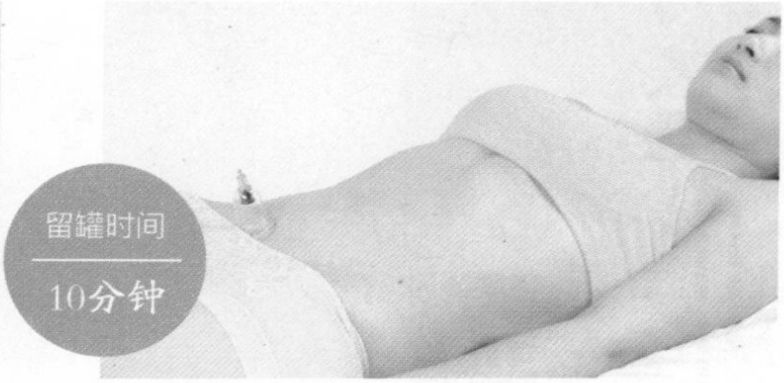

定位 | 位于下腹部，前正中线上，当脐中下3寸。

拔罐方法 | 将气罐吸附在关元上，注意吸附力度不要太大。

足三里「行气健脾」

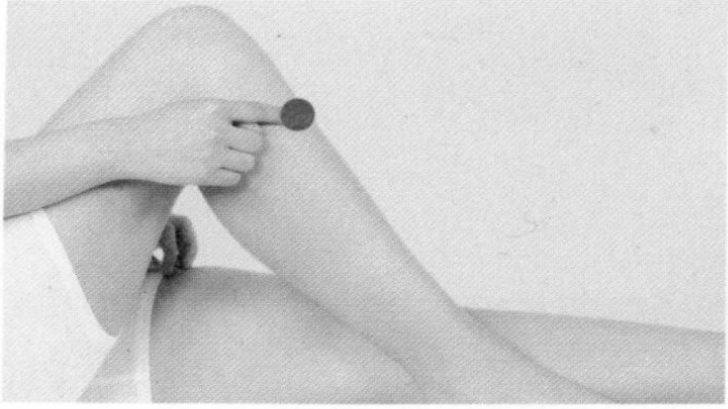

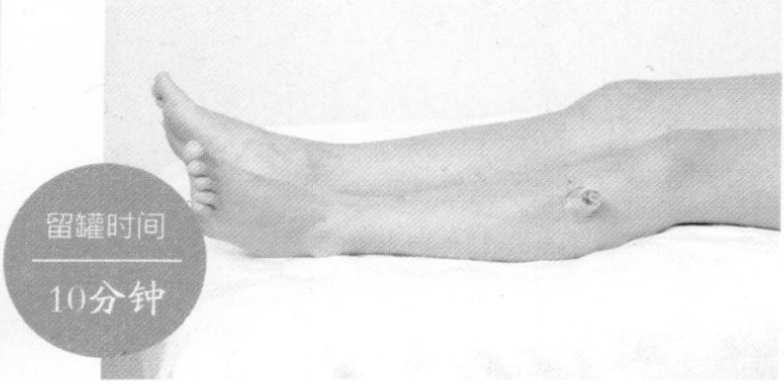

定位 | 位于小腿前外侧，犊鼻下3寸，距胫骨前缘一横指（中指）。

拔罐方法 | 将气罐吸附在足三里上，注意吸附力度稍大，以免气罐脱落。

丰隆「利水化痰」

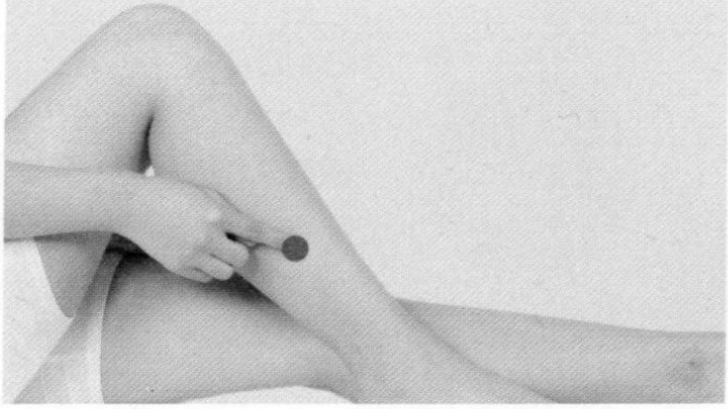

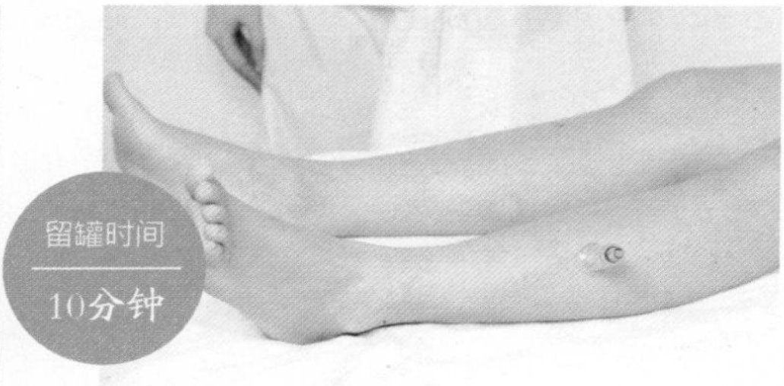

定位 | 位于外踝尖上8寸，距胫骨前缘二横指（中指）。

拔罐方法 | 将气罐吸附在丰隆上，调节负压吸引力度，以疼痛耐受为度。

调经止带

未病先防

拔罐方法

临床症状：每个月有那么几天，令女性颇为烦恼的日子。当出现月经不调、白带增多、有异味等症状时，应及时到医院检查身体。中医学认为刺激人体穴位可行气活血，进而有效地改善月经不调、带下病等不适。

基础调养：气海、关元、肝俞、血海和三阴交。

气海「健脾益气，滋补肝肾」

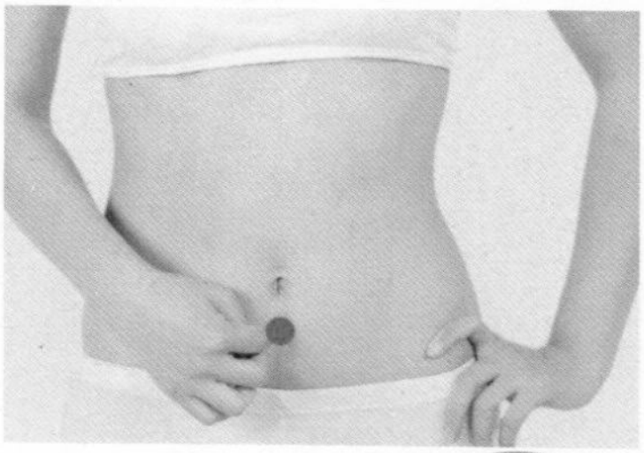

定位

位于下腹部，前正中线上，当脐下1.5寸。

留罐时间 10分钟

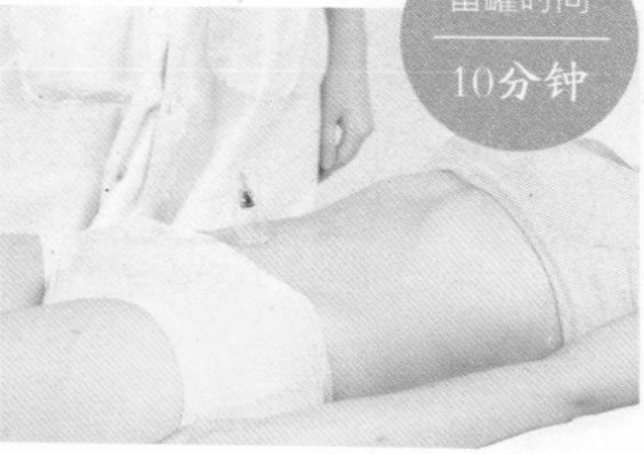

拔罐方法

将气罐吸附在气海上，以皮肤潮红透热为度。

关元「补益元气」

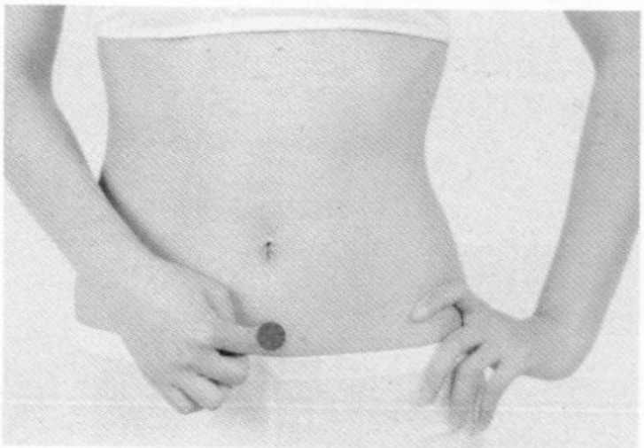

定位

位于下腹部，前正中线上，当脐中下3寸。

留罐时间 10分钟

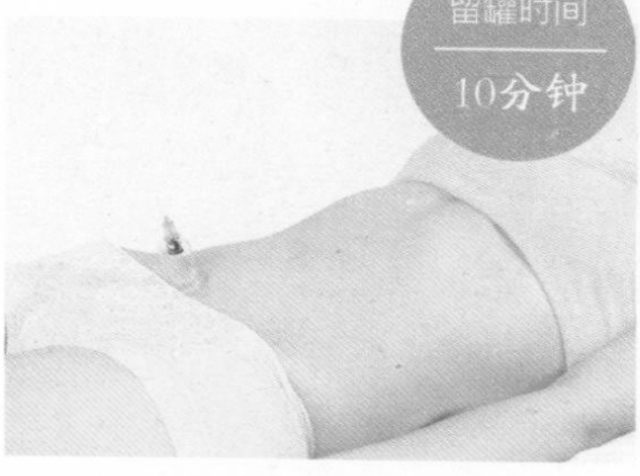

拔罐方法

将气罐吸附在关元上，注意吸附力度不要太大。

肝俞「疏肝，理气，活血」

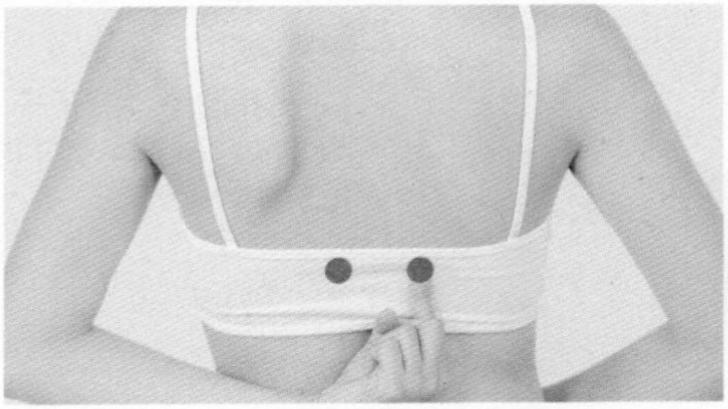

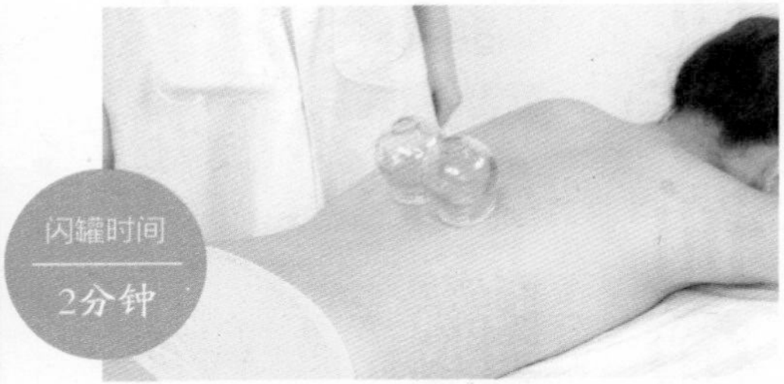

定位｜位于背部，当第九胸椎棘突下，旁开 1.5 寸。

拔罐方法｜将火罐扣在肝俞上，拔上后立即取下，一拔一取，反复吸拔。

血海「理血调经」

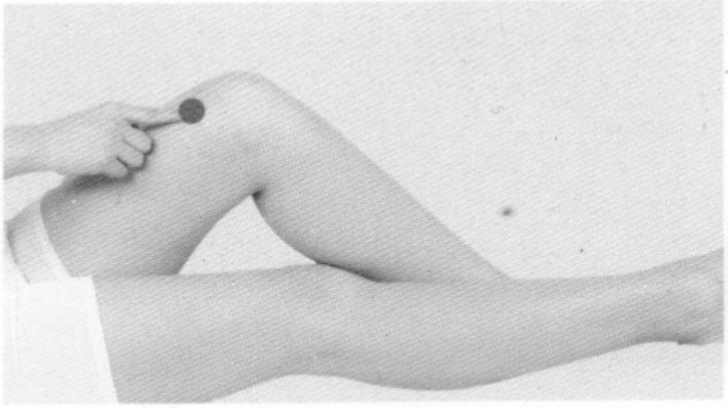

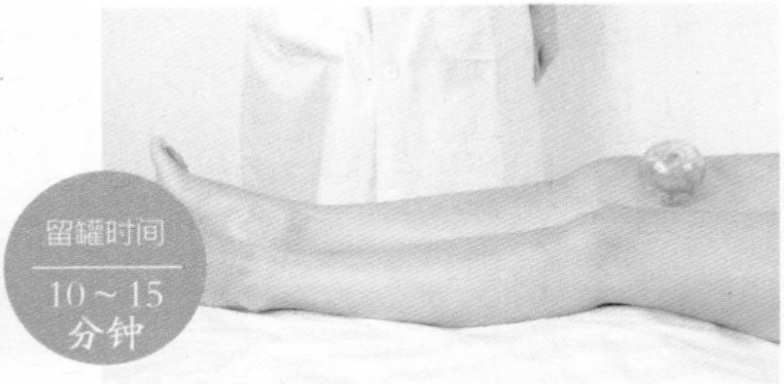

定位｜位于大腿内侧髌底上 2 寸，当股四头肌内侧头的隆起处。

拔罐方法｜将火罐扣在血海上，调节负压吸引力度，以疼痛耐受为度。

三阴交「理血调经」

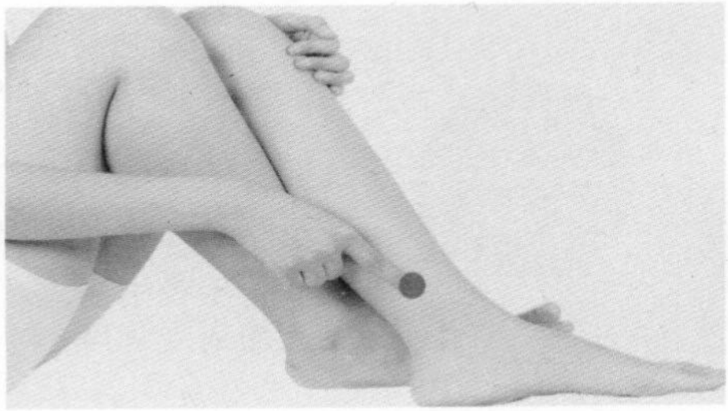

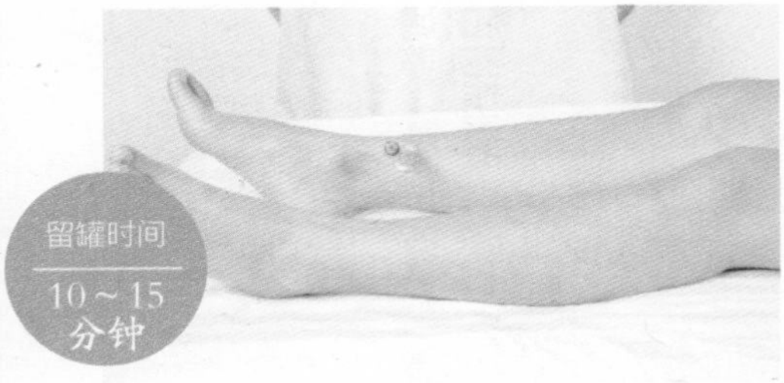

定位｜位于小腿内侧，当足内踝尖上 3 寸，胫骨内侧缘后方。

拔罐方法｜将气罐吸附在三阴交上，吸附力稍大，以免气罐中途脱落。

排毒通便

未病先防

拔罐方法

临床症状：工作压力大，心理上过度紧张，加上缺乏身体锻炼，都是导致便秘的主要原因。中医学认为刺激人体某些穴位可以调理肠胃、行气活血、舒经活络，对防治便秘及习惯性便秘者改善症状都有良好效果。

基础调养：脾俞、肾俞、大肠俞、天枢和三阴交。

脾俞 「益气健脾」

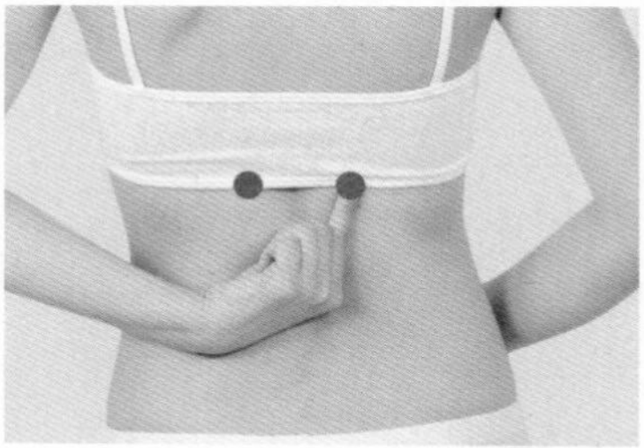

定位

位于背部，第十一胸椎棘突下，旁开1.5寸。

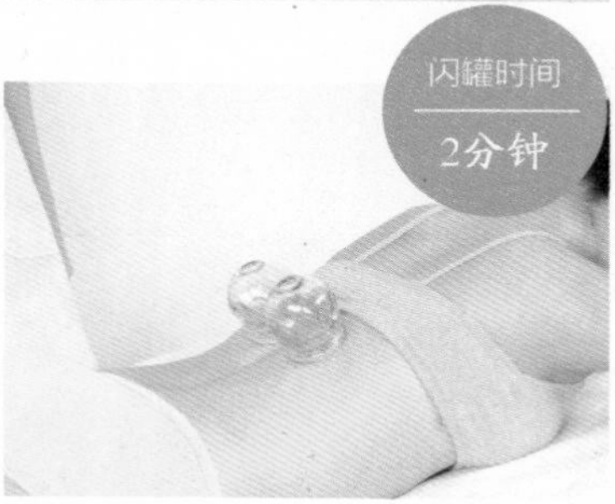

拔罐方法

将火罐扣在脾俞上，拔上后立即取下，一拔一取，如此反复吸拔。

肾俞 「滋肾益肺」

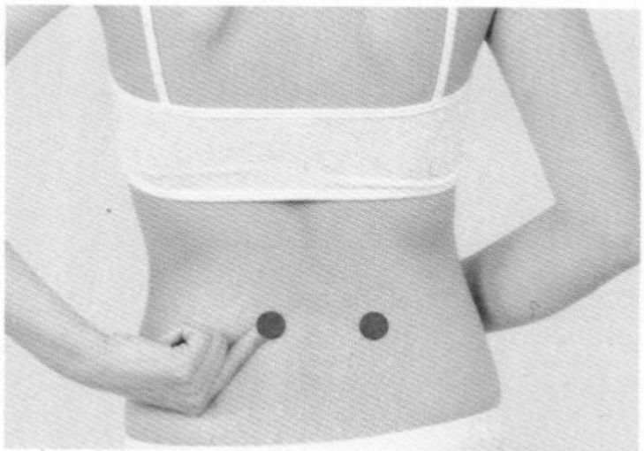

定位

位于腰部，当第二腰椎棘突下，旁开1.5寸。

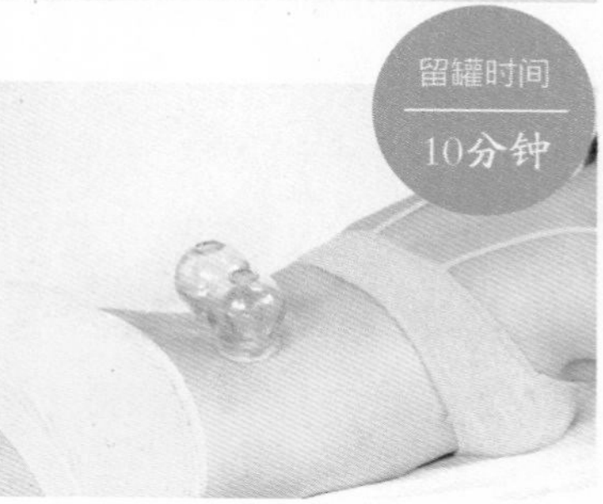

拔罐方法

将火罐扣在肾俞上，调节负压吸引力度，以疼痛耐受为度。

大肠俞「理气降逆，调和肠胃」

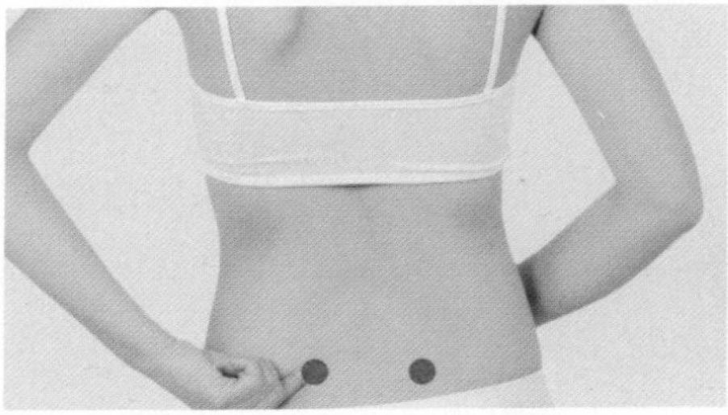

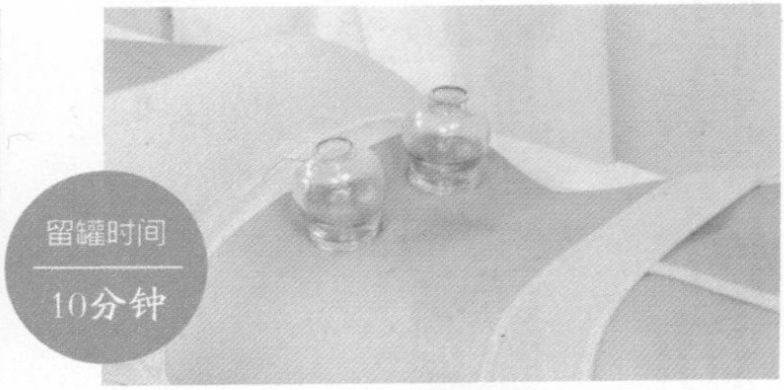

定位｜位于腰部，当第四腰椎棘突下，旁开 1.5 寸。

拔罐方法｜将火罐扣在大肠俞上，调节负压吸引力度，以疼痛耐受为度。

天枢「调理肠胃」

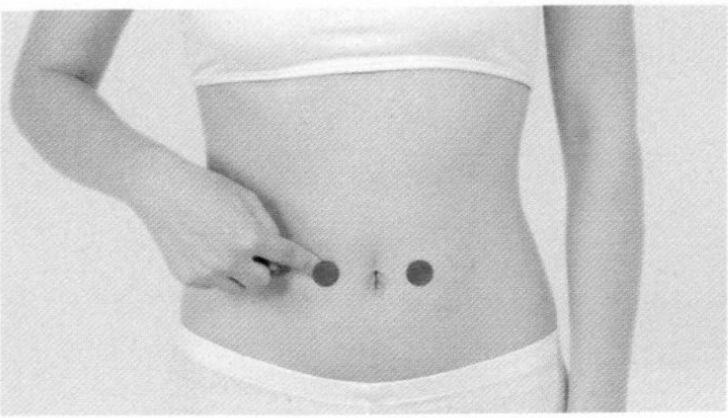

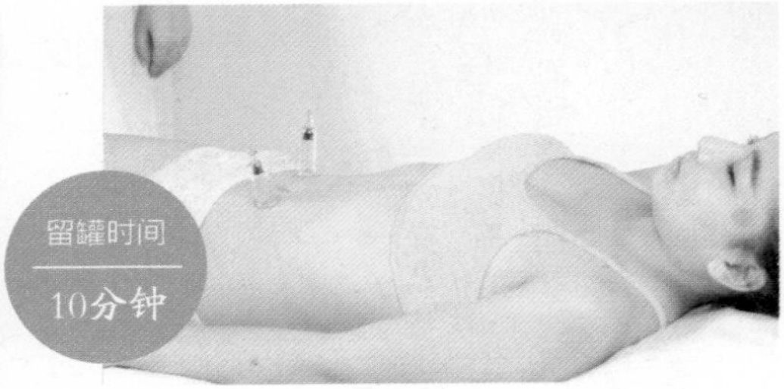

定位｜位于腹中部，距脐中 2 寸。

拔罐方法｜将气罐吸附在天枢上，注意吸附力度不要太大。

三阴交「滋补肝肾」

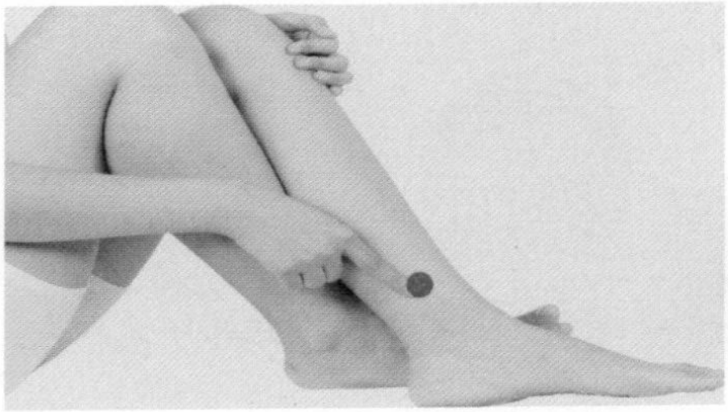

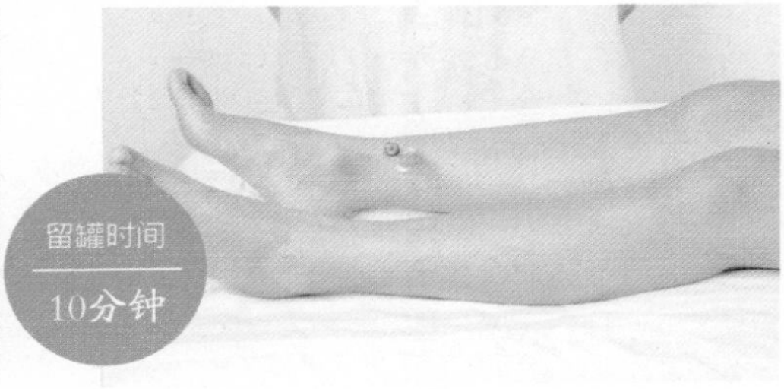

定位｜位于小腿内侧，当足内踝尖上 3 寸，胫骨内侧缘后方。

拔罐方法｜将气罐吸附在三阴交上，吸附力稍大，以免气罐中途脱落。

降压降糖

未病先防

拔罐方法

临床症状：生活水平的提高，工作节奏的加快，不健康的饮食习惯造就了大量的高血压、高血糖、高脂血症患者，中医学认为刺激人体穴位，可以调节经气、改善机体生理功能，使代谢系统恢复正常运作。

基础调养：血海、足三里、大椎、心俞和肝俞。

血海「健脾化湿，调经统血」

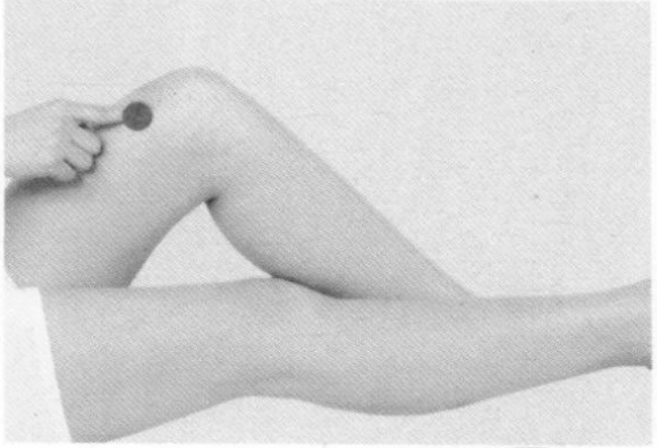

定位

位于大腿内侧，髌底内侧端上2寸，当股四头肌内侧头的隆起处。

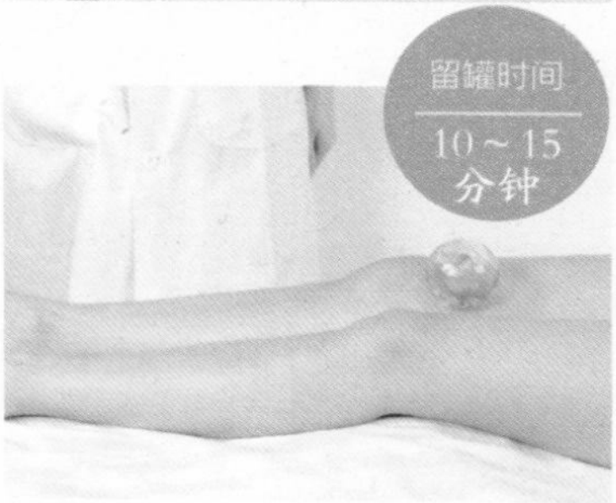

拔罐方法

将火罐扣在血海上，调节负压吸引力度，以疼痛耐受为度。

足三里「行气通络，调理气血」

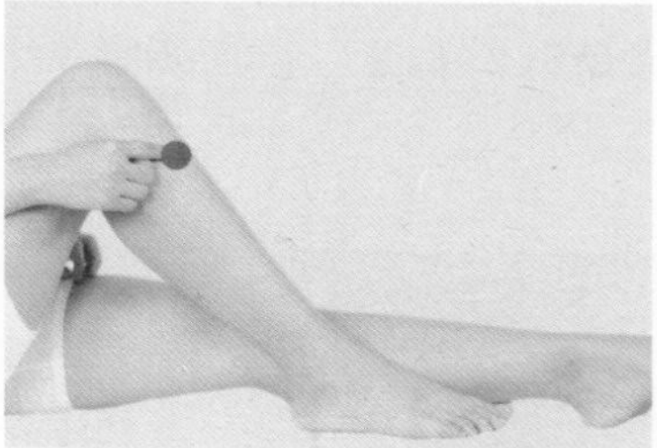

定位

位于小腿前外侧，当髌骨底下3寸，距胫骨前缘一横指（中指）。

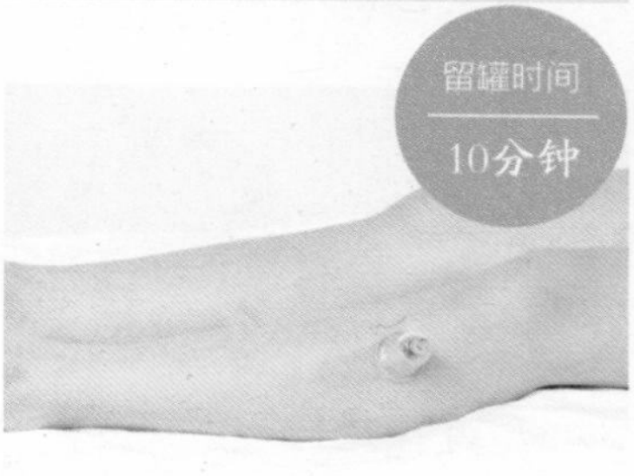

拔罐方法

将气罐吸附在足三里上，力度稍大，以免气罐中途脱落。

大椎「行气通阳」

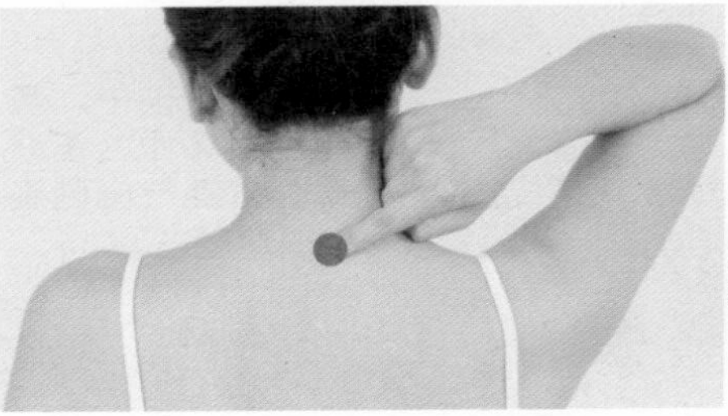

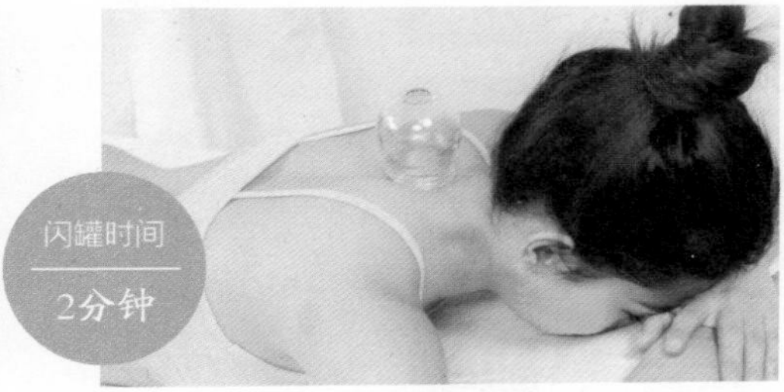

定位 位于背后，当后正中线上，第七颈椎棘突下。

拔罐方法 将火罐扣在大椎上，拔上后立即取下，一拔一取，反复吸拔。

心俞「宽胸理气，宁心通络」

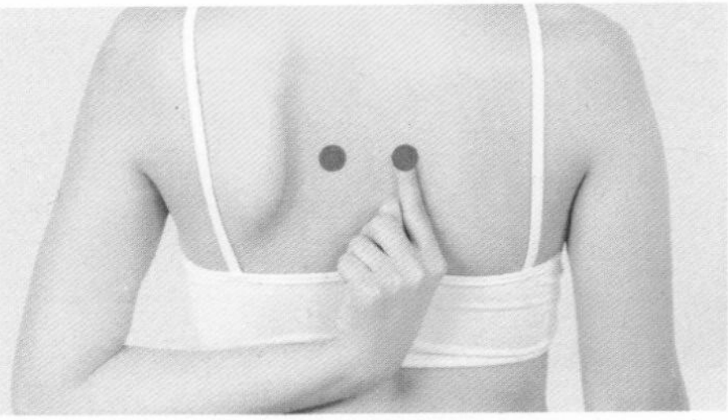

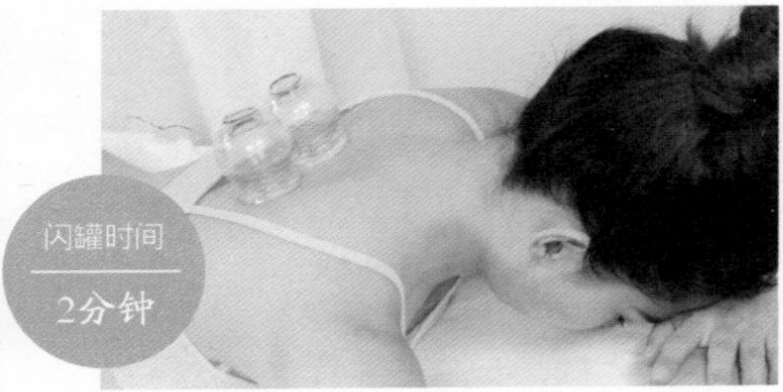

定位 位于背部，当第五胸椎棘突下，旁开 1.5 寸。

拔罐方法 将火罐扣在心俞上，拔上后立即取下，一拔一取，反复吸拔。

肝俞「疏肝理气，养血明目」

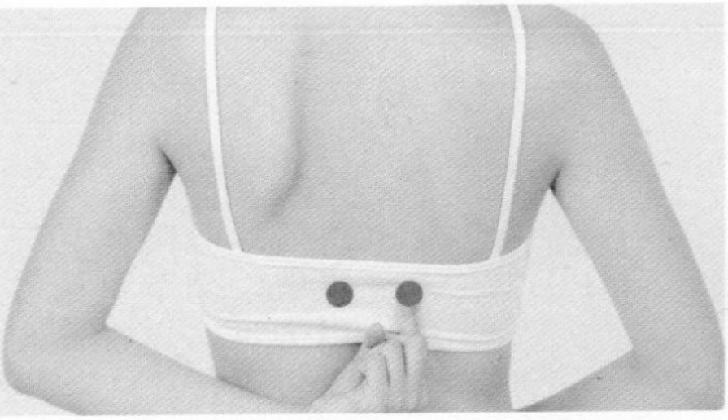

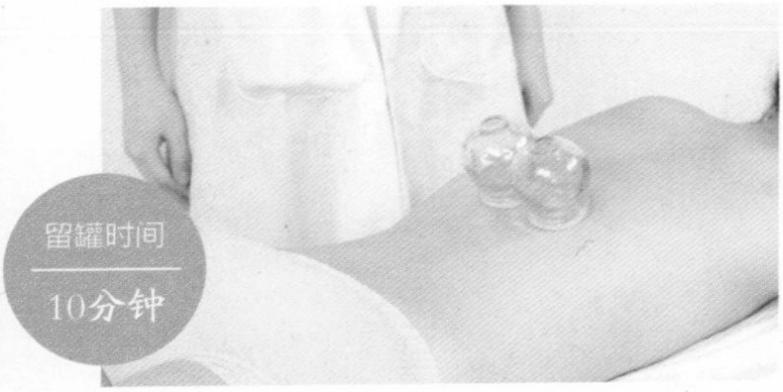

定位 位于背部，当第九胸椎棘突下，旁开 1.5 寸。

拔罐方法 将火罐扣在肝俞上，调节负压吸引力度，以疼痛耐受为度。

延年益寿

未病先防

拔罐方法

临床症状： 寿命长短与多种因素有关，良好的行为和生活方式对人寿命的影响远比基因、遗传要大得多。中医学认为，刺激人体穴位可舒经活络，利于气血运行，促进人体新陈代谢，增强脏腑功能，达到延年益寿之效。

基础调养： 内关、足三里。

内关「行气通阳」

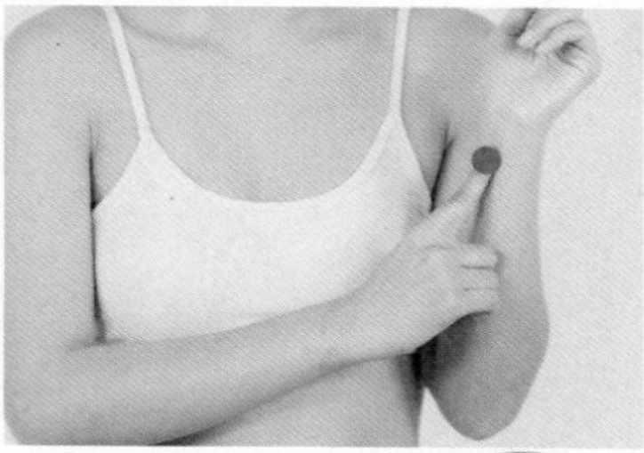

定位

位于前臂正中，腕横纹上2寸，在掌长肌肌腱与桡侧腕屈肌肌腱之间。

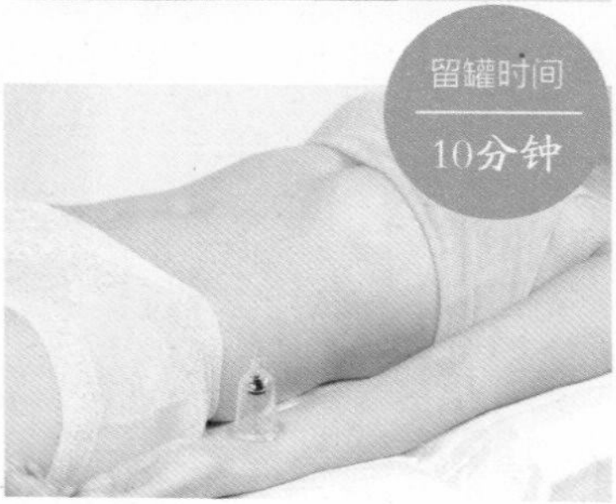

拔罐方法

将气罐吸附在内关上，力度稍大，以免气罐中途脱落。

足三里「温阳健脾」

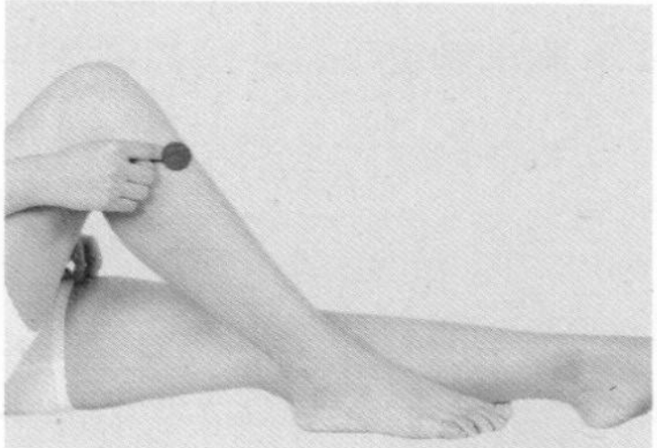

定位

位于小腿前外侧，当髌骨底下3寸，距胫骨前缘一横指（中指）。

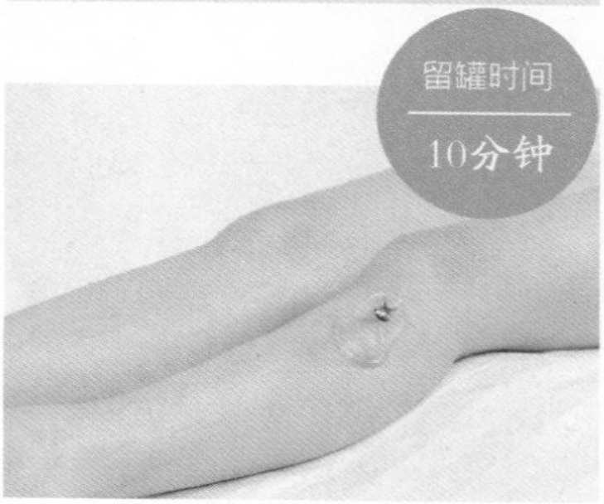

拔罐方法

将气罐吸附在足三里上，调节负压吸引力度，以疼痛耐受为度。

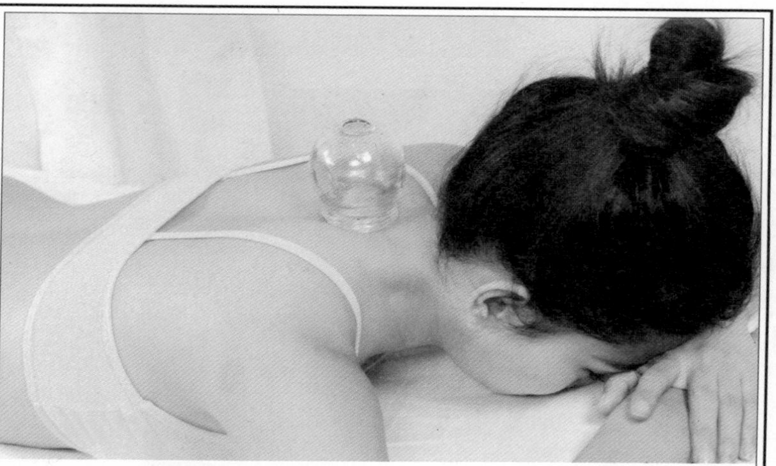

“罐”调体质，保平安

第8章

人们都知道现代医学对于因体质因素造成的身体不适一筹莫展，而中医通过汤药和自然物理疗法却能够取得疗效。《黄帝内经》提出“法于阴阳，和于术数”的养生原则，意为顺从自然规律，达到阴阳平衡。因此，通过拔罐可以对偏盛或不足的各种体质起到双向调节作用，达到阴平阳秘的平和状态。

阳虚体质

调节体质

拔罐方法

临床症状：阳虚体质会经常腹泻，阳虚没有火力，水谷转化不彻底，就会经常拉肚子，最严重的是吃进去的食物不经消化就拉出来。阳虚体质还常见头发稀疏、口唇发暗、舌体胖大娇嫩、脉象沉细等症状。

基础调养：大椎、心俞、肾俞、内关和足三里。

大椎「行气通阳」

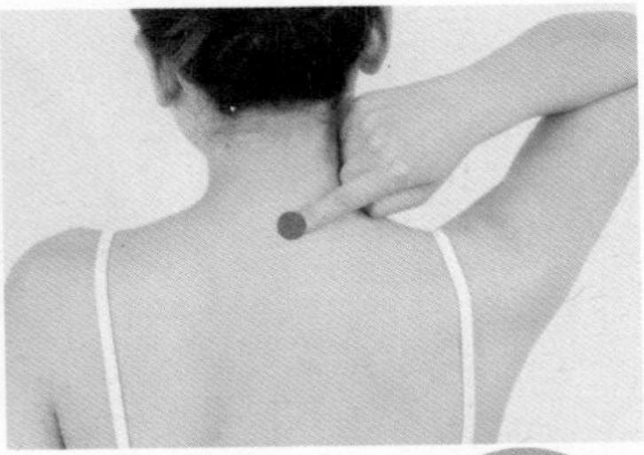

定位

位于背后，当后正中线上，第七颈椎棘突下凹陷中。

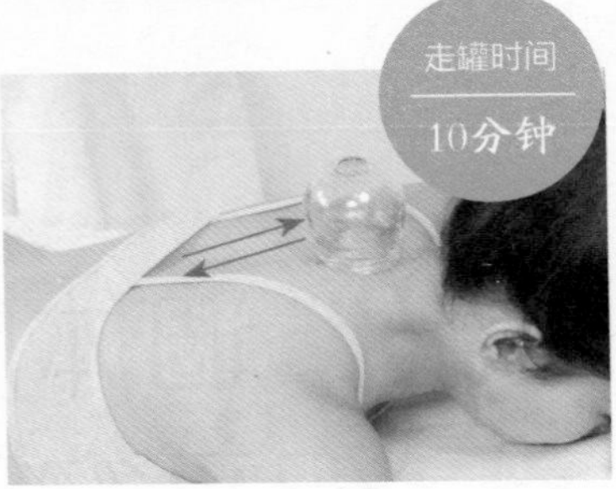

拔罐方法

将火罐扣在大椎穴上，沿脊椎依次来回走罐，以皮肤潮红为度。

心俞「补益心气，调理气血」

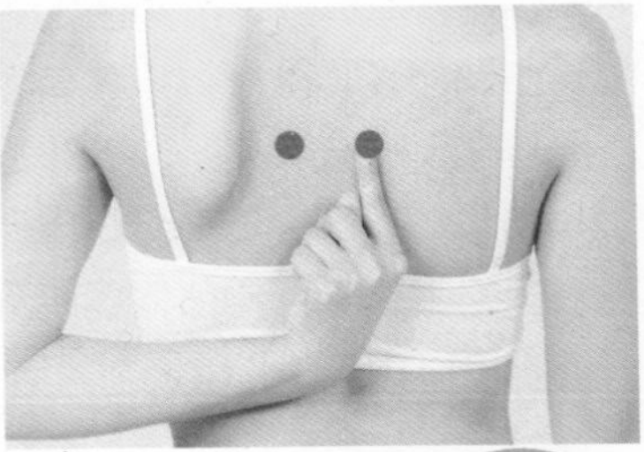

定位

位于背部，当第五胸椎棘突下，旁开1.5寸。

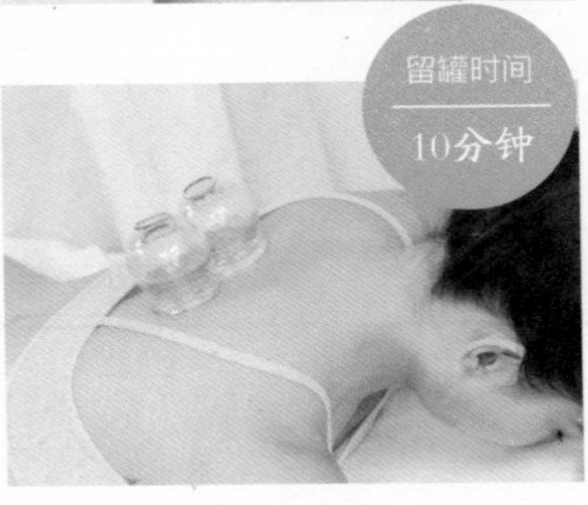

拔罐方法

将火罐扣在心俞上，调节负压吸引力度，以疼痛耐受为度。

肾俞「补肾壮阳」

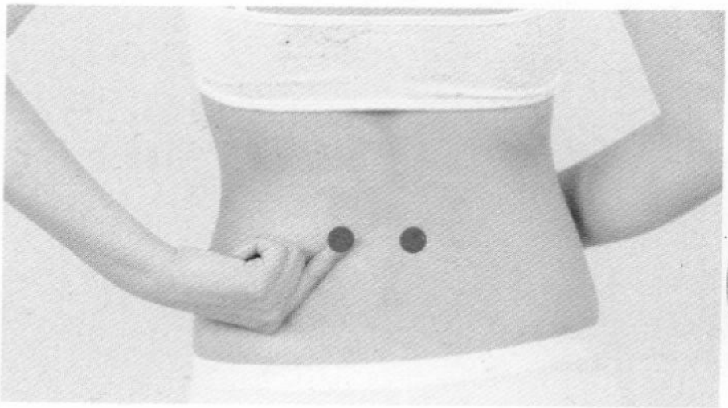

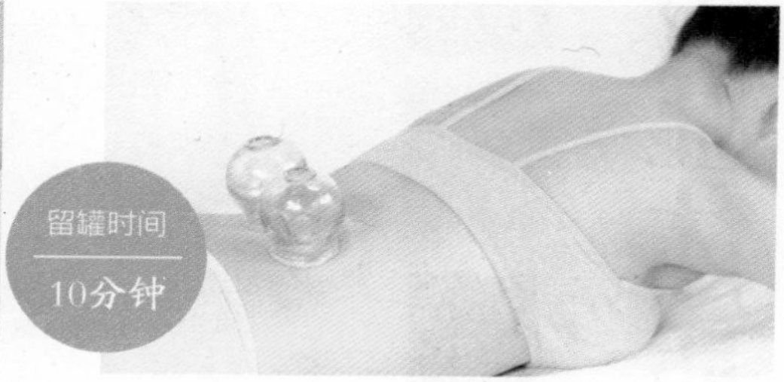

定位 | 位于腰部，当第二腰椎棘突下，旁开 1.5 寸。

拔罐方法 | 将火罐扣在肾俞上，调节负压吸引力度，以疼痛耐受为度。

内关「行气通阳」

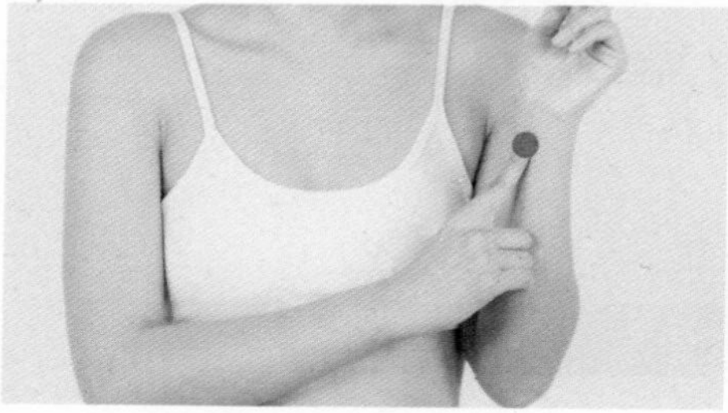

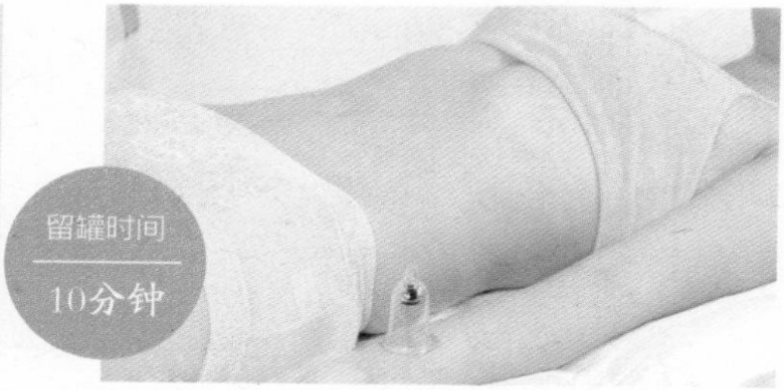

定位 | 位于前臂正中，腕横纹上 2 寸，在掌长肌腱与桡侧腕屈肌腱之间。

拔罐方法 | 将气罐吸附在内关上，调节负压吸引力度，以疼痛耐受为度。

足三里「温阳健脾」

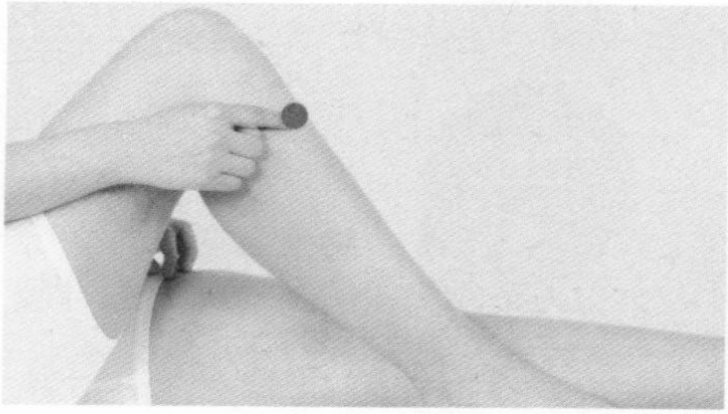

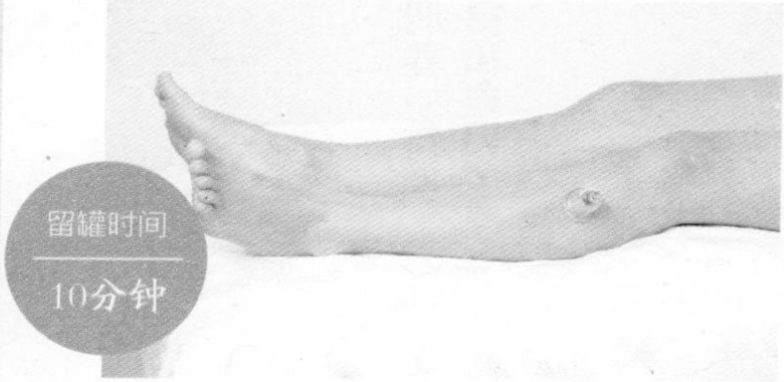

定位 | 位于小腿前外侧，犊鼻下 3 寸，距胫骨前缘一横指（中指）。

拔罐方法 | 将气罐吸附在足三里上，调节负压吸引力度，以疼痛耐受为度。

阴虚体质

调节体质

拔罐方法

临床症状：阴虚体质的实质是身体内阴液不足。阴虚内热反映为胃火旺，能吃能喝，不会胖，但是形体往往紧凑精悍而肌肉却松弛。阴虚的人还会『五心烦热』：手心、脚心、胸中发热，但是体温正常。

基础调养：气海、关元、足三里、三阴交和命门。

气海 「滋阴益气，延年益寿」

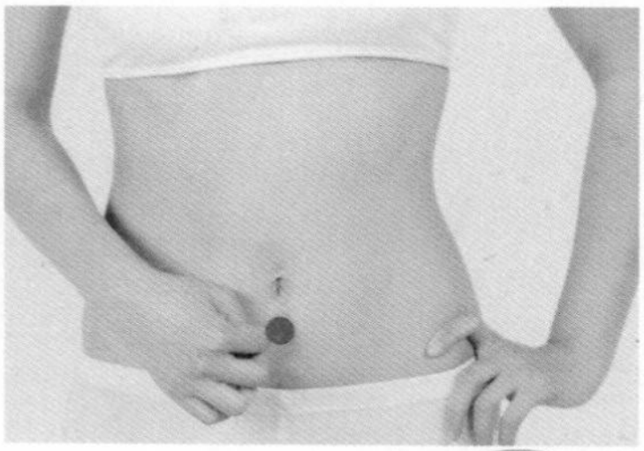

定位

位于下腹部，前正中线上，当脐下1.5寸处。

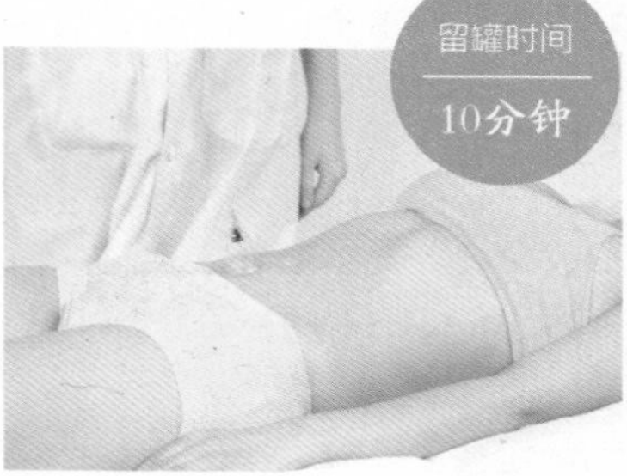

拔罐方法

将气罐吸附在气海上，调节负压吸引力度，以疼痛耐受为度。

关元 「培补元气，理气和血」

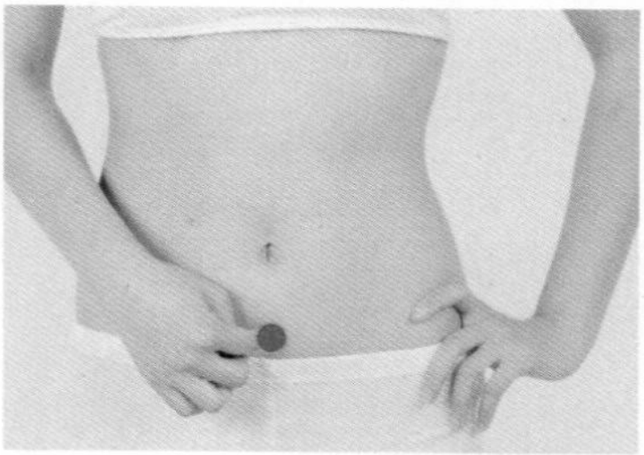

定位

位于前正中线上，当脐下3寸。

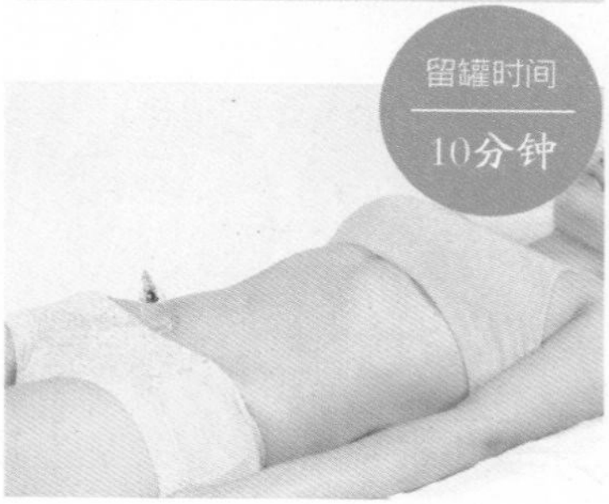

拔罐方法

将气罐吸附在关元上，以皮肤潮红透热为度。

足三里「健脾益气，促进运化」

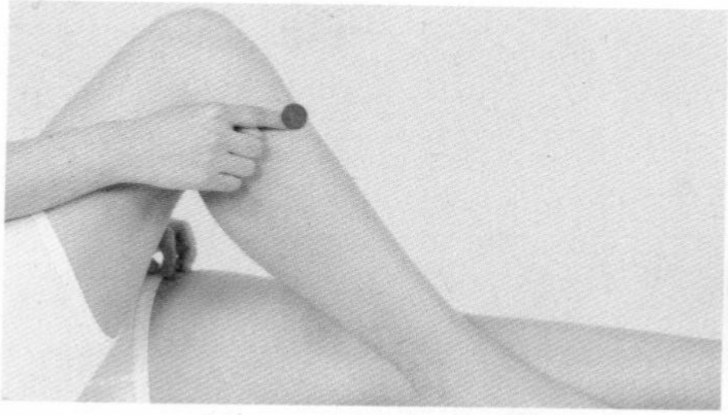

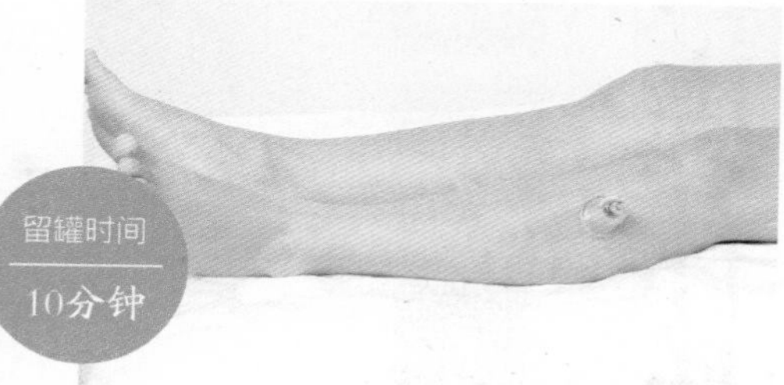

定位 | 位于小腿前外侧，犊鼻下 3 寸，距胫骨前缘一横指（中指）。

拔罐方法 | 将气罐吸附在足三里上，调节负压吸引力度，以疼痛耐受为度。

三阴交「滋补肝肾」

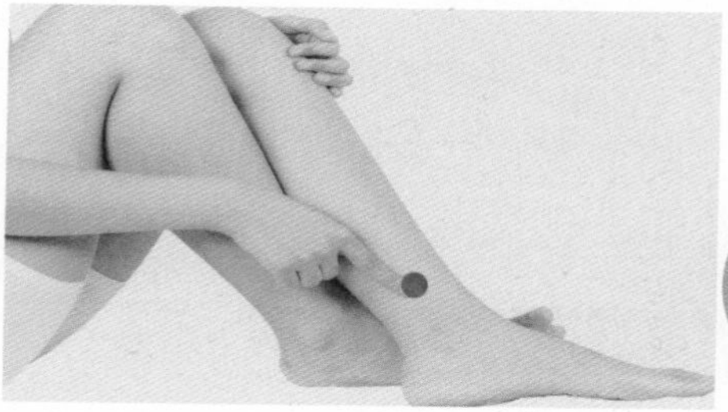

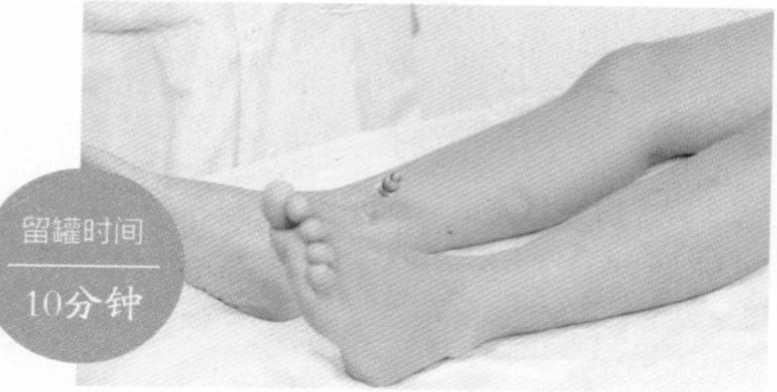

定位 | 位于小腿内侧，当足内踝尖上 3 寸，胫骨内侧缘后方。

拔罐方法 | 将气罐吸附在三阴交上，调节负压吸引力度，以疼痛耐受为度。

命门「健腰益肾」

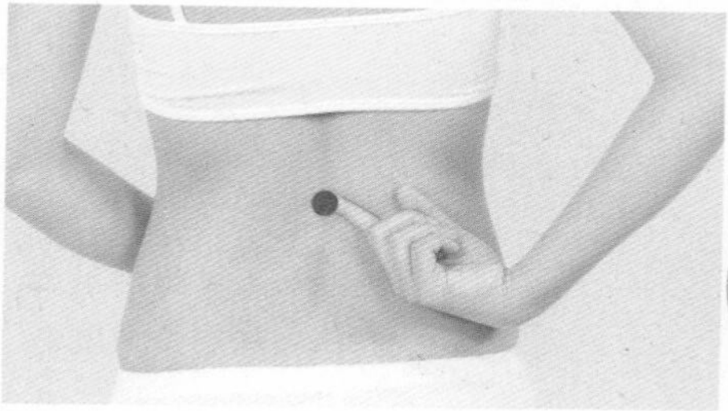

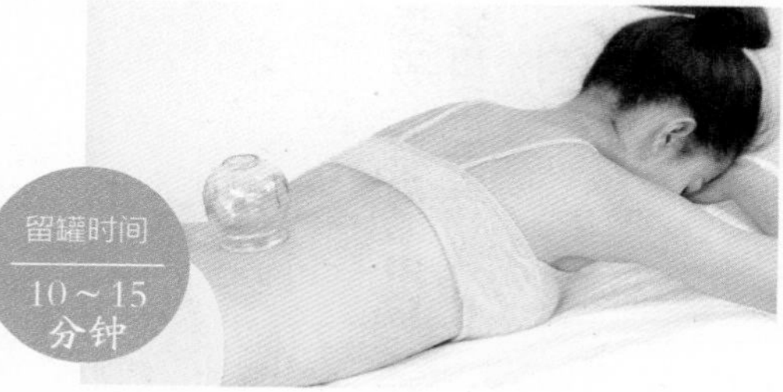

定位 | 位于腰部，当后正中线上，第二腰椎棘突下凹陷中。

拔罐方法 | 将火罐扣在命门上，调节负压吸引力度，以疼痛耐受为度。

气虚体质

调节体质
拔罐方法

临床症状：气虚体质的人对环境的适应能力差，遇到气候变化、季节转换就很容易感冒。冬天怕冷，夏天怕热。气虚主要表现为胃口不好，饭量小，经常腹胀，大便困难；也有胃强脾弱的情况。

基础调养：脾俞、中脘、章门、阳陵泉和足三里。

脾俞「益气健脾」

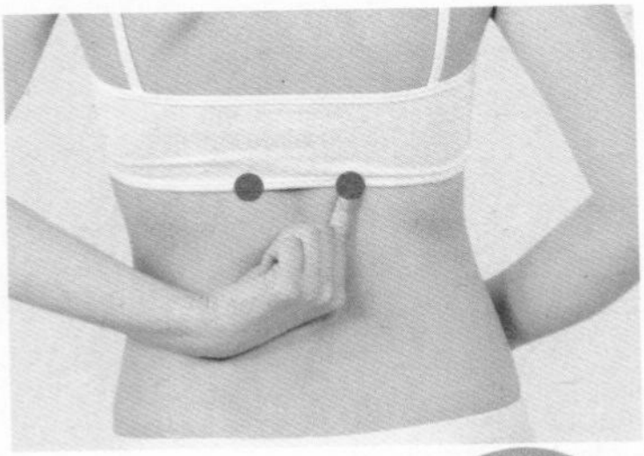

定位

位于背部，当第十一胸椎棘突下，旁开1.5寸。

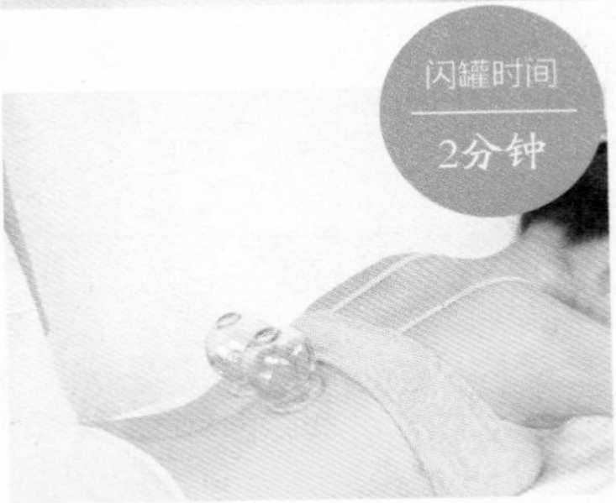

拔罐方法

将火罐扣在脾俞上，拔上后立即取下，一拔一取，如此反复吸拔。

中脘「健脾和胃，通腑降气」

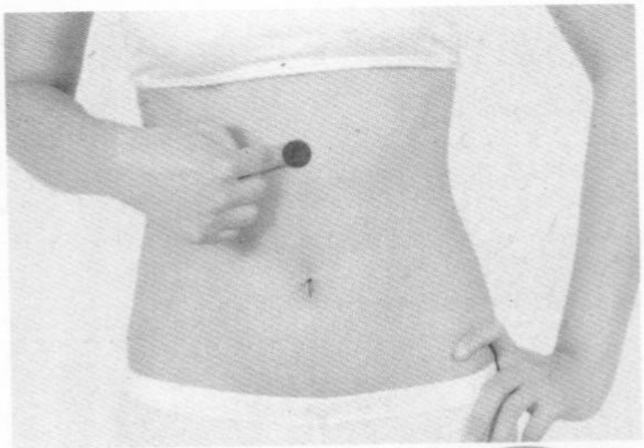

定位

位于上腹部，前正中线上，当脐中上4寸。

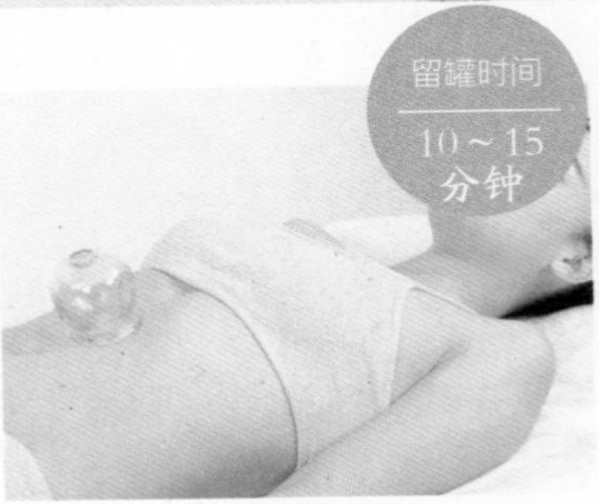

拔罐方法

将火罐扣在中脘上，调节负压吸引力度，以疼痛耐受为度。

章门「疏肝健脾，理气散结」

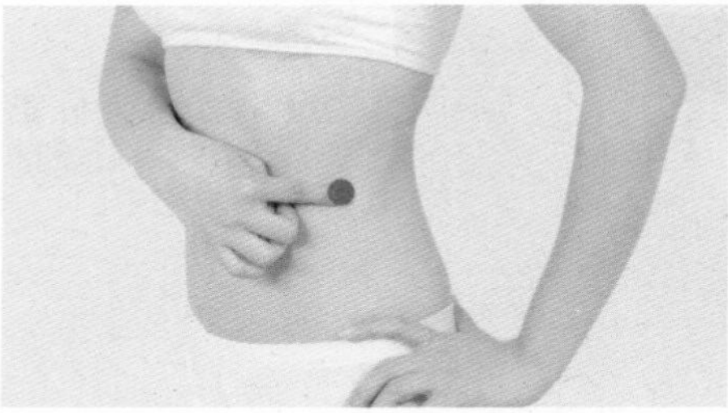

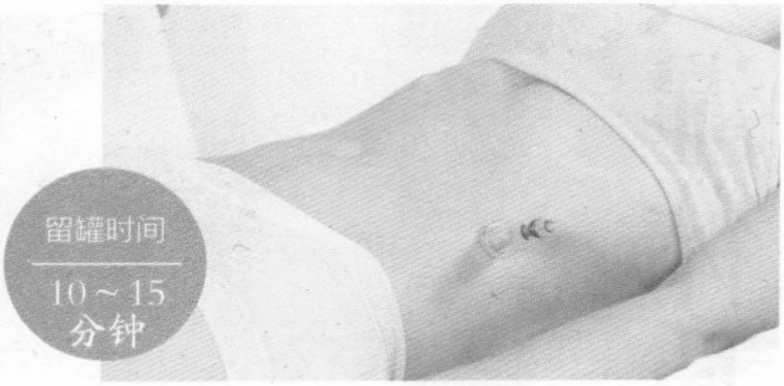

定位 位于侧腹部，当第十一肋游离端的下方。

拔罐方法 将气罐吸附在章门上，调节负压吸引力度，以疼痛耐受为度。

阳陵泉「舒经活络」

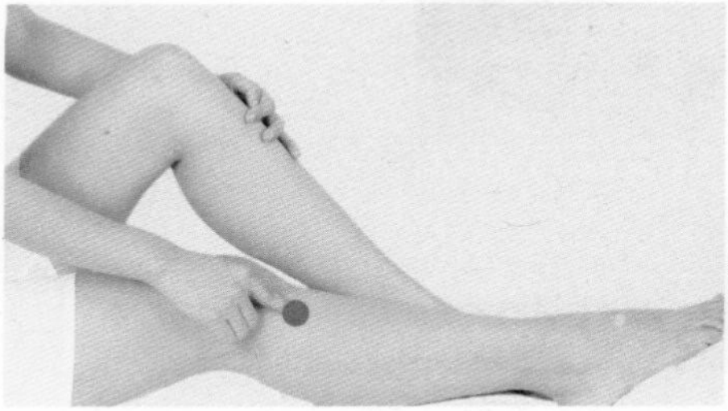

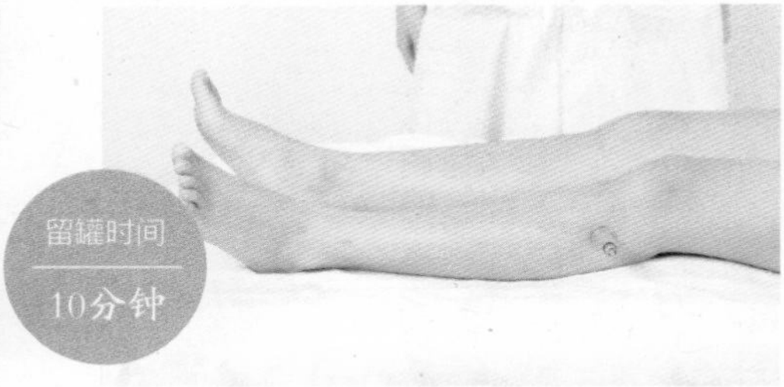

定位 位于小腿外侧，当腓骨头前下方凹陷处。

拔罐方法 将气罐吸附在阳陵泉上，调节负压吸引力度，以疼痛耐受为度。

足三里「扶正培元，升降气机」

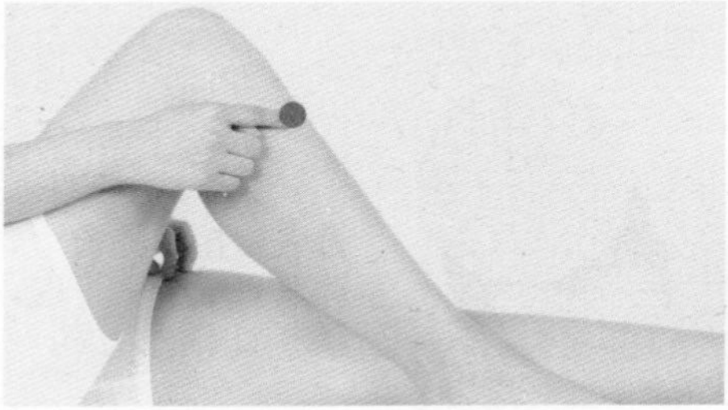

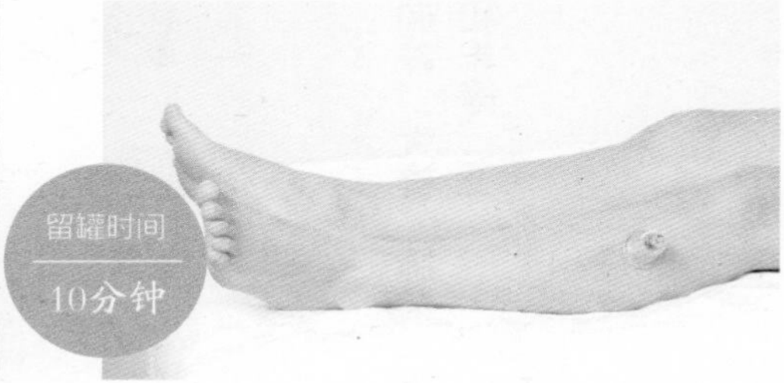

定位 位于小腿前外侧，犊鼻下 3 寸，距胫骨前缘一横指（中指）。

拔罐方法 将气罐吸附在足三里上，调节负压吸引力度，以疼痛耐受为度。

痰湿体质

调节体质 拔罐方法

临床症状：痰湿体质的人多数容易发胖，而且不喜欢喝水，舌体胖大，舌苔偏厚，经迟、经少、闭经，形体动作、说话速度显得缓慢迟钝，似乎连眨眼都比别人慢，经常胸闷、头昏脑涨、嗜睡，身体沉重，惰性较大。

基础调养：大椎、肺俞、脾俞、尺泽和丰隆。

大椎「疏风，祛邪，解表」

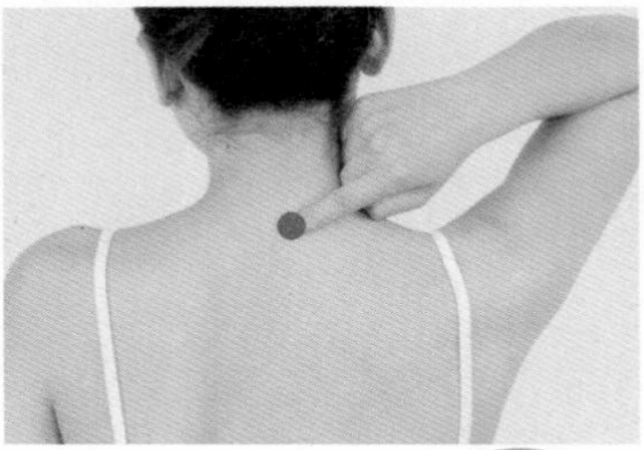

定位

位于背后，当后正中线上，第七颈椎棘突下凹陷中。

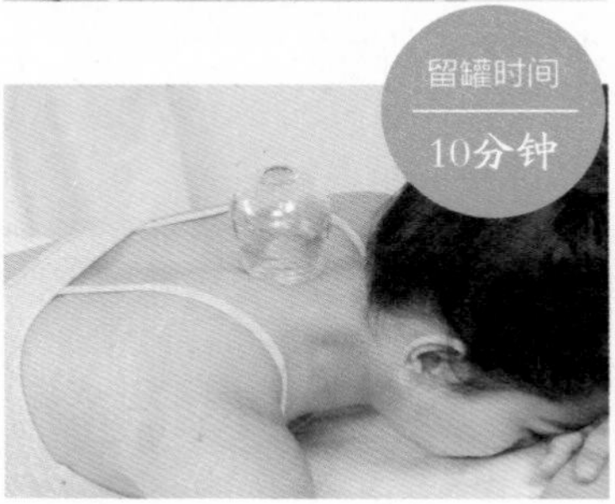

拔罐方法

将火罐扣在大椎上，调节负压吸引力度，以疼痛耐受为度。

肺俞「调理肺气，疏风祛邪」

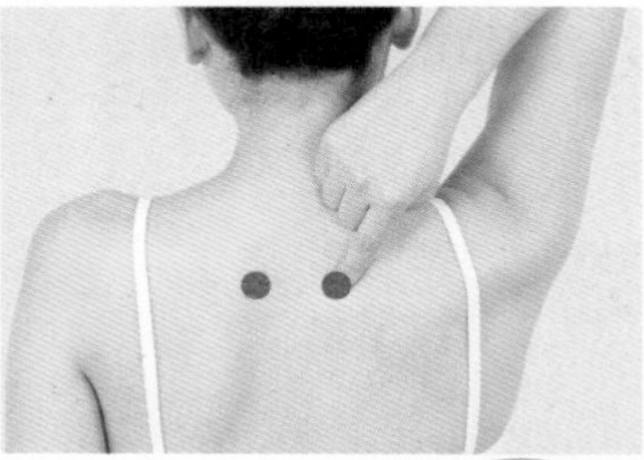

定位

位于背部，当第三胸椎棘突下，旁开1.5寸。

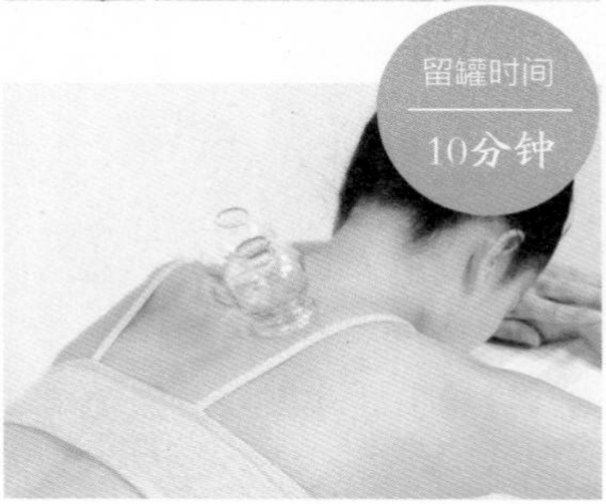

拔罐方法

将火罐扣在肺俞上，调节负压吸引力度，以疼痛耐受为度。

脾俞 「益气健脾」

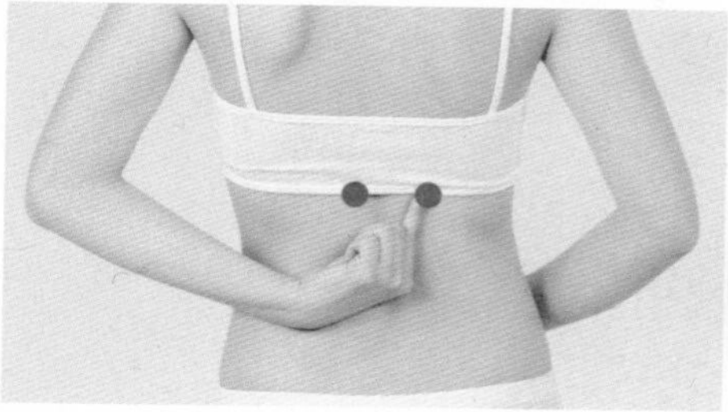

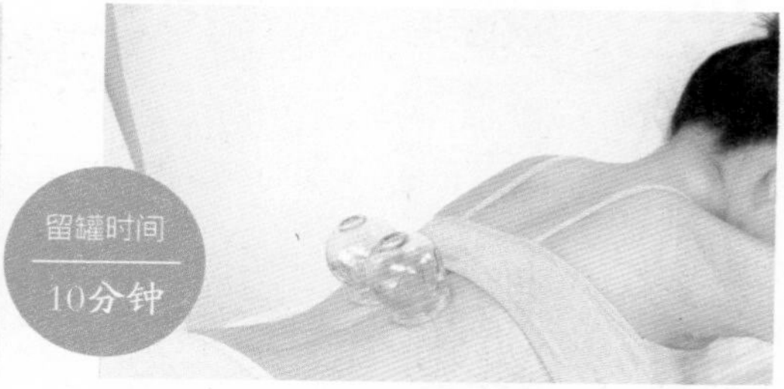

定位 | 位于背部，当第十一胸椎棘突下，旁开 1.5 寸。

拔罐方法 | 将火罐扣在脾俞上，调节负压吸引力度，以疼痛耐受为度。

尺泽 「疏通肢体经络」

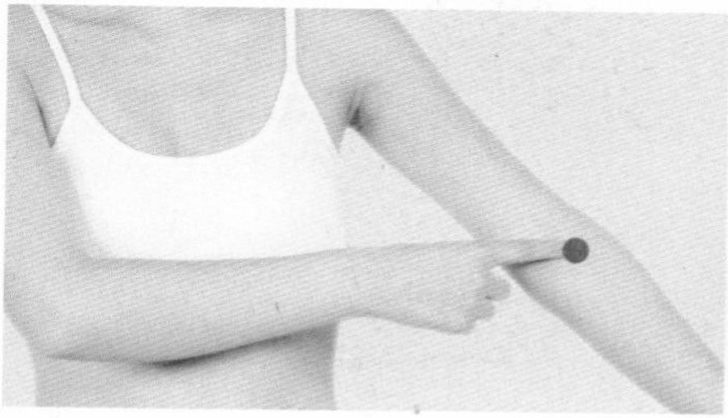

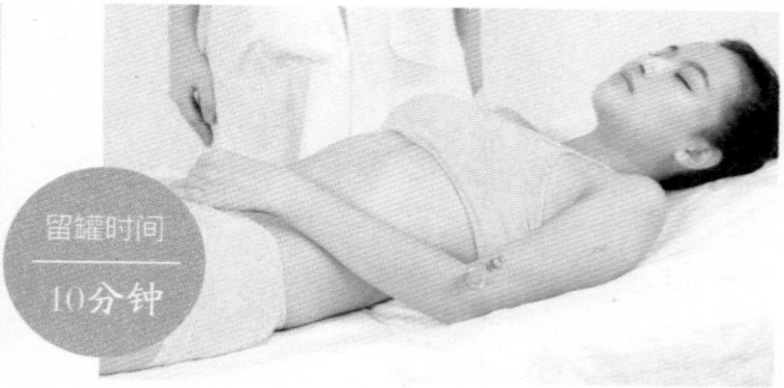

定位 | 位于肘横纹中，肱二头肌腱桡侧凹陷处。

拔罐方法 | 将气罐吸附在尺泽上，调节负压吸引力度，以疼痛耐受为度。

丰隆 「祛湿化痰，醒脑安神」

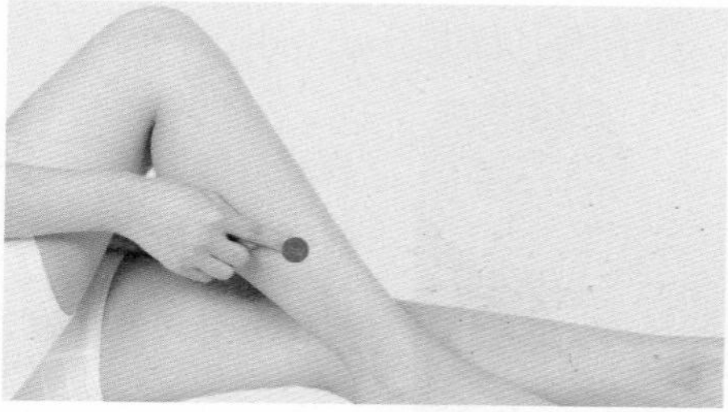

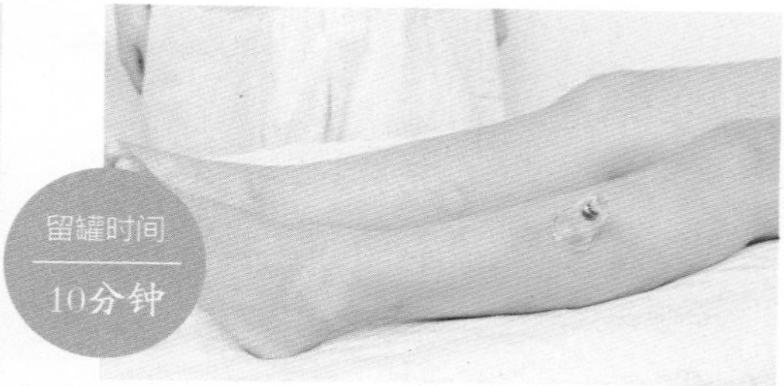

定位 | 位于外踝尖上 8 寸，距胫骨前缘二横指（中指）。

拔罐方法 | 将气罐吸附在丰隆上，调节负压吸引力度，以疼痛耐受为度。

血瘀体质

调节体质

拔罐方法

临床症状：血瘀体质就是全身性的血液流畅不通，多见形体消瘦，皮肤干燥。血瘀体质者很难见到白净、清爽的面容，常表情抑郁、呆板，面部肌肉不灵活，容易健忘。而且因为肝气不舒展，还经常心烦易怒。

基础调养：关元、心俞、肝俞、肾俞和足三里。

关元「温补元气，理气和血」

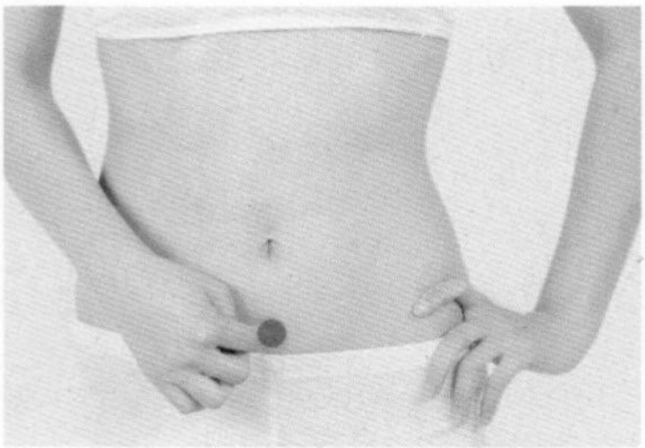

定位

位于下腹部，前正中线上，当脐下3寸处。

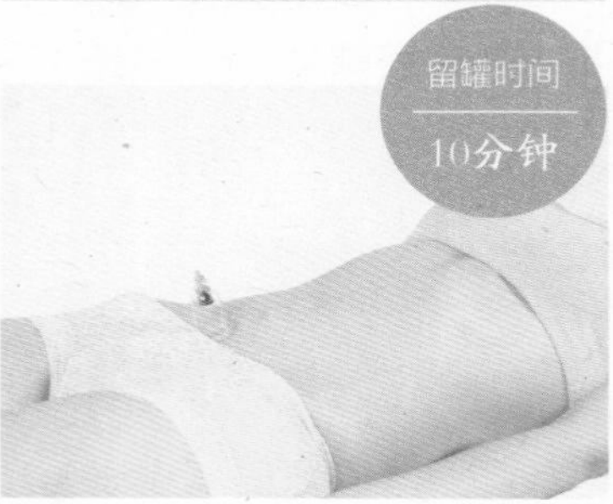

拔罐方法

将气罐吸附在关元上，调节负压吸引力度，以疼痛耐受为度。

心俞「理血活血，补益心气」

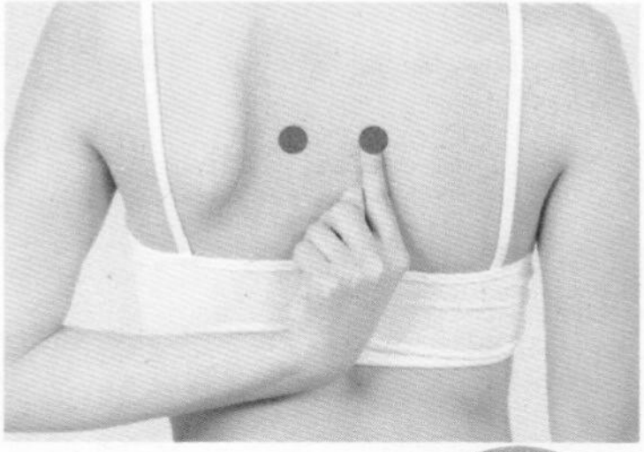

定位

位于背部，当第五胸椎棘突下，旁开1.5寸。

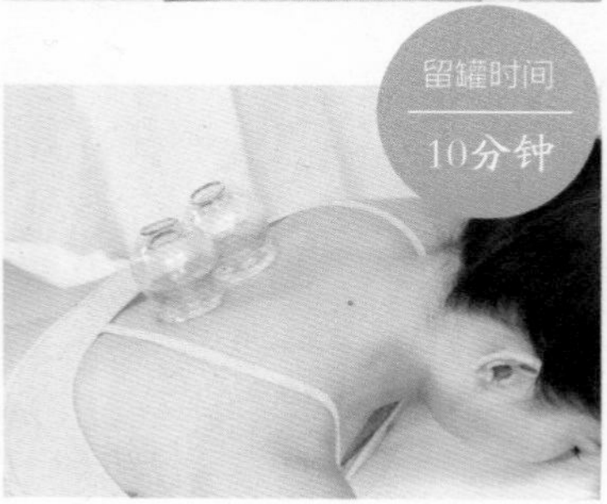

拔罐方法

将火罐扣在心俞上，调节负压吸引力度，以疼痛耐受为度。

肝俞「疏肝，理气，活血」

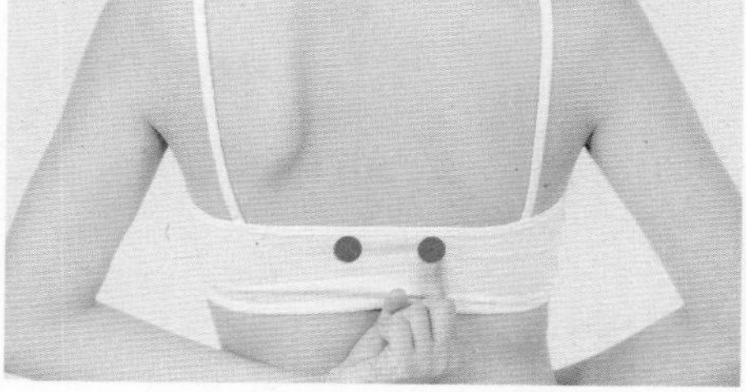

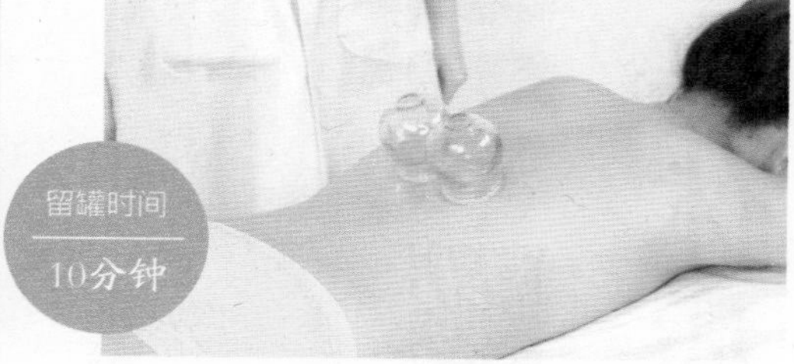

定位 位于背部，当第九胸椎棘突下，旁开 1.5 寸。

拔罐方法 将火罐扣在肝俞上，调节负压吸引力度，以疼痛耐受为度。

肾俞「培补肾元，理气和血」

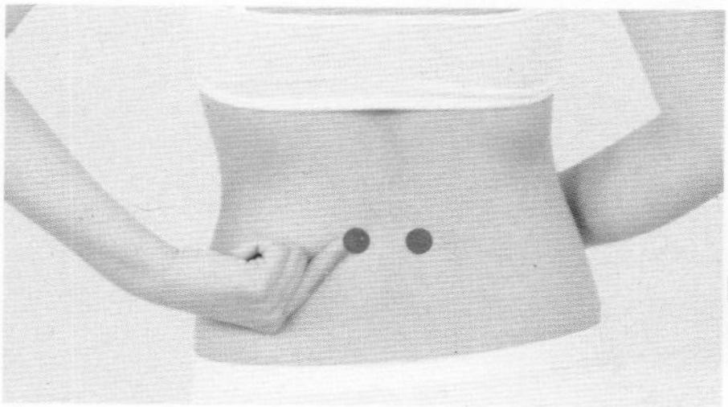

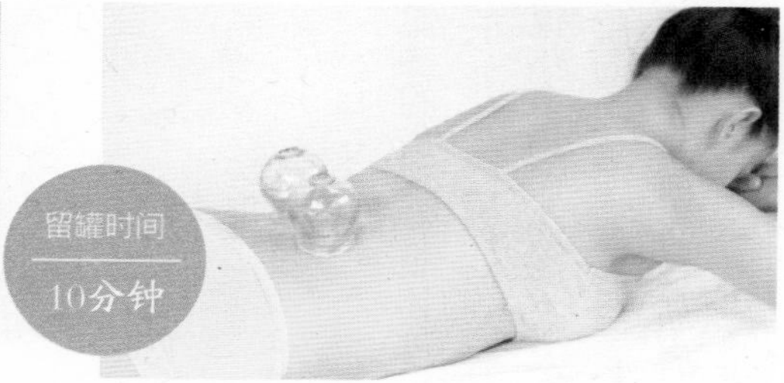

定位 位于腰部，当第二腰椎棘突下，旁开 1.5 寸。

拔罐方法 将火罐扣在肾俞上，调节负压吸引力度，以疼痛耐受为度。

足三里「益气健脾，行气活血」

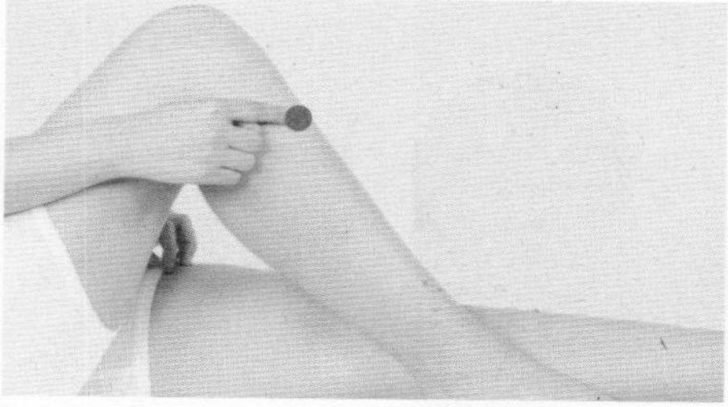

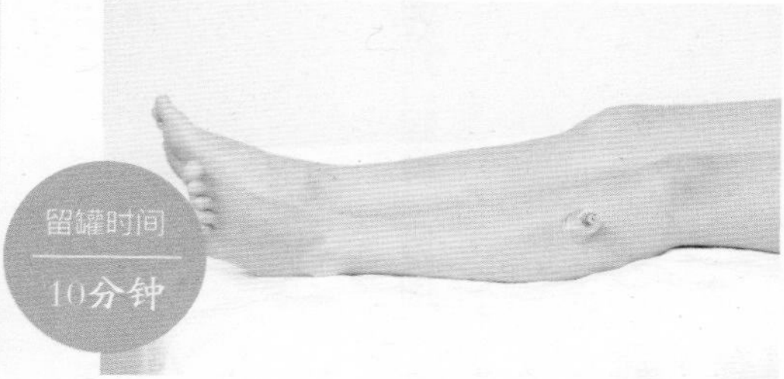

定位 位于小腿前外侧，犊鼻下 3 寸，距胫骨前缘一横指（中指）。

拔罐方法 将气罐吸附在足三里上，调节负压吸引力度，以疼痛耐受为度。

湿热体质

调节体质 拔罐方法

临床症状：湿热的表现有肢体沉重，发热多在午后，并不因出汗而减轻。通常所说的湿热多指湿热深入脏腑，脾胃湿热，脘闷腹满，恶心厌食，舌质偏红，苔黄腻。湿热体质者性情急躁、易发怒，不能忍受湿热环境。

基础调养：胆俞、肾俞。

胆俞「清利肝胆湿热」

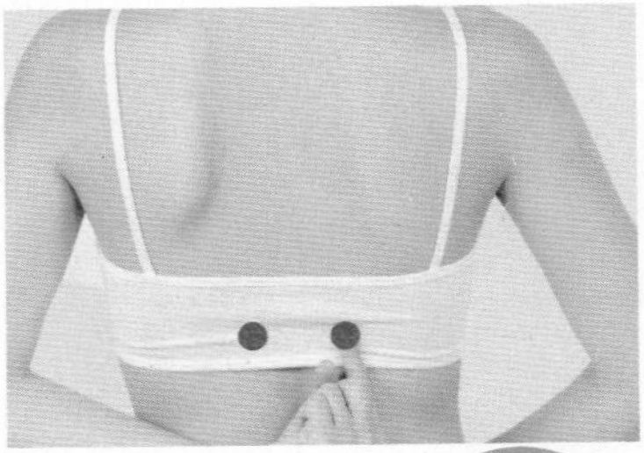

定位

位于背部，当第十胸椎棘突下，旁开1.5寸。

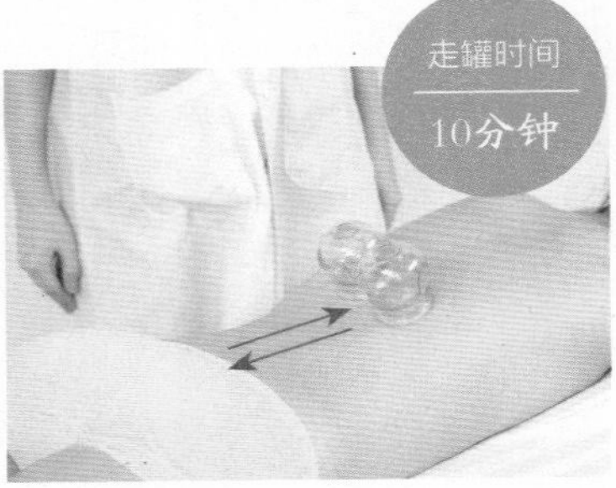

拔罐方法

将火罐扣在胆俞上，沿膀胱经依次来回走罐，以皮肤潮红为度。

肾俞「培补肾元，调节水道」

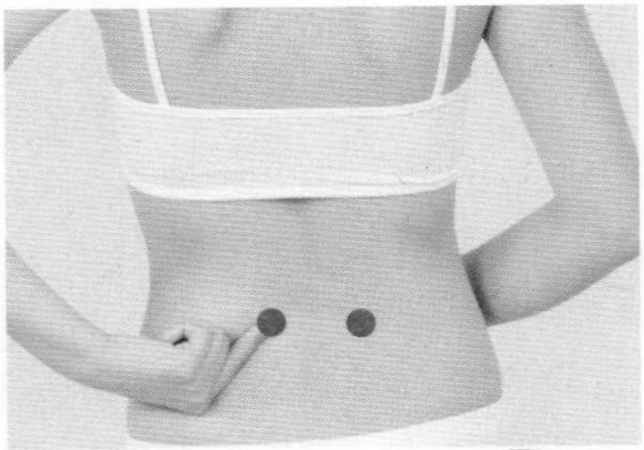

定位

位于腰部，当第二腰椎棘突下，旁开1.5寸。

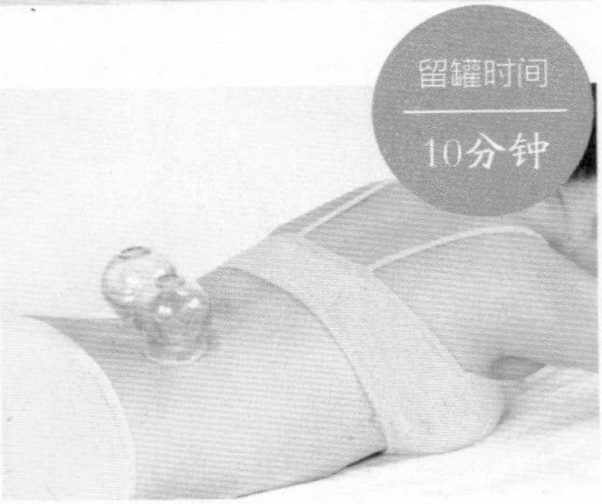

拔罐方法

将火罐扣在肾俞上，调节负压吸引力度，以疼痛耐受为度。